现代临床肿瘤学进展

（下）

刘瑞宝等◎编著

吉林科学技术出版社

第十节　乳腺癌的内分泌治疗

一、乳腺癌内分泌治疗的适宜人群

激素受体阳性的乳腺癌患者推荐辅助内分泌治疗，激素受体阴性的乳腺癌患者，在辅助治疗中不应考虑内分泌治疗。

2010 年 ASCO/CAP 指南定义 ER、PR 阳性为：大于 1%的肿瘤细胞细胞核染色。ER/PR 阳性的乳腺癌患者均应考虑辅助内分泌治疗，即便 ER－、PR＋的患者也可从辅助内分泌治疗中获益。

牛津大学 EBCTCG 荟萃分析显示：对于激素受体阳性乳腺癌患者，5 年的辅助他莫昔芬（TAM）治疗可以显著降低乳腺癌的复发风险以及死亡风险，15 年的绝对获益分别为 13.2%与 9.2%。同时，亚组分析提示：无论是否接受化疗、化疗与内分泌治疗的给药方式（联合或序贯）、淋巴结状态、肿瘤分级、肿瘤大小、激素受体表达量，激素受体阳性患者均可从辅助 TAM 治疗中获益。另外，最新的荟萃分析也显示：在绝经后激素受体阳性乳腺癌患者中，第三代芳香化酶抑制剂（AI）疗效优于他莫昔芬治疗。

目前国际乳腺癌治疗指南，如 NCCN、ASCO、St.Gallen、ESMO 等推荐激素受体阳性的患者应接受辅助内分泌治疗。

二、绝经的判断标准

目前临床常用的辅助内分泌治疗药物有选择性雌激素受体调节剂 TAM 以及第三代 AI，卵巢功能抑制剂（LHRHa）。绝经前女性由于卵巢功能尚存，第三代 AI 对雌激素合成的阻断将引起垂体性腺轴的负反馈从而刺激卵巢分泌雌激素。所以，在讨论如何为患者选择合适的内分泌治疗方案之前，需明确患者的绝经状态。

对于绝经的定义，NCCN 乳腺癌指南给出了详尽的说明：

1.如曾接受双侧卵巢全切除或年龄大于 60 岁则可直接判定为绝经。

2.对于未接受化疗或选择性雌激素受体调节剂（SERM）治疗的患者，若年龄小于 60 岁，则需同时满足停经不少于 12 个月并且卵泡刺激激素（FSH）与雌二醇水平符合绝经后标准，才可判定为绝经。

3.对于接受选择性雌激素受体调节剂（SERM）治疗的患者，如年龄小于 60 岁，则需明确 FSH 与雌二醇水平符合绝经后范围可判定为绝经。

4.对于接受化疗的患者，如化疗前处于绝经前状态，化疗引起的闭经并不能作为判定绝经的可靠依据，因为部分患者仍能在化疗后恢复月经。如需考虑 AI 治疗，双侧卵巢全切除或连续监测 FSH 与雌二醇水平符合绝经状态是必须的。

5.对于正接受 LHRHa 治疗的患者，无法评估其是否处于绝经状态。

由于中国女性月经状态与欧美女性有所差异，对于化疗或内分泌治疗引起闭经的患者，《中国绝经前女性乳腺癌患者辅助治疗后绝经判断标准及芳香化酶抑制剂临床应用共识》(中国癌症杂志，2011 年第 21 卷第 5 期)可以指导我们判定其是否处于绝经状态。

1.对于年龄大于 50 岁的患者，须同时满足治疗引起闭经不小于 12 个月并且连续 3 次检测 FSH 与雌二醇水平处于绝经后状态。

2.对于年龄在 45～50 岁的患者，须同时满足治疗引起闭经不小于 24 个月并且连续 3 次检测 FSH 与雌二醇水平处于绝经后状态。

3.对于小于 45 岁的患者，由于其恢复月经的可能性较大，原则上不适宜本标准。

三、绝经前乳腺癌患者内分泌治疗方案的选择

(一)有关 TAM 治疗时间

2004 年，EBCTCG 荟萃分析入组了 194 项研究，其中 44 项研究比较了 1 年或 2 年使用 TAM 与未用内分泌治疗的疗效、12 项比较 5 年使用 TAM 与未用 TAM，以及 15 项比较 5 年 TAM 与 1～2 年 TAM 或 10 年 TAM 治疗，共入组了 80000 多例激素受体阳性或状态未知的患者。与不用 TAM 相比，5 年 TAM 辅助治疗可降低近 41%的复发风险以及近 1/3 的乳腺癌死亡风险。同时，对于不同年龄组及淋巴结状态、肿瘤大小的患者，均显示 5 年 TAM 治疗较优。5 年 TAM 是标准方案。在 1989 年及 1992 年 Lancet 发表的两篇荟萃分析显示，对于年龄小于 50 岁的患者，辅助 1～2 年 TAM 治疗并不显著优于对照组患者，故不推荐 1～2 年 TAM 作为绝经前女性的辅助内分泌治疗方案。

激素受体阳性的乳腺癌患者，在接受 5 年 TAM 治疗后，TAM 仍有后续效应，在术后 6～10 年的随访期间，初始 5 年的 TAM 治疗可降低 31%左右的复发风险和 35%的死亡风险，从而提示更长时间的 TAM 有可能获得更好的效果。同时，在 2004 年以及 2011 年 EBCTCG 的荟萃分析中也显示，第三个 5 年内，5 年 TAM 组与安慰剂组患者的复发风险无显著差异，从而提示延长 TAM 治疗疗程可能会进一步降低乳腺癌患者，特别是 10 年以后的疾病复发风险。

在 NSABPB-14 中，将完成 5 年 TAM 治疗后仍未复发的患者，随机分至继续 5 年 TAM 治疗或对照安慰剂组。中位随访 7 年的结果显示，两组患者在无复发生存率以及总生存率方面无显著差异，这可能与患者复发风险较低，延长 5 年 TAM 治疗获益程度较小相关，可能需入组复发风险更高的患者来比较 5 年与 10 年 TAM 治疗的效果，这尚需要进一步临床研究证实。另外，两项大型研究，ATLAS 和 aTTOm，比较 5 年 TAM 治疗后，继续 TAM 治疗与空白对照组的疗效，分别入组了 11500 与 6934 例患者，经过中位随访 4.2 年显示，两组患者的复发与死亡风险相似。故在临床治疗上，对于激素受体阳性绝经前患者，在完成 5 年 TAM 治疗后，不推荐继续使用 5 年 TAM 治疗。10 年 TAM 治疗仍有待更强数据支持。

(二)Luminal A 型患者是否可考虑单用 TAM 内分泌治疗

NCCN 指南推荐，对于淋巴结阴性，肿瘤小于 5mm 的 Luminal A 型(ER＋、HER2－、

Ki-67低表达）乳腺癌患者，可考虑仅用内分泌治疗；对于淋巴结阴性，肿瘤大于5mm的Luminal A型患者，推荐先行Oncotype DX复发风险检测，若RS评分小于18分，可考虑只行内分泌治疗，而RS大于31的患者，需考虑在内分泌治疗的基础上联合辅助化疗。如患者未进行RS检测或者RS介于18～30之间，则可考虑在辅助内分泌治疗的基础上，加用辅助化疗。

但是NCCN指南并不适用我国目前情况，绝大多数地区患者不能接受RS检测。对于Luminal A型患者，在接受内分泌治疗的基础上，常规的临床病理指标能否帮助我们判断是否需要辅助化疗？例如，对于Luminal A型，伴有年轻、肿瘤分级高、淋巴结转移较多等不良预后的患者，是否已足够帮助我们选择辅助化疗？IBCSGⅧ与Ⅸ、PACS 01、BCIRG 001及CALGB 9344等回顾性研究显示，对于ER＋、HER2－的患者，在内分泌治疗的基础上，部分患者，如K1-67高表达、高RS，仍能从辅助化疗中获益；而对于低RS患者、ER高表达或者K1-67低表达的患者，从辅助化疗中的获益程度较低。然而，这些临床试验入组患者包括绝经前与绝经后的女性，主要结果均来自回顾性分析，循证医学证据等级并不高。2011年St.Gallen指南也提出，对于部分Luminal A型患者，需要考虑其具体的复发风险，从而决定是否需要在内分泌治疗的基础上，联合辅助化疗。期待目前三项正在进行的前瞻性临床试验——TailoRx、SWOGS1007、MinDACT为我们提供更有力的证据。

（三）绝经前激素受体阳性患者接受单独LHRHa内分泌治疗的疗效

2004年的EBCTCG荟萃分析显示，未行TAM和辅助化疗的患者中，相比不进行卵巢去势的患者，行手术或LHRHa卵巢去势的患者能显著地降低激素受体阳性绝经前患者的复发风险和死亡风险，分别为30%与31%（<40岁）、33%与32%（40～49岁）。在ZIPP临床试验中，2710例绝经前乳腺癌患者随机分为接受2年戈舍瑞林、2年他莫昔芬、双药联合，以及未接受内分泌治疗组，5.5年的中位随访结果显示，戈舍瑞林较未接受辅助内分泌治疗，可显著降低20%的复发风险（HR＝0.80，95%CI为0.69～0.92，P＝0.002）以及19%的死亡风险（HR＝0.81，95%CI为0.67～0.99，P＝0.038）。对于接受辅助化疗的亚组中，戈舍瑞林较未接受内分泌治疗，仍能降低17%的复发风险和23%的死亡风险。同样，在IBCSGⅧ临床研究中也得到了类似的结果。2007年一项LHRHa的荟萃分析比较了辅助化疗＋/－LHRHa效果的差异，中位随访6.7年，结果显示：LHRHa可以降低15%的复发风险（HR＝0.88，95%CI为0.77～0.99，P＝0.04）和15%的死亡风险（HR＝0.85，95%CI为0.73～0.99，P＝0.04），特别在小于40岁的患者中，LHRHa带来的获益更为显著。但Intergroup0101等临床试验显示，CAF化疗结束后辅助LHRHa治疗并未较对照组提高治疗效果，提示需要寻找合适的患者接受LHRHa辅助治疗。另外，由于5年TAM是绝经前女性辅助内分泌治疗的标准方案，比较LHRHa辅助治疗疗效的临床研究，尚缺乏直接比较5年TAM＋/-LHRHa的效果，特别是接受辅助化疗后的患者。故选用单独LHRHa治疗需慎重，对于有严重并发症，如肝功能严重损害的患者，无法耐受TAM治疗，可考虑LHRHa进行辅助内分泌治疗。

（四）LHRHa尚不能代替辅助化疗

2007年TABLE临床试验4.8年的随访结果显示，对于淋巴结阳性、激素受体阳性的绝经前患者，LHRHa的效果并不比CMF方案差。另一项针对淋巴结阴性患者的研究中，762例患者被随机入组 9 个周期的 CMF 与放射卵巢去势，中位随访 8.5 年显示，两组预后相似。2007 年的荟萃分析也提示同样的结果，故卵巢功能去势可以达到与 CMF 化疗相似的治疗效果。

虽然上述临床试验发现 LHRHa 可以达到与 CMF 方案相当的治疗效果，但目前临床已少见 CMF 方案，大都使用含蒽环类或紫杉类药物的化疗方案。同时，这些临床研究较少使用 TAM 进行内分泌治疗，与目前临床实践不符，故目前仍不推荐在绝经前激素受体阳性乳腺癌患者中用 LHRHa 取代辅助化疗。

（五）不推荐 LHRHa＋TAM 代替辅助化疗

两项比较 LHRHa 联合 TAM 与 6 疗程 CMF 方案疗效的临床试验（ABCSG05、GROCTA02）分别入组了 1099 例与 244 例绝经前激素受体阳性乳腺癌患者，随机为接受化疗或 2 年（GROCTA02）LHRHa＋5 年 TAM/3 年（ABCSG05）LHRHa＋5 年 TAM；ABCSG05 临床试验的 5 年随访结果显示：5 年 TAM 联合 LHRHa 与 6 个疗程 CMF 方案相比，可以降低 40％的疾病复发风险；在样本量较小的 GROCTA02 研究中，TAM 联合 LHRHa 并比 6 个疗程 CMF 方案的疗效差。另外一项比较 TAM 联合 LHRHa 与蒽环类联合化疗方案之间疗效的临床研究（FASG06），共入组了 333 例患者，中位随访 83 个月后，两组患者在无病生存率和总生存率上无显著差异。但是该临床试验 TAM 中位治疗时间仅为 36 个月，最长也不到 5 年（53 个月）。另外，对照辅助化疗组患者并未接受辅助 TAM 治疗，所以 LHRHa 联合 TAM 与化疗＋TAM 的疗效差别不明确。最后，尚缺乏 5 年 TAM＋LHRHa 与蒽环类或紫杉类联合化疗方案疗效的比较，故目前尚不推荐以 LHRHa＋TAM 替代辅助化疗十内分泌治疗。

（六）LHRHa＋TAM 并不优于标准 TAM 内分泌治疗

2007 年的荟萃分析入组了 5 项比较 TAM 与 TAM＋LHRHa 的临床试验，其中 4 项来自 ZIPP 临床实验，TAM 治疗时间为 2 年，6.8 年的中位随访结果显示，联合 LHRHa 并没有较单用 TAM 治疗显著降低疾病复发风险（HR＝0.85，95％CI 为 0.67～1.09，P＝0.20）和死亡风险（HR＝0.84，95％CI 为 0.59～1.19，P＝0.33）。2009 年及 2011 年两次更新的 ZIPP 临床试验，也得到了与 2007 年荟萃分析同样的结果，但亚组分析显示，对于 ER＋＋＋的患者，可能从 TAM 联合 LHRHa 治疗组获益较多，但需要前瞻性研究证实。故目前对于绝经前、雌激素受体阳性患者，5 年 TAM 还是其标准治疗方案。

四、绝经后乳腺癌患者内分泌治疗方案的选择

（一）推荐使用含 AI 的辅助内分泌治疗方案：5 年 AI、TAM 与 AI 序贯/转化治疗均合适

1.起始 5 年 AI 治疗优于 5 年 TAM　两项多中心、Ⅲ期随机对照临床试验比较了 5 年 AI 与 5 年 TAM 治疗之间的疗效。在 ATAC 临床试验中，入组患者随机接受 5 年 TAM 或 5 年阿那曲唑治疗，中位随访 33 个月、100 个月和 10 年结果都显示，阿那曲唑较 TAM 显著改善患者的无病生存率（HR＝0.85，P＝0.003），并且两组患者之间的 TTR（至复发时间）的绝对差异

随着随访时间的延长而显著增加。

BIG1-98 临床试验同样比较了 5 年 AI 与 TAM 的疗效，2005 年中位随访 25.8 个月的结果显示与 5 年 TAM 相比，5 年来曲唑显著提高了患者的无病生存率(DFS)(HR=0.81，P=0.003)以及无远处疾病生存率(DDFS)(HR=0.73，P=0.001)。随后 76 个月、8.1 年及 12 年中位随访结果同样提示，5 年来曲唑治疗优于 5 年 TAM。

最近的一项荟萃分析显示，在绝经后激素受体阳性乳腺癌患者中，5 年 AI 治疗在无病生存率和 DDFS 方面显著优于 5 年 TAM 治疗，故 NCCN、St.Gallen 及 ESMO 等指南均推荐 5 年 AI 作为辅助内分泌治疗的方案。

2.TAM 序贯/转化 AI 治疗优于 5 年 TAM 治疗 4 项临床试验(IES031、ARNO9519、ITA20 及 ABCSG8)与一项荟萃分析显示，在绝经后激素受体阳性乳腺癌患者中，TAM 序贯/转化 AI 优于 5 年 TAM 治疗。在 IES031 临床试验中，入组患者随机接受 TAM→依西美坦或 TAM 治疗，中位随访 56 个月结果显示，TAM→依西美坦较 TAM 显著降低疾病复发风险(HR=0.68，P=0.001)；并且在 2007 年更新的数据中，依西美坦治疗组显示出总生存的获益(HR=0.86，P=0.04)，从而提示可将 TAM 序贯/转化 AI 作为绝经后乳腺癌患者的辅助内分泌治疗方案。

3.TAM→AI 与 5 年 AI 哪个更优 TEAM 临床试验 5 年随访结果显示，对于绝经后激素受体阳性乳腺癌患者，TAM→依西美坦与 5 年依西美坦方案的疗效无显著差异；BIG1-98 也比较了 TAM→来曲唑与 5 年来曲唑治疗的效果，两者之间无显著疗效差别。但对于腋淋巴结转移的亚组分析中发现，5 年来曲唑具有优于 TAM→LET 疗效的趋势。另外，BIG1-98 临床试验 8 年的随访结果显示也显示，LET→TAM 与 5 年 LET 疗效无显著差异，故对于部分不能耐受 AI 治疗的患者，可考虑在 2～3 年 AI 治疗后，序贯 TAM 治疗。

综上所述，NCCN、St.Gallen 以及 ESMO 等指南均推荐，对于绝经后激素受体阳性的乳腺癌患者，内分泌治疗方案需包括 AI 治疗，5 年 AI、TAM 序贯 AI 都是合适的、可选择的治疗方案。

(二)哪些患者从 5 年 AI 或 AI→TAM 治疗获益更多

BIG1-98 临床研究显示，5 年来曲唑与 TAM→来曲唑无显著的疗效差异，目前也缺乏理想的预测因子帮助我们挑选更需要接受起始 AI 治疗的患者。在 BIGl-98 临床研究中，对于淋巴结阳性的患者，与 TAM→来曲唑相比，5 年初始来曲唑治疗的复发风险相对较低，但是未进行统计学差异比较。故目前对于绝经后激素受体阳性患者，5 年 AI、TAM→AI 以及 AI→TAM 都可以选择，并未发现哪组患者从初始 AI 治疗中获益较多，需要进一步开展新的临床研究来得到结论。

(三)接受 5 年 TAM 治疗中或治疗后的绝经患者，可以考虑换用或加用 5 年 AI 治疗

MA-17 是一项Ⅲ期、随机、双盲的前瞻性临床试验，5000 例已完成 5 年 TAM 治疗的绝经后患者，随机接受继续 5 年来曲唑治疗或安慰剂治疗，随访结果显示，后续来曲唑治疗可以显著提高该类患者的无病生存率。另外，其他两项入组较少患者的临床研究也得到了与 MA-17

同样的结果。故我们推荐对于接受完5年TAM治疗的患者,其在治疗中或后处于绝经状态,后续可考虑换用或加用5年AI治疗。

(四)三种AI疗效相当,均可作为绝经后激素受体阳性乳腺癌的辅助内分泌治疗

MA-27临床试验结果显示,5年依西美坦与5年阿那曲唑在绝经后激素受体阳性乳腺癌辅助内分泌治疗中具有相同的疗效。另外,在新辅助内分泌治疗中,ACOSOG Z1031临床试验显示,局部晚期乳腺癌患者接受4~5个月的来曲唑、阿那曲唑或依西美坦治疗具有相似的总反应率、保乳比例,提示三种AI药物具有相似的抗肿瘤活性。最后,FACE临床研究在绝经后激素受体阳性乳腺癌中,直接比较两种非甾体类AI的疗效,目前已完成入组,期待其研究结果的发表,从而可以直接回答来曲唑和阿那曲唑哪个疗效更优。目前,对于绝经后激素受体阳性乳腺癌的辅助内分泌治疗,三种AI均可考虑使用。

五、内分泌治疗的疗程与随访

(一)内分泌治疗的疗程

1.对于绝经前激素受体阳性乳腺癌患者,TAM标准的疗程仍为5年,10年TAM的疗效需待进一步的随访结果。

2.对于绝经前激素受体阳性乳腺癌患者,特别是年轻(年龄40岁以下)的患者,可考虑在接受5年TAM治疗的同时联合应用LHRHa,但由于各项临床试验中LHRHa的疗程不统一,所以目前对于LHRHa的疗程尚没有定论,推荐使用的疗程为2~5年。

3.对于绝经后激素受体阳性乳腺癌患者,首选含AI的辅助内分泌治疗方案,无论是初始AI治疗还是续贯治疗,AI总疗程不应超过5年。

4.对于围绝经期激素受体阳性乳腺癌患者,在使用TAM过程中若达到绝经标准,可以考虑换为AI治疗,但AI总疗程不应超过5年;若达到绝经标准时,已完成5年TAM治疗,可以考虑再使用5年AI。

(二)随访与检测

1.每4~6个月进行一次病情随访和体格检查,持续5年,此后每年1次。

2.每年进行一次乳房X线摄影检查。

3.接受TAM治疗者,若子宫仍保留,每6~12个月进行一次妇科检查。

4.接受AI治疗或卵巢功能抑制类药物治疗的患者,应在基线状态及之后每6~12个月监测骨密度。

5.在每次随访过程中,都应评估辅助内分泌治疗的依从性,并鼓励患者坚持治疗;应建议患者维持积极的生活方式,控制体质指数(BMI)。

如在接受TAM过程中,患者需要接受其他部位的手术,须停用TAM直至可以下床行走;如出现深静脉血栓、肺栓塞、脑血管意外或须长期制动的患者,则停用TAM治疗。

(王宝珏)

第十一节 乳腺癌的分子靶向治疗

长期以来，在恶性肿瘤的治疗中，外科手术、化疗和放疗一直是主要方法，但均有其局限性，如手术切除率低，术后复发率高且无法预计和控制，放疗、化疗产生明显的免疫和造血系统的损害等。于是人们开始探索恶性肿瘤的发生机制，设法寻求一种安全、有效、选择针对性强、对正常组织无损伤的新的治疗方法。肿瘤生物治疗是应用现代生物技术及其产品进行肿瘤防治的新疗法，它通过调动宿主的天然防卫机制或给予天然（或基因工程）产生的靶向性很强的物质来取得抗肿瘤的效应。

随着医药生物技术的发展和对肿瘤发生发展分子机制的深入研究，生物治疗已经成为肿瘤综合治疗中的第四种模式，越来越受到国际及国内肿瘤学界的重视；与此同时，通过功能基因组学与蛋白质组学的深入研究，揭示出越来越多的与肿瘤相关的分子靶点，以细胞工程技术和基因工程技术为主体的抗体工程技术所研制的抗体药物，以及某些与细胞分化诱导有关的小分子化合物药物，在肿瘤分子靶向治疗的成功应用，是肿瘤治疗另一重大进展，并成为最令人瞩目、最鼓舞人心的焦点；另外，随着计算机、机电与生物工程等学科的交叉、渗透研究与发展，催生了许多应用于肿瘤临床防治的靶向治疗技术与先进设备，为人们防治肿瘤提供了新的途径和手段。临床资料证明，生物治疗在毛细胞性白血病、肾癌、恶性黑色素瘤、部分非霍奇金淋巴瘤和乳腺癌等起着重要的作用。但对于大部分实体瘤，由于瘤负荷大，加上肿瘤发生发展的复杂性和抗肿瘤生物药物种类太少，我们还要注意联合其他疗法进行综合治疗。

目前生物治疗主要包括：体细胞疗法、细胞因子疗法、肿瘤疫苗与树突状细胞，肿瘤分子靶向治疗、放射免疫靶向治疗、肿瘤基因治疗、免疫治疗、生物化疗，等。

乳腺癌分子靶向治疗是指针对乳腺癌发生、发展有关的癌基因及其相关表达产物进行治疗。分子靶向药物通过阻断肿瘤细胞或相关细胞的信号转导，来控制细胞基因表达的改变，而产生抑制或杀死肿瘤细胞。近年来，乳腺癌的分子靶向治疗取得了令人瞩目的进展。

一、以HER2为靶点的治疗

HER2（c-erbB-2）为人表皮生长因子受体-2，是具有酪氨酸激酶活性的跨膜蛋白。由原癌基因HER2/neu编码，是EGFR家族的一员，其基因表达水平和基因拷贝数目在乳腺癌细胞中显著升高，研究发现在约24％～30％的乳腺癌的癌组织中有HER2受体基因的过度表达，其过度表达导致肿瘤细胞异常增殖、侵袭性和转移危险增加。HER2阳性乳腺癌患者生存率下降，同时，预示对某些化疗和内分泌治疗药物耐药。因此HER2受体是乳腺癌预后不良的重要独立因素。由于HER2/neu蛋白位于细胞表面，易被抗体接近，故HER2可以作为分子靶向治疗的重要靶点。目前已经开发出多种针对HER2的靶向治疗药物。

1.曲妥珠单抗（赫赛汀） 曲妥珠单抗是目前针对HER2蛋白的靶向性治疗的最重要单克隆抗体，分子靶向治疗药物的代表。它是一种针对HER2受体的高度人源化的人-鼠嵌合型单克隆抗体,通过基因工程的方法将非特异性的人 IgG 的恒定区与鼠的抗 HER2/neuIgG 的 Fv 区嵌合在一起,不仅对 HER2 受体有高度的亲和力,还能减少体内 HAMA 的产生,降低了免疫原性从而可以成功地广泛应用于临床。该抗体 1998 年 10 月被美国 FDA 批准上市,是全球第一个用于临床的靶向治疗药物,用于 HER2(+)乳腺癌的治疗。研究表明,与其他治疗性的单克隆抗体类似,曲妥珠单抗的抗肿瘤作用主要为以下 2 种方式:①直接抗肿瘤作用:包括诱导凋亡、阻断配体介导的生物功能、下调受体数量、提高其他药物的细胞毒作用和抑制肿瘤细胞生长和存活重要蛋白的表达、拮抗生长因子对肿瘤细胞生长的调控以及加快过度表达 HER2 受体的降解;②间接作用:包括补体介导的细胞杀伤(CRC)和抗体依赖的细胞杀伤(ADCC)效应。曲妥珠单抗单用有效率为 11%~36%,该药与铂类、多西他赛、长春瑞滨有协同作用,与阿霉素、紫杉醇、环磷酰胺有相加作用,而与 5-氟尿嘧啶有拮抗作用。

曲妥珠单抗用于治疗乳腺癌的适应证是乳腺癌细胞中有 HER2/neu 的扩增/过度表达,故在给予曲妥珠单抗治疗前,应行分子病理检查,测定肿瘤组织中的 HER2 状态。实验室测定 HER2 状态的最常用的检测手段是免疫组化(IHC)和荧光原位杂交(FISH)。IHC 用于检测肿瘤细胞膜表面过度表达 HER2 蛋白,目前用于评价 IHC 结果的评估体系为 HercepTest (DAKO,CA)的一至+++评分系统,反映了>10%的肿瘤细胞中 IHC 标记的方式和强度。FISH 方法则用于检测肿瘤细胞内扩增的 HER2/neu 基因片段。在原发肿瘤组织样本、淋巴结或转移灶中,IHC 和 FISH 在检测 HER2 扩增/过度表达方面均为很好的方法,有研究表明这两种方法之间的符合率在 90%以上。IHC 检查结果为 HER2(++~+++)或 FISH 检查结果为(+),则为曲妥珠单抗治疗的适应证。

目前曲妥珠单抗治疗的推荐用法为:首剂 4mg/kg,静脉滴注,以后每周维持剂量 2mg/kg,可一直应用至疾病进展为止。曲妥珠单抗的药代动力学呈剂量依赖型,非线性特点。在大多数病例中符合一室模型,随剂量增加,药物半衰期延长,血浆清除率下降,血谷和峰浓度增加。平均半衰期为(5.83±4.3)天,平均血清清除率为每天(5.15±2.45)ml/kg,血谷浓度在治疗后第 20~32 周达到稳态。曲妥珠单抗也有 3 周重复的用法,即首剂 8mg/kg,以后每 3 周用 1 次 6mg/kg。曲妥珠单抗主要的副作用包括:①输液相关反应:表现为寒战、发热,大多数出现在首次输液时或输注后,经对症治疗后可缓解;②心脏毒性:年龄、蒽环类药物史和心脏病史是三大危险因素,大多数患者经治疗后心功能不全的症状和体征明显好转。

(1)曲妥珠单抗单药治疗:曲妥珠单抗单药治疗 HER2 高表达转移性乳腺癌的总缓解率(OR)为 15%,中位缓解期为 9.1 个月,中位存活期(MS)为 13 个月,中位疾病进展期(TTP)为 3.1 个月。在一线治疗的临床研究中,曲妥珠单抗治疗 HER2(++~+++)转移性乳腺癌 114 例,OR 率分别为 26%和 35%,TTP 为 3.5 个月,MS 期为 24.4 个月,显示出良好的治疗效果。

(2)曲妥珠单抗联合化疗:曲妥珠单抗与多种化疗药物有协同作用,包括紫杉醇、多西紫杉醇、卡培他滨及紫杉醇类药物(诺维本、健择)等,多个转移性乳腺癌一、二线治疗的大型Ⅲ期临床试验证实,化疗药物加上曲妥珠单抗后可明显提高 HER2(+)患者的 OR 率、延长 TTP 和总存活(OS)。

Slamon 等报道以 H(曲妥珠单抗,先给予负荷量 4mg/kg,然后给予 2mg/kg,静脉滴注,1

次/周)+AC(ADM 60mg/m²,CTX 600mg/m²)或 T(泰素,175mg/m²,静脉滴注 3 小时)治疗 469 例晚期乳腺癌患者。对未曾接受 AC 治疗者随机分为 AC 或 AC+H 治疗,曾接受 AC 治疗者,予泰素或泰素加 H 治疗,每 3 周为 1 个周期,共 6 个周期。结果表明,化疗+H(235 例)与单化疗(234 例)组的有效率、中位肿瘤进展时间(TTP)、中位缓解期、中位治疗失败时间(TTF)、中位生存期分别为 50.0%比 32%、7.4 个月对 4.6 个月、9.1 个月对 6.1 个月、6.6 个月对 4.5 个月、25 个月对 20 个月,提示与单用化疗相比,化疗加曲妥珠单抗能明显提高疗效。

2007 年美国肿瘤临床协会(ASCO)年会上报道了 BCIRG007 试验的结果。该试验在 HER2 阳性的转移性乳腺癌患者中,比较了 TCH(多西紫杉醇+卡铂+曲妥珠单抗)与 TH(多西紫杉醇+曲妥珠单抗)的疗效。该研究入组了 263 例 HER2FISH 检查阳性的转移性乳腺癌患者,分为两组,分别给予 TH(T 100mg/m²)或 TCH(T 75mg/m² 和 CAUC-6)治疗,每 3 周为 1 周期。H 2mg/kg 每周 1 次(负荷剂量为 4mg/kg)。共治疗 8 个周期,以后 H 6mg/kg 每 3 周 1 次,直到肿瘤进展。主要研究终点为肿瘤进展时间(TTP),次要终点为总生存(OS)、缓解率(RR)、缓解时间(DR)、临床受益(CB)和安全性。结果显示 TH 组和 TCH 组在中位 TTP、OR、DR 和 CB 方面差异均无显著性意义。TCH 方案的血小板减少、贫血、腹泻等毒副反应发生率高于 TH 组,表明曲妥珠单抗联合多西紫杉醇是治疗 HER2(+)晚期乳腺癌的有效方案,加用卡铂治疗并不能使患者进一步受益,反而增加毒副反应。

(3)曲妥珠单抗术后辅助治疗:一些大规模随机分组临床试验也确立了曲妥珠单抗在乳腺癌术后辅助治疗中的地位。HER2(+)乳腺癌患者术后辅助化疗中联合应用曲妥珠单抗可明显提高患者无病存活(DFS)率和 OS 率。

在 NSABP B231 临床研究中,评估了 AC 方案(阿霉素+环磷酰胺)化疗后单用紫杉醇或紫杉醇联用曲妥珠单抗治疗 HER2(+)早期乳腺癌的疗效和安全性。结果显示,曲妥珠单抗联合化疗能显著提高 HER2(+)早期乳腺癌患者的 DFS 率及 OS 率,治疗 3 年随访 DFS 危险比为 0.48,OS 的危险比为 0.67,两者均 $P<0.05$。试验中曲妥珠单抗联合化疗组较单纯化疗组使乳腺癌的复发风险降低 52%,死亡风险降低 33%。曲妥珠单抗联合化疗组不良反应基本与联合化疗组一致,仅充血性心力衰竭的发生率高于单纯联合化疗组(4.1%对 0.8%)。2007 年 ASCO 会议上报道了 NSABPB231 在心脏毒副反应方面 5 年随访的结果,曲妥珠单抗联合化疗组充血性心力衰竭心脏不良事件发生率 3.8%,对照组为 0.9%。心脏不良事件发生率与吸烟史、肿瘤部位、是否接受放疗、糖尿病、高脂代谢以及心脏病家族史无关,仅与年龄、高血压、基线左室射血分数(LVEF)相关。年龄<50 岁,50～59 岁,≥60 岁心脏事件发生率分别为 2.3%,5.1%,5.4%($P=0103$)。无高血压患者心脏事件发生率为 3.0%,合并高血压患者心脏事件发生率为 6.8%($P=0.02$)。LVEF 降低发生率明显增高($P<0.001$),其低谷为接受曲妥珠单抗治疗 6～9 个月时。建议接受曲妥珠单抗治疗时,即使无心脏病史仍应警惕充血性心力衰竭的发生。

HERA 试验是乳腺癌国际组(BIG)的一项国际多中心Ⅲ期随机临床试验。该试验对 HER2 阳性的早期乳腺癌患者,在完成局部治疗和最低 4 个周期化疗后,随机分为 3 组:第 1 组接受曲妥珠单抗治疗 2 年,第 2 组接受曲妥珠单抗治疗 1 年,第 3 组为对照组(不用药)。中期结果显示,与对照组相比,曲妥珠单抗 1 年组校正后 3 年无病生存率危险比(HR)为 0.63

(80.6%vs74.0%,P<0.0001),总生存率的 HR 为 0.63(92.4%vs89.2%,P=0.0051)。然而,对于使用 2 年曲妥珠单抗治疗组是否具有更好的疗效,还有待今后的随访观察。

上述结果提示:①曲妥珠单抗治疗后发生 LVEF 下降比发生心力衰竭常见,但在联用化疗药物,特别是蒽环类药物,是增加心脏毒副作用的危险因素;②蒽环类药物与曲妥珠单抗同时联用在心脏毒性方面有协同作用,因此不主张两种药物同时联用;③蒽环类药物与曲妥珠单抗在治疗过程中的应用要非常谨慎,因为曲妥珠单抗的半衰期约 28.5 天,6 个半衰期(约半年)后药物基本从体内清除干净,所以使用曲妥珠单抗后半年内应谨慎使用蒽环类药物;④ADM 的累积剂量不宜超过 360mg/m^2。

(4)曲妥珠单抗联合内分泌治疗:对于激素受体阳性的内分泌治疗敏感乳腺癌患者,联合使用曲妥珠单抗可以进一步延长无进展存活(PFS)期和疾病进展期。2006 年圣安东尼奥乳腺癌峰会上报道了一项曲妥珠单抗联合阿那曲唑治疗 HER2(+)激素敏感性转移性性腺癌的临床研究结果。该研究共纳入 207 例患者,比较了单用阿那曲唑或阿那曲唑联合曲妥珠单抗的疗效。研究结果显示,联合治疗组和单独内分泌治疗组两者客观缓解率(ORR)、临床获益率(CBR)、无进展存活(PFS)率、TTP 和 OS 期分别为:20.3%vs6.8%,42.7%vs27.9%,4.8 个月 vs2.4 个月,4.8 个月 vs2.4 个月,28.5 个月 vs23.9 个月。除 OS 差异无显著性意义外,其他差异均有显著性意义。治疗毒副反应联合治疗组心脏毒性、Ⅲ～Ⅳ度毒性均高于单独内分泌治疗组。由于激素敏感性乳腺癌患者多为老年患者,因此在使用曲妥珠单抗联合治疗中应全面评估患者的获益和风险,个体化治疗更为适宜。

(5)曲妥珠单抗治疗抗拒:临床应用发现,仍有部分 HER2(+)患者治疗抗拒,其原因可能为存在分泌型受体或 HER2 下游信号转导通路不依赖于 HER2 配体介导的异常活化。此外,胰岛素样生长因子Ⅰ型受体(IGF-IR)信号转导通路的活化可能导致曲妥珠单抗耐药。p27 的下调也可能通过对细胞周期蛋白依赖蛋白激酶的影响导致曲妥珠单抗治疗抗拒。另一个可能的机制是肿瘤抑制基因 PTEN 的失活。给予曲妥珠单抗治疗后可使 PTEN 降解加速,通过反义核苷酸封闭 PTEN 活性,可以诱导出曲妥珠单抗耐药。在 PTEN 缺陷的乳腺癌患者对曲妥珠单抗治疗反应性明显低于 PTEN 正常患者。

对于曲妥珠单抗治疗抗拒的患者,使用新型的靶向药物或联合不同作用机制的靶向药物有望克服曲妥珠单抗耐药。其中 pertuzumab 单抗联合曲妥珠单抗治疗在曲妥珠单抗治疗失败的转移性乳腺癌患者取得了良好的疗效。

2.Pertuzumab 单抗　pertuzumab 是另一种以 HER2 为靶位的人源化单克隆抗体。与曲妥珠单抗不同的是 pertuzumab 与 HER2 蛋白的结合区域是受体二聚化的结构域,可阻断 HER2 蛋白的同源和异源二聚化,抑制受体介导的肿瘤生发。研究显示,曲妥珠单抗只对 HER2 过表达的乳腺癌患者有效,而 pertuzumab 则对 HER2 低表达的乳腺癌患者带来了曙光。由于作用机制不同,联合用 pertuzumab 可增加曲妥珠单抗的疗效。

2007 年的 ASCO 年会上公布了 pertuzumab 的Ⅱ期临床研究结果。该研究纳入曲妥珠单抗联合常规化疗无效、HER2(+)的转移性乳腺癌患者,采用 pertuzumab 和曲妥珠单抗联合治疗。共入组 33 例患者,完全缓解(CR)1 例,部分缓解(PR)5 例,稳定(SD)7 例,ORR 为 18.2%,CBR 为 39.4%。两种单抗联合治疗的毒副反应如腹泻、恶心呕吐、粘膜炎、皮疹、疲乏等发生率高于单一药物治疗，但仅腹泻为治疗相关的Ⅲ级以上毒副反应。其远期疗效和对生存期的影响正在观察中。

二、针对表皮生长因子受体(EGFR)的靶向治疗

研究显示，EGFR 在多种肿瘤中存在不同程度的过表达。EGFR 信号转导通路是调控细胞生长和增殖的重要信号通路，在肿瘤细胞的生长、增殖和凋亡等方面具有极重要的作用。目前以 EGFR 为靶点的分子靶向药物主要有两类：一类是小分子酪氨酸激酶抑制剂，这类小分子化合物可进入细胞内，抑制酪氨酸激酶的磷酸化，从而抑制 EGFR 介导的信号转导；另一类是针对 EGFR 的单克隆抗体，主要作用于 EGFR 胞外区，通过竞争性抑制配体与 EGFR 的结合，使受体失去活性，从而影响细胞的增殖。

1.酪氨酸激酶抑制剂 EGFR 往往在进展期乳腺癌，ER 阴性且内分泌治疗抵抗的患者过度表达。酪氨酸激酶抑制剂(EGFR-TKIs)的抗肿瘤作用机制可能通过以下途径实现：抑制肿瘤细胞的损伤修复，使细胞分裂阻滞在 G_1 期、诱导和维持细胞凋亡、抗新生血管形成等。EGFR 过度表达常预示患者预后差、转移快，对化疗药物抗拒、激素耐药、生存期较短等。TKIs 还可通过下调肿瘤细胞的血管生成因子以及抑制 EGFR 对肿瘤血管内皮细胞的信号传导，EGFR 和血管内皮生长因子受体(VEGFR)两种信号传导通路的“交叉对话”，为临床同时抑制这两种传导通路提供了合理的依据。目前已经有多种小分子酪氨酸激酶抑制剂问世，并在非小细胞肺癌、胰腺癌、胃肠道间质瘤、肾癌等肿瘤治疗中取得了较好的治疗效果。应用于乳腺癌治疗的小分子酪氨酸激酶抑制剂主要有以下药物。

(1)吉非替尼：吉非替尼是第一个被美国 FDA 批准应用于临床治疗的强有力的 EGFR 酪氨酸激酶抑制剂，主要应用于非小细胞肺癌的二线治疗，尤其是在亚洲人群中疗效较好。

吉非替尼治疗乳腺癌的临床前期研究较多，但多数研究结果显示，吉非替尼单药治疗复发转移乳腺癌疗效较差。临床研究显示，在联合治疗中吉非替尼在体外与多西紫杉醇有协同作用。与芳香化酶抑制剂联合治疗雌激素受体(+)和 EGFR(+)的晚期乳腺癌也有协同作用，可抑制细胞增殖及肿瘤的生长。

在一项针对吉非替尼效果评价的Ⅱ期临床研究中，22 例经过化疗的转移性乳腺癌(16 例 ER 阴性，6 例 ER 阳性但他莫昔芬耐药)患者服用吉非替尼 500mg/d，用药 4 周后，2 例(9%)PR，10 例(45%)SD，5 例(23%)PD。另外，Robertson 等报道，吉非替尼对他莫昔芬获得性耐药的 ER 阳性以及 ER 阴性乳腺癌有效。这些结果提示，吉非替尼对 ER 阴性和他莫昔芬耐药的 ER 阳性乳腺癌可能有效。另一项临床试验显示，吉非替尼治疗 63 例经多程化疗和内分泌治疗的转移性乳腺癌，9 例(14.3%)获得疗效；12 例骨转移引起骨痛者中，5 例骨痛明显减轻。

一项吉非替尼与多西紫杉醇联合治疗转移性乳腺癌的Ⅱ期临床试验共纳入 41 例患者，口服吉非替尼(250mg/d)联合多西紫杉醇治疗 6 周。结果显示，ORR 为 54%(22 例)。有效患者继续接受吉非替尼单药治疗，其中 2 例患者由 PR 转为 CR。疗效分析显示与雌激素受体(ER)相关，ER(+)患者缓解率 70%，ER(−)的患者缓解率仅 21%(P-0101)。副反应主要是粒细胞减少(49%)、腹泻(10%)、皮疹(5%)、贫血(2%)等，对生存的观察仍在随访中。

原发性乳腺癌中 10%～36% 的 EGFR 和 HER2 表达阳性。吉非替尼可以通过抑制 EGFR 的酪氨酸激酶而抑制 HER2 的信号传导。因此，有人提出联合使用曲妥珠单抗和吉非替尼可能对抑制 HER2 阳性乳腺癌有协同作用。这些研究中吉非替尼疗效不佳的原因是否存在适应证人群的选择问题值得探讨，可能需要对多项分子指标进行分析，预测疗效以便指导个体化治疗。

(2)厄洛替尼：厄洛替尼是另一种被 FDA 批准应用于临床治疗的 EGFR 酪氨酸激酶抑制剂。通过在细胞内与三磷腺苷竞争性结合受体酪氨酸激酶的胞内区催化部位，抑制磷酸化反应，从而阻断向下有增殖信号传导，抑制肿瘤细胞配体依赖的 HER-1/EGFR 的活性，达到抑制肿瘤细胞增殖的作用。在非小细胞肺癌的治疗中显示了良好的治疗效果。

2007 年 ASCO 年会报道了一项吉西他滨联合厄洛替尼的Ⅱ期临床研究 N0234 结果。比较了吉西他滨联合厄洛替尼治疗既往蒽环类治疗失败、不同激素受体情况的转移性乳腺癌的疗效。给予吉西他滨 1000mg/m^2，第 1 天、8 天，厄洛替尼 150mg/d 口服的 3 周方案治疗。结果显示，ER(－)/PR(－)/HER2(－)三阴性和非三阴性转移性乳腺癌两组 ORR、PFS 相似，但 OS 期三阴性患者明显小于非三阴性患者(227 天 vs738 天，P＜0.001)。显示化疗联合厄洛替尼治疗对蒽环类治疗失败转移性乳腺癌患者有一定疗效。

(3)拉帕替尼：对于过度表达人表皮生长因子受体-2(HER2)的晚期转移性乳腺癌，标准治疗是采用含有曲妥珠单抗的方案。然而，EGFR 受体的过度表达也与患者的不良预后相关。拉帕替尼是一种新型口服的小分子表皮生长因子酪氨酸激酶受体抑制剂，可以同时作用于 EGFR(HER-1)与 HER2。临床研究显示，通过降低两种受体同型二聚体或异二聚体的酪氨酸激酶磷酸化，阻断 EGFR 信号转导，可以抑制 EGFR(HER-1)或 HER2 过表达的乳腺癌细胞系生长，并诱导凋亡。在过度表达 HER2 的细胞，同时抑制 EGFR 和 HER2，有相加作用。与其他 EGFR 抑制剂不同的是，它与非活化状态的 EGFR 结合，导致了拉帕替尼有较慢的解离速度，从而获得更长的缓解期。该药已经在 2007 年 3 月份获美国 FDA 批准上市，用于治疗 HER2 过度扩增的晚期乳腺癌。

2006 年圣安东尼奥乳腺癌峰会上报道了一项拉帕替尼联合卡培他滨(希罗达)与单药希罗达比较的大型国际多中心Ⅲ期临床研究结果(EGF100151)。该研究入选既往曾接受过蒽环、紫杉醇和曲妥珠单抗治疗失败的复发转移乳腺癌患者。联合组接受拉帕替尼 1250mg/d，希罗达 2000mg/m^2，第 1～14 天。单药组希罗达 2500mg/m^2，第 1～14 天，每 3 周为 1 个周期。两组患者的基线特征相似，患者随机分组接受治疗，当收集了 324 例(联合组 163 例、单药组 161 例)进行中期分析后，因取得明确阳性结果，试验便提前结束。中期分析的结果证实，联合拉帕替尼和希罗达将疾病进展的风险降低 51%(HR＝0.51，P＝0.00016)，联合组中位 TTP 为 36.7 周，单药组为 19.1 周(危险比为 0.49，P＝0.00004)，两组的 OR 差异无显著性意义(P＝0.113)。根据 ICH 检测 EGFR 受体的状态分析对 PFS 无影响(P＞0.05)，根据 FISH 检测 HER2 受体状态分析对 PFS 差异存在显著性意义，HER2(＋)的联合组和单药组 PFS 分别为 37 周对 20 周，HER2(－)的联合组和单药组 PFS 分别为 22 周对 13 周(P＜0.05)。此外联合治疗组脑转移的发生明显少于单药组(4 例对 11 例)。该项研究显示，拉帕替尼治疗 HER2(＋)乳腺癌患者具有潜在的临床价值。

EGF30001是2007年ASCO报道的Ⅲ期临床试验国际多中心临床试验结果，580例患者入组，随机分组，一组为拉帕替尼1500mg＋紫杉醇175mg/m²，另一组紫杉醇175mg/m²＋安慰剂，结果对已经完成试验的492例患者进行分析，HER2阳性组有91例，治疗组52例，对照组39例，中位无事件存活期(EFS)分别为7.9个月和5.2个月(HR＝0.56，P＝0.007)；中位总生存期(OS)分别为24.0个月和19.0个月(HR＝0.64，P＝0.16)。HER2阴性401例，治疗组199例，对照组202例，中位EFS分别为5.8个月和5.3个月(HR＝1.04，P＝0.747)，中位OS分别为22.8个月和20.7个月(HR＝0.92，P＝0.576)。该研究显示，拉帕替尼联合紫杉醇对HER2过度表达患者的疗效优于单用紫杉醇化疗，但对HER2阴性者，加用拉帕替尼不能获益。

拉帕替尼在治疗伴有脑转移的HER2阳性晚期乳腺癌患者中的疗效令人振奋，EGF105084是一个Ⅱ期临床试验，入组患者为HER2过度表达的乳腺癌患者，新出现脑转移或者脑转移进展，既往曾接受全脑放疗和曲妥珠单抗治疗。患者进展后接受拉帕替尼750mg口服，每日2次治疗。主要的观察指标是临床疗效。计划入组220例，实际入组238例。在已经完成的104例患者的数据分析，8例(7.7%)获得PR，17例(16.3%)获得SD，病灶中位稳定时间为16周。脑内病灶的缩小有助于改善患者的生活质量。

在难治的炎性乳腺癌治疗中拉帕替尼也显示了良好疗效。EGF103009是国际多中心Ⅱ期临床试验，58例患者均为难治性炎性乳腺癌(曾用过蒽环类药物或复发)，接受拉帕替尼单药(1500mg/d，qd，d1～30)，患者随机分入A组(HER2过表达)和B组(EGFR表达，HER2不表达)。在最初报道的36例患者中，A组62%获部分缓解(PR)，21%病情稳定。在B组中，8%获PR，17%获SD，毒性反应主要表现为Ⅰ/Ⅱ度皮肤和胃肠道反应。这表明拉帕替尼疗效与HER2过表达有密切关系，并且提示同时表达IGF-1和HER2是对曲妥珠单抗耐药的可能机制。

拉帕替尼是对HER2(＋)乳腺癌治疗有效的靶向治疗药物，在对HER2过表达的进展期乳腺癌的一、二线治疗中都取得了较好的疗效，且与曲妥珠单抗无交叉耐药，与化疗具有协同作用；因为其结构为小分子，与曲妥珠单抗不同，能够透过血脑屏障，对于乳腺癌脑转移有一定的治疗作用。目前其他的临床试验研究拉帕替尼与化疗药、内分泌药物以及其他靶向药物联合治疗晚期乳腺癌的有效率正在进行中。而拉帕替尼对HER2过度表达患者作为术后辅助治疗的试验，包括与曲妥珠单抗对比，或联合曲妥珠单抗治疗研究，也在进行中。相信随着更多临床研究结果的报道，拉帕替尼有望在曲妥珠单抗之后成为治疗HER2过表达乳腺癌患者的又一种有效靶向治疗药物。

2.EGFR单克隆抗体　西妥昔单抗(爱必妥)是针对EGFR(HER-1)的特异性单克隆抗体，与伊利替康联用，主要用于治疗EGFR阳性，含伊利替康方案治疗失败的转移性结直肠癌，单药用于不能耐受伊利替康的EGFR阳性晚期结直肠癌的治疗。近来，有不少研究机构也开始尝试用西妥昔单抗治疗乳腺癌。其中之一是将其他抗肿瘤药物做成脂质体，再将脂质体与西妥昔单抗联合，利用西妥昔单抗可以与EGFR特异性结合，将抗肿瘤药物直接、特异性的输送到EGFR高表达或突变的EGFRvⅢ肿瘤细胞中，经体内实验证实，抗肿瘤药物的半衰期延长(t1/2＝21h)，瘤体中的药物浓度上升到15%ID/g。这些结果显示了西妥昔单抗将来可能应用于 EGFR 高表达的乳腺癌的治疗中。在乳腺癌治疗领域西妥昔单抗与化疗药物联合的临床研究正在进行中。

三、以肿瘤血管生成为靶点的治疗

肿瘤持续生长和侵袭转移离不开肿瘤新生血管的营养供给。血管生成本身又是一个包括内皮细胞增殖、迁移、血管再通等多个步骤的复杂过程。肿瘤血管形成受一系列促进或抑制的可溶性因子共同调节。高血管密度是乳腺癌的高危因子之一。如何抗肿瘤血管的生成已成为防治乳腺癌的研究热点之一，并逐渐成为一种新的靶向治疗模式。①直接作用于内皮细胞：主要包括血管抑素和内皮抑素。经动物实验初步证实，内皮抑素对肿瘤血管内皮细胞生长具有强烈的抑制作用，Ⅰ期临床试验已用于乳腺癌。但内皮抑素易失活，难以大量制备稳定的生物活性体。内皮抑素与血管抑素联合应用具有协同作用，与其他治疗方式如放疗、化疗联合应用亦具有明显的协同作用。已有Ⅰ期临床实验显示对乳腺癌具有较好疗效。②作用于血管生成因子：乳腺癌细胞高表达一系列促血管生成因子，如 VEGF、TGF 和 FGF 等。抗血管治疗可以通过选择性地抑制一种或几种血管生成因子或上调血管抑制因子等，从血管形成的多个环节联合用药，以达到抗血管继而抗肿瘤治疗的目的。

血管内皮生长因子(VEGF)在乳腺癌的发生、发展及预后方面起重要作用。多数研究显示，VEGF 与早期乳腺癌中部分患者的不良预后有关。贝伐单抗是针对血管内皮生长因子 A (VEGF-A)亚型的重组人源化单克隆抗体，通过与血管内皮生长因子(VEGF)竞争性结合 VEGF 受体(VEGFR)，阻断 VEGF 介导的生物活性，从而抑制内皮细胞的有丝分裂，减少肿瘤新生血管形成，达到抑制肿瘤生长的作用。无论是单独或与其他化疗药物结合，贝伐单抗可减少肿瘤血管生成。FDA 于 2004 年 2 月 26 日批准该药上市作为结直肠癌的一线用药。贝伐单抗是第一个被美国 FDA 批准通过抑制血管生成发挥抗癌作用的新药。在复发转移性乳腺癌的治疗中，也显示了较好的疗效。2007 年 3 月，欧盟批准其用于治疗转移性乳腺癌。2008 年，贝伐单抗获得 FDA 加速批准，可与紫杉醇联合应用于未化疗的转移性乳腺癌。批准依据是此前发表 E2100Ⅲ期临床试验结果。

ECOG 2100 研究是一项贝伐单抗联合紫杉醇(泰素)与单药泰素一线治疗晚期乳腺癌的Ⅲ期临床研究。研究中泰素治疗采用了每周治疗($90mg/m^2$)，联合组在此基础上加贝伐单抗 10mg/kg，每 4 周 1 次，持续 2 周。总计入组 715 例患者，结果显示，联合贝伐单抗治疗组的 PFS 为 11.3 个月，化疗组仅为 5.8 个月($P<0.0001$)。总生存期从 24.8 个月延长至 26.5 个月。联合治疗 ORR 明显提高(28.2%vs14.2%，$P<0.0001$)。其中，可测量病变患者的有效率分别为 34.3%与 16.4%($P<0.0001$)。以上结果表明，对晚期乳腺癌贝伐单抗联合紫杉醇的疗效显著优于单用紫杉醇。目前美国国家癌症综合网(NCCN)治疗指南已经将该治疗方案列入其中。

2007 年 ASCO 年会报道的另一项希罗达联合贝伐单抗作为一线治疗转移性乳腺癌的临床研究结果。共入组 106 例患者，希罗达 $1000mg/m^2$，口服每日 2 次，连续 14 天，贝伐单抗 15mg/kg 静脉注射，每 3 周重复。ORR38%，中位 TTP 为 5.7 个月，中位生存期＞16 个月。

ER(+)患者和 ER(－)患者的 ORR、TTP、OS 分别为 47%vs27%，8.9 个月 vs4.0 个月，16.6 个月 vs7.5 个月，显示 ER(+)患者治疗获益更高。

Miller 等开展了贝伐单抗(15mg/kg，d1，q3w)联合卡培他滨与单用卡培他滨治疗既往蒽环类和(或)紫杉类失败的复发转移性乳腺癌的Ⅲ期临床试验，入组 462 例，两组的毒副反应如腹泻、手足综合征、血栓和严重出血差异无统计意义。联合组的缓解率显著高于单用卡培他滨组，分别为 19.8%vs9.1%(P=0.001)。但两组的 PFS 和 OS 无显著差异，分别为 4.87vs4.17 个月和 15.1vs14.5 个月。该试验表明贝伐单抗联合卡培他滨未能改变生存期，很可能是因为所选择的晚期患者。早期使用贝伐单抗可能更有利于其发挥作用。因此，有必要对一些早期患者进行研究。寻找能预测贝伐单抗疗效的分子生物学指标。

综上所述，贝伐单抗在乳腺癌的临床应用仍处于起步阶段，贝伐单抗在乳腺癌中应用的最佳适应证，贝伐单抗与各种对乳腺癌敏感化疗药物联用的疗效和副作用，贝伐单抗和其他分子靶向药物(如曲妥珠单抗等)联用的可能性等，这些都是有待临床试验去解决的问题。但随着抗血管内皮生成因子的单克隆抗体的临床运用，为乳腺癌的临床治疗开拓了新领域。

四、针对 ER(－)/PR(－)/HER2( )的靶向治疗

ER(－)/PR(－)/HER2(－)三阴性乳腺癌对常规标准化疗敏感性差，也缺少有效的靶向药物作用靶点，一直是困扰肿瘤内科医生的难题。随着新型靶向治疗药物进入临床研究，有望筛选出有效的靶向药物，为临床治疗 ER(－)/PR(－)/HER2(－)三阴性乳腺癌提供有效治疗手段。西妥昔单抗在临床前期研究中显示对于 HER2(－)乳腺癌有效，西妥昔联合卡铂治疗三阴性乳腺癌的一项Ⅱ期临床研究正在进行中。如前所述厄洛替尼的一项临床研究显示对于三阴性乳腺癌治疗有效。拉帕替尼和 pertuzumab 等多靶点的抑制剂也有潜在治疗作用，并已经进入Ⅱ期临床研究。C-Kit 在 30%的基底细胞来源乳腺癌中表达。关于 C-Kit 的酪氨酸激酶抑制剂伊马替尼的一项Ⅱ期临床研究显示，16 例转移性乳腺癌，伊马替尼未显示出明显抗肿瘤活性，但 13 例患者中仅 1 例 C-Kit 阳性，4 例血小板衍生生长因子受体(PDGFR)阳性，对于适应证人群的选择仍需探讨。其他已经进入临床研究的靶向药物有：作用于 BRCA1 缺陷的二磷酸腺苷核糖多聚酶 1(PARPl)抑制剂(Ⅰ期临床)，以及作用于 Ras/Raf、mTOR 等靶点的小分子化合物等。

五、开发中的新型靶向治疗药物

目前已经进入临床前期的抗肿瘤靶向治疗药物有数十种之多，部分显示出具有一定抗乳腺癌活性或潜能。

1. Sunitinib　是一种多靶点的小分子酪氨酸激酶抑制剂，可以靶向作用于 PDGFR、VEGFR、C-Kit 蛋白和 Flt3 蛋白，而发挥抑制肿瘤细胞生长、促进凋亡和抗肿瘤血管生成作用。其中，PDGFR、VEGFR 和 C-Kit 蛋白在乳腺癌发生发展中起重要的作用，因此 sunitinib 具有治疗乳腺癌良好的分子基础。一项Ⅱ期研究结果报道其单药有效率为 17%，进一步的研究正在进行中。

2.PKC-α 抑制剂 Affinitak(LY900003) 蛋白激酶C(PKC)是一类 Ca^{2+}、磷脂依赖性的蛋白激酶，在跨膜信号传递过程中起着重要作用。PKC 通过催化多种蛋白质上 Ser/Thr 磷酸化，调节多种细胞的代谢、生长、增殖和分化。PKC-α 是 PKC 家族的一员，与肿瘤的侵袭性有关，并可调节细胞对细胞毒性药物的敏感性。在乳腺癌细胞系 MCF-7 中过度表达可引起细胞增殖及促进无胸腺小鼠移植后的肿瘤发生。

PKC-α 抑制剂用于化疗失败的转移性乳腺癌，12 例可评价患者中，1 例于 4 个月时肿瘤无进展、5.5 个月时进展。尽管该药单用治疗乳腺癌疗效较低，但与标准化疗相结合或作为化疗增敏剂，可能获得最佳疗效。

3.法尼基转移酶抑制剂(FTIs) 是另一类开发中的小分子靶向药物。其作用于 Ras 蛋白，阻断法尼基转移酶参与 Ras 蛋白的法尼基化(异戊烯化)，从而阻断 Ras 蛋白介导的信号转导作用，抑制肿瘤细胞增殖、生长。目前已经进入研究阶段的 FTIs 主要有 lonafarnib 和 tipifarnib 等。

4.塞来昔布(西乐葆) 环氧化酶-2(COX-2)是前列腺素(PG)合成过程中的重要酶。COX-2 异常表达导致 PG 合成增加，进而刺激细胞增殖及介导免疫抑制。在乳腺癌中可测到 COX-2 的高表达。在 HER2 过度表达的乳腺癌中，COX-2 的过度表达率和表达水平明显高于 HER2 阴性组。因此有人提出，COX-2 高表达可能与 HER2 过度表达有关。

塞来昔布是一种选择性 COX-2 抑制剂。在动物模型中，与对照组相比，塞来昔布对乳腺癌的发生、多倍体、肿瘤体积的减少分别为 68%、86%和 81%。动物实验结果表明，塞来昔布可预防致癌物诱发的乳腺癌。对致癌物诱发的乳腺癌小鼠分别给予安慰剂和塞来昔布，6 周后安慰剂组肿瘤的体积增长 518%，而塞来昔布组肿瘤的体积下降 32%，提示塞来昔布对乳腺癌可能不仅有预防作用，也有治疗作用。塞来昔布可抑制花生四烯酸转化为前列腺素的关键酶，而前列腺素是合成芳香化酶的基本成分；依西美坦则可抑制芳香化酶的活性，使雄激素不能转化为雌激素。由于塞来昔布和依西美坦作用于不同的靶点(COX-2 与芳香化酶)、动物实验结果表明两药联合疗效优于单药应用，故对乳腺癌患者，联合两药的疗效可能优于单一药物。

5.其他 matuzumab(EMD272000)是一种全人源化的抗 EGFR 单克隆抗体，具有更长的半衰期，并可降低严重的输注反应和过敏反应；panitumumab 是一种新型 EGFR 单克隆抗体。临床前期研究显示两者可能对乳腺癌有效。

总之，分子靶向治疗是近年来乳腺癌治疗研究最为活跃的领域，并有可能成为今后乳腺癌药物研究的主要方向。靶向治疗作为一种全新的、安全有效的抗肿瘤治疗方法已经成为临床肿瘤医生治疗恶性肿瘤的一种与手术和放化疗同样重要的治疗手段。目前肿瘤的药物治疗正处于从单纯细胞毒性药物向分子、基因靶向性调控过渡，靶向治疗凭借其特异性与靶向性的优势在肿瘤治疗中发挥着越来越重要的作用。虽然目前靶向治疗药物疗效仍然十分有限，但是相信随着人们对肿瘤发生和发展的分子和基因机制认识的不断深入，通过阻断肿瘤细胞生长的不同信号途径，联合应用多种作用不同靶点的药物或与放疗、化疗等传统治疗手段结合，将进一步提高恶性肿瘤的治疗效果，为广大肿瘤患者带来新的希望。

(柳善刚)

第十二节　乳腺癌的生物治疗

乳腺癌治疗已经形成除传统的手术、放化疗外，还包括生物治疗在内的综合治疗。特别是近年来人类基因组研究取得的丰硕成果进一步推动了生物治疗的发展，目前乳腺癌的生物治疗已成为最活跃的研究领域之一。肿瘤的生物治疗是指通过肿瘤宿主防御机制或生物制剂的作用，以调节机体自身的生物学反应，从而抑制或消除肿瘤生长的治疗方法，从广义上讲，生物治疗本身也是一种包括免疫治疗、基因治疗、干细胞治疗、抗血管治疗、内分泌治疗、诱导凋亡治疗等多种方法的综合治疗。随着研究的进展和应用的不断深入，生物治疗已逐渐成为临床上重要而有效的辅助治疗手段。

一、乳腺癌的免疫治疗

肿瘤的发生、发展与机体免疫系统关系极为密切。细胞在恶性转化增殖过程中，通过多种机制逃避免疫监视而为机体免疫系统耐受。传统的生物反应调节剂治疗(BRM)就属于免疫治疗范畴。通过直接或间接地促进机体免疫系统，以增强抗肿瘤效应或减轻其他治疗所致的副作用。乳腺癌免疫治疗是一个相对较新的领域，如今在临床上开展的生物治疗绝大多数属于免疫治疗。免疫监督学说是免疫治疗的理论基础，该学说认为肿瘤的发生是肿瘤细胞在多种因素的作用下发生了本质性的变化，使本来的自我物质变成了非我物质，机体的免疫系统能够识别这种非我成分并激发特异性免疫反应，达到控制、消除肿瘤的目的。尽管免疫监督学说在肿瘤的防治中的作用仍有不少争议，但有一点是明确的，那就是集体针对病原微生物感染的免疫反应在理论上与免疫监督学说相近，抗感染免疫反应能够加强抗肿瘤免疫是非常明确的；诸多动物实验和临床资料亦表明免疫监督学说有相当的合理性。

基于以上基本原理，所有免疫治疗的基本原则有二：一是免疫反应调节(免疫激动、免疫刺激和免疫修饰等)；一是直接使用免疫相关细胞因子。至于免疫治疗范畴外的生物治疗，如内分泌(激素)治疗、凋亡诱导治疗、抗血管生成治疗等，其理论基础是该类生物药物能够通过受体、配体、信号传导分子等发挥作用，对细胞的生长、分化、激活、凋亡、转移等生物学行为产生影响，或产生间接的生物学效应，减缓、抑制肿瘤的发生与发展。

1.乳腺癌的主动免疫治疗

(1)肿瘤疫苗治疗：肿瘤疫苗治疗是利用肿瘤细胞或肿瘤抗原物质诱导机体的特异性细胞免疫和体液免疫反应，增强机体的抗瘤能力，从而抑制肿瘤的生长、扩散和复发。乳腺癌细胞免疫原性较弱，不能引起很强的免疫反应；肿瘤疫苗是利用物理、化学和生物的方法处理肿瘤细胞或某种细胞成分来增强乳腺癌细胞的免疫原性，从而诱发抗肿瘤反应。研制开发新型肿瘤疫苗已成为肿瘤免疫治疗的热点之一。目前乳腺癌的疫苗主要有3种：肿瘤细胞疫苗，特异性基因肽疫苗和DNA疫苗。

1)肿瘤细胞疫苗是利用自体或同种异体肿瘤细胞或其粗提物，经物理、化学或生物的方法去除其致癌性，保留其免疫原性，导入患者体内以打破免疫耐受现象，激发抗肿瘤免疫。①自体肿瘤疫苗：Ahlert 等在 1991 年至 1995 年，在三组患者中研究了一种纯化的自体肿瘤细胞—新城疫病毒(NDV)疫苗对预防微小转移灶发生的有效性。这种疫苗由感染 NDV 的肿瘤细胞组成，原理是 NDV 诱发强大的免疫反应，通过分泌细胞因子，激活抗原递呈细胞或是两者都有，使得对肿瘤细胞的局部细胞反应成为可能。作者接种了 63 个原发性乳腺癌患者，27 个既往经过治疗转移性乳腺癌患者，31 个既往治疗过的转移性卵巢癌。动态观察表明生存率和无瘤生存率的增加与疫苗中减少死亡细胞和增强的细胞活性呈正相关。②异体肿瘤疫苗：Wiseman 等报道了一项 10 年随诊研究，分析了 13 个经外科、化疗、放疗和异体肿瘤细胞/卡介苗免疫治疗的炎性乳腺癌患者。4 个患者在 10 年随诊时仍然存活，达到痊愈效果。作者建议多种方式的治疗对高危型乳腺癌是可行的，而且可能获得长期生存时间。③自体和异体混合的肿瘤疫苗：Jiang 等报道了使用包括自体乳腺癌细胞、异体乳腺癌细胞株 MCF-7 和肿瘤相关抗原(CA15-3、CEA 和 CA125)，加入少量的 GM-CSF 和 IL-2 组成的多抗原疫苗。42 个手术后的乳腺癌患者(4 个Ⅱ期，14 个Ⅲ期，24 个Ⅳ期)皮下注射疫苗。在 2 个患者中观察到疾病改善。其中 1 例有多发性肝转移的患者在疗程结束时所有的肝转移病灶缩小，部分消失。另一例Ⅳ期的骨转移患者在疗程结束时骨转移消失。

近来有报道利用树突状细胞(DC)的高抗原递呈性，将乳腺癌细胞与 DC 融合，从而激活机体免疫反应，促进抗瘤效应。

2)特异性基因肽疫苗是从乳腺癌相关癌基因(如 Mages，CEA，Muc-1，HER2/neu 等)序列中筛选出能表达肿瘤抗原且能结合 HLA 等位基因位点的短肽序列，进而合成约 8～10 个氨基酸长度的短肽，这种短肽常与免疫佐剂一起进行免疫接种或在体外诱导 DC 细胞，在美国这种疫苗已进入Ⅰ期或Ⅱ期临床试验。肿瘤基因工程疫苗是通过基因重组技术，将目的基因导入受体细胞而制成的疫苗。如导入细胞因子基因以提高机体抗瘤能力，或通过表达肿瘤细胞缺乏的某些分子以增强其免疫原性。如转染 B7 和主要组织相容性复合体-Ⅱ(MHC-Ⅱ)基因到表达肿瘤抗原的肿瘤细胞，可打破因共刺激分子缺乏所致的免疫耐受，恢复肿瘤特异性免疫反应。另外也可导入基因产物直接杀伤肿瘤细胞。肽疫苗，在抗原递呈和免疫识别过程中，肿瘤抗原需在抗原递呈细胞(APC)内降解为短肽形成肽-MHC-T 细胞抗原受体(TCR)复合物才能为 T 细胞识别，并激发细胞毒性 T 淋巴细胞(CTL)反应。目前，肽疫苗主要是利用癌基因、抑癌基因突变肽，以及与肿瘤发生、发展有关的病毒相关疫苗，从乳腺癌相关癌基因如 MAGES、Muc-1、HER2/neu 等序列中筛选并合成适合的短肽疫苗。

对表达 MUC-1 蛋白或肽抗原的肿瘤细胞的早期临床前研究表明 MUC-1 可以直接诱导体液反应而不诱导细胞反应。为诱导细胞反应，Goydos 等利用合成的 MUC-1 肽链混合卡介苗接种 63 名患者(其中乳腺腺癌 9 例，结肠腺癌 30 例，胰腺癌 24 例)。三个患者在注射部位对全长肽链有强烈的迟发型超敏反应。活检样本显示 37 例患者呈强烈的 T 细胞浸润，7 例患者浸润较少。22 例患者中有 7 例患者的粘蛋白特异性 CTL 前体较接种前有 2～4 倍的提高。但是否产生粘蛋白特异性抗体并不清楚。Reddish 等用含 16 个氨基酸的 MUC-1 肽链 BP-16 接种了 16 例转移乳腺癌。在 7 例患者体内检测到Ⅰ型 HLA 限制性抗 MUC-1CTL；其中 5 人还具有高滴度的抗 MUC-1IgG。Brossart 等试图应用 HLA-A2 限制性 CTL 抗原表形的肽链产生的树突状细胞疫苗直接控制 CTL 特异性抗原表形的反应。在本研究中，树突状细胞来源于邻近的在 GM-CSF 和 IL-4 中培养后又在肿瘤坏死因子 α 中培养的外周血单核细胞；临床前研究显示树突状细胞刺激产生的 CTL 可以溶解表达 MUC-1 的 HLA-A2 限制性特异抗原阳性的肿瘤细胞。另外，一种以端粒酶为靶点的多肽疫苗正在美国进行Ⅰ期临床试验，化疗和疫苗可序贯使用。HER2 是瘤苗的潜在靶位。在一项研究中，Zaks 等用 1mgE75 和不完全 Freund 辅剂接种 4 例患者，每 3 周 1 次。其中有 3 例患者在接种 1 次后的血液中轻易检测出肽链特异性 CTL。虽然这些 CTL 并不特异性溶解 HLA-A(＋＋)和 HER2(＋＋)肿瘤细胞，但对 HER2(＋＋)肿瘤中产生的 IFN-γ 较 HER2 阴性的肿瘤多。本研究未观察到临床反应。在另一阶段的研究中，Knutson 等对包括 57 例Ⅲ或Ⅳ期乳腺癌，1 例卵巢癌和 2 例非小细胞肺癌的 60 例患者接种了含有 3 个 HER2 肽及 GM-CSF 佐剂的疫苗。患者每月接种 1 次共接种 6 个月。对 22 例接种完 6 次的患者的分析发现 21 例(95％)出现 T 细胞增殖反应，16 例 c73％)出现对 HER2 蛋白的反应。在另一系列研究中，给 18 例乳腺癌(4 例Ⅲ期，14 例Ⅳ期)患者接种包含 CTL 抗原表位的 HER2 肽。在这些研究中大多数患者的肽链特异性 CTL 前体细胞的平均数增加，肽链特异性 CTL 可以溶解肿瘤细胞。CD4＋和 CD8＋细胞反应持久，一些患者在接种 1 年后仍可检测到。Murray 等用 E75 加 GM-CSF 接种 14 例患者(转移乳腺癌 13 例，卵巢癌 1 例)行Ⅰ期临床研究。这些患者给予增强剂量的 E75(500～1000Pg)混合 250μgGM-CSF。临床未见Ⅲ级疫苗毒性反应。在检测 CTL 诱导实验的 8 例患者中发现，4 例经体外自体树突状细胞刺激后有 CTL 反应，4 例在体外 E75 刺激后有 E75 特异性 CTL 反应。一些患者在接种 1 年后仍有 E75 特异性肿瘤溶解 CTL。Peoples 等在开展了 E75/GM-CSF 疫苗的预防研究，研究对象为乳腺癌或前列腺癌治愈的高危复发患者。对 27 例接种患者的前期结果显示无明显毒性，其剂量的接种间隔研究正在观察中。所有全部完成接种的患者显示对 HER2/neu 肽的免疫反应。患者完全接种 6 个月后 E75 特异性 CD8＋T 细胞的出现率为 57％。

3)DNA 疫苗属于核酸疫苗，核酸疫苗由能引起机体免疫反应的抗原基因片段及其载体构建而成，能同时激发细胞和体液免疫反应，包括 DNA 和 RNA 疫苗，目前以 DNA 疫苗研究较多。DNA 疫苗比基因肽疫苗制备过程简单，它是将肿瘤特异性或相关抗原基因的全长 cDNA 装入载体而制成，这种疫苗不产生复制，不与宿主 DNA 整合，可以更好地诱导细胞免疫反应。

MacLean 等利用 sialyl-Tn-KLH 结合物 theratope 和 detox 免疫乳腺癌患者。一组患者免疫前给予低剂量 CTX，另一组不给 CTX。给予 CTX 患者的抗 sialyl-Tn 抗体和抗 OSM 抗体滴度较高。静脉给药组的中位生存期(19.7 个月)较口服药或不给药组的中位生存期(12.6 个月)明显延长。此外，用 sialyl-Tn-KLH＋detox 疫苗诱导的抗体反应和临床病程具有明显的相关性。在另一项研究中 Sandmaier 等用 theratope 治疗完全高剂量化疗并干细胞援救后 30～150 天的 33 例高危Ⅱ期～Ⅳ期乳腺癌的患者。大多数患者表现为抗 sialyl-Tn IgG 滴度增高，其高峰位于接种 4～5 次后。此外，免疫明显增加了 PBMCs 对 sialyl-Tn^+ 细胞系 OVA-CAR 的溶解活力。7 例血清 CA125 显著升高的患者免疫治疗后有 5 例血清 CA125 显著下降，证实了其临床疗效。Holmberg 等的研究发现 sialyl-Tn-KLH 疫苗可能可以降低复发和死亡的危险。

抗独特型抗体疫苗具有模拟抗原及免疫调节的双重作用，能打破机体免疫耐受，可代替肿瘤抗原诱导特异性主动免疫反应。

(2)细胞因子治疗：细胞因子是由免疫细胞及其相关细胞产生的调节其他免疫细胞或靶细胞功能的可溶性蛋白；它们可以抑制癌细胞的生长，促进分化，调节宿主的免疫应答，或直接杀伤肿瘤细胞，或破坏肿瘤血管而阻断营养供应，或刺激造血功能而促进骨髓恢复。T 细胞、单核-巨噬细胞、成纤维细胞和内皮细胞均能产生细胞因子，有广泛调节细胞网络的功能。目前用于乳腺癌治疗的细胞因子主要有白介素 2(IL-2)、干扰素(IFN)、肿瘤坏死因子(TNF)、胸腺素、集落细胞刺激因子(CSF)等，它们一般与其他生物治疗方法或化疗药物联合应用，既可以全身应用，也可以局部应用。通过局部或静脉用药能够抑制肿瘤细胞增殖，诱导并活化 NK 细胞、CTL 等免疫活性细胞，调节细胞分化，或破坏肿瘤血管而阻断营养供应，或刺激造血功能而促进骨髓恢复。但全身治疗引起的水肿、肾功能损害以及流感样症状也不容忽略。

一般认为，IL-2 有诱导 T 淋巴细胞、细胞毒 T 细胞(CTL 细胞)、TIL 细胞和 B 细胞的增殖分化，促进多种细胞因子分泌，激活自然杀伤细胞(NK 细胞)、淋巴因子激活杀伤细胞(LAK 细胞)和 TIL 细胞，增强单核细胞的免疫活性等作用，从而抑制乳腺癌细胞的生长。TNF 包括 α、β、γ 及其他亚型，通过诱导细胞的终末分化，逆转细胞的恶性表型，增强肿瘤细胞的主要组织相容性抗原的表达，增强 NK 细胞、巨噬细胞、CTL 细胞活性，抑制癌基因的表达等途径而显示抗肿瘤作用；其中 IFN-γ 的免疫调节活性较强，乳腺癌临床应用以肌内注射为主，连续应用 2 周后，乳腺癌患者的免疫系统功能明显提高。TNF 能特异地杀伤肿瘤细胞，抑制肿瘤细胞的增殖，而对正常细胞无不良影响。CSF 作为造血生长因子的一种，是一类能促进粒细胞、单核细胞增殖、分化的细胞因子。化疗时辅用 G-CSF 或 GM-CSF 可促进造血干细胞的分化和粒细胞的增殖，减轻化疗引起的粒细胞降低的程度及持续的时间。目前，这类细胞因子在临床上主要与其他生物治疗方法或化疗药物联合应用，既可以全身应用，也可以局部应用。

2.被动免疫治疗

(1)抗体治疗：乳腺癌抗体治疗的突破性进展是历史上第一个生物基因靶向治疗药物——单克隆抗体曲妥珠单抗(赫赛汀)的应用，这是一种重组 DNA 衍生的人源化(人鼠嵌合性)抗 HER2 单克隆抗体(IgGkappa)，已于 1998 年 10 月由美国 FDA 正式批准上市。

neu 基因是一种转化基因，在人类的同源基因称 c-erbB-2、HER2 或 MAC-17，其表达产物与 EGFR 有高度同源性。c-erbB-2 基因扩增是乳腺癌中最常见的遗传性损伤。曲妥珠单抗与 HER2 受体细胞胞外区域结合，具有高度亲和力和特异性，既能阻断 HER2/neu 受体而产生抗肿瘤效应，又能与人体内免疫细胞作用，产生抗体依赖性细胞毒(ADCC)效应。比起普通的放疗、化疗、激素治疗等方法，靶向性生物基因疗法的作用机制在于可通过基因选择针对性地杀伤恶性肿瘤细胞，而不影响正常细胞的生存，这是一种具有突破意义的靶向性生物基因治疗方法。

曲妥珠单抗主要应用于 HER2 基因过度表达的乳腺癌患者群。通过十分严格的标准化检测，确诊患者体内的癌细胞具有能与靶向基因药物相结合的基因受体时，生物基因靶向治疗才能达到最佳效果，这可以用免疫组化(IHC)技术和荧光标记(FISH)技术来筛选患者。临床观察显示，单独应用该药的有效率为11.6%～21.0%，与化疗药联用可显著增加疗效，且能抑制化疗药物引起的细胞损伤的修复，其作用强度与HER2表达程度呈正相关。曲妥珠单抗与化疗药如紫杉醇、长春瑞滨、anthracyclines等联合使用，与单用化疗相比，其肿瘤缓解率提高且生存时间延长。曲妥珠单抗的耐受性一般较好，但在临床使用中也观察到具有一定的心脏毒性，特别是在与蒽环类等化疗药联用时更明显。所以，与其他类化疗药，如紫杉醇类合用具有较好的安全性。

(2)过继性细胞免疫治疗：过继性细胞免疫治疗是通过注射经体内免疫或体外激活的免疫活性细胞以增强肿瘤患者的免疫功能，从而达到抗肿瘤效应的一种免疫治疗方法，主要用于乳腺癌常规治疗后的巩固治疗，以及复发和转移的综合治疗。以期可以杀伤残余的癌细胞，消灭血液循环中的癌细胞及微小转移灶，分泌细胞因子，有助于提高患者细胞免疫功能。目前常用的免疫活性细胞是：淋巴因子激活杀伤细胞(LAK)，肿瘤浸润淋巴细胞(TIL)，特异性细胞毒T细胞(CTL)。

1)LAK细胞治疗：LAK细胞的前体细胞为NK细胞(自然杀伤细胞)和具有类似NK活性的T细胞及其他具有抗肿瘤活性的不受MHC限制的T细胞，这些前体细胞主要取自患者外周血，经IL-2诱导激活而成为LAK细胞，它具有广谱抗瘤性，杀伤活性不受MHC限制，但杀瘤能力需IL-2诱导并维持，因此应用大剂量IL-2引起的副作用限制了LAK的应用。对肾癌治疗有效，而乳腺癌治疗效果不够理想。

2)TIL细胞治疗：TIL为浸润在肿瘤组织中具有抗肿瘤效应的淋巴细胞，主要成分为存在于肿瘤间质中的T淋巴细胞，受IL-2诱导激活而大量增殖，在体外扩增后回输患者体内，对自身肿瘤具有很强的特异性杀伤活性。TIL取源于切除的肿瘤组织，不需抽取外周血，在体外可以长期培养扩增并保持生物活性，杀伤活性具有MHC限制性，对IL-2依赖性小，仅需较少量IL-2即可发挥明显的抗肿瘤效果，故毒、副作用相对降低，杀瘤能力强于LAK，与细胞因子或化疗药物有协同作用。对晚期乳腺癌具有一定治疗意义。

3)CTL：CTL为患者自身淋巴细胞与乳腺癌相关基因肽疫苗共同培养而获得，是针对乳腺癌相关抗原而活化的特异性有杀伤活性的T淋巴细胞，其作用具有MHC限制性，可以特异性杀伤自身肿瘤细胞。

除了上述3种细胞外，树突状细胞(DC)、抗体淋巴因子激活杀伤细胞(CD3AK)、细胞因子激活杀伤细胞(CIK)治疗乳腺癌的研究正在进行。

综上所述，实际上过继性细胞免疫治疗与细胞因子治疗常常具有互补性，更多地采取联合应用的方式。如TIL/IL-2联用、LAK/IL-2联用、CIK/IL-2联用、IL-2/IFN/TNF联用，特别是可以用于造血干细胞定向分化扩增。另外，可将细胞因子与化疗药物序贯联合用药，局部运用治疗乳腺癌所致的胸水和腹水。目前这些治疗方法已经广泛应用于临床工作中，并已取得较好的疗效。临床上观察主要的毒副作用包括疲乏、寒战和发热等流感样症状、胃肠道症状、皮疹。多数表现轻微不需要特殊处理，能自动缓解。少数患者可以在治疗前半小时加用吲哚美辛口服，能缓解寒战和发热症状。

二、乳腺癌的基因治疗

乳腺癌的基因改变主要表现为缺失和扩增，如：1P、6q、8p21～22、11p 等缺失，c-erbB-2、c-myc、类胰岛素生长因子受体等扩增，充分认识这些基因改变，有利于制定合理的基因治疗方案。基因治疗的策略多种多样，往往与其他方法相结合，如免疫基因治疗、化学基因治疗、重建抑癌基因功能治疗等。目前，乳腺癌基因治疗的策略主要有以下几个方面。

1.*自杀基因治疗*　自杀基因治疗是利用转基因的方法将乳腺癌细胞不含有的药物酶基因转入肿瘤细胞内，其表达产物可将无毒性的药物前体转化为有毒性的药物，影响细胞 DNA 合成，从而引起细胞死亡。HSV-tk/GCV 和 CD/5-FC 是目前研究最多、进展较快的自杀基因系统。单纯疱疹病毒Ⅰ型和Ⅱ型胸腺嘧啶激酶基因(HSV-tk)，这种酶能特异性地将核苷类似物羟甲基阿昔洛韦(GCV)单磷酸化，并进一步代谢生成三磷酸 GCV，后者可抑制 DNA 聚合酶而抑制 DNA 的合成。自杀基因治疗的显著特点是产生旁观者效应，即肿瘤的消除并不需要所有的肿瘤细胞均有自杀基因，只要 10%～20%的肿瘤细胞携带 HSV-tk 基因即可造成肿瘤的完全消退。这可能是磷酸化的 GCV 通过缝隙连接进入邻近的 HSV-tk 阴性细胞，从而导致细胞死亡。Sacco 等报道应用转基因乳腺癌的鼠模型，对乳腺癌细胞传递 GCV 后发现肿瘤细胞死亡。Link 等的体外实验表明，利用 HSV-tk 转染乳腺癌细胞株 HTB126，用 GCV 治疗，肿瘤细胞得到有效抑制。Kwong 等先用 HSV-tk/GCV 系统治疗同种鼠的乳腺癌细胞株 MOD，发现仅 10%的肿瘤细胞被 HSV-tk 转染，出现 90%的非转染肿瘤细胞被完全抑制。他们用同种鼠的乳腺癌细胞进行肝内移植产生肝转移模型，然后用 GCV 治疗，肿瘤受到明显抑制。

2.*抑癌基因治疗*　抑癌基因治疗是通过基因转移法恢复或增加肿瘤细胞中失活或缺失的抑癌基因并恢复其功能，从而对肿瘤产生治疗作用并抑制其转移。在乳腺癌治疗中应用最多的是 P53 基因，突变型 P53 基因在乳腺癌中普遍表达，以病毒为载体导入野生型 P53 基因(wt)产生抗瘤效应。Seth 等报道将外源野生型 P53 基因转染突变或失活的肿瘤细胞，可以逆转其恶性表型。此外还有其他的抑癌方法，如用腺病毒转染野生型 Rb 基因，可使肿瘤缩小；给 ER 阴性乳腺癌患者转染 ER 基因，可以恢复对内分泌治疗的反应；近年在乳腺癌家族中发现抑癌基因 BRCA-1 常存在突变而表达过低。实验表明，转入野生型 BRCA-1 后，肿瘤细胞生长往往受限制。目前已知，在乳腺癌动物模型中采用装有 BRCA-1 的逆病毒载体，直接注射入瘤内，可抑制晚期乳腺癌胸壁转移瘤的生长。CTSl 作为一种新的 P53 衍生物受到瞩目，由于 CTS1 没有 P53 的非活化区域，是一种增强了的抑癌基因，故具有更强的抑制肿瘤生长效应，对于抗野生型 P53 基因治疗的病例更有意义。

3.*免疫基因治疗*　肿瘤在发生发展过程中存在着机体免疫系统对肿瘤细胞的免疫耐受状态，这可能源于肿瘤细胞本身的免疫原性弱，或者抗原递呈细胞不能提供足够的共刺激信号，或者机体免疫因子分泌不足，或者肿瘤细胞诱导机体的免疫抑制，因此针对上述原因的免疫基因治疗应运而生，该方法主要包括两个方面：

(1)细胞因子转基因治疗:导入免疫反应相关细胞因子基因,如 IL-2、IL-4、IL-12、TNF、IFN 等,以增强或诱发机体抗肿瘤免疫反应。实验中主要通过基因转导修饰肿瘤细胞或免疫效应细胞,增强免疫效应细胞的活性,发挥机体抗肿瘤免疫的功能,达到治疗的目的。将 IFN 基因修饰人体乳腺癌细胞后,在裸鼠上种植,其成瘤率大为下降,并使机体具有抑制再植成瘤的免疫功能。

(2)增强乳腺癌细胞的免疫原性:导入 MHC 分子基因或共刺激分子 B7 基因均能增加乳腺癌细胞免疫原性,诱导并激发体内 T 淋巴细胞对肿瘤细胞的杀伤作用。

4.抗血管生成基因治疗　血管生成在肿瘤的生长发展中起重要作用,当肿瘤长到直径 1～2mm 时,必须有新生血管长入,肿瘤才会继续长大。肿瘤血管的形成受多种因子调节,其中最重要的一种是血管内皮细胞生长因子(VEGF),它不仅促进血管生成,还增加血管通透性,促进转移。

抗血管生成基因治疗主要针对 VEGF,如:利用 VEGF 单克隆抗体阻断 VEGF 与受体结合,将 VEGF 受体单抗与药物交联或 VEGF 与小分子毒性物质结合从而抑制血管内皮细胞生长,利用反义核酸技术抑制 VEGF 表达从而抑制肿瘤血管的形成。Kong 等将表达 VEGFFlt-1 受体胞外区域分泌形式的基因构建到腺病毒载体,经静脉注射到小鼠脾 CT26-CL25 肿瘤模型中,发现注射基因的小鼠仅有很小的残余肿瘤,而对照组肿瘤大且伴有肝转移。Saleh 等将反义 VEGFcDNA 的真核表达载体转染鼠 C6 神经胶质细胞,发现即使在缺氧条件下,细胞 VEGF 表达水平仍低,将细胞种植在裸鼠体内,有反义 VEGF 的细胞生长较对照组明显被抑制。

5.多基因联合治疗　乳腺癌的发生常常是多个基因改变的结果,纠正单个基因的治疗方法难以取得很好的疗效,因此联合应用不同的基因治疗方法,从不同的角度进行治疗,相互间取长补短,从而产生相加或协同效应,这是目前基因治疗的发展方向,如自杀基因和细胞因子基因联合,肿瘤抑制基因与细胞因子基因联合,不同细胞因子基因联合,抗血管生成基因与肿瘤抑制基因联合等等,Putzer 等报道用 5 型腺病毒连接 IL-2 和 P53 基因治疗鼠的乳腺癌动物模型,可使肿瘤明显缩小,优于单一基因治疗。

三、干细胞治疗

由于化疗对机体尤其对骨髓的毒性,干细胞移植对骨髓造血功能恢复起重要作用。而自体外周血干细胞移植有比骨髓移植更大的优越性:患者创伤小,造血与免疫功能恢复较快,移植成功率较高,住院时间较短,花费也较低,具有较大应用前景。对于腋窝淋巴结 10 个以上或对化疗敏感的临床Ⅱ或Ⅲ期有转移的乳腺癌患者(如皮肤、淋巴结或胸膜转移),常给予大剂量化疗,如 6 个周期的超大剂量的 CAF 或 FEC 方案辅助化疗,之后输注自体外周造血前体细胞(Auto-PBSCT)。而对那些局部淋巴结少于 10 个(4～9 个)或是某些具有化疗敏感性的转移病例(如肝转移、肺转移、中枢神经系统转移),Auto-PBSCT 的效应则不肯定。对于不适合 Auto-PBSCT 治疗的患者可以进行异体干细胞移植(Allo-SCT)。Auto-PBSCT 支持下的超大剂量化疗在某些血液系统肿瘤应用取得较好效果，但在乳腺癌、卵巢癌等实体肿瘤中其远期疗效与常规化疗相比没有明显优势，还需要进一步探索与研究。

四、血管生成抑制治疗

肿瘤持续生长和侵袭转移离不开肿瘤新生血管的营养供给。血管生成本身又是一个包括内皮细胞增殖、迁移、血管再通等多个步骤的复杂过程。肿瘤血管形成受一系列促进或抑制的可溶性因子共同调节。高血管密度是乳腺癌的高危因子之一。乳腺癌细胞高表达一系列促血管生成因子，如血管内皮生长因子（VEGF）、转化生长因子（TGF）、成纤维细胞生长因子（FGF）等。抗血管治疗可以结合基因治疗、免疫治疗等策略，通过阻断肿瘤血管生成因子或上调血管抑制因子如 Angiostatin、Endosatin 等，从血管形成的多个环节联合用药，以达到抗血管继而抗肿瘤治疗的目的。沙利度胺具有一定抗肿瘤血管作用，已进入临床Ⅱ期试验，在头颈部肿瘤应用较多。

五、生物反应调节剂（BRM）

1.生物制剂和动物制剂　包括胸腺素、胸腺因子 D、胸腺素、转移因子、胎盘脂多糖、免疫核糖核酸、核酸-酪素（核酪）、链球菌 SU（溶链菌制剂，OK-432）、红色诺卡菌菌体制剂、A 型链球菌甘露聚糖、多抗甲素、短小棒状杆菌菌苗、卡介苗（BCG）等。

它们主要通过细胞因子诱导和调节免疫应答，活化 T、CTL、NK、LAK 及 TIL 细胞而发挥抗肿瘤效应。某些制剂尚有活化 DC，促使其表面成熟分子 CD83、CD86 的表达，刺激 DC 内 TNF-α 基因的转录及蛋白的合成释放。可见这类制剂参与肿瘤免疫治疗，具有不同程度的作用。

2.植物制剂　包括植物提取物和其他成分等，如香菇多糖、银耳多糖（银耳孢多糖）、灵芝多糖、云芝多糖、人参多糖等多糖类中药提取物。

总之，以 BRM 为代表的生物治疗为治疗乳腺癌开辟了一条崭新的途径，在治疗某些类型的肿瘤方面确已取得可喜进展。临床上 BRM 主要作为免疫反应调节剂，非特异性地提高机体的免疫力，增强荷瘤机体抗肿瘤能力。所以在应用上主要侧重于：①作为手术、放疗或化疗的补充；②与放、化疗及手术合并应用，并注意不断改进现有的联合治疗方案；③重视和发挥 BRM 的免疫调节作用，使晚期患者提高生存质量，延长生命，以争取得到新的治疗机会；④加强局部治疗研究，以提高疗效和减轻毒性。

肿瘤生物治疗在目前还是一种新兴的治疗手段，但发展速度很快，已被称为恶性肿瘤的第四种治疗模式。相信随着分子生物学和生物工程技术的进一步发展，以及与临床的及时深入结合，肿瘤生物治疗会展示出更为广阔的应用前景。

（柳善刚）

第十三节　特殊类型乳腺癌的诊治

一、乳房佩吉特病

乳房佩吉特病又称湿疹样癌，是一种较罕见的、预后较好的皮肤恶性肿瘤，以表皮内具有透明胞质的 Paget 细胞为特征，并常常伴有潜在的乳腺浸润性癌或原位癌。其乳头乳晕皮肤的湿疹样改变是由 Velpean 于 1856 年首次描述的，但是直到 1874 年才由 JamesPaget 首次提出乳头乳晕区皮肤的改变与乳腺深部癌块的关系。

（一）流行病学

乳房 Paget 病的发病率很低，占乳腺原发恶性肿瘤的 1%～3%。美国癌症协会监控流行病学结论(SEER)登记显示：在 1973～1987 年间，158621 例浸润性乳腺癌中有 1775 例组织学证实是 Paget 病，占全部病例的 1.1%。

而病理上，Paget 病较临床常见。研究显示，在乳腺癌标本中，有 0.5%～4.7%的乳头可发现 Paget 细胞。Lagios 等统计 3000 例乳腺癌患者，其中 21 例具有 Paget 病的临床特征，而 147 例具有 Paget 细胞的组织学证据，相差 7 倍。

Chen 等对 1738 例乳房 Paget 病患者进行回顾性分析发现，本病平均发病年龄为 62.6 岁，其中伴发浸润性导管癌的平均发病年龄为 60.8 岁；伴发原位导管癌的为 63.8 岁；单纯乳房 Paget 病为 66.2 岁。来自中国的数据，Zheng 等的研究显示，本病占纳入统计乳腺癌的 1.6%(68/4211)，平均发病年龄较国外数据年轻，为 48.1 岁。另外，本病在男性中也有报道。

（二）临床特点

乳房 Paget 病最早期的临床表现是乳头乳晕区持续刺痛、瘙痒，进而出现典型的表现如乳头红斑、皮肤湿疹、结痂等。疾病进展后可出现皮肤破坏，乳头内陷、破坏等。约 50%的患者临床可触及肿块，类似浸润性乳腺癌的表现。乳房肿块不是乳房 Paget 病的典型临床表现，但若触及肿块，常提示合并有乳腺癌。一项对 15 个研究的 965 例临床乳房 Paget 病患者的综合分析发现，454 例(47%)有乳房肿块，511 例(53%)无肿块；在有乳房肿块的患者中，93%有浸润性乳腺癌，7%有导管原位癌(DCIS)，无肿块患者中，34%有浸润性乳腺癌，65%有 DCIS。

（三）诊断与鉴别诊断

1.辅助检查　患者乳头出现典型的湿疹样改变，临床医师应怀疑到乳房 Paget 病，并进一步检查有无其他乳房 Paget 病的典型表现。本病的辅助检查主要有乳腺 X 线摄影、B 超、MRI 及病理学活检。

(1)乳腺 X 线摄影：乳房 Paget 病乳腺 X 线摄影的主要表现为乳头回缩、乳晕区皮肤增厚、乳晕下弥漫的恶性微小钙化等，但是部分 Paget 病患者可能乳腺 X 线摄影无异常表现。

(2)B超:B超对乳房Paget病的诊断也有帮助,尤其对乳腺X线摄影阴性的患者,B超可以发现额外的乳腺癌。

(3)乳腺MRI:乳腺MRI也用于Paget病的诊断,有助于发现乳腺X线摄影阴性的Paget病患者,对于Paget病合并的浸润性乳腺癌或DCIS也有极高的敏感性,并且有助于术前病变范围的评估。对于合并乳房肿块的Paget病,应行常规乳房辅助检查评估肿块性质。Amano等曾报道,应用MRI确诊1例伴发导管原位癌的乳房Paget病,该患者临床及乳腺X线摄影结果均为阴性,后经组织学证实为本病。

(4)细胞及病理学检查:对于有典型临床表现的患者,建议行病理学检查,包括刮片细胞学检查、表皮刮取活检、楔形切除活检及乳头切除活检。诊断标准为镜下找到Paget细胞。活检取标本时应注意揭去乳头表面结痂,清除分泌物后涂片或切取活检,尽可能提高阳性率。

2.鉴别诊断　乳房Paget病的鉴别诊断主要有乳头湿疹、原位鳞癌(Bowen病)及浅表扩散型黑色素瘤。

(1)乳头湿疹:一般而言,乳房Paget病多位于单侧,常累及乳头及乳晕,可有乳头凹陷;若病变为双侧,或局限于乳晕区而乳头正常,则倾向于乳房湿疹,但确诊仍需要细胞学或组织学检查。

(2)原位鳞癌(Bowen病):乳房原位鳞癌是一种皮肤恶性肿瘤,临床也可表现为局部皮肤红肿、糜烂与破溃等,但一般皮肤较粗糙,质硬,表面隆起或呈颗粒状。镜下可见大片的瘤细胞,常伴有异形的鳞状细胞,而Paget细胞常单个散在分布于鳞状上皮之间,偶尔聚集成团或成线样分布。可以通过免疫组化检测确定细胞类型,包括CK7、CAM-5.2和黏蛋白等,以此来鉴别乳房原位鳞癌与乳房Paget病。

(3)浅表扩散型黑色素瘤:Paget细胞可从临近的表皮黑色素细胞内吞噬黑色素,导致Paget细胞内黑色素沉积过多而酷似黑色素瘤,但乳房Paget病一般病程较长,发展较慢;而黑色素瘤病程短,进展快,常在数月或一年内出现溃疡、出血等。最终确诊仍依靠病理检查。

(四)治疗

乳房Paget病的治疗方式主要为手术治疗。历史上Paget病的标准手术方式是乳房切除术,乳房切除术的倡导者的证据是术后标本证实了Paget病深面有极高的癌灶发生率。然而,随着人们对于浸润性和原位乳腺癌采用保乳手术的尝试取得令人欣慰的结果,对于Paget病的保乳手术日益获得人们的关注。

1.乳房切除术　乳房切除术一直以来是乳房Paget病的标准治疗方法。研究显示,Paget病病灶可呈多灶性或多中心性分布,且Paget病合并的乳腺癌可以远离乳头乳晕区。Paone与Baker的研究显示,12%的Paget病患者(6/50)在离乳头2cm或以上的组织中发现了肿瘤的存在。而Ikeda研究了11例不伴乳腺肿块、乳腺X线摄影检查无阳性发现的Paget病患者,接受乳房切除术后,6例在乳头远处发现了DCIS,5例呈多中心分布。

因此,乳房切除术的支持者认为,对于Paget病患者,若手术仅切除乳头乳晕复合体,则剩余乳腺组织的乳腺癌不可能被发现。

若病理证实 Paget 病合并乳腺癌，应按照乳腺癌治疗标准进行腋淋巴结清扫或前哨淋巴结活检，若仅为单纯的乳房 Paget 病，可以仅行单纯乳房切除术或行乳房切除术十前哨淋巴结活检术。

2.保乳手术　保乳手术十术后全乳放疗也是乳房 Paget 病的治疗方法之一。相关方面最早的一份前瞻性研究来自 EORTC，研究发现，乳房 Paget 病患者接受保乳手术十全乳放疗(50Gy，25 野)后 5 年的局部复发率为 5.2％，大部分患者(97％)临床未发现肿块，84％乳腺 X 线摄影阴性，93％合并导管原位癌(DCIS)。

Marshal 等研究了 36 例接受保乳手术十放疗的乳房 Paget 病患者，所有病例术前均未发现乳房肿块或乳腺 X 线摄影异常，83％患者合并乳腺癌，随访 10 年发现患者的局部复发率为 11％，无病生存率为 97％，总生存率为 90％。Chen 等对 1642 例乳房 Paget 病患者研究发现，对于合并 DCIS 或浸润性乳腺癌患者，保乳术后 15 年乳腺癌特异生存率为 92％及 87％，乳房切除术后为 94％及 60％，而且仅肿块大小与淋巴结状态是预后的独立预测指标。以上研究结果提示，在有效的术前评估及选择性的个体化治疗前提下，保乳手术可以提供有效的局部控制。

研究发现，乳房 Paget 病患者单纯行保乳手术而不接受术后放疗的局部复发率较高。来自 Polgar 等的研究显示，33 例乳头 Paget 病患者，其中 30 例伴有 DCIS，3 例不伴 DCIS，行保乳手术未加放疗，中位随访 6 年，11 例(33％)局部复发，10 例为浸润性癌而 6 例有远处转移灶存在。而 Dixon 等则发现，10 例 Paget 病不伴乳腺肿块、乳腺 X 线摄影阴性患者，对乳头乳晕复合体行锥形切除术，10 例皆有 DCIS，1 例伴有浸润性乳腺癌。中位随访 56 个月后，40％的患者局部复发。综合上述研究结果，故单纯保乳手术并不推荐。

3.前哨淋巴结活检(SLNB)　近两年来，前哨淋巴结活检技术(SLNB)已经应用到 Paget 病的诊治过程中。数据显示，Paget 病的前哨淋巴结检出率为 97％～100％。Sukumvanich 等对 39 例 Paget 病患者行 SLNB，成功率为 98％，阳性率为 28％(11/39)，其中在无症状及影像学检查阴性的乳腺 Paget 病的患者中阳性率为 11％；而在有症状及影像学检查阳性的乳腺 Paget 病患者中阳性率为 45％(9/20)。其中 19 例没有临床或放射学上的发现(单纯 Pagct 病)，20 例有临床或放射学上的发现(Paget 病影像学阳性)，两组术后病理学均被证实伴有较高比例的深部浸润性癌(单纯 Paget 病组为 27％，伴临床或放射学上发现的 Paget 病组为 55％)。

显然，若病理证实 Paget 病合并浸润性癌，应按照乳腺癌治疗标准进行腋淋巴结清扫或前哨淋巴结活检。对于这样的患者，如拟行保乳手术，则腋淋巴结评估可暂缓直到浸润性癌成分被确诊。但若准备实施乳房切除术，则建议同时行前哨淋巴结活检，因为乳房切除后的标本中存在浸润性癌可能，而此时已丧失了再进行前哨淋巴结活检的机会。但对于单纯 Paget 病并拟行保乳术患者，手术时是否行腋淋巴结评估依旧有所争议。

4.全身性治疗　对于合并乳腺癌的乳房 Paget 病患者，应按照乳腺癌治疗标准给予合适的辅助化疗、内分泌治疗及靶向治疗，对于单纯乳房 Paget 病患者，全身性治疗的证据较少，一般认为适当的手术治疗已经足够。

二、男性乳腺癌

流行病学与病因学乳腺癌是男性少见的恶性肿瘤，发病率显著低于女性。男性乳腺癌约占所有乳腺癌1%。男性乳腺癌其中位发病年龄为67岁，较女性发病晚5～10年。美国癌症协会统计数据显示，男性乳腺癌平均发病年龄为71岁，2010年估计全美新发男性乳腺癌1970例，死亡390例；与女性乳腺癌相似，北美及欧洲国家发病率较高，而亚洲地区如中国则较低。

美国国立癌症研究所SEER数据显示，从1973～1998年的25年间，男性乳腺癌的发病率呈显著上升趋势，从0.86/10万升至1.08/10万；同女性乳腺癌相比，男性乳腺癌在诊断时较多出现淋巴结转移、分期较晚，但其激素受体阳性的肿瘤更常见。

（一）发病危险因素

男性乳腺癌的具体发病因素目前尚不明确，但下列危险因素可能会增加男性发生乳腺癌的风险。

1.与遗传基因相关

(1)BRCA1，BRCA2(BRCA乳腺癌易感基因)基因突变。BRCA2突变的男性一生患乳腺癌的风险上升6%。

(2)遗传代谢疾病：Klinefelter综合征是发生男性乳腺癌最危险的因素。其风险较染色体表型为46，XY男性上升20～50倍。

(3)乳腺癌家族史：有乳腺癌家族史的男性患乳腺癌的风险是正常男性的2.5倍。20%的男性患者有可以追溯的乳腺癌家族史。

(4)德系犹太人种男性。

(5)多发性错构瘤综合征(Cowden综合征)。

(6)其他还包括雄激素受体基因、抑癌基因PTEN、错配修复基因等相关基因的突变。

2.与内分泌相关　如因肝脏疾病或受外源性雌激素影响导致体内雌激素水平异常升高；男性泌乳素瘤导致体内睾丸激素一直处于较低水平。

3.其他因素

(1)胸壁放射治疗史。

(2)睾丸功能异常：包括睾丸未下降、先天性腹股沟疝、睾丸切除、睾丸炎及不育。

(3)不良的生活方式：肥胖、嗜酒、不良的饮食习惯。

(4)职业及环境暴露因素：接触工业排泄物及电磁辐射等。

（二）临床与病理特点

男性乳腺癌临床表现与女性相似，最常见为无痛性乳房肿块，75%患者都以肿块为主要就诊原因，肿块伴疼痛者小于5%。肿块最易发生于乳头乳晕区，其次为乳房外上象限。肿块形状一般不规则、界不清、质地偏硬、活动差，尤其当肿块与胸壁肌肉或皮肤发生粘连时，肿块更加固定。不同于女性患者，由于男性乳房中乳腺组织较少，可较早表现出乳头乳晕受累，约9%患者会发生乳头回缩，6%发生乳头溢液、溢血，6%发生乳头破溃。双侧乳腺癌病例十分少见,小于男性乳腺癌的1%。以腋淋巴结肿大为主要表现,而乳房内无可触及肿块临床上也十分少见。

女性患者中可见的病理类型在男性患者中均可发生,但构成比有所差异。美国国立癌症研究所统计资料显示,93.7%男性乳腺癌为导管癌或未分类乳腺癌,小叶癌只占1.5%,而在女性患者中,小叶癌比例为12%~15%。男性患者中90%为浸润性导管癌,其他类型乳腺癌包括:黏液腺癌占1.8%、浸润性乳头状癌占2.6%、髓样癌占2%,以及鳞癌等。肿瘤的组织学分级情况有以下特点,12%~20%为Ⅰ级,54%~58%为Ⅱ级,17%~33%为Ⅲ级,与女性患者相似。

导管原位癌占男乳腺癌的比例约10%。小叶原位癌及乳房Paget病在男性患者中非常少见。

病理组织学特征方面,男性乳腺癌通常高表达激素受体,其中近90%患者有雌激素受体(ER)表达,92%~96%有孕激素受体(PR)表达,而女性中60%~70%表达ER或PR。男性中34%~95%的肿瘤还表达雄激素受体(AR),这一数据范围较大可能与男性乳腺癌发病率低相关。但目前认为AR与患者预后无关。女性患者中18%~20%的肿瘤过表达HER2,而男性患者只有2%~15%。

(三)诊断与鉴别诊断

由于男性乳腺癌发病率较低,患者对疾病的认识不足,男性乳腺癌通常容易漏诊、误诊,其平均延迟诊断时间为6~21个月。诊断时为工、Ⅱ、Ⅲ及Ⅳ乳腺癌比例分别为37%、21%、33%及9%。

1.诊断要点　临床诊断男性乳腺癌包括体格检查、乳腺X线摄影或超声影像学诊断、细针穿刺或空芯针穿刺细胞学或组织学诊断。

临床体检发现乳晕后方质硬、形状不规则、活动性差的肿块,伴有乳头回缩、破溃、腋淋巴结肿大时,需要考虑男性乳腺癌。对于临床可疑病灶,可进一步行乳腺X线摄影检查,其诊断男性乳腺癌的敏感性和特异性分别高达92%及90%,主要表现为乳头乳晕后方偏心性、边界不清的肿块,而钙化较少见。炎症、男性乳房发育及脂肪坏死在乳腺X线摄影的表现容易与乳腺癌混淆。超声是很好的辅助诊断工具,同时可对腋淋巴结进行评估,主要表现为不规则、边界不清肿块,血供较为丰富。MRI在男性乳腺癌影像学诊断中的地位尚并不明确。在完善体格检查、乳腺X线摄影及超声评估后,可行细针穿刺或空芯针穿刺活检进一步明确诊断,同时对肿瘤的ER、PR以及HER2状态进行检测。

2.鉴别诊断　以乳房肿块为首要临床表现的乳腺癌需与男性乳房发育、乳腺脓肿、乳腺转移性癌及来源于间叶组织的恶性肿瘤等进行鉴别。因健康男性中近30%可有男性乳房发育,临床上相对常见,所以是男性乳腺癌鉴别的重点。

男性乳房发育多见于60岁左右男性,一部分青春期男性也可发生,通常为双侧,也可单侧发生。临床体检可在乳房内触及正常的乳腺组织,通常没有明确的肿块,质地韧,活动性好,不与周围组织发生粘连,可与男性乳腺癌的经典临床表现相鉴别。另外,男性乳房发育在乳腺X线摄影上主要表现为乳晕后方区域密度增高、呈类圆形分布的腺体,无明确边界,而乳腺癌则表现为边界较清、边缘呈毛刺样的肿块,偶可伴钙化。除乳腺X线摄影外,超声可进一步进行鉴别诊断，帮助评估腋淋巴结状态，对于临床可疑肿块，还可行细针穿刺或空芯针穿刺活检取得病理依据。

（四）治疗及预后

手术是男性乳腺癌最主要的治疗方法，其他还包括辅助放疗、化疗、内分泌以及靶向治疗。由于男性乳腺癌发病率较低，缺乏大规模高循证医学证据指导辅助治疗，目前其临床治疗方案的选择基本参照女性乳腺癌进行。

1.手术治疗　男性乳腺癌标准手术治疗方案为改良根治术，如肿瘤已侵犯胸肌，则可考虑行乳腺癌根治术。与女性乳腺癌患者相比，男性患者的乳房体积较小，肿块多位于乳头乳晕复合体下；同时，在诊断时分期较晚，部分患者有乳头乳晕侵及，因此并不推荐进行保乳手术。但一些小规模的研究认为，对于乳头乳晕未受侵犯的男性患者，保乳手术亦可考虑。在临床腋淋巴结处理方面，常规采用腋淋巴结清扫，但是存在一定的术后并发症。最近的研究提示，如肿瘤小于2.5cm、腋淋巴结临床评估为阴性，也可考虑行前哨淋巴结活检。

2.辅助放疗　男性乳腺癌在诊断时分期较晚，大多有乳头皮肤或胸壁的侵犯，术后局部复发风险较女性乳腺癌患者高，辅助放疗可显著降低这部分患者的局部复发风险，具体患者的选择可参考女性乳腺癌患者的标准。

3.全身治疗　化疗被广泛应用于女性乳腺癌的系统性治疗，尤其是对于ER阴性、HER2阳性以及内分泌治疗耐药的患者。男性乳腺癌患者的化疗原则及策略与女性乳腺癌患者相同，临床推荐使用含蒽环类/紫杉类的化疗方案。对HER2阳性的男性乳腺癌患者，可考虑使用曲妥珠单抗治疗1年。

在术后辅助内分泌治疗方面，他莫昔芬是激素受体阳性男性乳腺癌患者首选的内分泌治疗药物，但男性患者对其耐受性较差，常见的不良反应还包括性欲下降（29％）、情绪改变（21％）、潮热（21％）及抑郁（17％）等；男性发现发生严重毒副作用如深静脉栓塞的比例更高，有文献报道为4.0％；女性患者中仅4％～7％因不能耐受而停药，而男性患者这一比例高达21％。

对于绝经后激素受体阳性的女性患者，第三代芳香化酶抑制剂（AI）已被证实能显著改善患者的无病生存率。但在男性患者中，由于存在垂体-下丘脑的负反馈作用，AI并不能有效地降低体内雌激素水平，因此其在男性乳腺癌患者治疗中的地位尚不明确，临床上并不推荐进行AI的辅助治疗。

4.晚期男性乳腺癌的治疗　晚期男性乳腺癌的治疗原则与女性也无显著差异。双侧睾丸切除手术对晚期男性患者有一定疗效，其他有创方法还包括双侧肾上腺切除及垂体切除术，其有效性分别为55％、80％及56％。随着药物的研究进展，目前这些手术治疗方式已逐渐被内分泌药物所取代。

他莫昔芬仍是晚期男性乳腺癌治疗的首选药物，其他还包括孕酮、睾酮、抗雄激素类药物、类固醇、雌激素等，但由于不良反应都显著超过了他莫昔芬，在临床上并未得到广泛应用。另外一些小型研究结果显示，AI对于晚期乳腺癌患者具有一定的疗效。Giordano报道了5例接受阿那曲唑治疗的转移性男性乳腺癌患者，其中3例疾病稳定；Italiano报道了1例晚期转移性男性患者经来曲唑治疗后疾病得到完全缓解；Zabolotny也同样报道了来曲唑有效治疗1例局部进展期男性患者。男性乳腺癌患者在使用AI之后,其体内睾丸激素的上升减弱了AI降低患者体内雌激素水平的效应,因此可以考虑AI联合LHRHa的治疗策略,可能较单用AI更有效。SWOG-S0511是一项正在进行的小型、Ⅱ期临床研究,计划入组56例复发或晚期患者,接受的治疗方案包括LHRHa联合阿那曲唑,我们等待这一临床试验的结果。

氟维司群在晚期男性乳腺癌中的作用也仍未知,仅一篇报告中报道了2例接受氟维司群治疗的晚期患者,1例部分缓解,另1例病情稳定。

晚期男性乳腺癌患者化疗药物的选择与女性患者相似,对于激素受体阴性、疾病进展快速、伴内脏转移、病情凶险,或对内分泌治疗耐药的晚期患者可考虑采用化疗药物治疗。HER2阳性的转移性男性乳腺癌患者的治疗原则与女性患者相同。

5.男性乳腺癌预后　对于男性乳腺癌患者,其独立预后因素包括肿瘤大小、组织学分级、腋淋巴结状态、分期等。男性乳腺癌患者中位发病年龄较高,诊断时疾病分期较晚,但EL-Tamer的研究显示,男性乳腺癌患者的5年生存率反而高于女性,影响因素包括男性患者可能更多接受了改良根治术及术后辅助治疗。2005年Giordano对229例男性患者的研究却显示,男性与女性患者预后并无差异。同时,美国国立癌症研究所的SEER数据显示,对比2537例男性患者及383146例女性乳腺癌患者发现,在调整了种族、性别及年龄这些影响因素之后,相同分期的男性乳腺癌患者预后与女性无显著差异,Ⅰ、Ⅱ、Ⅲ及Ⅳ期患者的5年生存率分别为96%、84%、52%及24%,而女性为99%、84%、55%及18%。

值得一提的是,男性乳腺癌患者其对侧乳腺癌的发病风险要显著高于女性患者,上升30倍,而女性患者再发对侧乳腺癌的风险上升2~4倍。同样对于该类患者,黑色素瘤、前列腺癌等第二肿瘤的发病风险也显著上升。

男性乳腺癌与女性乳腺癌有许多相似之处,但也有各自特点。男性乳腺癌虽是一类少见类型的肿瘤,但近年来其发病率有所上升,而目前临床治疗策略均基于对女性患者的研究。临床上总结更多的治疗经验将会帮助我们更好地了解这类肿瘤的特性,预测患者的复发转移,为男性乳腺癌患者制订更有效、个体化的治疗方案。

三、双侧乳腺癌

(一)诊断标准

双侧乳腺癌是来源于乳腺小叶和导管上皮的恶性肿瘤发生于双侧乳房。广义上双侧乳腺癌包括双侧原发性乳腺癌(BPBC)及双侧转移性乳腺癌(BMBC)。BMBC指单侧原发癌灶转移至对侧。BPBC是指双侧乳腺各自发生的原发癌,属于多发癌。双侧原发性乳腺癌根据发病时间顺序可分为同时性双侧原发性乳腺癌(sBPBC)和异时性双侧原发性乳腺癌(mBPBC)。国际上界定时限未达成统一意见,对于同时性sBPBC和mBPBC的界定国内外标准不一,有建议以同时为诊断标准,也有以1、3、6、12个月或5年等为诊断标准。目前大多数研究以6个月为界定,将两次乳腺癌发生时间间隔在6个月以内者,称为sBPBC;间隔时间在6个月以上者,称为mBPBC。

根据多发癌的定义，多数学者将BPBC的诊断标准归纳为：

1.二次肿瘤可找到原位性病变或处于原位癌延续成浸润癌的状态；

2.双侧组织类型完全不同；

3.二次肿瘤组织学分化明显高于首发侧；

4.首发侧术后5年以上对侧再发，且无局部复发、无淋巴结转移、无远处转移。

之后有学者又进行了相应的补充：

1.生长部位：原发性乳腺癌多位于乳腺的外上象限固有乳腺组织内，而转移性乳腺癌一般位于内侧象限，近胸正中线处或腋尾部脂肪组织中；

2.生长方式：原发性乳腺癌多为单发，浸润性生长，边缘呈毛刺状，而转移癌灶常为多发，膨胀性生长，周围界限较清；

3.组织类型：原发性乳腺癌可双侧组织类型相同。

（二）流行病学与病因学

目前BPBC的发生率文献报道不一，为4%～20%，且大部分为mBPBC。随着乳腺癌诊疗水平的提高，患者生存时间延长，对侧乳腺发生癌变的机会也增加，因而BPBC发生率呈增高趋势。一般认为，一侧患乳腺癌后，对侧患癌概率比正常乳腺增高4～5倍。其主要原因有：

1.发病易感因素同时存在：乳腺作为成对器官，受到同样的内外致癌因素的作用，使其先后或同时发生癌变。高危因素包括乳腺癌的高危因素，如月经初潮早、绝经年龄晚、未生育、初产年龄较晚、肥胖等。

2.家族遗传倾向：在多数文献中均发现具有家族史的单侧乳腺癌患者，对侧乳腺癌的发病概率较高，其原因可能是由于具有家族史的患者发病年龄较轻和本身的基因改变所致。

3.乳腺癌组织学类型及分期：多中心癌和小叶原位癌是双侧乳腺癌的危险因素。目前普遍认为首发癌为小叶原位癌的患者具有较高发生对侧乳腺癌倾向性，对侧发病率将升高至其他组织学类型原发乳腺癌的3倍，而其他研究也显示单侧多中心癌、浸润性导管癌及浸润性小叶癌亦与双侧乳腺癌相关。

4.第一原发癌治疗过程中处理手段致癌。一侧乳腺癌术后的放疗可能增加对侧患癌的概率，同样其他医源性致癌因素可能也增加对侧患癌机会。

5.宿主的易感性与免疫功能下降：癌症患者罹患第二原发癌的危险性显著高于正常人患第一原发癌的机会，同样双原发癌再患第三原发癌的概率也增加，可见肿瘤患者的宿主易感性增加，这可能与基因水平上的易感性有关。再而癌症患者接受相应的手术、放疗等对其自身的免疫功能造成打击，也是增加癌症高发的因素之一。

6.基因研究：BRCAI/2的研究开展较早且报道最多，其中多数学者认为BRCA基因突变与BPBC有关。p53基因的研究也已非常深入，双侧异时性乳腺癌第一原发癌与第二原发癌p53突变率分别为44%和68%，均明显高于单侧乳腺癌。

（三）异时和同时双侧乳腺癌的鉴别诊断

第二侧乳腺转移性乳腺癌是由第一侧原发性乳腺癌转移而来，其治疗原则与原发性乳腺癌不同，因此两者的鉴别诊断十分重要。目前病理学诊断为BPBC的最终诊断，其中病变中原位癌成分的存在是最可靠的依据。鉴别的主要目的是证明第二侧病灶是原发还是转移，因为两者的处理方法和预后都不尽相同。具体鉴别方法详见表 4-8。

表 4-8 异时和同时双侧乳腺癌的鉴别诊断

鉴别点	原发灶	转移灶
时间顺序	可同时或异时发现	多为发现一侧乳腺癌以后
间隔时间	较长	较短
生长部位	外上象限较多	中线附近与乳腺尾部较多
肿块位置	乳腺实质内	脂肪组织中
生长方式	浸润性生长	膨胀性生长
肿块数目	常单个	可多个
组织学类型	双侧不一定一致	与第一例相似或一致
细胞分化	比第一侧分化好	与第一侧相似或差
原位癌成分	常有原位癌成分	无

（四）治疗原则及进展

双侧乳腺癌的治疗与普通乳腺癌的治疗原则并无差别，即根据每侧乳腺癌的临床分期选择不同的手术方式。符合保乳条件的可行保乳手术，不符合条件者可采用根治术或改良根治术，同样也可行术后的重建手术。术后根据病理情况给予相应辅助治疗。辅助治疗的原则上，对于同时性乳腺癌，其分期应该按照病情较重的一侧，激素受体表达只要一侧表达即可进行内分泌治疗。异时性乳腺癌，诊断上首先排除转移癌，治疗的依据主要是第二侧原发癌的病理情况，但药物选择上需要考虑首发癌术后的用药情况，如原来使用过蒽环类药物需避免再次使用。

对于一侧乳腺癌对侧乳腺的处理，预防性手术处理目前争议甚大。有主张同时行预防性对侧乳房切除，或是主张采用对侧预防性活检（乳房外上象限、包括乳晕下的直径 4～5cm 乳腺组织或与首发侧肿瘤的镜像部位的乳腺组织）。对侧乳腺癌的预防性切除对有家族史和 BRCA 基因突变的高危妇女有保护作用，可降低乳腺癌发病率 90％以上，但这种创伤极大的方法也只是出于试验阶段，而且还有很多临床试验均显示，虽然预防性乳腺切除可提高早期诊治率，但总体生存率未见改善，因此目前并不主张这一做法。

药物性预防主要有内分泌治疗药物他莫昔芬，其在治疗乳腺癌的同时，也可预防对侧乳腺癌的发生，服用 5 年可使对侧乳腺癌的发生风险减低 47％。同样，第三代芳香化酶抑制剂在辅助内分泌治疗中的地位逐渐突起，也显示了在预防对侧乳腺癌发生上具有优于他莫昔芬的疗效。

（五）预后

目前对于双侧乳腺癌的预后并未达成共识，其中随访时间的计算是影响结果的重要问题。文献报道从第一原发肿瘤治疗后累计生存率，BPBC 较单侧乳腺癌为优。如果自第二原发肿瘤治疗后计算，其 5 年生存率与单侧乳腺癌相似（52.6％～80％）。同样，同时性和异时性双侧乳腺癌的预后也有争议，一般认为，异时性较同时性预后为优，且异时性的间隔时间越长，预后越好。研究者们正试图寻找双侧乳腺癌特异性起病相关基因和易感基因,研究范围多限于BRCA1/2等家族遗传性相关基因,研究的深入将有助于我们更好地认识双侧乳腺癌,以期探索更合理的治疗手段。

四、妊娠、哺乳期乳腺癌

妊娠、哺乳期乳腺癌(PABC)定义为在妊娠或产后一年内发生的乳腺癌。由于涉及产科、儿科等相关学科,以及生育、流产等社会伦理学问题,故在诊断、治疗方面存在特殊性及争议。

(一)流行病学

乳腺癌是在妊娠期妇女中第二常见的恶性肿瘤,在妊娠妇女中的发病率为1∶3000~1∶10000,占所有50岁以下乳腺癌发病率的0.2%~3.8%,占30岁以下乳腺癌10%~20%。近年来,PABC的发病率也随生育年龄的推迟而逐渐上升。瑞典国立疾控机构的数据显示,1963~2002年间,乳腺癌在妊娠妇女中发病率由16.0/10万上升至37.4/10万。

(二)临床特点

1.发病年龄 PABC发病年龄低,既往报道平均发病年龄为32~38岁。

2.病理特点 与35岁以下的年轻患者乳腺癌相似,浸润性导管癌是PABC最常见的肿瘤病理类型(71%~100%),但其肿瘤分级高、肿瘤大、腋淋巴结阳性率高(53%~71%)、脉管癌栓常见。在免疫组化表达方面,与其他年轻乳腺癌相比,PABC激素受体阴性更多见;而HER2表达则无显著差异。Loibl一项包括313名患者的研究显示,妊娠乳腺癌患者HER2阳性率为42%,与非妊娠患者(39%)相比,无显著差异。

3.症状、体征特点 PABC临床表现与一般乳腺癌相似,主要表现为乳房内可扪及的无痛性肿块或局部腺体增厚。由于妊娠、哺乳期乳房存在生理性改变,包括腺体充血、增生、乳头溢液常会延误PABC的诊断,平均较非PABC诊断晚4~6个月。由于妊娠、哺乳期乳房的生理改变,PABC患者的乳房肿块易在体格检查中漏诊,典型PABC体格检查多表现为肿块大、腋淋巴结累及多见、局部分期较晚。

(三)诊断和鉴别诊断

1.PABC影像学检查

(1)乳腺超声:乳腺超声对胎儿无辐射影响,同时敏感性、特异性高。由于PABC多为实质性肿块,B超诊断的准确性可达97%~100%,故应作为妊娠、哺乳期患者筛查并判断乳房肿块性质首选的辅助检查方式。对于接受新辅助化疗的PABC患者,超声亦能准确评估肿瘤情况。

(2)乳腺X线摄影:当有充分腹部防护的条件下可进行乳腺X线摄影检查,一次乳腺X线摄影检查对胎儿的辐射剂量约为4×10^{-6}Gy。多项研究证实,0.05Gy的辐射不会造成胎儿先天畸形和发育异常等不良影响。但由于妊娠期乳腺腺体增生、脂肪组织减少,图像对比较差,故乳腺X线摄影对肿块的敏感性下降,在80%~90%。临床医师应该根据患者病情,必要时慎重选择。

(3)乳腺 MRI:目前,在评估乳腺 MRI 对妊娠、哺乳期患者的安全性及有效性方面尚无很好的临床研究证据。而一些研究显示,含钆 MRI 造影剂可通过胎盘屏障进入胎儿血循环,动物模型证实其有胎儿致畸作用,亦有妊娠早期孕妇接受含钆造影剂 MRI 致流产和胎儿血管瘤的报道。故目前妊娠期乳腺癌患者不推荐进行乳腺 MRI 检查;哺乳期乳腺癌患者当 B 超、乳腺 X 线摄影不能明确诊断时,可考虑行 MRI 检查。

2.PABC 细胞、病理学检查 所有临床可疑或影像学检查有争议的病灶均应在局麻下行空芯针穿刺以获取组织学诊断依据。该方法对胎儿安全,且诊断准确率在 90%以上。由于妊娠、哺乳期乳腺增生、细胞形态改变,可对细针穿刺细胞学检查结果判读造成混淆,假阳性率高,故细针穿刺细胞学检查不推荐应用于 PABC 原发灶的诊断。另外,局麻下开放活检亦是一种提供病理诊断依据的活检方式。

3.PABC 分期评估 AJCCTNM 分期与肿瘤本身生物学特性是临床治疗的基本依据,但肿瘤分期评估应充分考虑检查对孕妇、胎儿的风险。NCCN 指南推荐根据初诊临床分期选择适当的评估检查,早期乳腺癌可行 X 线胸片(腹部防护)、腹部 B 超排除肺、肝转移;必要时局部晚期患者可根据病情选择腹部及胸、腰椎 MRI 平扫,排除肝、骨转移。但考虑到胎儿安全性,妊娠期乳腺癌患者禁用 CT 和骨扫描。

4.PABC 的鉴别诊断 80%妊娠、哺乳期发现的乳房肿物为良性病灶,但由于妊娠导致的乳房改变使得鉴别诊断难度较大。以下这些疾病需与 PABC 鉴别。

(1)急性乳腺炎:常见于初产妇哺乳期,主要临床表现为患侧乳房红肿、疼痛、皮温增高、乳汁分泌不畅,伴或不伴发热、寒战等全身症状,血常规白细胞升高提示感染征象,穿刺抽得脓液可明确诊断。治疗包括抗生素使用、保持泌乳通畅、必要时切开引流。

(2)浆细胞性乳腺炎:浆细胞性乳腺炎较少见,多发于 30～40 岁非哺乳期女性,常以肿块为首发症状,也有以乳头溢液起病者。急性期可有局部红肿热痛,但血常规正常;反复的炎症反应和导管纤维增生可导致乳管回缩出现"橘皮征";脓肿破溃后脓液中常夹有粉刺样物,并形成通向输乳孔的瘘管,经久不愈,并可伴有同侧腋淋巴结肿大,病理可明确诊断。

(3)其他:其他导致乳房肿块的良性病变包括乳腺囊肿、纤维腺瘤、腺体增生、乳腺错构瘤等。当肿块性质不明时,可行超声、乳腺 X 线摄影或穿刺活检明确诊断。Taylor 等推荐,只要肿块临床表现不符合单纯囊肿的诊断,即应行空芯针穿刺活检明确病理。

(四)治疗原则及进展

PABC 治疗的选择应根据肿瘤生物学行为、分期、孕期以及患者本人和家属的意愿,由多学科团队制订个体化的治疗方案,团队中最好能包括产科、肿瘤内科、儿科、外科、影像科、病理科、心理科医师。治疗原则应与非 PABC 患者一致,并根据孕期、胎儿成熟情况作相应调整。目前没有研究证据表明,分娩后接受治疗可获得生存获益。

1.终止妊娠 在取得明确的乳腺癌病理学诊断依据后,临床医师应与妊娠患者及其配偶充分沟通,尊重患者继续妊娠或终止妊娠的选择,但需告知患者选择性流产并不能改善母亲的生存。一项无疾病分期配对的研究发现,选择终止妊娠的患者生存率较继续妊娠的患者差。但是在孕早期,需与患者讨论治疗可能对胎儿带来的不利影响。

2.手术 手术是非 PABC 患者治疗中最重要的方式。总的来说,手术对孕早、中、晚期的乳腺癌患者均是安全的，但也有许多外科医师选择在妊娠12周以后进行手术，以减少自发性流产的风险。多项大型回顾性研究亦证实，手术麻醉不会增加胎儿畸形风险；术中外科、产科、麻醉科医师应成立多学科手术团队，预防低氧、低血压、低血糖、疼痛、感染、血栓栓塞等对胎儿发育可能造成的严重影响。术中及术后的良好镇痛，可防止疼痛所致的早产。

妊娠期乳腺癌手术方式选择的原则应参照普通乳腺癌。因多数妊娠期乳腺癌患者术后需接受辅助化疗或术前已行新辅助化疗、将放疗推迟至分娩后，故对于这部分患者，保乳手术并非绝对禁忌。鉴于妊娠期乳房存在一系列生理变化，如患者考虑进行重建手术应推迟至分娩后。

前哨淋巴结活检妊娠期乳腺癌患者中的安全性和有效性尚无定论。核素示踪剂对胎儿可能造成的最大辐射剂量约为4.3mGy，其剂量本身是安全的，但核素示踪的前哨淋巴结活检目前在中国应用较少，同时尚缺其长期的安全性数据；另一种示踪剂异硫蓝染料则因其可能造成的过敏、胎儿致畸性而禁用于妊娠期乳腺癌患者。因此，妊娠期乳腺癌患者腋窝外科评估仍应首选腋淋巴结清扫。

3.化疗　对于年轻的乳腺癌患者，化疗可显著改善生存。PABC患者的化疗选择原则应参照非PABC进行，同时需考虑患者孕期和整体治疗方案。化疗对妊娠期乳腺癌患者胎儿的影响取决于孕期早晚。Doll等报道在孕早期妇女接受化疗，可导致14%～19%胎儿畸形风险；但在孕中晚期接受化疗，其风险则在1.3%左右。故妊娠早期乳腺癌患者不应接受化疗，而化疗对胎儿造成的长期影响，如生长发育、认知功能及肿瘤发生率等目前亦无定论。妊娠35周以后亦不应再接受化疗，因其可对母儿造成骨髓抑制，增加分娩危险。

PABC化疗剂量因根据患者实际体重计算，并随着妊娠体重的变化及时调整，但无需特别减量。妊娠期由于血流动力学改变可对化疗药物药代动力学造成轻微影响。

在众多妊娠期化疗相关的研究报道中，以含蒽环类药物的化疗方案最为常见。一项来自MD Anderson肿瘤中心的前瞻性临床试验入组了57例妊娠乳腺癌患者，根据病情分期选择辅助或新辅助FAC方案（氟尿嘧啶＋多柔比星＋环磷酰胺）化疗，无一例出现死产、流产或围新生儿期死亡，所分娩的儿童1例为21-三体综合征患者，2例存在先天性海豹肢和双侧输尿管反流。Ring和Healy等亦有相似报道，故对于妊娠乳腺癌患者，含蒽环类化疗较为安全。紫杉类化疗药物在妊娠患者中的应用缺乏很好的研究证据，故应推迟至分娩后使用，或仅用于蒽环类治疗无效的局部晚期妊娠乳腺癌。其他化疗药物如卡铂、顺铂、长春瑞滨（诺维本）等仅有病例报道数据，故不考虑作为妊娠期乳腺癌的化疗用药。

其他化疗辅助用药如集落刺激因子，证明在妊娠乳腺癌患者中使用安全、有效；激素类预防变态（过敏）反应用药，应首选甲泼尼龙和氢化可的松，因其本身在胎盘中广泛代谢；而在孕早期反复使用地塞米松可导致胎儿脑瘫、腭裂、注意集中困难的发生率升高，故应避免使用。

4.放疗　孕期放疗对胎儿存在显著的致畸影响，故妊娠是早期乳腺癌局部放疗的绝对禁忌证。

5.内分泌治疗　如患者有使用内分泌药物的指征，应在分娩及完成化疗后进行。内分泌治疗药物如选择性雌激素受体调节剂他莫昔芬可干扰体内激素环境，造成阴道流血、自发性流产，亦有报道妊娠妇女使用他莫昔芬导致产儿颅面及生殖器发育畸形、死胎等，故必须在分娩

后使用;芳香化酶抑制剂不适用于绝经前妇女,故亦不用于 PABC 患者。

6.靶向治疗 目前不推荐在 HER2 阳性、妊娠期乳腺癌患者中使用曲妥珠单抗靶向治疗。HER2 在胎儿肾脏上皮内显著高表达,综合既往多项病例报道分析显示,在 14 例接受曲妥珠单抗治疗的妊娠妇女的 15 个胎儿中,3 个出现肾功能衰竭,4 个死亡,其中 8 个存在羊水减少,其严重程度与曲妥珠单抗暴露时间有关,短期暴露毒性可能相对较轻。其他靶向治疗药物如贝伐单抗、酪氨酸激酶抑制剂等尚无在妊娠人群研究数据,故不应在妊娠乳腺癌患者中应用。

(五)预后

1943 年,Haagensen 和 Stout 随访了 20 例 PABC 患者,发现所有患者均在 3 年内死亡,故认为 PABC 预后很差。2012 年,欧洲一项包含 30 个研究共 3628 例妊娠、哺乳期乳腺癌患者的荟萃分析结果显示,妊娠、哺乳期乳腺癌患者死亡风险、复发风险均显著高于非妊娠、哺乳期乳腺癌患者(OS:HR=1.44,95%CI 为 1.27~1.63;DFS:HR=1.60,95%CI 为 1.19~2.16)。

目前研究认为,肿瘤分期、年龄等是影响 PABC 预后的重要因素。Halaska 报道,当用年龄、肿瘤大小、腋淋巴结状态和有无远处转移进行配对分析后发现,PABC 患者的中位总生存时间为 309 周,与非 PABC 患者 449 周之间无统计学差异(P=0.449)。亦有学者认为,妊娠时间也是影响预后的因素之一。Peter 报道,187 例 PABC,妊娠早、中、晚期治疗后其 5 年生存率分别为 77%、57%、14%。因此,目前多数学者认为,PABC 患者的预后取决于患者年龄、乳腺癌本身的分期及诊断时妊娠的早晚。妊娠、哺乳期乳腺细胞增殖、血管新生为肿瘤提供更适宜的微环境;担心胎儿畸形推迟就诊及抗肿瘤治疗等均有可能是 PABC 预后较差的原因。

五、炎性乳腺癌

炎性乳腺癌(IBC)是乳腺癌中一种具有较强侵袭性的特殊类型。虽然 IBC 是一种较少见的乳房恶性肿瘤,但由于其高侵袭性、高转移复发率和低无病生存率而引起肿瘤学家的关注。随着 IBC 临床研究的开展、动物移植模型的建立,目前我们对于 IBC 的诊断、治疗以及分子病理机制,已有了更深入的认识。

(一)流行病学

IBC 发病率较低,占乳腺癌患者的 1%~5%。根据 SEER 数据库 1988~2000 年的资料显示:1BC 在不同人种中具有不同的发病率,非洲裔美国女性 1BC 的发病率显著高于白种人女性(3.1%比 2.2%)。IBC 患者诊断年龄相较于非炎性乳腺癌(NIBC)患者具有显著差异。其诊断时中位年龄为 58.8 岁,早于局部晚期乳腺癌(LABC)患者 66.2 岁和非 T4 类乳腺癌患者 61.7 岁。尽管 IABC 发病率逐年降低,但 IBC 的发病率呈上升趋势,自 2%增长至 2.5%。IBC 预后较差,其中位生存年限显著少于 LABC 和非 T4 类乳腺癌(2.9 年比 6.4 年、大于 10 年)。

(二)临床和病理学特点

1.临床特点 乳房皮肤呈炎症样改变是 IBC 特异性的临床表现:1/3 以上的乳房皮肤受累,呈红色或紫色,皮肤水肿、增厚呈橘皮样,皮温增高,且受累皮肤边缘多有明显边界。IBC

多进展迅速，皮损最早可呈局限性，在数周至数月内即进展，扩大至大部分乳房皮肤。约2/3IBC体格检查可触及乳房肿物，有时仅触及边界不清的包块。

IBC具有极强侵袭性，在早期即可发现淋巴结受累与远处转移。IBC患者腋窝触诊常可及质硬、无痛、可被推动的肿大淋巴结；随着受累淋巴结增多，肿大淋巴结可融合成团，并与皮肤或深部组织发生粘连。当肿瘤发生远处转移时，可伴随相应症状，如肺转移时，可并发胸闷、胸痛；骨转移时，可并发局部疼痛、病理性骨折；肝脏转移时，可并发肝脏增大、胆红素升高等。

2.病理学特点　IBC病理检查常见：组织内无明显的炎细胞浸润，真皮层出现水肿、增厚，肿瘤细胞浸润至脉管系统，显微镜下表现为皮下淋巴管扩张，内有成簇的肿瘤细胞，即真皮淋巴管癌栓，导致淋巴液回流受阻，是IBC橘皮征的主要原因，25%～30%IBC也可无脉管癌栓。

IBC无特殊的组织病理学类型，病理活检多为浸润性导管癌。相较于LABC和转移性乳腺癌(MBC)，IBC多呈ER、PR阴性(44%，55%)；HER2阳性(ⅢB期IBC中HER2阳性率为40%，Ⅳ期IBC中HER2阳性率为43%)；p53突变及过表达(41%IBC中可发现p53突变，同时91%IBC的p53核染色为强阳性)。

(三)诊断与鉴别诊断

1.诊断检查　根据AJCC对于IBC的诊断标准，IBC的诊断主要依据患者的临床表现：

(1)乳房皮肤呈特征性的橘皮样改变(皮肤呈红色或紫色，伴水肿、增厚、皮温增高)，且受累皮肤占乳房皮肤1/3以上。

(2)皮肤症状进展迅速，多在数周至数月间，不超过一年。

(3)乳腺组织或受累皮肤组织活检，病理诊断为乳腺癌。(真皮淋巴管浸润仅在75%IBC的病理检查中可见。根据IBC最新的诊断标准，真皮淋巴管浸润已不再是IBC诊断的必要条件。因此对于活检未见真皮淋巴管浸润的患者，不能排除IBC可能。)

IBC的影像学检查主要包括：乳腺X线摄影、乳腺超声、乳腺MRI。它们能够帮助诊断、定位肿块，指导活检，探查局部或远处转移，并评估新辅助治疗的疗效。

乳腺X线摄影检查是IBC首选的影像学检查，能够提供重要的诊断信息。乳腺X线摄影检查中，IBC的异常表现主要包括：皮肤增厚、小梁样增强影、微钙化以及乳头回缩。同时约93.5%的患者表现为致密型乳房，呈弥漫性增高影，因而降低了其对肿块的敏感性，仅部分患者可见肿块，表现为团块影或明显的不透明区域。对于部分因乳房疼痛或乳腺X线摄影挤压作用难以行患侧乳腺X线摄影检查的患者，建议仍需完成对侧乳腺X线摄影检查，以排除双侧乳腺癌可能。

IBC在超声下的表现为：乳腺组织因水肿及Cooper韧带增厚呈广泛性强回声。乳腺B超以健侧乳房皮肤厚度为参照，能够发现患侧乳房皮肤水肿、增厚，敏感性可达95%，优于乳腺X线摄影检查。乳腺超声对于乳房内肿块亦有较高的敏感性，在6%～62%患者中可发现多灶性或多中心性病灶。而在未发现肿块的情况下，超声常可见局限性的回声衰退影，提示恶性可能，需行穿刺活检。同时，乳腺超声对于IBC的淋巴结转移情况有较好的评估作用，其不仅能够发现腋窝转移淋巴结，亦能较好地检出锁骨上、锁骨下、胸骨旁淋巴结。

IBC在MRI下的表现为：Cooper韧带病理性强化，呈树枝样；或乳房呈弥散性强化。Uematsu研究发现：MRI的T_2成像下，IBC的皮肤水肿表现为皮肤及皮下弥漫性高信号影；

同时,当肿瘤细胞侵犯及内乳和胸肌间淋巴结影响乳房内淋巴回流时,可见强化后胸肌前局部高信号影,上述影像学表现能够提高 MRI 对于 IBC 的诊断效应。

由于 IBC 具有极强侵袭及转移能力,在疾病早期即可发生淋巴结侵犯和远处转移,故患者可行胸腹部、盆腔 CT 及骨扫描等检查排除远处转移灶可能。PET/CT 能够检出乳房内的多发病灶、腋窝及纵隔内转移淋巴结,同时可明确患者有无远处转移。

IBC 病理学检查主要包括:乳房粗针穿刺术(CNB)、乳房受累皮肤活检术以及肿大淋巴结细针穿刺术(FNA)。上述检查可获取病变组织标本,帮助诊断,并明确肿瘤细胞激素受体、HER2 等状态,对患者进行分期指导治疗。Kumar 等研究建议:IBC 行穿刺活检时应适当调整穿刺方法,穿刺入皮肤后,可调整穿刺针方向,与水平面平行进行组织切割,从而增加浅表淋巴管内癌栓检出的可能性。同时考虑 IBC 多呈弥漫性改变,无明确独立肿块,故患者可在 CNB 前行 FNA 明确病灶所在象限。

2.鉴别诊断　需与 IBC 鉴别诊断的疾病包括:细菌性炎症(急性乳腺炎、乳房脓肿),乳腺导管扩张、乳房外伤,继发性炎性乳腺癌,局部晚期乳腺癌,充血性心力衰竭,放射性皮炎,淋巴瘤。

(1)感染性乳腺炎常见于初次哺乳的妇女,表现为乳房疼痛、皮肤发红、皮温增高,伴发热、白细胞增高。但乳腺炎患者往往在服用抗生素后,症状可得到缓解。若抗生素治疗后无好转,可行乳房肿物粗针穿刺明确诊断,乳腺炎穿刺可抽及脓液,无肿瘤细胞。

(2)乳腺导管扩张以及乳房外伤可伴发乳腺炎症反应,其临床表现与早期乳腺癌相似,但其症状多在数周内缓解。

(3)继发性炎性乳腺癌是指乳腺癌复发于前一次手术瘢痕或胸壁,皮肤活检可见肿瘤细胞的侵犯,但其并不属于传统意义上的 IBC。

(4)LABC:部分局部晚期乳腺癌患者也可呈橘皮征,但患者主诉中起病时间较长,发现肿块或皮肤变化多在数月或一年以上,与 IBC 进展迅速不符。

(四)治疗

随着我们对于乳腺癌认识的加深以及 IBC 治疗经验的累积,IBC 的治疗理念已发生了巨大的转变,从局部治疗为主的治疗方式转化为今日以全身治疗为主的综合治疗。

1.新辅助化疗　IBC 具有高度的侵袭性和很强的转移能力,临床中可发现,IBC 诊断时几乎均伴有淋巴结侵犯,而近 1/3 可伴远处转移,故局部治疗往往难以改善 IBC 的总生存率。20 世纪早期,IBC 的治疗主要以手术或放疗的局部治疗为主,其局部控制率<50%,5 年生存率不足 5%。目前认为:新辅助化疗作为一种全身治疗能够控制全身微小转移灶,并对肿瘤降期以获得手术治疗的机会,改善 IBC 的预后。

Casper 研究发现:在 IBC 的患者中,含有蒽环类药物的化疗方案较其他不含蒽环类药物的化疗方案能够获得更好的缓解率和无病生存期。Cristofanilli 等在后续研究中发现:在蒽环类化疗药物基础上联合应用紫杉类药物能够显著提高完全缓解率,无进展生存率与总生存率亦存在获益。因而 IBC 的新辅助化疗多推荐使用含有蒽环类及紫杉类药物的化疗方案。

对于新辅助治疗期间疾病进展的患者应及早调整新辅助治疗方案或改行放疗。IBC 可使用的二线化疗药物包括:吉西他滨、卡培他滨、长春瑞滨(诺维本)、卡铂、伊沙匹隆等。

大剂量化疗(HDC)与造血干细胞移植(HSCT)的联合应用,虽尚未常规应用于IBC新辅助化疗,但在Patrice的回顾性分析中,IBC患者新辅助治疗应用HDC+HSCT能够显著提高5年总生存率。因而大剂量化疗可能将成为新辅助化疗中的另一种选择。

2.*局部治疗* 在进入以全身治疗为主的综合治疗时代后,ECOG的临床试验提示:IBC新辅助化疗后,放疗能够帮助患者获得更好的局部控制率。对于新辅助治疗期间,疾病完全缓解或部分缓解的患者,放疗应在手术后进行。而对于疾病稳定(SD)或疾病进展(PD)的患者,应及早开始放疗,以替代无效的全身治疗。放疗方案中需强调,无论IBC患者在新辅助化疗后是否获得pCR,均应接受放疗。

随着新辅助治疗的应用,IBC预后已有显著改善,但手术治疗仍应作为IBC的常规治疗方式。Fields和Perez等研究发现,IBC患者在化疗和放疗之外联合手术治疗能够显著降低患者的局部复发率,并可提高无病生存率和总生存率。同时手术能够为病理检查提供组织样本,评估化疗的病理缓解率,排除临床评估中存在的假阴性率,提供了重要的预后信息。

由于IBC多为弥漫性病变,且伴有腋淋巴结转移,故乳腺癌改良根治术是IBC首选的手术方式,对于伴有胸肌侵犯的患者,可行乳腺癌根治术。IBC病变较广泛,术前难以准确界定新辅助治疗后残余肿瘤范围,故行保乳手术可导致患者术后复发率较高。同时保乳手术后,患者需增加后续放疗剂量,可能导致急性放疗并发症增多。因而IBC患者不宜行保乳手术。IBC多伴脉管浸润,故乳腺引流淋巴管可被癌栓所堵塞,导致示踪剂难以进入前哨淋巴结,降低其检出率。同时,术前行新辅助化疗亦可引起乳腺淋巴引流途径改变,降低了前哨淋巴结活检术的准确性,因而前哨淋巴结活检术并不适宜于IBC。乳房重建手术对于IBC患者,能够在不影响总生存率的情况下,显著提高患者的自我评价及术后生活质量,故目前多推荐IBC患者行Ⅱ期乳房重建手术。

Panades研究了手术治疗时机的选择,比较在化疗/放疗前或化疗/放疗后行手术,对于无局部复发生存率及乳腺癌特异性生存率的影响。结果发现,对于IBC,手术治疗并不是治疗的第一步,而应在完成化疗/放疗后进行。Fleming进一步分析了能够从手术中获益的IBC亚组,结果发现,对于新辅助化疗后部分缓解或完全缓解的IBC患者,联合手术治疗可显著降低远处转移率;而对于新辅助化疗无反应的1BC患者,则不能从手术中获益。故对于新辅助治疗敏感的患者,手术治疗能够进一步提升患者的无病生存率和总生存率。而对于新辅助治疗无临床反应的患者,应首先考虑改变新辅助治疗方案或改行放疗。若调整治疗方案后,患者疾病缓解,可再行手术治疗。此外,对于部分疼痛剧烈或乳房皮损严重的患者,即使已存在远处转移,亦可行姑息性的手术治疗以缓解症状。

患者新辅助化疗后,如无明显不良反应,可在末次化疗后2～4周内行手术治疗。术中手术者需完整切除IBC残余肿瘤及受累皮肤。同时术中需避免皮瓣张力过高,以保证术后放疗的可行性。若术中评估发现皮瓣张力过大,可行自体皮瓣移植术。

3.*靶向治疗* 对于HER2阳性的IBC患者,新辅助治疗及术后全身治疗中应常规联合应用曲妥珠单抗。Hurley等研究发现:HER2阳性的IBC新辅助治疗中联合应用化疗和曲妥珠单抗,能够显著提高患者pCR率并改善患者预后。目前除曲妥珠单抗以外,乳腺癌的新型靶向药物拉帕替尼以及贝伐单抗也已进入临床试验阶段。Boussen研究发现:紫杉类药物联合拉帕替尼应用于新辅助治疗，能够在不增加毒副反应的基础上，获得更好的临床反应。Beverly 1 以及 Beverly 2 临床实验则评估了新辅助化疗联合双靶点治疗（贝伐单抗＋曲妥珠单抗）对于 IBC 预后的改善，目前实验结果尚未公布。

4.*内分泌治疗*　对于 ER 阳性和（或）PR 阳性的患者，应在完成化疗、手术、放疗后常规接受内分泌药物治疗，绝经前患者可使用他莫昔芬，绝经后患者可使用 AI 类药物。

5. *IBC 的分子病理机制：未来可能的靶点*　IBC 具有独特的生物学特征为快速进展、血管生成和血管侵犯，导致 IBC 早期即发生转移，总生存率较低。许多学者将 IBC 的分子致病机制作为主要研究方向，试图从分子病理层面解释其生物学特性，为 IBC 提供新的治疗方式。

IBC 肿瘤细胞中，p53 基因多发生突变；同时约 37％的 IBC，p53 蛋白仅在细胞质中存在，提示：IBC 肿瘤细胞中可能存在某种未知的机制能够阻止 p53 进入细胞核发挥正常的抑癌作用。RhoCGTP 在 IBC 中多呈过表达，能够显著提高细胞的增殖能力，同时增加细胞内黏附斑和应力纤维的合成，从而增强细胞的侵袭性和移动能力。WISP3 是一种抑癌基因，能够与 IGF-1 形成复合体，从而阻断了 IGF-1 与 IGF-IR 信号传导通路对于肿瘤生长的促进作用。在 IBC 中，80％存在着 WISP 基因丢失，其介导的抑制细胞增殖、侵袭和血管新生的作用失效，促使 IBC 表现为高侵袭性的生物学特征。E-cadherin 的过表达与存在 sialyl——Lewjs$^{X/A}$ 结构缺陷的 MUC1 可能是 IBC 高侵袭性的主要原因，其联合作用导致脉管癌栓内的肿瘤细胞间具有极强的黏附作用，且不与内皮组织发生黏附，游离于循环之中，增加了肿瘤细胞的转移潜力。

上述研究中的 p53、RhoC、WISP3、E-cadherin 以及 MUC1 都可作为 IBC 的治疗靶点.改变 IBC 的治疗方式，从分子病理层面改变 IBC 快速生长、高度新生血管形成以及脉管侵犯的特性，提高其总生存率。

（五）预后

IBC 是乳腺癌中预后较差的一种类型，几乎所有的患者在诊断时均伴有淋巴结受累，约 1/3 的患者伴随远处转移。虽然 IBC 发病率仅占乳腺癌患者 1％～5％，但其死亡率约占乳腺癌特异性死亡率 7％，5 年生存率为 40％，中位生存期 2.9 年。随着我们对 IBC 分子致病机制认识的加深以及靶向药物的应用，IBC 预后有望获得改善。

六、隐匿性乳腺癌

（一）发病情况

1907 年，Halsted 先描述了 2 例隐匿性乳腺癌患者的症状、治疗方法和自然病程，此后其诊断和治疗引起了学者们的关注。隐匿性乳腺癌（OBC）是一种较少见的特殊类型的乳腺癌，表现为临床体检乳腺未触及肿块，而以腋淋巴结转移癌或其他部位转移癌为首发症状。OBC 临床罕见，国内文献报道其发病率占同时期乳腺癌发病率的 0.3％～0.5％，国外文献报道为 0.3％～1.0％，多发生于女性，男性少见。

隐匿性乳腺癌原发灶隐匿的原因可能有以下几点：①原发灶小；②纤维性乳腺炎造成乳腺组织增厚，妨碍了小原发灶的检出；③病变深在且多为粉刺样癌，不利于触诊；④乳房肥大，皮下脂肪较厚，使微小的肿物不易触及；⑤可能与乳腺癌肿瘤免疫机制有关。乳腺癌的抗原性在转移灶内发生了改变,引起的机体免疫反应控制了原发灶的发展,而对转移灶不起作用,所以乳腺可能找不到原发灶。佟易凡等认为,侵袭力很强的少量癌细胞在形成初期,其中一部分已经侵袭至基膜,发生淋巴结转移。癌细胞的生长与刺激,激发机体的免疫系统产生免疫反应,从而在抑制转移肿块生长的同时也抑制了乳腺原发癌灶的生长和发展,所以乳腺可能触不到肿块或找不到原发癌灶。随着乳腺检查技术的发展,尤其乳腺X线摄影、MRI及PET的出现,使得隐匿性乳腺癌的诊断率逐渐下降。

(二)诊断

隐匿性乳腺癌临床上少见,且原发灶难以定位,故其诊断相对较困难。该诊断必须经腋窝肿块穿刺活检或肿块切除活检证实。一旦腋下肿物经组织病理学诊断为淋巴结转移性腺癌,那么在女性患者中其同侧乳腺来源的概率为90%,临床医师就应该高度怀疑隐匿性乳腺癌的可能。

1.转移淋巴结活检病理诊断 乳腺淋巴约75%沿胸大肌外缘向腋淋巴结回流,所以腋下肿块经病检证实为淋巴结转移性腺癌时,要首先考虑到同侧乳腺癌转移的可能性。但因此,仅凭病理组织学所见,难以定论原发灶究竟来自何部位。因此建议腋淋巴结活检后应常规做ER、PR测定,这不仅有助OBC的诊断,也有利于术后治疗方案的选择。ER/PR阳性,可排除乳腺外转移性癌,但两者阴性并不能排除OBC的诊断。佟易凡等报道ER在OBC中的阳性表达率为42.1%,PR为44.3%;牛昀等报道新型标志物M4G3在OBC中的阳性率高达93.55%,与免疫组化检查结合,可能帮助我们明确OBC的诊断。近年来,HER2,GCDFP-15,CK7,CK19,E-Cadherin,CK5/6和CK20等免疫组化指标广泛应用于OBC的检测,OBC中瘤细胞的免疫表型常表现为CK7、ER、PR和GCDFP-15阳性,而CK20和CA19-9阴性。以上检查仍不能确诊时,需要借助影像学检查,排除乳腺外癌的可能性。

2.原发灶的检查

(1)乳腺超声:乳腺超声可以检测乳腺的血流信号,从而对原发灶进行成功定位。近年来,随着乳腺超声的不断应用,使乳腺疾病的诊断率不断提高,但对于直径≤1.0cm的肿物,假阴性率较高。

(2)乳腺X线摄影:乳腺X线摄影对OBC的检出率可达50%～70%,且能发现直径3mm左右的微小病灶。OBC的X线主要表现为孤立模糊小结节状影、小结节状影伴微细钙化、簇状细小钙化、局灶性致密影、放射状毛刺、局部腺体结构扭曲等。乳腺X线摄影因其较高的检出率且费用相对低廉,可成为OBC首选的检查方法。

(3)MRI:MRI对乳腺癌有很高的敏感性,Grundy等报道可高达88%～100%,但其特异性则为35%～95%。并非所有的MRI的异常发现都是恶性,应结合超声及乳腺X线摄影检查,从而提高辅助影像学检查的准确性。美国国立综合癌症网络(NCCN)2009年公布的乳腺癌临床实践指南中建议,当乳腺X线摄影、超声检查均未能探查到乳腺内的原发病灶时,MRI应为首选的检查项目。2010年乳腺癌NCCN指南中提到,有证据表明,乳腺MRI可协助寻找隐匿性乳腺癌病灶并帮助筛选可以从乳腺切除术获益的患者。例如,在一项包括40例经腋窝活检证实为乳腺癌而乳腺X线摄影结果阴性或不确定患者的研究中,MRI可发现其中70%患者的原发病灶。另外,7例乳腺MRI结果阴性患者在接受腋淋巴结清扫加全乳放疗后,中位随访 19 个月时未发现局部复发。

(4)PET:近年来,PET 检查技术逐步推广,已成为 OBC 检查的重要补充手段。但 PET 检查费用高且其分辨率低,这些限制了该技术在临床中的应用。

(5)乳管镜检查:近年来随着乳腺导管(乳管)内视镜的应用,使乳管内的微小病灶得以检出,特别是对于那些乳头溢出血性液体且年龄较大的患者,乳管镜对于诊断乳管内乳头状癌有着重要的作用。对导管扩张者可排除肿瘤的可能性,避免了不必要的手术。乳管内视镜可以为手术活检提供准确的定位,尤其对于那些乳头溢液细胞学检查异常而临床体检和乳腺 X 线摄影均未发现病变的患者。

(三)鉴别诊断

乳腺以外原发癌转移至腋窝为首发症状者远较 OBC 少见,原发部位男性以肺、胃和大肠较多见;妇女则多来自卵巢癌及皮肤恶性黑色素瘤。其他部位的肿瘤如肺、胃、肠、卵巢、子宫、甲状腺、恶性黑色素瘤等癌转移,也可表现为腋淋巴结转移癌。因此,除乳腺外,对上述部位均须进行细致检查以排除这些部位的转移癌。如颈部及肺部 CT、盆腔 CT、胃肠镜等。必要时行 PET 检查。

(四)治疗

2010 年乳腺癌 NCCN 指南建议 MRI 结果阳性的患者应接受超声或 MRI 引导下的活检以进一步评估肿瘤,并根据肿瘤的临床分期接受相应治疗。MRI 结果阴性的患者推荐基于淋巴结状况进行治疗。对于 $T_0N_1M_0$ 的患者,可选的治疗包括乳腺切除术+腋淋巴结清扫+全乳放疗±区域淋巴结放疗。辅助化疗、内分泌治疗或曲妥珠单抗治疗均可参照Ⅱ期或Ⅲ期患者的治疗推荐进行。新辅助化疗、曲妥珠单抗及内分泌治疗可考虑用于 $T_0N_{2\sim3}M_0$ 期的患者,并在治疗后接受腋淋巴结清扫+全乳切除术,与局部晚期乳腺癌患者的治疗策略一致。

虽然 NCCN 已于 2009 年公布了隐匿性乳腺癌的治疗指南,但在具体方案的选择上仍存在很多争论。NCCN 建议,对于 MRI 未能发现原发病灶的患者,应行全乳切除术+腋淋巴结清扫±辅助放疗,或腋淋巴结清扫+全乳照射±腋淋巴结放疗,但对于这类患者的治疗建议仅来自有限的、入组人数较少的回顾性研究。部分研究也报道,OBC 患者可行腋淋巴结清扫与放疗,而无需进行乳腺的手术。Walker 等在一项大规模多中心研究中证实,接受腋淋巴结清扫并辅以全乳照射的隐匿性乳腺癌患者与行乳腺癌根治术患者,其总生存率和死亡率差异均无统计学意义。也有部分学者提出,对于 OBC 患者,可在腋下肿物切除后,对未发现乳腺原发灶的患者可暂不予进一步治疗,给予严密的观察,一旦乳腺出现可探查的病灶即予以保乳手术或乳腺切除术。

对隐性乳腺癌如何采取保留乳房手术,目前主要有两种术式:完整保留乳房或行乳房象限切除,这两者都需行腋淋巴结清扫,术后加局部放疗。Merson 等对 56 例 OBC 患者采用根治术或保乳手术,随访发现其根治性手术组患者 5 年、10 年的生存率与保乳手术组无明显差异。但保乳手术存在不能证实原发灶有无存在,并可能会导致复发风险增加的缺点;另外,由于病灶术前难以定位,乳房象限切除很难保证不残留病灶,且 OBC 多为$Ⅱ_b$期以上的患者,应采取积极的治疗方式。

（五）预后

OBC表现为转移性腋窝肿块，但与Ⅱ、Ⅲ期临床可检出的乳腺癌相比，其预后并不差，甚至比同期乳腺癌患者的预后较好。国外研究的结果显示，OBC患者的5年生存率为50%～75%，并与乳腺原发灶是否探及无关。Matsuoka等认为，OBC与临床Ⅱ期伴腋淋巴结转移的非隐匿性乳腺癌在预后上也无显著差别；佟易凡等也报道，OBC的5年、10年总生存率与临床Ⅲ期乳腺癌相仿。OBC的预后因素还包括原发癌的病理类型、腋淋巴结转移的数目以及激素受体的表达情况等。

（王宝珏）

第十四节　乳腺癌转移的诊断和治疗

一、常见乳腺癌转移的特点及诊断

（一）乳腺癌的肺转移

肺脏为乳腺癌转移的主要部位之一，一旦出现肺转移后，必然导致继发周身的多发性转移。有血行性转移和淋巴性转移两种途径。癌细胞栓子经右心、肺动脉而到达肺，在肺内毛细血管停留并逐渐生长。肺转移癌较早侵入肺组织的淋巴管和肺静脉，造成肺淋巴组织的转移或周围转移。临床上早期很少出现症状，多发或弥漫性肺转移可出现气短，特别是淋巴性转移，患者很快死于肺水肿和肺部感染；胸膜受累后引起的胸膜痛和胸膜渗液常为肺转移癌的首发症状，而肺实质可能尚无异常发现。胸膜转移多继发于肺转移灶侵入胸膜，尸体解剖，肺转移患者中83.7%同时出现胸膜受累。脏层胸膜下的癌细胞一旦侵入胸腔，便可以产生胸膜渗液，10%可能为明显的血性渗液，其中60%可查见癌细胞。胸水中癌细胞因重力关系落居胸膜表面形成新生癌，常见于胸膜腔的背面和膈面。

肺转移灶的X线表现：血行性孤立的肺内转移灶，多数轮廓清楚光滑，无毛刺征象，无分叶，或分叶不明显；多发肺内转移灶，表现为轮廓清楚光整、圆形、大小不一；粟粒型转移，表现为两肺密布的细小结节。另外当转移灶并发出血时引起转移灶轮廓模糊、空洞形成、气胸、胸腔积液、肺不张的相应表现。淋巴性转移主要表现为沿肺纹理有细小的不规则条纹影，并伴有细小的结节，病变发展时可见肺门、纵隔淋巴结肿大。CT、MRI、PET-CT也是目前常用的检查手段。显微镜下可见小支气管和小血管周围的淋巴管内充满癌细胞、小动脉和微动脉内有癌细胞栓、周围组织表现为增生反应。

（二）乳腺癌的骨转移

骨骼是乳腺癌转移的好发部位之一，Martin等报道其发生率在70%以上，尸检发现率更高达85%。一旦发生骨转移，5年生存率仅为20%。

癌细胞侵入骨骼后生长方式可分为3型。

1.溶骨型　骨小梁大部分被癌组织破坏，早期病变在X线片上很像骨质的萎缩，晚期则显示出不规则的骨质缺损。此型临床多见，约80%的乳腺癌骨转移属于此型，可引起病理性骨折。

2.成骨型　骨小梁增厚，往往融合成不规则的骨性增生，在X线片上常呈密度增高的斑点状或片块状阴影，骨膜也可能有增生表现，5%～10%属此型。

3.小梁间型　此型少见，约占乳腺癌骨转移的5%，骨小梁保持完整，癌细胞主要在小梁间的髓腔内生长。

常见表现为骨痛，骨组织功能受限，病理性骨折，高钙血症，碱性磷酸酶增高等。其中进行性加剧的骨痛是最常见的症状，有半数以上患者出现。骨转移多发生于45～49岁中年女性，可发生于Ⅰ～Ⅲ期各期乳腺癌患者术后，随局部肿块增大、淋巴结转移、临床分期进展，转移率增高；60%以上的骨转移患者的转移发生在术后5年以内。

乳腺癌骨转移的诊断标准：①有明确的乳腺癌病史；②临床怀疑骨转移，症状明显，如局部骨骼疼痛（约80%以上的患者有局部疼痛症状）、恶病质、血清碱性磷酸酶升高；③骨扫描显像可见病灶；④X线检查和/或MRI检查显示骨转移灶。以上条件符合3个或3个以上者可诊断骨转移。转移性骨肿瘤的X线表现分为溶骨性、成骨性及混合性3种。

以溶骨性最多，形成虫蛀样、穿凿状骨质缺损，界限不清楚，边缘不规则，周围无硬化。溶骨破坏可一骨一灶，一骨多灶和多骨多灶。成骨性破坏呈斑点状、片状致密度增高，骨小梁紊乱、增厚、粗糙、受累骨体积可增大。混合性骨转移兼有成骨和溶骨两种阴影。小梁间型生长的转移瘤，在X线片上往往无从诊断。ECT检查可早期发现病灶，可以描绘病灶大小，指导手术，但需除外假阳性。2006年李科报告，74例乳腺癌骨转移患者，溶骨型骨转移占91.9%，发生多发转移灶者占51.1%，合并其他器官转移者占41.9%。转移灶可发生于各处骨骼，多发生在胸骨与脊柱，其次为肋骨和腰椎、骨盆、四肢骨与颅骨。这是由于骨转移是由脊柱静脉系决定的。肋间静脉可通过奇静脉或半奇静脉直接流入上腔静脉，亦可流入脊柱静脉系。脊柱静脉不仅引流脊柱的血液，还引流骨盆、股骨上段、肱骨上段以及颅骨的血流。且其具有无静脉瓣，静脉压低的特点。因此癌细胞未出现腔静脉转移之前即可出现颅骨、脊柱、骨盆、股骨和肱骨上段的转移。

（三）乳腺癌的肝转移

乳腺癌肝转移早期无症状，有症状的肝转移癌平均生存期仅3个月。乳腺癌术后随诊时，应常规行肝脏B型超声检查，可发现早期转移病灶，此法简便易行、无损伤性、费用低。乳腺癌术后患者肝脏多伴有脂肪肝，在此基础上转移灶表现为圆形、低回声、边界清楚的结节；如无脂肪肝背景的肝转移灶表现为“牛眼结构”，应与小血管瘤、局灶性脂肪增生等鉴别。B型超声发现肝占位后，应进一步经CT、MRI和/或经皮肝穿刺活检证实。CT表现为边缘不清的低密度病灶，增强扫描见动脉期边缘略有强化，内部无明显强化，门脉期显示清除，壁较厚，延迟期呈不均匀的低密度影，中央更低，表现为典型的“牛眼征”。MRI检查 T_1WI为稍低或低信号，T_2WI上具有特征性的表现“靶征”或“牛眼征”；注射Gd-DTPA后动脉期呈明显的环状强化，门脉期和延迟期该环状强化的程度下降，病灶中心部分轻度或中度强化。临床早期无症状，转移灶较大或多发转移时可有肝功能受损表现，AFP阴性。乳腺癌的肝转移者多数同时伴有他处转移，一旦发现肝转移灶，要注意肺、骨、锁骨上及内乳淋巴结转移的有无。但是，多发肝内转移以及合并其他脏器转移因素并不影响患者预后。

（四）脑转移

乳腺癌患者发生脑转移者为22%～29%，脑转移瘤中约30%为乳腺癌转移瘤。近年来随着肿瘤患者生存期的延长和影像诊断技术的发展乳腺癌脑转移的发生率逐年升高。1/3患者无临床症状，由CT或MRI发现。头痛是最常见临床症状，另外，精神状态改变，肌力减弱，癫痫发作也是不可忽视的临床症状。CT、MRI可发现和定位脑转移病灶，多见于脑灰白质交界处，Gd-DTPA增强扫描，病灶呈明显的环状强化，可发现平扫不能发现的较小的病灶(0.3～0.5cm)，提高病灶的检出率。近年发展的核磁波谱分析、正电子发射计算机断层扫描(PET)、单光子发射计算机扫描(SPECT)有利于提高诊断率。病理特点为圆形、边界清楚的肿块，内部可以囊变，其内容物为黏液样物、出血或坏死，肿瘤周围水肿常见，但水肿的程度与转移灶的大小不成正比。转移瘤显微镜下征象可以反映原发灶的来源。

（五）卵巢转移

Abrams的尸体解剖统计显示，乳腺癌患者发生卵巢转移者为23%～30%，其中双侧转移者占69.6%，单侧者占30.4%。国外报道卵巢肿瘤的17.4%为转移瘤，来自乳腺癌的占其33.3%；国内统计卵巢转移瘤占卵巢肿瘤的10%左右，其中来自乳腺癌转移者占2.6%，均较国外低。临床特点为发病年龄较原发卵巢癌患者的年龄低，多见于绝经前妇女；多因盆腔肿块就诊，少数有不规则阴道出血。妇科检查，B型超声、CT、MRI等影像学检查与原发卵巢恶性肿瘤相比无特殊特征，确诊依靠病理诊断。卵巢转移瘤患者预后差，5年生存率为6.98%。

二、播散性乳腺癌的预防

乳腺癌转移可发生于各期乳腺癌，包括乳腺原位癌也有一定比例患者术后发生复发和转移，并随其进展转移率升高。单因素分析，肿瘤大小、位置、病理类型、分化程度、癌组织内淋巴管密度以及其受侵入情况、淋巴结转移的有无以及转移淋巴结的个数都与转移和复发相关。前哨淋巴结活检可以指导术后是否进行辅助治疗。分子生物学研究也发现一些标记物与预后明确相关，如ER、PR、HER2、血管内皮生成因子(VECF-C)检查不仅可以预测术后复发或转移的可能性高低，还可以指导预防性治疗。术后不规则放疗、化疗、激素治疗也是造成复发和转移的因素。

目前对乳腺癌术后化疗尚缺乏统一标准，化疗方案也较多，在循证医学基础上制定切实有效的治疗标准，是目前临床医生及研究者要解决的当务之急。

化疗不良反应大，早期乳腺癌远处转移率低，因此目前主张早期乳腺癌不进行术后化疗。这样做的结果是忽略了那一小部分有转移可能性的患者，一旦发现转移，治疗为时已晚。利用微小转移标记物可解决这一矛盾，是近期乳腺癌治疗进展要解决的问题。近年随着实验技术的发展，应用PCR、RT-PCR技术对血液微小肿瘤转移标记物的检测取得可喜的成绩。

外周静脉血中乳腺小黏蛋白(SBEM)mRNA在Ⅳ期乳腺癌患者的阳性率高达73.7%，

Ⅰ～Ⅲ患者也有相当的阳性率，SBEMmRNA 可作为乳腺癌血道微小转移的标记物。不论分期早晚对外周血 SBEMmRNA 阳性患者进行包括术后化疗在内的全身治疗可降低乳腺癌的血性播散转移。

人乳球蛋白(hMAM)mRNA、角蛋白在骨髓中的表达可以作为骨髓微转移的判定标准已被多家报道，hMAMmRNA 或 Cytokeratin 阳性患者较其阴性患者发生临床骨转移率明显增高；Cytokeratin 阳性患者 4 年随访癌病死率 24.6%，而其阴性患者 4 年随访癌病死率仅为 6.2%。对微转移阳性者实行辅助化疗可能改善乳腺癌患者的无瘤生存及总生存时间。

外周血 CA15-3 水平升高，比临床确诊复发或转移提前 9 个月(1～40 个月)，随访中发现 CA15-3 水平升高可提示乳腺癌复发或出现转移灶，敏感度 79%，特异度高到 95.3%。TPS 是细胞角蛋白(CK)18 片断上的 M3-抗原决定簇，在监测乳腺癌患者内脏和骨转移有较高的敏感性 90%～95%，而对软组织和局部复发的患者仅为 45%～50%。TPS 与 CA15-3 联合检测显示出更高的敏感性，骨转移和内脏转移提高到 98%，软组织和局部复发的患者提高为 75%。

抗酒石酸酸性磷酸酶 5b 是酸性磷酸酶同工酶 5 型；periostin 蛋白为高分子糖蛋白，主要由成骨细胞及其前体细胞所分泌；骨唾液蛋白(BSP)；骨桥蛋白(OPN)具有黏附性的磷酸化蛋白；IL-18，甲状旁腺素相关蛋白(PTHrP，肿瘤因子之一)等因子在乳腺癌骨转移患者均明显增高，具有一定的诊断价值。

骨转移的好发因素为骨基质细胞能够分泌特异性促进骨转移的细胞因子及细胞黏附分子，使乳腺癌患者容易发生骨转移，例如，成骨细胞分泌的趋化因子 SDF-1 和乳腺癌细胞表面的趋化因子受体 CXCR4 的高表达，促进乳腺癌细胞的定向移动。术后 1～5 年应定期做骨核素显像，常能及早发现复发、转移征兆，通过对骨转移的全身治疗，推迟内脏转移时间，改善患者预后。

术后放疗：2006 年 NCCN 治疗指南指出：对淋巴结转移数目≥4 个的患者，应给予放疗；对淋巴结转移数目 1～3 个的患者可考虑放疗；放射野包括胸壁和锁骨上，也可以考虑照射内乳区。对腋窝淋巴结阴性，但肿瘤直径≥5cm 或切缘阳性，应对胸壁照射，也可以考虑照射锁骨上或内乳区。对腋窝淋巴结阴性，但肿瘤直径≤5cm、切缘于肿瘤距离＜1cm 的患者，可考虑对胸壁进行照射。保乳术后需做放疗，部分乳房照射(PBI)与常规照射效果相似，且美容效果明显提高达 98%。术中放疗强调放疗是目前研究的热门课题，其疗效需要前瞻性随机(RCT)临床试验予以证实。

三、播散性乳腺癌的治疗

播散型乳腺癌一旦发生，根治是十分困难的。因此治疗的主要目的是尽可能改善患者的症状，减少患者在有生之年的痛苦，并在此基础上延长患者生存时间。伴有明显不良反应的强行根治性治疗，可进一步加重患者的痛苦。播散性乳腺癌可选择手术、激素疗法、化学疗法(化疗)、放射疗法(放疗)，都有很好的治疗效果。根据患者的具体病情实行个体化治疗，将治疗获益和来自治疗的不良反应进行比较，能在改善患者生存质量基础上，延长患者生存期，不能把延长生命作为首要目的。

对治疗有用的因素：初期治疗的方法，手术后为了预防复发及转移，多数患者接受辅助化疗或激素治疗，初次治疗法对指导转移后的治疗有重要意义。初次辅助治疗后短期内复发或转移者，表明肿瘤对初期治疗药物敏感性差，此次治疗要选择其他类药物。初次治疗后1年以上复发、转移者，表明此药物可抑制肿瘤生长1年以上，可再次使用该药物进行治疗。初次化疗距再发或转移时间越长，预后较好。

（一）全身治疗

对不适合手术及局部放疗的患者施行全身药物治疗。

1.*新辅助化疗*　是手术前或放疗前实施的全身化疗，适用于就诊时已经发生转移的或高度怀疑转移的乳腺癌。其疗效已得到共识：使局部肿块缩小，有利于手术，增加保乳机会，甚至使部分晚期患者获得根治手术机会；可以引起肿瘤新生血管闭塞，减少肿瘤播散；有利于转移灶的缩小或消失；可了解肿瘤对化疗药物的敏感性，以指导术后用药并预测疗效。李宏江等报告，对Ⅳ期乳腺癌进行新辅助化疗，完全缓解率19.4%，部分缓解率55.6%，临床总获益率达到94.4%；化疗组3年总生存率和无瘤生存率均高于对照组(58.3%：27.8%，27.8：7.7%)。首选化疗方案：CAM(CTX 400mg＋ADM 30mg＋MTX 500mg)，另外还有NP[NVE 40mg(第1、8天)＋DDP 40mg(第1～3天)/21天]，TA(TX 150mg＋ADM 60mg/21天)等方案，进行3～4个周期。

2.*内分泌治疗*　不良反应小，对雌激素受体或孕激素受体阳性患者有效率可达60%～70%，疗效确切，目前已被广大医生、患者所接受。首选药物，他莫昔芬(TAM)对各期乳腺癌都有效，并且有雌激素抗骨质疏松及降血脂作用。其不良反应为拟雌激素作用，可增加阴道出血、子宫内膜癌及血栓性疾病的发生率。ER调节剂(SERM)对子宫内膜影响较小，但其疗效不如TAM，临床应用受到一定限制。第三代芳香化酶抑制剂其疗效优于第一、二代同类制剂，且不良反应明显减小，是TAM后首选的二线药物。目前常用的为第三代芳香化酶抑制剂包括非甾体类的阿那曲唑和来曲唑，以及甾体类的芳香化酶灭活剂依西美坦。特别是绝经后患者雌激素主要在脂肪、肌肉、皮肤等卵巢外器官由雄激素转化而来，芳香化酶是此转化过程的限速酶，通过阻断芳香化酶而抑制雌激素合成是绝经后晚期转移乳腺癌内分泌治疗的理想选择，美国FDA已批准阿那曲唑、来曲唑作为一线药物治疗绝经后转移乳腺癌。依西美坦对TAM和阿那曲唑、来曲唑治疗无效的患者仍然有效。对于绝经前患者，雌激素主要来源于卵巢，ER或PR阳性的患者，消除雌激素来源对控制乳腺癌的再发、转移至关重要。TAM对绝经前患者效果较差，手术、放疗去势有效，但手术本身对晚期乳腺癌患者并非理想的选择。近年应用促黄体激素类似物戈舍瑞林、亮丙瑞林等药物性去势，临床有效地控制患者体内雌激素水平。而对于ER或PR阴性患者，以化疗(如CMF方案)效果为佳。

3.*化疗*　化疗能够控制癌灶的生长，使其缩小，甚至消失。单药物化疗、多药物联合化疗等化疗方案多种多样，疗效各家报告不一，总有效率大多在50%以上。原则是循证医学基础上的标准治疗，足量、足疗程。高剂量化疗并不增加疗效，相反化疗不良反应明显增加；另一方面，为了缓解药物不良反应，减少化疗药用量，则达不到治疗目的。

激素疗法与化疗并用，表面上看可以认为有相加效果，但是前瞻性研究两者并用并未得到预期的效果，并且可增加药物不良反应，一旦出现不良反应也不容易判断是哪种药物所致。

4.靶向治疗 随着分子生物学研究进展，靶向治疗成为21世纪治疗恶性肿瘤研究的热门，其针对性强、不良反应小。2006年美国NCCN治疗指南首次将HER2阳性是决定术后是否辅助治疗的决定因素之一。如果HER2(c-erb B-2)蛋白质强阳性(2＋，3＋)，单克隆抗体"曲妥南单抗"(靶向治疗药物)可使HER2阳性早期乳腺癌患者的乳腺癌复发风险下降46%～52%，病死率风险下降1/3。如果原发灶未做此抗体检查，可用保存的标本石蜡切块进行检查，以指导复发或转移时用药。HER2测定有免疫组织化学法及FISH法，后者较前者敏感度高。

5.氯磷酸二钠 是用于治疗各类骨疾患及钙代谢性疾病的一类药物，能特异与骨质中的羟磷灰石结合，抑制破骨细胞活性，从而抑制骨质吸收。近年报道，用于乳腺癌术后辅助治疗对预防术后骨转移有效。大组病例RCT临床试验正在进行中。

6.止痛治疗 转移灶引起的疼痛是晚期癌症常见症状，止痛疗法，可减少患者痛苦，改善生存质量。癌性疼痛是慢性、持续的疼痛，止痛药物原则上口服，在现治疗药物失效以前，开始更换下一级的药物。

WHO止痛五原则：①以口服为首选；②按时规则服药；③按药效由弱到强的阶梯用药；④根据不同的患者调整药量，以疼痛消失为原则；⑤其他，如注意用药后反应、不良反应等。

(二)转移灶的治疗

1.肺转移癌的治疗 手术治疗，配合化疗、放疗可改善预后，明显延长生命。对局限于一个肺叶的单发或多发病灶可首先采用手术切除，再施行辅助治疗。肺内单发病灶不适合手术、不合并其他脏器转移者，可施行局部小照射，而对肺内多发转移灶、无其他脏器转移者，可施行全肺照射＋全身化疗。对多发脏器转移者，应施行全身化疗。

2.骨转移癌的治疗

(1)局部放射治疗：对缓解骨转移的疼痛，减少病理性骨折的发生及减轻对脊髓压迫产生的症状，有明显的疗效，可改善生活质量，但对延长生命无效。

(2)手术治疗：针对转移灶引起的病理性骨折、神经压迫症状，有明显的缓解疼痛，提高生活质量效果；对可施行根治性手术的患者，可起到延长生命的疗效。根据转移灶部位、范围、患者全身情况采取相应的治疗方式。

3.肝转移瘤的治疗 根据转移灶的位置，大小，单发、多发还是弥散转移，可采取包括手术切除、选择性肝动脉结扎、介入化疗、静脉化疗、血管栓塞以及局部微波固化、高能超声热疗、酒精注射、射频消融等。根治性手术可明显延长患者中位生存期至41.5个月，提高其5年生存率到22%。对于单发或局限在某一区段或叶的多发(＜3个)转移灶，在患者能够耐受手术的情况下首选根治性手术切除；对不能手术者病灶＜3cm者，近年多采用射频消融(RFA)治疗取得满意疗效；对病灶＞5cm者或多发患者，应首选肝动脉介入灌注化疗、一线化疗，有效率可达40%～60%。以上各种方法都是确实有效的，无论是肝内单发转移还是多发转移甚或合并其他脏器转移患者，均应采取积极地治疗。

4.脑转移的治疗 脑转移瘤不采取治疗，生存期平均为4周。除针对原发病乳腺癌的治疗外，放射外科是现代治疗脑转移瘤的重要手段之一，适用于任何脑部的单发或多发肿瘤。肿瘤直径＜3.5cm、有手术切除禁忌证或均可治疗，治疗后复发的患者。放射治疗具有微创、治疗时间短、并发症少、无直接治疗导致的死亡风险。手术切除肿瘤，适用于位置表浅、占位效应明显的单发转移瘤，原发癌已经控制，无手术禁忌证，年龄＜65岁，KPS＞80分的患者。全脑部放疗（WBRT），为传统的治疗方法，适用于颅内弥漫性转移、不具备手术和放射外科治疗的患者。疗程长、不良反应大是其缺点。口服化疗新药替莫唑胺联合全脑放射治疗可提高放射治疗的反应率。

5.卵巢转移癌的治疗　采取以外科为主的综合治疗，手术尽可能切除病灶，术后辅助激素治疗、化疗或放射治疗。

（王宝珏）

第十五节　乳腺癌疼痛的治疗

一、放射治疗

放疗能缓解转移性疼痛，以及原发癌局部侵犯所致的疼痛。缓解疼痛的放疗系姑息性治疗，目的在于消除或缓解患者生存期间的疼痛。放疗可以直接作用于引起疼痛的病因，增加药物镇痛的效果。放疗控制癌痛的效果除与照射剂量有关外，还与肿瘤的放射敏感性有关。乳腺癌及其骨转移对放疗中度敏感，因此，可部分缓解疼痛。放疗方法可采用局部放疗，广野放疗（半身照射）和放射性同位素治疗放疗能缓解转移性疼痛，以及原发性肿瘤的局部浸润所引起的疼痛。对于有骨转移或神经压迫所引起的疼痛都应该考虑放射治疗。采用6～10Gy的单剂量治疗经常是可能的，特别是在外周部位。90％的骨转移患者经放射治疗可以缓解疼痛，且这些患者中的半数完全缓解。

二、双膦酸盐类

近年来，国内外将双膦酸盐用于治疗癌症骨转移引起的疼痛，取得了良好的疗效。双膦酸盐主要通过以下几个方面起到止痛作用：①能牢固地吸附在骨小梁的表面，形成一层保护膜，选择性地阻挡破骨细胞的骨溶解作用；②抑制破骨细胞的发育成熟，从而抑制其活性；③抑制前列腺素及乳酸等致痛介质的产生。临床研究证实，该类药物对恶性肿瘤骨转移所致的骨痛和高钙血症有明显的治疗作用。目前临床上使用的第一代双膦酸盐类药物主要有依替膦酸钠、氯屈膦酸钠，以骨膦（氯膦酸二钠胶囊）为代表；第二代主要有帕米膦酸钠、阿仑膦酸钠，以博宁、阿可达为代表；第三代有伊班膦酸钠、唑来膦酸钠等，以艾本为代表。它们的有效率约为70％～90％，对改善不同部位原发肿瘤、骨转移所致的疼痛作用相似。这些药物的副作用比较轻，一般不会出现骨髓抑制、胃肠道反应。双膦酸盐类药物是破骨细胞抑制剂，被用于持续性转移性骨痛，这类疼痛的性质往往是使用止痛剂和放疗及外科矫形手术治疗无效的。在双膦酸盐使用过程中尽可能避免或减少使用可能损害肾功能的药物，这包括非甾体类抗炎药、沙利度胺、放射性造影剂等。如果不可避免,应在使用双膦酸盐 24 小时后使用,以避免出现肾衰竭的问题。

三、疼痛的“三阶梯”治疗方法

乳腺癌患者的疼痛治疗目前仍以三阶梯治疗为主,基本原则包括选择合适的药物、个体化用药、定时给药、注重细节。选择合适的给药途径可使 90%的患者疼痛缓解。疼痛治疗开始时,并不急于立即达到最大的镇痛效果,应当分步治疗,逐步达到最佳治疗效果。开始时可先消除夜间的疼痛,恢复患者的睡眠;进一步消除患者安静时的疼痛;再进一步消除患者活动时的疼痛。治疗前应当向患者解释清楚取得患者的合作。

镇痛药物各有其作用特点,非甾体类解热镇痛药可以抑制前列腺素的产生,借以抑制神经末梢对疼痛的转导,使之不产生疼痛冲动。抗惊厥药、局麻药可以抑制细胞膜的动作电位,阻滞疼痛的传导。阿片类药物可以抑制神经冲动在脊髓的换元传递,还可以作用于中枢神经系统的其他部位,产生镇痛作用。

癌痛的三级阶梯治疗方案是根据药物的作用特点、作用性质,将镇痛药物分为三个等级,依据患者的疼痛程度,选择不同的药物。

VAS 评分 1～4 分者应用第一阶梯药物,非阿片类解热镇痛＋辅助药物;5～6 分者应用第一阶梯药物,弱阿片类药物＋非阿片类药物＋辅助药物;7～10 分者应用强阿片类药物＋非阿片类药物＋辅助药物＋其他类药物。

(一)常用镇痛药物的应用方法

1.非阿片类药物　主要系末梢性镇痛药物,适于轻、中度疼痛。此类药物还具有解热和抗炎作用。主要药理作用是抑制局部的前列腺素的产生,尤其适于骨转移性疼痛。此类药物的药理作用具有“封顶效应”,与阿片类药物并用可提高镇痛效果。常用药物包括非甾体抗炎镇痛药,例如布洛芬、氯诺昔康、对乙酰氨基酚,以及萘普生等。这些药物的镇痛作用有“封顶”,当剂量增大到一定量时,再增加剂量,只会增加毒副作用,而镇痛作用不再增加。另外这些药物具有较多的毒副作用,包括胃肠道、凝血、肝肾功能等,尤其长期应用,需要权衡利弊。

2.阿片类药物　阿片类药物是癌痛治疗的主要药物,主要药理作用是与中枢神经系统的阿片受体特异性结合,产生镇痛作用;由此也产生一些副作用。阿片类药物可分为弱阿片类药物和强阿片类药物。

1)弱阿片类药物:磷酸可待因,开始剂量:30mg/次,最大剂量:120mg/次,给药时间:4～6 小时,副作用:便秘(需要配合应用缓泻剂);老年人可能出现咳痰困难。另外,可待因需要在体内代谢成吗啡才能发挥镇痛作用,有些人缺乏转化酶,因此,镇痛效果不佳。鉴于此,弱阿片类药物的应用在减少。

2)强阿片类药物:吗啡,开始剂量:5～10mg/次,常用剂量:30mg/次,大多数患者的疼痛可以缓解。增量方法:每次增加 5～10mg。最大剂量:无“封顶效应”,没有限量,以控制疼痛为准,给药时间:普通制剂 4 小时,缓释剂 8～12 小时一次。

3)芬太尼透皮贴剂:开始剂量 4.2mg,根据镇痛效果,个体化滴定,逐渐增加剂量。对于内脏疼痛效果较好，胃肠道副作用较少。无“封顶效应”，随着剂量增加，镇痛效果增加。

3.其他用于癌痛的药物

1)丙氧氨酚复方片(达宁)：每片含萘磺酸右丙氧芬 50mg，对乙酰胺基酚 250mg。用于中、重度疼痛。每次 1～2 片，每天 3～4 次。主要副作用有胃肠道反应，呼吸抑制者禁用。

2)氨酚双氢可待因片(路盖克)：每片含双氢可待因 10mg，醋酸酚 500mg。用于中、重度疼痛，每次 1～2 片，每天 3 次。主要副作用为胃肠反应。

3)其他：曲马朵、氨酚曲马朵、泰勒宁、美沙酮等。

癌痛治疗的常用药物及使用方法：

吗啡控释或缓释片可延长镇痛的时间，减少给药次数，减少对患者睡眠的影响，适于长期用药的患者。开始应用吗啡类镇痛药物时，应当普通制剂与缓释制剂混合应用，摸索出合适的剂量后，再应用缓释剂。

吗啡控释或缓释片与普通吗啡制剂的换算系数为：普通吗啡为 1，可待因为 0.08，二氢可待因为 0.1。具体的换算方法为：

吗啡缓释片的剂量＝原用普通制剂的剂量×换算系数

一个完整的癌痛治疗方案，除了镇痛药物以外，还应使用镇痛辅助药物，预防副作用的药物；不仅有常规用药，还应有临时用药，以缓解患者突发性或活动时出现的疼痛。另外，还应指导患者生活、饮食等。

(二)癌痛治疗的辅助药物

镇痛辅助药物包括安定类，抗惊厥类，抗焦虑、抗抑郁类，类固醇激素类，以及预防镇痛药物副作用的止吐、缓泻药物。辅助药物可以明显提高镇痛药物的镇痛效果，减少副作用。抗惊厥药物对于散在的及刺痛常有效，阿米替林对感觉异常性疼痛，例如浅表部位的灼痛；类固醇类药物常用于神经受压、脊髓受压及颅内高压引起的疼痛。

(三)吗啡的副作用及其预防措施

1.吗啡类的耐药性与生理依赖性　长期应用吗啡类药物会出现对该药物的耐药性和生理依赖性。这种耐药性和依赖性与精神依赖性(成瘾)完全不同。任何药物长期应用都会产生耐药性和依赖性，阿片类药物也是如此。阿片类药物的耐药性系指为维持镇痛效果，需要不断增加用药剂量。对于大多数患者来说，耐药性首先表现为应用一定剂量的药物时，镇痛时间缩短。用药量增大多与疼痛加剧相一致，病情稳定的患者通常不需要明显增加剂量。

每位癌痛患者在治疗癌痛过程中需要调整用药量。基本原则是从小剂量开始，逐渐增加剂量，直至疼痛缓解。因此对于剧烈疼痛的患者阿片类药物的用量可能很大，当然患者的个体之间也有明显的差异。从这个意义上说阿片类药物没有最大剂量的限制，当然需要时可以更换药物品种，改变给药途径。

依赖性是指突然停药或同时应用纳洛酮时才出现，典型的症状有焦虑、易怒、寒战、关节痛、流泪、流涕、出汗、恶心、呕吐、腹部痉挛及腹泻。

正确应用吗啡类药物，癌痛患者很少出现成瘾，即滥用药物。一般来说，癌痛患者应用阿片类药物，药物的主要作用表现为镇痛；而非疼痛患者应用阿片类药物，则药物的主要作用可能是精神作用，这是癌痛患者应用阿片类药物不出现成瘾的原因之一。

精神性依赖或成瘾主要表现有失去控制,强行索取药物,不顾及药物的毒副作用、非医疗目的的滥用;造成医疗、社会、法律的损害。

2.吗啡的副作用及其预防措施　吗啡的主要副作用为便秘,其次为恶心、呕吐、镇静、眩晕。其中除便秘外,其他副作用随着时间的推移,大多数患者可以耐受或副作用减弱、消失,便秘需要治疗。呼吸抑制的发生率很低,不是一个主要的副作用。

疼痛治疗的最终目的是使患者疼痛消失,保持无痛的状态,生活质量接近日常生活。应用药物治疗时,应注意以下事项:

1.尽可能应用简单的给药途径,经口给药是最简单和有效的途径,其次为透皮贴剂,经直肠给药,最后才选择注射给药途径。

2.应用任何镇痛药物都应当从小剂量开始,密切观察镇痛效果和可能的副作用,根据患者具体情况逐渐增加药物剂量,达到镇痛效果,副作用最小。

3.按时、按量给药,使患者处于无痛状态,在止痛效果消失前 1 小时,给予下一次的止痛药物,维持无痛的状态。一般制剂需要 4 小时给药一次,缓释剂可 12 小时一次,透皮贴剂 72 小时一贴。

4.急性疼痛或活动性疼痛,可临时增加给药。

5.有些药物镇痛效果不佳时,应当及时更换其他药物或应用强效药物。

6.配合应用镇痛辅助药物,如镇静药物,抗抑郁药物,抗焦虑药物。

7 阿片类药物是治疗癌痛的主要药物,何时应用,主要依据患者疼痛的程度,而不考虑患者的生命期的长短。

8.应用镇痛药物丌始,应当制定预防副作用的策略。

9.应用药物镇痛期间,密切观察和评价镇痛效果,及时防治副作用。

四、疼痛的神经阻滞疗法

神经阻滞疗法也是治疗癌痛的有效方法,并具有独特的优点。此疗法对患者的意识无损害,对全身干扰小,多可即可显效,不会引起食欲缺乏、便秘,并可反复进行等特点。

神经阻滞疗法是用一个细的穿刺针,通过皮肤直接将药液注射到神经节、神经干或其附近,以阻滞神经的传导,.达到镇痛的目的。注入的药液包括局麻药和神经破坏药,此种方法也称化学性神经阻滞。广义的神经阻滞还包括物理方法的神经阻滞,即射频电凝、冷冻等方法。实际上,神经阻滞疗法是介于药物治疗与手术治疗之间的一种治疗方法。

(一)神经阻滞疗法的特点与适应证

神经阻滞疗法具有药物疗法和手术疗法所没有的特点和优点。

1.不仅用于癌痛的治疗,还可以用于疼痛的诊断,利用神经阻滞的方法可以诊断癌痛的部位及受累的神经;并能区别疼痛的程度,选择治疗方针以及判断预后等。

2.没有意识障碍,与药物疗法不同,神经阻滞疗法没有意识障碍,不仅可以消除疼痛,还可以使患者重返社会。

3.对患者的侵袭小,应用细的穿刺针,经皮穿刺,对患者的侵袭很小。只要患者能保持神经阻滞所需要的体位，即或是晚期患者也能实施。

4.可选择不同的阻滞方法，例如，对于乳腺癌疼痛的患者，可选择硬膜外阻滞、神经根阻滞、星状神经节阻滞、胸交感神经节阻滞、射频电凝阻滞等。

5.可即刻显效，神经阻滞后即可出现镇痛效果。因此，神经阻滞方法的选择，阻滞技术的优劣直接影响治疗的效果。

6.不引起食欲缺乏和便秘，还可使这些症状缓解，药物疗法往往出现食欲缺乏、便秘等副作用。神经阻滞疗法不仅不会引起这些症状，还可以使这些症状缓解。

7.可使患者恢复社会活动，随着癌症治疗方法的进步，许多癌症患者可以带癌从事社会活动。神经阻滞疗法可以缓解疼痛，不影响患者的其他功能，为其重返社会提供了有利的条件。

（二）神经阻滞疗法的局限性与禁忌证

神经阻滞疗法应当征得患者及其家属的理解和同意。对于神经阻滞疗法本身的副作用也应向其交代清楚。有出血倾向者应为禁忌。此外，患者的全身状况不适于神经阻滞疗法，患者不能保持神经阻滞所需要的体位也不适于此种疗法。应用神经阻滞疗法的同时还应当配合药物等其他疗法，因为，癌痛患者不仅仅是疼痛问题，这些患者还有心理压力、精神负担、失望等，需要配合药物综合治疗。不适于或不能进行神经阻滞的癌痛患者主要包括：疼痛范围广泛、全身状况不良、椎体转移、疼痛范围不明确、多发性转移及疼痛程度轻等。

神经阻滞疗法包括局部阻滞、神经干阻滞、神经节阻滞、交感神经阻滞。星状神经节阻滞对于手术后上肢肿胀、疼痛具有较好的治疗效果。可根据患者的具体情况进行患者自控镇痛（PCA）法，皮下注射、持续静脉点滴，中医方法，静脉点滴氯安酮，持续吸入氧化亚氮等方法进行治疗。

（二）常用的神经阻滞方法

1.*局部阻滞*　针对受累的神经应用局麻药或神经破坏药进行阻滞，阻断疼痛的传导，达到镇痛。常用局麻药为1%～1.5%的利多卡因，0.25%～0.5%的丁哌卡因。也可应用50%～99%的乙醇或8%～15%的酚甘油进行神经毁损。

2.*神经干阻滞*　同样针对受累的神经干进行局麻药或神经破坏药阻滞，使该神经干支配的区域疼痛消失。阻滞用药同上。

3.*硬膜外阻滞*　根据疼痛的部位，选择相应的椎间隙行硬膜外穿刺，应用局麻药或神经破坏药阻滞脊神经，使该神经支配的区域疼痛消失。也可注入吗啡等阿片类药物镇痛。注药方法包括间断给药，持续给药和患者自控给药。可使用微量注射泵或患者自控镇痛泵。

4.*星状神经节阻滞*　多采用气管旁阻滞星状神经节方法。常用药物为1%～1.5%的利多卡因，0.25%～0.5%的丁哌卡因。

5.*破坏性神经阻滞*　破坏性神经阻滞系指应用乙醇、苯酚、亚甲蓝等神经破坏药阻滞相应的神经，达到长期的镇痛目的。应用神经破坏药，应当慎重选择患者，严格控制阻滞范围；充分认识其副作用；并且事先要向患者及其家属交代清楚。进行神经破坏性阻滞前，应该先进行局麻药阻滞，以便观察镇痛效果和可能发生的副作用。神经干阻滞一般用量不超过2ml；硬膜外阻滞，一次不超过5ml。

五、疼痛的物理疗法

1.电刺激疗法 电刺激镇痛疗法包括经皮电刺激、硬膜外脊髓电刺激、脊髓背柱电刺激以及大脑导水管周围灰白质电刺激等方法。电刺激的电极、刺激仪等发展较快。刺激方法的改进，刺激参数的计算机筛选都为有效镇痛提供了可靠的保证。根据患者疼痛的部位、程度可以选择此种方法进行镇痛治疗，也可以作为辅助方法或综合治疗方法的一部分用于疼痛治疗。

2.激光疗法 激光对于局限性疼痛也有一定的治疗效果。常用的医用激光器包括固体激光器、气体激光器、液体激光器和半导体激光器。

3.其他物理方法 包括光疗、超声波疗法、磁疗、冷疗等也可用于局部疼痛的治疗。

（彭银花）

第十六节 乳腺癌的综合治疗和预后

一、非浸润性乳腺癌的临床特点和综合治疗

非浸润性乳腺癌包括小叶原位癌和导管原位癌两种。国内这两种原位癌目前都比较少见，但随着早诊、普查工作的开展，其发生率肯定越来越高。这两种疾病本身虽基本不会致命，但处理与浸润性乳腺癌有很大区别。

（一）小叶原位癌

小叶原位癌也称小叶癌。它起源于乳腺的腺小叶或末梢导管，其病理学特征极为一致。小叶原位癌有80%～90%发生在绝经前妇女，发病的平均年龄约为45岁，比浸润癌要年轻10岁左右。小叶原位癌有三个重要特征。

首先，它是一种镜下病灶，没有特征性临床征象和直接的影像征象，因此既不能为体检所触及，也不能为X线、超声等检查所直接发现，甚至对手术标本进行大体解剖时也难以发现。但它可以和其他乳腺癌同时存在，而往往就是在对这些疾病进行手术活检时在病理学检查中镜下无意发现的。乳房X线检查虽然不能直接显示小叶原位癌，但X线的某些异常表现却也可以提示小叶原位癌的存在，其中恶性钙化点与小叶原位癌的关系最为密切。但事实上，钙化点一般并不是在小叶原位癌所在的腺小叶内，而是在癌灶附近的正常上皮细胞内。因此用X线进行检查（尤其是普查）是该病得以大量检出的最有效手段。该病的确切发病率很难准确统计，一般认为并不常见。在没有浸润癌的乳腺活检标本中，0.5%～3.6%有小叶原位癌，尸体解剖中的小叶原位癌还要更少见些。

其次，该病有多中心生长和双侧发生的趋势。对全乳切除标本进行检查发现，小叶原位癌中60%～80%是多中心的。对双侧乳腺标本进行检查发现，约有1/4的小叶原位癌可以在双侧乳腺同时出现。

最后，小叶原位癌本身不会对身体构成严重危害，该病真正的重要性在于它是发生浸润性乳腺癌的危险因素。研究证实，由小叶原位癌的妇女患乳腺癌的危险是同龄人的7～10倍。一般认为，确诊为小叶原位癌后，每年发生浸润性乳腺癌的机会约为1%，这一发生率会长期维持不变。另外值得重视的是，不论小叶原位癌是多中心还是单中心，也不论单侧发病还是双侧发病，将来双侧发生乳腺浸润癌的危险都相同。而这些浸润性乳腺癌中，约1/3为浸润性小叶癌，其余均为导管来源的癌。

小叶原位癌的处理应以双侧浸润性乳腺癌的预防和及时发现为中心，不能只顾及最初发现小叶原位癌的乳房和病灶本身。目前可以应用的处理方法主要有观察联合口服他莫昔芬(TAM)、双侧乳腺切除联合乳房重建2种。所谓观察法一般是指在体检和影像学检查无其他怀疑的患者，在病理学确诊为小叶原位癌后不再进一步进行局部处理。这样的患者一般要每12个月行双侧乳房X线摄片一次，同时在前5年中要每6个月进行一次体检，之后改为每12个月体检一次。当然，与所有乳腺癌患者一样，在进行初次诊治时也必须进行双侧乳房的体检和X线检查。对于这种双侧乳房几乎完全保留的高危妇女，应用TAM可以显著降低将来发生浸润性乳腺癌的危险。例如：1998年NSABP报道了一项著名的前瞻性随机对照研究，有826例小叶原位癌妇女入组。这些妇女在确诊为小叶原位癌后被随机分为2组，分别口服TAM 20mg/d或安慰剂，为期5年。最后随访统计证实，口服TAM的妇女患乳腺癌的危险下降了55%。由于小叶原位癌具有双侧和多中心发生倾向，如果选择进行观察，那么即使手术切缘仍然有原位癌残留一般也不必进行扩大切除；因为除非进行全乳切除，否则不可能确保切除患侧乳房内所有病灶，而仅进行患侧乳腺切除实际也只能消除50%浸润癌的发生机会，这实际上与切除对侧“正常”乳腺而保留患侧乳腺是等价的。双侧全乳切除对于预防浸润性乳腺癌当然最为有效，不过由于乳腺组织的分布非常广，单纯乳腺切除实际上并不能绝对避免发生乳腺癌的危险。

（二）导管原位癌

导管原位癌又称导管癌，与小叶原位癌有显著区别。其发病人数为小叶癌的3～6倍，发病高峰年龄为51～59岁，与浸润性乳腺癌相同。男性乳腺癌中也有约5%为导管原位癌。导管原位癌的临床表现和生物学特征颇为多样。它可以发展为很大的肿块，临床可以触摸得到，而乳房X线检查也可以直接发现病灶的存在(虽然不能肯定它是导管原位癌)。在乳房X线检查和普查开展较好的国家和地区，该病多数是在没有任何临床症状时就已经发现了。应用乳房X线进行乳腺癌的常规检查和普查，对乳房X线检查异常的区域(尤其是不能触及的乳腺病灶)积极进行手术活检都是提高该病发现率的重要途径。美国在1973～1992年该病发病率上升了6倍，而同一时期浸润癌仅上升了1/3。国外报道，目前90%以上的导管原位癌是由X线检查发现的，其中约70%仅有微小钙化点，约10%为肿块影加钙化点，另有10%左右为单纯肿块影。

导管原位癌有很多病理学亚型，包括粉刺性癌、筛状癌、实体型癌、微乳头型癌或乳头型癌。不同亚型的导管原位癌生物学行为是有差异的，同一亚型的癌之间也有一定差别。导管原位癌的多中心性并不像小叶原位癌那样明显。既往报道导管原位癌中有0～47%为多中心性，而新近较为严格的研究认为该病极少有多中心的，绝大多数病灶只是在同一乳段内连续或间断的扩展自己,只不过有时扩展范围可以达到3cm以上。有学者用先进的现代生物学技术进行鉴定也证明,那些间断扩展的导管原位癌仍然是由同一细胞发展来的,而不是多中心起源的。由于导管原位癌更趋向于局限在乳腺的某一区域,因此多数都可以考虑用保留乳房的方法进行治疗。导管原位癌累及乳头的并不少,但其中相当一部分是湿疹样癌。

0~7%的导管原位癌会发生腋窝淋巴结转移,其中由临床触诊发现的导管原位癌相对更容易出现淋巴结转移,而仅由X线检查发现的病灶则极少会有淋巴结转移。从理论上讲,原位癌既不可能发生淋巴道转移,也不可能发生血行转移。临床上之所以会有导管原位癌发生淋巴结转移,可能是常规病理学检查没有发现已经存在的浸润迹象,而误将浸润癌诊断为原位癌的结果。这是所谓的隐匿性浸润。当然,这些浸润往往十分微小。文献中报道隐匿性浸润的发生率为0~26%,其发生机会也是随病灶增大而增高。

乳房X线检查不仅是发现导管原位癌的重要手段,也是评价保乳手术切除范围是否足够的重要手段。手术必须将所有钙化点等可疑X线征象全部切除掉。确诊原位癌必须在病理学检查时对癌灶与周围组织的关系细致评价,因此标本必须是组织块,不能用针吸细胞学检查方法。超声检查除可以对X线照相之外的区域进行细致检查,并进一步发现在X线检查中不能显影的病灶之外,还可以在超声引导下进行穿刺组织学检查。对于不可以触及的病灶可以在X线或超声引导下进行手术切除活检。

导管原位癌如果不进行治疗,很多会发展为浸润性乳腺癌。单纯进行病灶切除后所发生的浸润癌往往就在原导管原位癌所在的部位或其附近。这与小叶原位癌显著不同,也是该病重在治疗患侧乳腺并可以考虑保留乳房的原因。

导管原位癌的治疗方法有3种:全乳切除、局部切除加放疗和单纯局部切除。既往曾广泛应用患侧全乳切除,其治疗效果当然极为肯定,治愈率达98%~99%,剩余患者既有局部复发,也有全身性转移。局部复发是由于单纯乳腺切除不可能切除全部乳腺组织,而全身转移则可能是当初治疗时病灶就已经不是原位癌,而是已经伴有全身性微小转移灶的浸润癌。一般来讲,导管原位癌也没有腋窝淋巴结清扫指证;但肿瘤较大、病理学分级高的患者中有些是可以有浸润危险的,对于这样的患者,可以考虑在进行全乳切除时进行低位腋窝淋巴结清扫,这样可以避免在证实有浸润后进行二次手术。全乳切除虽然最大限度地避免浸润癌发生的危险,但它毕竟显著地降低了患者的生活质量,因此,非手术治疗措施一直在不断探索之中。目前的观点是:多数导管原位癌患者都适合应用局部切除加放疗的治疗方法,少数尚可以考虑单纯局部切除。现有的研究证明,采用保乳手术加放疗治疗导管原位癌的10年复发率为10%~15%,其中约半数是浸润癌,相应的乳腺癌病死率为2%~3%;而全乳切除的乳腺癌病死率为1%~2%。不过,全乳切除后的死亡主要是在治疗后的10年内,而保乳治疗后的复发和死亡在10年后仍然存在。因此,随着随访时间的延长,这两种治疗方法的生存率差别可能还会更大些。好在加用TAM后两者病死率的区别会趋于减小。有一项前瞻性随访对照研究评价了放疗在保乳治疗中的价值。818例导管原位癌患者分别接受了单纯肿块切除和切除加放疗的2种方法。随访90个月后,两组的浸润癌复发率分别为13.4%和3.9%,导管原位癌的复发率分别为13.4%和8.2%,差别均十分明显;不过,两组的生存率分别为94%和95%,没有差别。其原因首先可能是放疗对已经转移到远处的病灶无能为力,其次是治疗后规范的随访使得复发灶在很小的时候就被检测出来，从而及早采取补救性治疗(如改良根治术)，这可能有利于减少全身性复发的机会。目前认为，放疗并不是所有保留乳房患者所必需的治疗，少数很小的单中心导管原位癌，若病理学分级比较低，可以考虑只进行手术。

除了局部切除联合放疗的方法外，降低导管原位癌复发率和病死率的另一措施是应用全身性治疗手段。一项研究将1804例应用肿块切除加放疗的导管原位癌患者随机分组口服TAM和安慰剂。随访62个月后，2组浸润癌的复发率分别为0.5%和0.9%，相当于降低了44%的危险；导管原位癌的复发率也略有降低，为0.87%和1.1%。5年同侧总复发率、对侧乳腺癌和全身性转移的发生率总和2组分别为8.2%和13.4%。

小叶原位癌和导管原位癌应用TAM都主要是为了减少浸润癌的发生危险，因此，这种“治疗”本质上就是在乳腺癌发病危险比较高的妇女进行乳腺癌的预防。由于治疗的目的主要是预防，而不是控制原有乳腺癌的微小转移灶，而且不论原有病灶受体状况如何，新发病灶都既可能是受体阴性，也可能是受体阳性；所以TAM的应用一般不必考虑原有病灶激素受体是否为阳性。当然，小叶原位癌在进行双侧全乳切除后基本不存在发生浸润癌的可能，而导管原位癌在切除患侧乳房后发生浸润癌的危险也大大降低，这样的患者可以不再应用TAM。

导管原位癌治疗后复查与小叶原位癌相似。

二、早期乳腺癌的临床特点和综合治疗

Ⅰ、Ⅱ期浸润性乳腺癌在国际上也被称为早期乳腺癌。早期乳腺癌的现代处理方式需要真正的多学科协作，其中最重要的问题是全身性微小转移灶存在的可能性判断及控制，也就是预后问题和全身性治疗问题。历史的经验说明，如果单纯用手术方法治疗乳腺癌(当然这里包括局部晚期乳腺癌)，1/3腋窝淋巴结没有转移的患者和3/4以上腋窝淋巴结有转移的患者最终会出现远处转移和死亡。其原因是很多乳腺癌患者，包括早期乳腺癌患者，在治疗前就已经全身性亚临床转移灶。手术、放疗等局部治疗措施可以去除或控制局部和区域病灶，但对这些远离原发灶所在部位的全身性转移灶必然鞭长莫及。因此，如果只进行局部治疗，那么治疗后体内残存的亚临床转移灶一旦发展成临床转移灶，就会对生命构成巨大威胁；用全身性治疗手段清除这些亚临床转移灶必然是提高患者生存机会的关键措施。

(一)局部治疗

Ⅰ、Ⅱ期乳腺癌患者的局部治疗方法通常有两种选择，即保留乳房的治疗和切除乳房的根治性手术，后者可以考虑进行Ⅰ期乳房重建。其中保留乳房是首选的治疗方法。

早期乳腺癌采用改良根治术后有些患者也要进行辅助治疗，或者可以考虑辅助放疗。放疗可把照射范围内的局部复发危险降低2/3，但其降低总病死率的作用并没有得到充分的证明，尤其在10年以上的长期随访研究中。因此，目前一般主张应严格掌握辅助放疗的适应证。一般建议腋窝淋巴结转移达到4个者要进行辅助放疗；肿瘤达到5cm者和手术切缘有残留者也要进行辅助放疗；绝经前有1～3个淋巴结转移者也可考虑辅助放疗。同保留乳房一样，根治手术后的辅助放疗一般也应在化疗全部结束后进行，但若选择CMF(环磷酰胺、甲氨蝶呤、氟尿嘧啶)方案化疗，可与放疗同时进行。

(二)辅助化疗

早期乳腺癌辅助性全身治疗的价值已经为大量的前瞻性随机对照研究所证实。另外,从1985年开始,欧洲早期乳腺癌试验协作组(EBCTCG)每5年对相应的前瞻性随机对比研究都要进行一次全面的荟萃分析。其中1998年公布的资料包括了近150项研究,涉及患者近10万余人,其中随访不少于15年的化疗研究就有46项,患者数约2万人,因此这一荟萃分析的结果极具说服力。EBCTCG的总体资料表明:化疗总体上每年可以降低平均24%的乳腺癌复发危险和15%的总死亡危险。很多学者认为:乳腺癌长期复发和死亡机会的下降提示很多患者可能因为化疗的加入而从不可治愈变为可以治愈,因为15年以上复发和死亡总人数的下降是难以用"推迟"复发和死亡时间来解释的。另外,EBCTCG的资料还明确表明:化疗后的乳腺癌患者的非乳腺癌致死并没有增加,说明规范的辅助化疗已经十分安全。

总体上讲,乳腺癌的预后越差,化疗所可能挽救生命的绝对数量也就越多,化疗的利弊比值就越大,化疗就越应进行。在影响化疗效果的因素中,以下问题值得注意。

1.虽然70岁以内的早期乳腺癌妇女进行辅助化疗都可以显著降低复发危险和死亡危险,但随着年龄的增长,辅助化疗改善预后的幅度也在逐渐下降。EBCTCG的资料表明:40岁以下患者和40～49岁患者化疗每年可以降低37%和34%的复发危险和各27%的死亡危险;在更加年长的患者中,50～69岁患者化疗总体上可以降低10%的死亡危险,而60岁以上的乳腺癌妇女进行化疗还没有足够的资料。年轻患者从化疗中获益的原因还不很清楚,推测是年轻妇女的乳腺癌总体生长比较快,而快速生长的癌细胞总体对化疗更加敏感的结果;另外,年轻患者对化疗的总体耐受能力也比年长患者大,年轻患者也更适宜应用强度比较大的化疗方案。

2.无论绝经与否,化疗都可以显著改善预后,但总体上讲,绝经前患者从化疗获益的程度要大于绝经后的患者。其原因可能是绝经前妇女的卵巢功能活跃,而代谢活跃的细胞对化疗是十分敏感的。绝大多数绝经前患者在化疗过程中都会出现月经异常,甚至导致提前绝经。化疗对月经的影响客观上起到了内分泌治疗的作用。一些研究就直接证明,化疗诱导绝经等月经异常的患者比化疗后月经正常的患者会有更好的生存机会。

3.不论淋巴结有没有转移,化疗都可以显著改善预后,但腋窝淋巴结转移的患者预后较差。因此,化疗挽救生命的绝对数量往往更多,化疗的利弊比值更大。

4.肿瘤雌激素受体阳性和阴性妇女都可以从化疗显著获益,但不论是年轻人还是老年人,雌激素受体阴性者从化疗获益的相对程度都要大些。如对于50岁以下雌激素受体阴性患者,化疗可以降低40%的复发危险和35%的死亡危险;而对于受体阳性患者,可以降低33%的复发危险和20%的死亡危险。在50～69岁患者上述差别更为显著,几乎可以差1倍。但受体阳性和阴性的患者使用的化疗方案有时也会有差别,所以上述疗效差别也并非完全是由肿瘤本身的特点所决定的。

5.化疗方案是决定化疗获益程度的主要因素:同样的病情下用含蒽环类药物[即多柔比星(A)和表柔比星(E)]方案进行辅助化疗者,乳腺癌的复发危险和患者的死亡危险总体都要比CMF方案化疗患者低1/10左右。这些差异主要见于绝经前患者和淋巴结有转移的患者,并且限于一些同时含有3个药物的方案。一项前瞻性的随机对照临床研究,在绝经前有腋窝淋巴结转移的早期乳腺癌妇女应用大剂量CEF[环磷酰胺(C)、表柔比星、氟尿嘧啶(F)]方案(表柔比星的用量为每周期 $120mg/m^2$)取得了显著优于 CMF 方案的疗效，患者的 5 年无复发生存率从 53%提高到了 63%，5 年总生存率从 70%提高到了 77%。虽然大剂量表柔比星组的不良反应也比 CMF 组严重，但这并不能抵消它带来的生存优势。需要说明的是该研究中并没有应用任何升白药物。另一项 2691 例患者的前瞻性随机临床研究还证明，不论是对于绝经前还是绝经后的没有淋巴结转移的患者，进行 6 个周期的 CAF(环磷酰胺、多柔比星、氟尿嘧啶)方案化疗较之进行 6 个周期的 CMF 方案化疗都可以获得更好的生存机会。美国国立卫生研究院(NIH)在 2000 年 11 月召开了有关乳腺癌治疗的共识会议，并在会议公报中推荐耐受的患者尽可能应用含有蒽环类药物的化疗方案。其他药物方案方面，曾经有研究证明，对于腋窝淋巴结有转移的乳腺癌患者，在 4 个周期 AC(多柔比星、环磷酰胺)方案后再加 4 个周期紫杉醇(T)单药(即 AC-T 方案)比单独应用 4 个周期 AC 方案有生存优势。但后来随着随访时间的延长，AC-T 方案较 AC 方案的优势逐渐减小，似乎只在受体阴性患者还保留一些生存优势。目前一般推荐这一方案可以考虑用于淋巴结有转移、肿瘤受体阴性患者。2003 年，又有学者报道了淋巴结有转移的早期乳腺癌及 $T_3N_{1\sim2}M_0$ 术后患者应用固定剂量多柔比星(A)、环磷酰胺(C)和紫杉醇(T)进行不同给药顺序和不同周期间隔的辅助治疗比较研究。其给药顺序有 2 种，为 A×4→C×4→T×4 和 AC×4→T×4，周期间隔则为 3 周一次或 2 周一次。结果证实 2 种给药顺序的治疗效果并没有差异，但 2 周间隔给药法则比 3 周间隔给药法可以获得更高的无复发率和总生存率。2002 年，在美国的 ASCO 年会上，有学者报道了一项随机对照研究，在 1491 例腋窝淋巴结有转移的乳腺癌患者比较了含紫杉特尔方案 TAC，(紫杉特尔、多柔比星、环磷酰胺)与 FAC(氟尿嘧啶、多柔比星、环磷酰胺)方案的辅助治疗价值。中位随访 33 个月后证明 TAC 方案治疗后的复发危险可以比 FAC 方案降低 32%，可惜 2 组患者的总生存率改善在统计学上目前还没有显著差异；但分层分析发现，有 1～3 个淋巴结转移的患者应用 TAC 方案后复发危险和总死亡率分别降低了 50%和 54%。由于 FAC 方案本身就是一个非常优秀的辅助化疗方案，比 CMF 方案更有生存优势，所以 TAC 方案可以视为近年乳腺癌辅助治疗的一个不小的进展。

6.剂量强度应达到规定标准：目前已经有很丰富的资料证明，辅助化疗中若将化疗的剂量强度降低到规范标准以下，会明显降低患者的生存机会。例如 2002 年英国癌症杂志上有 1 篇述评指出，综合文献报道，应用低于剂量标准的方案进行化疗后患者的生存机会将会下降 20%。再如在 20 世纪 80 年代即有学者证明，应用 CMF 方案进行辅助化疗，如果剂量强度达到规范标准的 85%以上，则绝经前和绝经后患者的 6 年无复发生存率分别可以达到 70.6%和 64.1%，但如果剂量强度降至规范标准的 65%以下，则其无复发生存率分别降到 45.9%和 49.5%。CAF 方案、FEC 方案(氟尿嘧啶、表柔比星、环磷酰胺)方案等都曾进行过多个剂量水平疗效的随机对照研究，均一致证明比较高的剂量能有效改善患者的总体生存机会。目前国际推荐的方案都是根据这些研究结果确定的。

7.在化疗应用的时间长短方面，EBCTCG 随机对比 6 个月之内的短期化疗与 1 年以上的长期化疗进行了统计分析，表明两者在无复发生存率和总生存率方面都没有显著差异。减少化疗周期有利于保护患者的生活质量，而受体阳性或不明患者应用 TAM 也要待化疗之后才能开始，而长期进行化疗势必要推迟 TAM 的开始时间，因此，目前推荐在同样的疗效下选择进行短期化疗。当然,化疗时间的长短最终应取决于方案本身的研究结果,只有达到规定周期数才能取得预期的疗效,过短的化疗也不能取得良好的效果。另外,目前一般推荐,若术后6个月仍未进行化疗,并且没有出现复发转移迹象,则不必进行辅助化疗。

8.关于术后辅助化疗和放疗的顺序问题:由于乳腺癌对生命的威胁主要来自于远处转移,因此,国际上普遍推荐化疗优先。CMF方案化疗虽然可以考虑和放疗同时进行,但注意不能为了同时进行放疗而降低化疗的剂量程度。不必为延误辅助放疗会增加局部复发危险而担心。首先,辅助放疗目前还只证明可以降低局部复发危险,而不会提高总的长期生存机会,而从患者整体利益角度考虑优先进行辅助化疗保证更好的生存机会当然更加可取。其次,最近国际上有1项对8个前瞻性随机临床对照研究的荟萃分析,否定了化疗全部结束后再开始放疗可以增加局部复发危险的说法。这一项研究共汇总了1800例早期乳腺癌患者。这些患者都保留乳房,并且腋窝淋巴结都有转移,因而局部复发危险相对也比较高。中位随访7年时的局部复发率在先进性放疗的患者为6.1%,3个周期化疗后再开始放疗的患者为17.3%,6个周期化疗后再开始放疗的患者为9.4%,统计学分析表明,6个周期化疗后才开始辅助放疗的患者,其局部复发率不仅不比先进性3个周期化疗的患者高,也与先进行放疗的患者没有显著差异。

辅助化疗的适应证主要取决于疾病的预后和患者的耐受能力。局部晚期(既Ⅲ期)乳腺癌患者的预后总体比较差,因此都有化疗指征,除非患者的身体不能耐受化疗。而对于早期乳腺癌,是否需要辅助化疗则取决于患者的预后因素。由于规范的术后辅助化疗可以显著降低乳腺癌的复发率和总病死率,而且这种治疗的益处至少可以维持15年,2000年11月NIH的共识会议推荐,绝大多数乳腺癌患者术后都应进行化疗,其中包括腋窝淋巴结有转移和没有转移的患者,绝经前和绝经后的患者,肿瘤雌激素受体阴性和阳性的患者。在患者的年龄上,70岁以下的患者辅助化疗的价值已经肯定,但70岁以上患者化疗的价值和不良反应还没有充足的资料,因此虽然辅助化疗也有改善生存结局的可能性,但对这些老年人是否应进行辅助化疗还有待于进一步研究确定。腋窝淋巴结没有转移,同时肿瘤的最大径又小于1cm的患者,其8年生存率小于90%,化疗的价值总体并非很大,是否进行化疗应根据其他预后因素进行个体化分析后确定。有些出乎意料的是,一些研究发现在肿瘤最大径小于1cm、腋窝淋巴结没有转移的患者,若肿瘤的激素受体阴性,应用CMF方案进行辅助化疗并不能改善预后,而预后相对更好的肿瘤,激素受体阳性的患者,应用辅助化疗和TAM却可以进一步降低乳腺癌的复发危险,并提高总的长期生存率。进行辅助化疗时以下问题值得特别注意。

(1)关键的问题是一定要选择有依据的、真正的辅助化疗方案,这些方案已经在术后的乳腺癌患者进行过大规模、规范的随机对照临床研究,并且证明可以显著改善长期的总生存率。由于辅助化疗的验证过程很复杂,而且相应的成功方案又相对比较少,所以辅助化疗方案都是医学界共享的;也就是说,即使在不同的医院治疗,在同一病情下,辅助化疗方案选择范围也应是基本相同的。因此,从规范治疗角度讲,很难想象会有某个单位特有的特色性辅助化疗方案。

(2)辅助化疗方案各有其适用范围,在临床研究中证明该方案可以在哪类患者获得生存优势,那么实际临床应用中该方案就应限定于哪类患者,尽可能不要自行扩大辅助化疗方案的适用范围。例如，把上述含紫杉类药物的方案引用到腋窝淋巴结没有转移的患者就是不可取的。

(3)要尽可能按照原方案的用药细节应用化疗药物和辅助药物。

(4)要在患者可以耐受的前提下尽早开始辅助化疗，并提倡在方案规定的时间内按周期一气呵成的完成治疗。

(5)由于肿瘤激素受体阳性或不明的患者，先进行辅助化疗，再开始 5 年 TAM 治疗，可以获得最好的生存结局。不但比单纯应用一种治疗措施好，也比同期开始 2 种治疗措施好。另外，化疗和 TAM 同期应用也比较容易发生严重的血栓栓塞性疾病。

(6)术前化疗的患者如何进行术后化疗目前还没有对照研究资料，可以参考术前化疗方案及疗效酌情调整。术前化疗已经无效的患者若进行辅助化疗，应选择与原方案交叉耐药可能性小的方案；而原术前最后 1 次化疗仍然有效的患者则可以考虑沿用原治疗方案。

(7)局部晚期乳腺癌进行辅助化疗时一般参照早期乳腺癌的方案。由于局部晚期癌预后较差，所以一般要在高复发危险患者的方案中进行选择。例如，可以选用淋巴结有转移患者的方案。

(三)辅助性内分泌治疗

辅助性内分泌治疗是辅助性全身治疗的重要组成部分。国内乳腺癌临床实践普遍存在忽视内分泌治疗的问题，这是非常令人惋惜的。实际上，对于激素受体阳性的乳腺癌，内分泌治疗的价值绝不亚于化疗，甚至可能超过化疗。因此，对内分泌治疗的重视至少不应比化疗差，内分泌治疗过程中出现一定困难时也至少应像对待化疗一样尽可能保证这一高效低毒治疗措施的实施。

大量临床研究资料表明，激素受体阳性或不明的乳腺癌妇女术后辅助应用 20mg/d、持续 5 年的 TAM 可以非常显著降低乳腺癌的复发危险，并显著提高总生存率；TAM 治疗的另一突出优点是不良反应十分轻微，远非化疗可比；同时，TAM 也极为经济、方便，并且极容易规范实施。因此，TAM 治疗既物美价廉，又极符合中国的国情，是一种难得的优秀方法。在由于技术和经济条件等原因辅助化疗开展得很不规范的现实情况下，TAM 的规范应用就显得尤其重要了。例如，EBCTCG 的荟萃分析证明，雌激素受体阳性乳腺癌妇女术后辅助应用 5 年 TAM，总体可以降低 47%的复发危险和 26%的死亡危险，40 岁以下妇女复发和死亡危险分别下降 54%和 52%，不亚于其他任何年龄组，包括 70 岁以上组(复发、死亡危险分别下降 54%和 34%)。因此，在规范应用 5 年 TAM 的前提下，年龄已经不是影响疗效的因素，不同的只是短期(1～2 年)服用 TAM 在 50 岁以下组是很难有显著疗效的，而年长患者却可以有一定疗效。换言之，TAM 辅助治疗对年轻或绝经前妇女无效或疗效差这一说法只适应于短期应用 TAM 的情形。事实上，TAM 在复发危险更高的年轻患者非但更应应用，而且更强调用足年。另外，不论腋窝淋巴结有无转移，TAM 的疗效都同样显著。术后辅助化疗结束后在应用 5 年 TAM 较之单独应用任何一种方法都可以进一步降低复发危险和死亡危险，而且在这种序贯应用中 TAM 对疗效的贡献要比化疗还大。50 岁以下组联合应用化疗和 TAM 治疗较单用化疗可分别进一步降低 40%和 39%的复发和死亡危险，较单用 TAM 进一步降低 25%和 21%的复发和死亡危险；50 岁以上组较单纯化疗进一步降低 54%和 49%的复发和死亡危险，较单独应用 TAM 进一步降低 19%和 11%的复发和死亡危险。另外，TAM 还有减少对侧乳房新发癌和保留乳房局部复发的价值，后者可能既包括了对原有肿瘤复发的控制，也有对新癌灶的预防作用。

关于 TAM 应用的适应证，2000 年 11 月 NIH 乳腺癌辅助治疗的共识会议等意见认为，决定 TAM 应用的指标是雌激素或孕激素受体，只要其中任何一个为阳性，应用 TAM 就可以有效降低与原浸润癌有关的复发危险和总死亡危险。这种受体状况下不论患者年龄和月经状况如何，也不论其他一些免疫组化指标(包括 c-erbB-2)如何，都应口服 5 年 TAM。肿瘤激素受体阴性患者应用 TAM 一般并不会降低浸润癌的复发危险，但其对新发癌的预防作用仍然存在，因此，受体阴性时 TAM 也并非绝对不可应用，但其目的在于预防第二原发乳腺癌的发生。对于激素受体状况不明的妇女，也可以考虑应用 TAM 进行辅助治疗。因为这样的妇女中必然也会有约半数患者肿瘤的激素受体可以是阳性的，作为一个整体，这样的患者从 TAM 治疗获得的好处也大约为受体阳性患者的一半左右，即可以降低约 1/4 的复发危险，并可能降低 1/8 的死亡危险。这一数值与辅助化疗的价值已经很接近，而其不良反应则仍然会低于化疗。肿瘤激素受体阳性而由于某种原因未能及时开始 TAM 治疗的妇女也最好在可能时开始应用该药物，已经有研究证明完全不用 TAM 的生存机会很小。

绝经前激素受体阳性妇女也可以考虑卵巢去势作为内分泌辅助治疗方法，其疗效与 TAM 方案化疗相仿。但卵巢切除对妇女的心理打击比较大，其疗效也并不比 TAM 好，甚至可能逊色于 TAM；同时，在卵巢去势基础上在进行辅助化疗也未证实可以进一步提高疗效。因此，TAM 应是更可取的治疗方法。

绝经后乳腺癌妇女的内分泌治疗同样也有其他选择。最近已经有一些研究证实，辅助应用托瑞米芬、阿那曲唑、来曲唑可以在 3 年左右的随访研究中获得不亚于 TAM 的辅助治疗效果。但目前国际上仍以口服 5 年 TAM 作为标准的辅助治疗方法，这主要是因为 TAM 在口服 3 年时还远没有发挥最大功效，尤其是 TAM 目前还是唯一一个在长达 15 年以上的随访期间始终能显著降低乳腺癌的复发危险，并提高总生存率的药物。因此，虽然不排除这些药物有在长期应用与随访中会显示出更好疗效的可能，但在现有资料基础上国际医学界还只能把 TAM 推荐为乳腺癌术后的标准治疗，其他药物目前还主要推荐用于不适合应用 TAM 的绝经后妇女。例如，由于 TAM 可以增加血栓栓塞事件的发生危险，所以有明显血栓倾向的患者就可以考虑应用 TAM 以外的方法进行内分泌辅助治疗。

TAM 最令人担忧的不良反应是诱发子宫内膜癌。从上述国外研究可见，TAM 诱发子宫内膜癌的数量大约是其降低乳腺癌复发数量的 1/20～1/30，而且子宫内膜癌很容易因为出现阴道出血和其他异常分泌物而得到早期诊断和治疗，预后远较复发的乳腺癌好得多，因此，TAM 诱发子宫内膜癌致死人数只有因其降低乳腺癌复发而挽救生命数量的 1/30～1/40。同时子宫内膜癌在国内的发病率要比西方国家低得多，而国内因服用 TAM 的乳腺癌妇女患子宫内膜癌更是极为罕见。因此，中国妇女口服 TAM 远较西方国家妇女要安全得多。临床中经常见到口服 TAM 的妇女因为子宫内膜增厚而停止应用 TAM，而服用 TAM 的妇女绝大多数都会在某些时候发生子宫内膜增厚。因此，国内能够规范的持续应用 5 年 TAM 的乳腺癌妇女实际上是很少的。但事实上，国外的研究表明，目前还没有任何因素能够预见应用 TAM 妇女的子宫内膜癌的危险，而子宫内膜厚度也未能证实与子宫内膜癌有关，甚至有研究证实口服TAM妇女子宫内膜增厚的最常见原因是内膜下水肿，而不是内膜增生。另外，目前的研究也没有找到任何可以在阴道流血或异常内分泌物之前有效发现子宫内膜癌的方法。迄今口服TAM后所患子宫内膜癌的几乎都是有阴道流血的妇女，对没有阴道流血的子宫内膜增厚妇女进行刮宫和活检并不能有效检出子宫内膜癌，而且由于这种内膜增厚往往是水肿，所以很多情况下并不能取到任何可供病理学检查的组织。

乳腺癌患者口服TAM，一是从生存机会的角度看是利远远大于弊；二是目前并没有预见和预防子宫内膜癌的方法；三是阴道分泌物正常妇女几乎不存在子宫内膜癌。因此，国际医学界一般推荐服用TAM妇女最重要的是留意阴道分泌物情况，一旦有怀疑应进行妇科检查。其实，在临床工作中更常见的不是因为规范应用TAM而患子宫内膜癌者，而是因为不规范应用TAM而造成乳腺癌复发与死亡者；换言之，无原则地停用TAM所带来的生命损失反而更大。

三、局部晚期乳腺癌的临床特点和综合治疗

Ⅲ期乳腺癌常被称为局部晚期乳腺癌，其中包括没有全身性转移的炎性乳腺癌。局部晚期乳腺癌的局部表现十分突出，很容易将人们的注意力吸引到局部处理方面。相当多的Ⅲ期乳腺癌都属于传统上不可切除乳腺癌的范畴，这些患者包括胸壁和皮肤明显受侵者（包括所有炎性乳腺癌），腋窝淋巴结很大或融合固定着。因为这些患者病灶局部侵犯过于严重，手术经常会有癌组织的显著残留，难以达到根治性切除的目的，而且强行手术后不仅局部复发率会非常高，创面还经常会出现经久不愈的现象。但事实上，局部晚期乳腺癌对生命的最大威胁不是局部扩散本身，而是亚临床的远处转移灶。与早期乳腺癌相比，局部晚期乳腺癌发生亚临床转移的可能性更大，而且远隔部位的癌负荷可能也更大；不仅总的复发转移机会可以更大，而且这些亚临床病灶也更容易在短期内发展成为临床转移灶。对于不可手术患者强行进行手术，不仅对这些远隔部位的亚临床转移灶没有任何好处，还可能促进其发展。

正是由于此期患者离有远处转移的Ⅳ期癌已经很近，所以必须仔细检查有无远处转移灶。在所有乳腺癌中，不论是原位癌，还是浸润性癌，也不论是在哪一病期，都要进行双侧乳房的检查，包括体检和钼靶X线检查，以明确是否为双侧癌或者是否有对侧乳房的转移，并明确病灶的数量与分布。双侧腋窝和锁骨上窝淋巴结也必须检查，而且不仅要进行体检，还要进行影像学检查，如超声和磁共振成像检查，以发现位于深部的或较小的、不可触及或鉴别的淋巴结。胸部X线照相检查是各期乳腺癌的常规检查项目，可以发现或提示肺转移、纵隔转移及胸膜转移。腹部影像学检查（如超声、CT或磁共振成像）可以帮助了解肝脏、腹膜后淋巴结等处是否有转移灶。盆腔的影像学检查除可以发现转移灶以外，还可以作为术后内分泌治疗检测子宫和卵巢不良反应的参考。乳腺癌远处转移中骨转移是十分常见的。在局部晚期乳腺癌患者确诊后，同位素全身骨扫描便是常规检查项目；而对于早期乳腺癌，除淋巴结有转移患者之外，这一检测则未必要进行。血常规化验检查和血生化检查（包括肝、肾功能和血钙等）既可以提供判断患者身体状况和治疗耐受性的基础指标，也可以提供提示某些转移灶是否存在的非特异性指标。血清肿瘤标志物中癌胚抗原（CEA）和癌抗原15-3（CA15-3）也有一定价值，而且在

局部晚期乳腺癌中的阳性率也要比早期癌高，如果某位患者恰巧阳性，那么她无疑又多了一项有独特价值的病情与疗效监测指标。对于肿瘤组织的检查也要尽可能详尽，以便为治疗方案的合理制定提供充足依据。腋窝淋巴结转移在本期患者中也有预后意义，发生淋巴结转移者，尤其淋巴结转移严重者，出现远处转移的可能性相当大，常可使生存率下降一半。淋巴结转移数量也对生存率有显著影响，其中转移淋巴结达到 10 个者预后尤为险恶。

由于局部晚期乳腺癌的全身性转移危险很大，而且绝大多数患者都属于不可手术范畴，所以局部晚期乳腺癌患者都有化疗指征和放疗指征，需要进行以全身性治疗为核心的综合治疗。局部晚期乳腺癌除 $T_3N_1M_0$ 患者的综合治疗原则与Ⅱb 期早期乳腺癌相同外，对于其他患者，新辅助化疗都是治疗的标准组成部分。换言之，对于新辅助化疗，早期乳腺癌还属于可用可不用的“相对适应证”，而局部晚期则属于“绝对适应证”。因为在对Ⅲ期乳腺癌的处理中，新辅助化疗控制局部病灶并增加手术切除机会，以杀灭全身性微小转移灶，进而提高生存机会的价值已经为临床研究所肯定或已经为医学界所公认。新辅助化疗与术前化疗的概念基本相同，都是针对非转移性乳腺癌进行的初始性化疗；所不同的是，术前化疗只指那些后续手术治疗的新辅助化疗，不包括有些局部晚期乳腺癌中以根治性放疗替代手术这种组合中的新辅助化疗。

（一）局部晚期非炎性乳腺癌的综合治疗

既往曾经沿袭先手术后全身性治疗的做法，但病灶切除率、切除的满意程度、局部控制效果和全身性控制效果都很不理想。目前一般主张先应用含蒽环类药物的方案进行新辅助化疗。化疗后一般临床缓解率（RR）为 60％～80％，其中达到临床完全缓解（CR）者占 10％～20％。研究证明，在临床检查（体检、X 线、超声等）认为达到完全缓解者中，有 1/3 左右会在病理学检查中发现有残存的癌组织；而在病理学检查中找不到癌组织的所有患者中，又有 1/3 在临床上会认为病灶没有完全消失。目前已经清楚，化疗后能够达到病理学完全缓解者的预后是极好的，化疗完全没有反应者预后最差，对其处理难度很大。显然，化疗效果的好坏是决定患者预后的最重要因素。

目前，很多权威性资料都将新辅助化疗列为局部晚期乳腺癌患者的常规治疗措施，即使手术可以切除的病例也常要进行新辅助化疗，当然，不能直接手术的病例更应进行新辅助化疗。局部晚期患者一线化疗有效后，国内进行根治术的并不少见，甚至有扩大根治术者；但国外资料认为，除极少数患者可能还需要进行根治术外，一般仍以进行改良根治术或保乳治疗为宜，过大的切除范围并不能进一步提高长期生存机会。另外值得注意的是，对新辅助化疗效果比较好的局部晚期乳腺癌患者不进行手术而只用放疗作为局部治疗唯一措施的研究也不少，而且有很多研究证明这样治疗后的局部复发率并不比手术患者高。因此，对这样的患者也可以用根治性放疗替代手术治疗。

对一线化疗无效的患者处理起来比较困难，要根据不同情况进行相应处理。可以手术者一般可以立即进行根治性手术，不能手术的患者应尽可能寻找与一线药物交叉耐药少的二线化疗方案进行化疗。二线化疗有效者可以考虑在化疗充分发挥疗效后（即病灶不再继续缩小）再进行根治性手术，过早手术而盲目地进行术后化疗未必合理。对上述两类一线化疗无效者是否要进行术后辅助化疗和怎样进行辅助化疗，目前还没有统一意见，但至少不应再沿用术前的无效方案。二线化疗无效者可以通过放疗控制局部病灶后再考虑手术，或者只采用根治性局部放疗。对这类化疗耐药患者应用目前常规方案进行术后化疗的价值可能并不大,因为她们很难从这些化疗方案中获得实际益处。

此期患者放疗一般是常规措施,而且即使在保乳手术的患者也要进行锁骨上区的照射,这是与早期乳腺癌保留乳房不同的。放疗可以降低局部复发率,进而提高患者的信心和生活质量。

如果患者直接进行手术而没有进行过新辅助化疗,那么术后应采用高效术后辅助化疗方案进行辅助化疗。另外,凡肿瘤雌激素受体或孕激素受体阳性或不明的患者应当口服5年TAM。

(二)炎性乳腺癌的临床特点和综合治疗

在局部晚期乳腺癌中,炎性乳腺癌因来势凶猛、发展迅速、预后险恶而堪称魁首。对于这种乳腺癌的临床特点和诊治,国内还存在很多误解。该病并非独立的病理学类型,多以短时间内出现1/3以上乳房皮肤红肿作为临床诊断标准。皮肤红肿的原因一般认为是皮下淋巴管发生广泛的癌栓致使淋巴回流受阻,皮肤水肿,组织张力升高,毛细血管受阻扩张而大量充血。皮肤红肿、皮温升高、乳房疼痛和病变范围的迅速扩展,都使本病与急性乳腺炎极为相似。少数情况下,本病还可以发生在妊娠、哺乳期,并可以出现一定程度的发热,这是其更容易误诊为急性乳腺炎。

炎性乳腺癌约占全部乳腺癌的5%,男性少见。各年龄均可发病,平均发病年龄为52岁,1/3为绝经前患者,约1%发生在妊娠、哺乳期。炎性乳腺癌最具特征性的临床表现是皮肤改变,其颜色自粉红至深紫不等,一般病程越晚,颜色越深。患处皮肤温度常高于对侧相应部位,并因水肿而增厚变硬,失去弹性,可以成橘皮样改变。轻轻触摸常可以分辨出受累皮肤和正常皮肤间的界限。在炎性乳腺癌中,约半数患者伴有肿物,有时还可以出现皮肤卫星结节。癌肿常巨大而漫无边界,可能与肿瘤向周围组织广泛浸润和皮肤大面积增厚、僵硬以致严重妨碍了对肿物触诊的准确性有关。乳房可以明显肿胀,向深处触摸时常会有一种全乳房均已受累的感觉。约1/4患者有乳房和乳头疼痛。还有人会出现乳头内陷、瘙痒、溢液、结痂和干裂。病情进一步发展,很快会出现皮肤破溃。在炎性乳腺癌患者中,约有90%会出现腋窝淋巴结肿大,当淋巴结周围的腋神经、血管受累时,会出现腋窝部疼痛和上肢水肿。约1/3炎性乳腺癌患者就诊时已经出现明显的远处转移灶,并可以出现相应的临床表现,如骨痛、腹泻、腹胀、咳嗽、咯血等。对炎性乳腺癌患者进行对侧乳房检查和监测也十分重要,因为就诊时5%左右的患者实际上双侧乳房都已有水肿,而异时性双侧乳腺癌的发生率可达约30%。幸好对侧乳腺癌的出现一般并不会对炎性乳腺癌的恶劣预后雪上加霜。

从病理学的角度看,炎性乳腺癌并不是单独的一个病种,其病理类型与其他乳腺癌并无不同,多数情况下肿瘤细胞分化较差。皮肤淋巴管受累虽是炎性乳腺癌的特征性病理学表现,但一般认为,只要皮肤红肿面积达到1/3,没有淋巴管受累的病理学征象仍然可以诊断为炎性乳腺癌,而且不论是依临床标准还是依病理学标准诊断的炎性乳腺癌,其病情进展速度都十分迅猛,预后极为险恶。炎性乳腺癌多数为激素受体阴性肿瘤,这可能是其预后普遍较差的原因之一。与其他类型乳腺癌一样,激素受体阳性炎性乳腺癌的总体预后也显著优于受体阴性者,同时,前者应用内分泌治疗还可能有助于减缓病情进展速度。因此,应当尽一切可能获得肿瘤受体状况资料。

炎性乳腺癌是一种明确的全身性疾病，就诊时没有明显全身性转移灶的患者往往也存在可以迅速恶化的亚临床转移灶，其恶劣预后与一些迅速进展的临床Ⅳ期乳腺癌相差无几。目前较为常见的治疗组合是全身性治疗（化疗、内分泌治疗）→局部治疗（单独放疗或手术＋放疗）→全身性治疗（化疗、内分泌治疗）。手术常选用乳腺单纯切除＋Ⅰ级腋窝淋巴结切除，有时也应用改良根治术。既往经常对炎性乳腺癌患者直接进行局部治疗（包括手术和放疗），结果患者的中位生存期只有 18 个月左右，5 年生存率不足 5%。目前认为，炎性乳腺癌未经有效的新辅助治疗而首先进行手术切除非但不能增加治愈可能，还有可能促进癌细胞的全身性扩散；而且手术后局部复发率也极高，即使使用根治术也会有半数以上的患者很快出现复发。目前，手术只是作为综合治疗中加强局部控制效果的一种手段，其价值除进一步降低局部复发机会以外，更重要的是避免或减少局部的残留肿瘤细胞进一步播散。放疗也是控制局部病灶的一种手段，但在多数情况下，单独依靠放疗实现局部控制似乎不甚可取。其原因有二：首先，单独应用放疗控制局部病灶所需时间较长，这样在需要进行术后治疗的患者有可能延误辅助性全身治疗的时机；而炎性乳腺癌与其他类型的乳腺癌一样，是以全身性转移为主要致命危险的，因此，作为全身性治疗主要手段的化疗更具重要性。其次，单独应用放疗控制局部病灶也必然意味着会出现相对明显的骨髓抑制，这可能会在辅助化疗中影响一些强烈方案化疗剂量强度的维持。

炎性乳腺癌也可以考虑将术前放疗和化疗同时应用，但单独应用化疗似乎更为可取。因为这样可以准确地判断化疗的确切效果，有利于合理调整化疗方案，包括后继（即手术后或放疗后）化疗方案的调整；另外，由于放疗和化疗都有抑制造血功能的不良反应，两者共用势必影响化疗的剂量强度，从而延误对致命性全身转移灶的控制。目前认为，以新辅助化疗为初始手段的综合治疗是炎性乳腺癌最为合理的治疗策略，约 1/3 的患者可以获得 5 年无复发生存，将近半数患者可以突破 5 年生存关，局部复发率也降到了 1/3 以内。化疗方案一直在探索改进之中。既往的研究表明，炎性乳腺癌对化疗有较大的耐受性，治疗效果往往不如其他晚期乳腺癌，其中疗效较好的方案一般都包含蒽环类药物。很多临床研究都发现，对化疗的反应性是该病重要的，甚至是首要的预后因素。改善化疗的有效性将是提高生存率和降低局部复发率的主要途径。也有学者试图以内分泌治疗作为炎性乳腺癌的先导治疗手段。对激素受体阳性的肿瘤，内分泌治疗可能会使局部肿瘤缩小。但由于多数炎性乳腺癌进展均十分迅速，临床上往往优先选用化疗，所以从内分泌治疗开始的综合治疗策略对患者生存率的影响究竟如何，目前还没有充足的研究资料。

四、乳腺癌局部复发的临床特点和综合治疗

局部复发一般是指在手术侧的乳房、胸壁、腋窝淋巴结的复发。在国外资料中，往往把初次治疗后发生的同侧锁骨上淋巴结转移也归入局部复发之列，这与 2003 年新的分期标准是一致的，但在目前广为采用的 1997 年的分期标准中，同侧锁骨上淋巴结转移已经是全身性转移的范畴了。

（一）局部复发的影响因素

乳腺癌手术之后的局部复发与很多因素都有关系，其中初诊时乳腺原发灶的局部侵犯情况和腋窝淋巴结受累情况是最重要的影响因素。目前文献报道的局部复发率一般在5%～30%，腋窝淋巴结有多个转移者的局部复发率可达腋窝淋巴结无转移者的3倍以上，肿瘤最大直径达到5cm以上者的局部复发率也可以达到肿瘤不超过2cm者的数倍。局部复发多在初诊后2年出现，不过初次治疗数年后发生局部复发的情况也不少见。复发的征象很多，包括前胸饱满或结节、胸骨旁皮下无痛肿块、腋窝深处肿块、锁骨下区肿块、锁骨上窝淋巴结肿大和上肢水肿等。

局部复发灶有些可以用超声、乳房X线等手段检查出来。由于位置较深，腋窝淋巴结和锁骨上淋巴结复发在早期很难摸到，但超声却往往可以在复发灶很小时就能探查到或怀疑到。保留乳房治疗后患侧内的孤立复发灶也常可以在很小即被乳腺钼钯X线检查所捕捉，此时可能还没有临床可以触及的肿块。患者的自检和医生的体格检查也是发现病灶的重要手段，其中胸壁的复发灶几乎都是由患者和医生检查首先发现的。因此，乳腺癌治疗之后进行及时、规律的随访复查对于早期发现和及时处理复发灶是很有价值的。需要指出的是，一旦发现任何复发灶，都应当进行系统的全身性检查，明确是否同时存在其他病灶，尤其是远处转移灶。这不仅对明确局部复发的程度很重要，也是区分单纯局部复发与全身性转移的必要步骤。

（二）根治性手术后局部复发的特点与治疗

根治性手术后局部复发的最常见部位是胸壁的皮瓣下，并且经常在切口瘢痕处。这虽然可能是局部切除和放疗没能彻底控制局部癌细胞的结果，但也有其他解释。有学者发现，对乳腺癌治疗后出现广泛远处转移者进行尸体解剖时经常可以在其胸壁发现隐匿性的复发灶，而没有出现远处转移的患者则很少出现这种情况。因此，人们猜测，胸壁的复发灶可能仍然是血液内的癌细胞发生局部转移的结果，因为术后胸壁在愈合过程中要产生大量的生长因子，于是构成了适合癌细胞停留和生长的特殊环境。虽然这种猜测还没有十足的证据，但它却与一种现象十分吻合。就目前资料表明，根治性手术以后的局部复发很少是真正的局部复发，而常是全身转移的前奏。统计发现，局部复发和全身转移出现的中位时间间隔约为15个月，或者说，局部复发后50%的患者会在15个月内出现全身转移灶。有很多因素可以影响局部复发与远处转移的时间间隔，原发癌分期越高，这一时间间隔也就越短；而且初次治疗后局部复发出现得越早，这一时间间隔也越短。不过，有时胸壁的孤立复发灶也可以长期没有远处转移灶出现，这提示这种复发更可能是真正意义上的局部复发。

对于根治性手术治疗后的局部复发，一般要根据病灶侵犯的范围和发展的速度决定治疗手段。凡可以手术切除的病灶，一般都考虑手术切除，之后往往要进行放疗。切除后的病灶应当尽可能详尽地进行预后和治疗反应性指标的检测，以使后续的全身性治疗更能有的放矢，避免盲目性。有时局限于胸壁切口瘢痕下的复发灶也可以考虑仅进行局部扩大切除，尤其是初次手术切除不彻底，局部皮瓣较厚的患者；因为这种复发灶可能不是全身转移的一部分，也可以考虑进行一次腋窝淋巴结清扫。初次治疗后2年以内发生的局部复发和任何时候出现的广泛复发（例如胸壁和腋窝同时出现复发），往往都预示着已经存在或即将发生全身性转移，应当考虑进行联合化疗，尤其是以前没有做过化疗的患者。发生锁骨上淋巴结转移的患者也应考虑进行全身治疗。

（三）保乳治疗后乳房内复发的特点和治疗

保乳治疗后局部复发有两种类型。一种是真正的局部复发，也就是原有病灶的复发。这种复发往往发生在原瘤床附近，其病理类型也与原病灶相同，并且在很多情况下，这些复发病灶的影像学特点也与原病灶相同，包括恶性钙化点的特征等；另一种是乳腺内新病灶的生成。这种病灶可以发生在保留乳房内的任何部位，其中发生在原瘤床附近者是难以与真正的复发灶相鉴别的，但远离瘤床的病灶则多属于新发病灶。新发病灶在病理学类型和影像学特征上既可以和原始病灶相似，也可以与之有很大区别。目前的随访统计表明，保乳治疗 8 年后在瘤床附近很少会出现复发灶，而在保乳治疗后 5 年内其他部位则很少出现新病灶。真正的复发主要发生在手术后数年内，而新病灶的发生则会长期保持一种很稳定的低水平的发生率。很显然，对于那些生存时间比较长的群体（如年轻妇女），保乳治疗后乳房内各种“复发”灶的发生危险必然比生存时间短的人群大。

保乳治疗后乳房内的复发与根治性手术后的胸壁复发是很不一样的，因为很多时候这种复发都不是全身性转移的一部分，而只是一个局部问题。不过，目前已经有大规模研究提示，与同样治疗后不发生局部复发者相比，那些发生局部复发的患者总体的全身性转移机会还是要高一些；这可能是因为发生局部复发的患者肿瘤的侵袭性有可能要强一些，发生全身转移的机会也就会更高。但这并不意味着这些患者当初进行保乳治疗一定是个错误的选择，更不意味着保乳治疗缩短了这些患者的生存期，因为目前大量的长期随访资料证明，保留乳房患者发生全身性转移的机会以及生存机会与根治性手术治疗的患者是相同的。一般来讲，其他部位没有发生复发转移时，保乳治疗局部复发的预后总体要比根治性手术后复发好。这样的复发患者用根治性手术进行挽救治疗，往往可以获得 50%左右的长期无复发生存率，甚至有报道这种患者进行根治性手术之后的 5 年生存率可以高达 80%以上。随着初次治疗的进步，保乳治疗后乳房内复发的危险在进一步下降，这样治疗下的复发仍属单纯局部问题的机会也因此越来越小。当然，局部复发与远隔部位转移可以在相同或不同时间出现，同时出现者约占全部复发患者的 5%～10%。因此，与其他任何出现复发的患者一样，发现乳腺内复发灶时，也应进行系统的全身性检查。另外还有 5%～10%的复发灶局部侵犯已经很严重，无法直接进行手术治疗，或者同时存在区域淋巴结的复发。这些重症复发患者中单独表现为皮肤复发的患者和呈现炎症样改变的患者预后都非常差，与根治性手术以后出现的广泛而迅速扩散的胸壁复发很相似。虽然目前对保乳治疗复发的患者是否应用化疗还没有明确的意见，但那些复发灶较大或多发者，尤其是其中以前没有应用过化疗的患者还是可以考虑化疗的。

与这些不可手术的复发相反，影响可手术局部复发患者预后的因素目前还不是很清楚。但已经明确，复发灶的病理学类型对预后影响很大，其中的导管原位癌和只有局灶性浸润的导管原位癌预后最好，进行根治性手术后几乎不会再复发；而浸润癌或者以浸润癌为主的复发则有近 40%的可能会在根治性补救手术以后再次发生复发或转移。按发生机会由大到小，这种再复发或转移的部位和类型依次是胸壁、腋窝淋巴结、远处转移以及淋巴结和远隔部位同时转移。其他因素的预后价值还没有一致意见，一般认为原发肿瘤比较大，初诊时分期比较晚，复发肿瘤比较大，复发灶累及皮肤，同时存在腋窝淋巴结复发，初次治疗与发生复发的时间间隔比较短都可能与预后不良有关。但初次治疗时淋巴结有转移并非标志着复发癌经过根治性补救手术后预后会很差。另有研究认为远离原发灶所在部位的复发预后要好些。

(四)局部复发的全身性治疗

对局部复发患者多数都要考虑进行某种形式的全身治疗,但在这方面目前并没有充足的临床研究资料。从理论上讲,对乳腺癌局部复发如果考虑进行化疗,那么在获得病理学诊断依据以后先进行化疗应比手术后再开始化疗更加合理。因为化疗往往是由于估计这种情况很可能是全身转移的一部分或可能已经存在亚临床的全身性转移而进行的,所以治疗的最重要目的莫过于推迟或避免致命部位转移的发生,而乳房或胸壁等非致命部位复发病灶清除的早晚并非很关键的问题。因此,尽早开始全身性治疗,确切评价全身性治疗措施是否有效,并坚持应用有效的全身性治疗措施,在理论上应比把局部病灶清除后再进行盲目化疗更合理。但目前还没有规范的临床研究评价先化疗与后化疗对预后影响的差别。不过,目前从早期乳腺癌到转移性乳腺癌的研究都认为,在需要化疗的患者,把化疗安排在局部治疗之前至少不会牺牲患者的生存机会。局部复发癌的化疗方案也没有一致的推荐意见,这与初治患者术后辅助化疗也很不同。在临床实践中,可以结合既往辅助化疗方案和无复发时间间隔选择方案。内分泌治疗在局部复发的处理中也没有很规范的研究资料,但内分泌治疗在早期和转移性乳腺癌中的价值已经越来越受到重视。因此,局部复发癌至少可以像初次治疗术后辅助应用 TAM 一样,在局部治疗和化疗之后酌情应用内分泌治疗。

五、转移性乳腺癌的临床特点和综合治疗

转移性乳腺癌即Ⅳ期乳腺癌,是指出现了远隔部位转移的晚期乳腺癌,用目前的临床治疗方法,这样的乳腺癌一般是不能治愈的。

(一)转移性乳腺癌的预后影响因素

乳腺癌治疗之后要进行随访复查。这种随访复查的目的首先是获得治疗后生存情况的指标,以评价疗效;其次是及时发现和记录患者的复发情况,争取补救治疗的主动性;另外,早期发现和治疗保留乳房内及对侧乳房内的新发病灶也是随访复查工作的重要组成部分,而且因为患者的新发肿瘤若得到及时控制,便可以避免其对生命构成威胁,所以及时发现和处理这些情况甚至比早期发现复发转移更能避免生命损失。在复发和转移中,单纯局部复发的预后又较全身性转移要好。合理的全身性治疗方法有可能在有效控制局部复发的同时避免或延缓全身性转移的发生,因此,局部复发的及时发现和处理也很有实际意义。在常见的全身性转移中,不同部位的转移灶预后也有区别。一般来讲,中枢系统的转移预后非常差,肝脏转移也比较恶劣,肺转移可能预后稍好,一般的骨转移、淋巴结和软组织的转移预后相对较好。对于预后很差、治疗比较难以奏效的转移,早期发现的价值一般不如那些预后比较好、比较容易为全身性治疗(尤其是内分泌治疗)所控制的转移;因为这些预后相对比较好的病灶一旦被发现,往往可以有比较充足的时间找到有效的全身性治疗措施,于是可以相对长期地控制肿瘤发展。其中内分泌治疗措施尤其值得重视。合理的内分泌治疗可以延长患者的生命,包括延缓致命性的内脏转移的发生与发展,更可以通过大幅度缓解肿瘤本身造成的痛苦来提高患者的生活

质量,同时治疗本身又不会给患者带来新的痛苦。

影响转移性乳腺癌预后的因素还有很多,包括从初次治疗结束到出现转移的无复发时间间隔的长短、患者的一般状况、既往治疗的疗效和本次全身性治疗的疗效等。

(二)转移性乳腺癌的治疗原则

转移性乳腺癌的治疗一直是肿瘤研究的热点。目前认为,从整体上讲,转移性乳腺癌治疗最有把握的目标还是缓解由于肿瘤发展造成的各种痛苦,保证一定的生活质量,并争取提高生活质量。这也正是目前对这类患者治疗中公认的首要目标。

近年,大量的临床研究和探索也带来一些令人鼓舞的结果,尤其是最近若干年人们发现了一些新的治疗措施,使转移性乳腺癌治疗手段的选择余地有了空前的改善。多种治疗方式的对比发现,在规范应用一些治疗新措施后,少数患者可以在保证相当水平生活质量的前提下延长一定的生存时间。因此,在保证一定生活质量的首要目标之后,延长生存时间已经成为乳腺癌患者的又一现实追求。目前一般认为,在常规临床实践中,以显著的治疗毒性换取短暂的肿瘤缩小往往得不偿失,因为多数情况下,这种治疗的最终结果都是患者生活质量的显著下降,而患者整体的生存期却不会显著延长,或者延长很有限。这种急功近利的行为在以前是十分普遍的,与当时人们的认识水平有关,无可厚非;但目前在常规临床工作中则不宜鼓励,除非是在进行探索。事实上,转移性乳腺癌的化疗是姑息性化疗,在同样药物组合下,转移癌化疗方案的剂量大小常要比术后辅助化疗低,而不是高;因为术后辅助化疗的目的是为了增加治愈机会,只要事实证明高强度的化疗方案可以获得更好的长期生存机会,那么付出一定的不良反应代价是值得的。这与转移性乳腺癌是完全不同的。当然,临床探索是必要的,而且目前国际上也鼓励进行有组织的、规范的临床探索,不仅对转移癌如此,对其他期别的乳腺癌也是如此。

1.转移性乳腺癌的内分泌治疗原则

(1)为达到上述治疗目的,必须根据转移性乳腺癌的生物学特点和具体治疗措施的价值、治疗的不良反应决定治疗的取舍和搭配。与以往大力提倡用化疗作为全身性治疗主要手段的做法不同,有人提出全身性治疗中应当执行“内分泌治疗优先”的原则,这一原则正在越来越多地得到人们的认同,原因如下。

1)内分泌治疗自身的不良反应相对较小,不但在治疗有效时可以保证很好的生活质量,即使治疗无效也不至于因为治疗本身而显著降低患者的生活质量,这样就为后续有效的治疗措施保留了生活质量的资本。

2)内分泌治疗的疗效维持时间较长,故一旦有效便可以相对长期地维持高水平的生活质量。一般来讲,化疗有效后可以维持 8～12 个月左右,而内分泌治疗有效后往往可以维持 12～16 个月的疗效,甚至有很多患者可以多年维持疗效。已经有研究证实,内分泌治疗有效患者的生存期也至少不短于化疗有效患者。

3)内分泌治疗后病灶稳定也可以取得与病灶缩小相似的生存期,这也与化疗不同。

4)目前,内分泌治疗手段已经相当多样,而且还没有发现内分泌治疗会像化疗一样有多药耐药的现象,甚至在同一大类内分泌药物之间(如甾体类和非甾体类芳香化酶抑制剂之间)也没有完全的交叉耐药现象;因此,内分泌治疗的选择余地也是相当大的。这也为内分泌治疗优先原则提供了依据。

5)新近开发的一些内分泌治疗药物较之既往药物不仅不良反应更轻,而且还可以较为可观地延长生存期。这种兼有高效与低毒两种优点的治疗方式在肿瘤临床中是极其珍贵的。

6)一般来讲,内分泌治疗手段的应用也要较化疗简单得多,而且在很多情况下也较为经济。

(2)"内分泌治疗优先"的内容至少包括以下几个方面。

1)在可能的情况下要早期应用内分泌治疗,这样更有利于维持生活质量,不要在化疗反复应用无效后才考虑应用内分泌治疗。因为反复化疗无效后,由于肿瘤本身和化疗的双重影响,患者的体质往往已经十分虚弱,有时其重要器官的功能也已经出现严重障碍,此时即使内分泌治疗取得一定疗效也难有很高的生活质量。

2)在化疗和内分泌治疗同样可能有效的情况下,可以优先考虑试用内分泌治疗。

3)不论是在化疗后还是一开始就应用,内分泌治疗都不应初尝即止,而是有多次试用的机会。

目前,转移癌的内分泌治疗至少有三线之分。一般主张以抗雌激素治疗(如 TAM)为一线内分泌治疗,不论是绝经前还是绝经后,也不论是初治还是复治患者,甚至包括复发前 1 年内未用过 TAM 者,尤其是曾经对 TAM 有效者,因为这些患者仍然可能对 TAM 有反应,与近期曾经应用 TAM 者不同。二线治疗目前一般主张进行雌激素去除,其中绝经前患者针对其垂体-卵巢轴活跃的雌激素产生,可以用手术、放疗或黄体生成素释放激素(LHRH)类似物进行卵巢去势。这种措施不仅本身可以有相当的疗效,而且还为在适当时候联合应用其他一些内分泌治疗措施创造了条件。绝经后妇女体内的雌激素主要来源于卵巢之外一些组织的雄激素芳香化过程,因此,对她们的二线治疗往往以高选择性的芳香化酶抑制剂最为合理。与激素添加治疗和非选择性抑制芳香化酶的氨鲁米特(氨基导眠能)相比,高选择性芳香化酶抑制剂不仅不良反应轻,而且还可能延长患者的生存期。有研究证实,应用阿那曲唑比应用甲地孕酮延长 4.2 个月的中位生存期(26.7 个月:22.5 个月)。雌激素、孕激素、雄激素添加疗法和氨鲁米特一般可以放到三线或四线,其总体有效率比较低,而且不良反应比较重、比较常见。新近研究证实,在绝经后转移性乳腺癌,选择性芳香化酶抑制剂用于一线治疗也可以获得不亚于,甚至优于 TAM 的疗效,而总体耐受性则与 TAM 一样好。

化疗与内分泌治疗联合应用既可能出现疗效相加,也可能出现不良反应相加,或者出现疗效的互相干扰。目前还没有证据说明将两者同时应用可以提高疗效,而序贯应用中还是以先内分泌后化疗最有利于提高生活质量,同时也不会降低生存机会。

2.转移性乳腺癌的其他治疗原则　转移性乳腺癌的化疗本身还是有其不可替代的价值的,其短期即可见效和对快速增长肿瘤更易见效的特点使其在症状严重和进展迅速的肿瘤中占有首要地位。近年,转移性乳腺癌的化疗已经发生很大变化,在蒽环类药物之后,紫杉醇、长春瑞滨、卡培他滨(希罗达)、吉西他滨(健择)等药物相继问世,使对蒽环类耐药的转移性乳腺癌有了很多治疗方法,其中一些治疗措施还在原有治疗基础上延长了患者的生存时间。目前一般推荐,转移性乳腺癌以蒽环类药物方案、CMF 及相关方案、紫杉类药物方案为一线化疗,一线化疗失败患者可以以其他一线药物等为二线治疗。对于治疗有效的患者,新近研究认为应尽可能在可耐受的前提下较长时间应用化疗,以最大限度控制病灶和延长患者的生存时间。

手术、放疗等局部措施在转移性乳腺癌中主要用于获取诊断指标和迅速解除局部危急情况。双磷酸盐类(如帕米磷酸二钠)对于缓解骨痛和预防骨转移的相关并发症也有很好的作用。当然,在治疗措施不能缓解痛苦的情况下,按医嘱和三阶梯原则应用各种止痛措施也是必要的,包括疼痛剧烈时规范应用吗啡类药物。

随着内分泌治疗优先等新的治疗理念的应用,转移性乳腺癌患者的生活质量已经发生了明显改善,一些研究机构还发现转移性乳腺癌患者的中位生存期也在逐渐延长,而且这种变化还有越来越显著的趋势。这说明这些新的治疗理念和新治疗措施的规范应用不仅没有让患者付出生存机会减少的代价,反而在改善生活质量的同时使患者获得了更多的生存机会。

(王宝珏)

第五章 腹部肿瘤

第一节 腹部肿瘤的病理学诊断

一、胃部肿瘤

(一)胃间叶组织肿瘤

1.胃肠间质肿瘤(GIST)

【临床要点】

本瘤多见于中老年人,男性稍多于女性,若系年轻女性,则应检查 GIST 是否同时合并肺软骨瘤和功能性肾上腺外副节瘤(Carney 三联征)。临床上,患者可有腹痛、上消化道出血、梗阻、腹部包块等症状和体征。本瘤生物学行为均为恶性,但恶性程度有所不同。

【病理变化】

(1)肉眼:肿瘤直径 3~15cm 不等,位于胃黏膜下、肌壁或浆膜,境界清楚,无包膜,切面灰白,可黏液变。

(2)镜下:①瘤细胞形态多样,主要由长梭形细胞组成,常有雪茄型细胞核,也可见上皮样细胞(多边形,胞质宽大可有空泡,核圆形或卵圆形)及印戒样细胞,部分病例以上皮样细胞为主,或为混合型。②排列方式,梭形细胞以编织状、束状排列为主,有时见栅栏状排列,可继发黏液样变性;上皮样细胞排列成巢片状,常常伴有一些围绕血管的排列。③间质瘤的诊断可以根据肿瘤大小、有丝分裂活性及发生部位,将其分为不同程度的危险性。

【特殊检查】

①免疫组化:CD117、DOG1,CD34 阳性,SMA 和 S-100 蛋白可呈阴性或灶性阳性。②电镜:有许多原始的互相聚集的圆形、卵圆形细胞增生,胞质内有散在的线粒体、突出的高尔基体和成熟的粗面内质网;部分瘤细胞显示肌细胞分化,出现胞质内微丝,伴有致密体、包膜致密斑和不连续的基膜等超微结构特征。

【鉴别诊断】

需与胃平滑肌瘤、胃神经鞘瘤及平滑肌肉瘤等鉴别。

2.平滑肌瘤　少见，以往报道的胃平滑肌瘤多为间质肿瘤，鉴别有赖于免疫组化。

3.平滑肌肉瘤

4.血管球瘤

【临床要点】

胃血管球瘤极少见，以50岁以上者居多，最常见于胃小弯，临床上可引起上消化道出血、腹痛等症状。

【病理变化】

(1)肉眼：①胃壁内单个结节，位于黏膜下及浆膜下。②境界多清楚，直径1～4cm。③切面色泽不定，软硬不等，少数可有钙化。④表面胃黏膜可有溃疡形成。

(2)镜下：①肿瘤主由血管和特殊的血管球细胞构成。②血管球细胞大小一致，境界清楚，核圆浓染居中，胞质淡染，嗜酸性、中性或透明不等，三五成群，围绕血管形成小巢。③血管多为毛细血管，数目不一，局部可呈血管瘤改变。④肿瘤无纤维性包膜，但其周边的平滑肌组织可形成假包膜，并向内伸展将肿瘤分割成不完全小叶状。⑤间质中可见少量的嗜银纤维、胶原纤维、神经纤维，可发生玻璃样变、钙化及骨化。

【特殊检查】

嗜银染色：纤细的嗜银纤维围绕血管球瘤细胞的小巢，偶尔围绕单个瘤细胞。免疫组化：瘤细胞表达Vim、actin，偶可表达Des。

5.淋巴瘤　消化管道的淋巴瘤以胃最常见，占结外非霍奇金淋巴瘤的20%～50%。胃淋巴瘤多为黏膜相关淋巴组织淋巴瘤(MALT淋巴瘤，B细胞性)，与幽门螺杆菌感染相关。T细胞性淋巴瘤少见。

【临床要点】

中老年多见，临床症状与胃癌相似。

【病理变化】

(1)肉眼：分五型。①溃疡型。②浸润型。③多发结节型。④息肉状或蕈状型。⑤混合型。

(2)镜下

1)MALT淋巴瘤：①有反应性滤泡存在，瘤细胞位于滤泡边缘区和滤泡间区。②瘤细胞主要为中心细胞样细胞(CCL)，其间有小淋巴细胞、浆细胞。此外，可见散在的转化母细胞及浆细胞分化。③有淋巴上皮损害：即有3个或3个以上淋巴细胞侵入腺体上皮细胞间并造成上皮细胞变形或取代邻近的上皮细胞，部分破坏腺体。④肿瘤细胞可侵犯淋巴滤泡。

免疫组化：瘤细胞表达B细胞标记物，κ、λ为克隆限制性表达。

2)套细胞淋巴瘤：多同时累及脾脏及小肠。肠道表现为多发性淋巴瘤性息肉病。组织学与淋巴结发生的套细胞淋巴瘤相似，弥漫的单型性淋巴瘤细胞浸润，细胞较小，胞质较少。免疫组化：瘤细胞表达B细胞标记物，CD5、cyclinDl(+)。

3)弥漫大B细胞性淋巴瘤：可为原发性或由低度恶性MALT淋巴瘤转化而来。滤泡外见成团成片转化母细胞，主要为中心母细胞样细胞，可见浆母细胞和多核瘤巨细胞。有些病例可见由较大转化细胞形成淋巴上皮损害。

4)T细胞性淋巴瘤：罕见。免疫组化：T细胞性淋巴瘤则CD3、CD45RO阳性，B细胞标记物阴性。

【鉴别诊断】

①弥漫大B细胞淋巴瘤需与原发性胃肠霍奇金淋巴瘤鉴别。②MALT淋巴瘤需与慢性炎症和良性淋巴组织增生鉴别。③淋巴上皮病变需与淋巴细胞性胃炎鉴别。

6.其他恶性间叶组织肿瘤 其他恶性间叶组织肿瘤包括髓外浆细胞瘤、血管内皮瘤、卡波西肉瘤、纤维肉瘤、恶性纤维组织细胞瘤、横纹肌肉瘤、腺泡状软组织肉瘤等，均少见。

7.其他良性间叶组织肿瘤 包括脂肪瘤、血管瘤、淋巴管瘤、良性间叶瘤、畸胎瘤等，均少见。

（二）胃神经组织肿瘤

胃神经组织肿瘤较少见，其中以神经鞘瘤和神经纤维瘤较多。

1.神经鞘瘤

【病理变化】

与软组织神经鞘瘤相比有以下特点：①境界清楚但无包膜。②肿瘤周边常有丰富的淋巴细胞袖套状集聚。③梭形瘤细胞排列成交叉束状，间质稀疏，而栅栏状排列不明显。④出血、坏死、囊性变等继发性病变极少见。

【特殊检查】

①免疫组化：S-100蛋白、GFAP阳性，CD117、SMA阴性。②特殊染色：PAS结晶物阳性。

【鉴别诊断】

①平滑肌瘤。②胃间质瘤。

2.神经瘤 神经瘤见于胃和十二指肠慢性溃疡底部的瘢痕内。

（三）胃瘤样病变

1.炎性纤维样息肉

【临床要点】

①可发生于胃肠道任何部位，但以胃特别是胃窦最常见。②通常最先表现为腹部绞痛和幽门梗阻。③外周血嗜酸粒细胞数正常。

【病理变化】

(1)肉眼：多发生于胃窦部，半球形或息肉状，隆起于黏膜表面。

(2)镜下：①早期见大量疏松结缔组织增生，伴嗜酸粒细胞及新生毛细血管。②典型病例形成肉芽肿样结构，其内含许多腔小、增生的薄壁血管，血管周围的纤维母细胞及纤维细胞常呈同心圆状排列(葱皮样结构)。③纤维母细胞增生可呈漩涡状或车辐状排列。④部分病例可有较多嗜酸粒细胞浸润。⑤晚期大量胶原纤维形成，嗜酸粒细胞减少、消失。

【鉴别诊断】

①纤维组织细胞瘤。②胃硬癌。③神经鞘瘤。④神经纤维瘤。

2.浆细胞肉芽肿

【病理变化】

①多种炎症细胞、新生血管、纤维细胞构成炎症背景。②大量成熟的浆细胞往往呈线状排列,可见拉塞尔小体。

【鉴别诊断】

髓外浆细胞瘤。

3.良性淋巴组织增生

【临床特点】

男性多见,多有慢性胃溃疡病史。

【病理变化】

(1)肉眼:多有溃疡形成,溃疡边缘隆起,有的黏膜皱襞增粗,可形成肿块。切面显示增生的淋巴组织为灰白色,有光泽。

(2)镜下:①病变累及黏膜及黏膜下层,有时累及全层。②病变区内大量成熟淋巴细胞浸润,常伴具有生发中心的淋巴滤泡形成。③常混有其他炎症细胞。④典型慢性胃溃疡改变。⑤局部淋巴结常呈反应性增生。

【鉴别诊断】

胃淋巴瘤。

4.黄色斑/黄色瘤

【病理变化】

(1)肉眼:奶黄色斑块,多位于胃窦小弯侧,单发或多发。

(2)镜下:固有膜内见大量疏松而有序排列的泡沫细胞,细胞核小而规则,胞质含脂质。

【鉴别诊断】

免疫组化:泡沫细胞 CD68(+),PCK(-),胃镜活检尤其应注意与胃的印戒细胞癌相鉴别。

二、小肠肿瘤

(一)小肠上皮性肿瘤

Ⅰ.良性上皮性肿瘤及瘤样病变

1.炎症性息肉　炎症性息肉包括克罗恩病相关的炎性假息肉、黏膜下垂性息肉、黄色瘤、非特异性炎性息肉、炎性纤维性息肉等。除克罗恩病相关的炎性假息肉外,其他小肠炎症性息肉较其他部位少见。

2.小肠腺瘤

【临床要点】

大多发生于十二指肠壶腹部及其周围区。男性患者占绝大多数。

【病理变化】

分为管状腺瘤、绒毛状腺瘤和管状,绒毛状腺瘤,参阅胃、大肠等章节。镜下和大肠腺瘤相比有如下特征：①有更多的绒毛状和管状-绒毛状结构；②含大量的杯状细胞，部分病变区域含潘氏细胞和内分泌细胞。腺瘤恶变的情况尚存争议。

Ⅱ.小肠恶性上皮性肿瘤

腺癌

【病理变化】

不同点为：①肉眼，十二指肠腺癌多为息肉型或溃疡型，而空肠和回肠腺癌多较大，为缩窄型，发现时多已侵及浆膜层。②小肠腺癌有较高比例的低分化腺癌。

【特殊检查】

小肠腺癌：50% CK7(+)，40% CK20(+)，P504S(－)；大肠腺癌：CK7(－)，CK20(+)，CDX2(+)，P504S(+)，可用于鉴别原发性小肠癌和大肠癌的小肠转移。

其他类型的小肠恶性上皮性肿瘤包括腺鳞癌、鳞癌、髓样癌、具有管状、鳞状、神经内分泌分化的癌和未分化癌等。

Ⅲ.小肠神经内分泌肿瘤

小肠神经内分泌肿瘤包括原发于小肠的神经内分泌肿瘤(NETG1，G2)、神经内分泌癌(NEC)和混合性腺.神经内分泌癌(MANEC)。消化道的神经内分泌肿瘤主要发生在小肠(44.7%，主要在回肠)，其次分别是直肠、阑尾、大肠和胃。小肠上段神经内分泌肿瘤在整个消化道中发病率较低，主要是胃泌素瘤，其次有产生生长激素抑制素的神经内分泌肿瘤、副神经节瘤等。60%～75%的胃泌素瘤位于十二指肠，小肠下段(空肠下段和回肠)发生 NET 较多。

(二)小肠间叶组织肿瘤

小肠间叶组织肿瘤包括平滑肌瘤、脂肪瘤、血管肉瘤、间质瘤、卡波西肉瘤、平滑肌肉瘤等。

(三)小肠淋巴瘤

小肠原发性淋巴瘤不常见，但因小肠上皮和间叶源肿瘤均较少见，故淋巴瘤占小肠恶性肿瘤的比例较大(30%～50%)。多为 B 细胞淋巴瘤，最常见的是 DLBCL，其次分别为 MALT 淋巴瘤、Burkitt 淋巴瘤、套细胞淋巴瘤和滤泡性淋巴瘤等。肠病相关性 T 细胞淋巴瘤、单形性 CD56+T 细胞淋巴瘤极为少见。

(四)继发性小肠肿瘤

小肠继发性肿瘤较原发性肿瘤更为常见。与消化道其他部位相比，腹腔内外的原发恶性肿瘤更常转移到小肠。恶性黑色素瘤转移到小肠最为常见。

三、大肠肿瘤

(一)良性肿瘤及瘤样病变

良性肿瘤包括增生性息肉、锯齿状腺瘤、传统腺瘤及错构瘤等。炎性息肉为瘤样病变。

1.腺瘤

【病理变化】

(1)肉眼：分为息肉状和平坦或凹陷型。

(2)镜下:①组织学上分为管状腺瘤(又称腺瘤性息肉)、绒毛状腺瘤和管状-绒毛状腺瘤。②腺上皮排列拥挤,呈假复层排列,核浓染,核分裂象增多,黏液分泌减少,可见不完全成熟的杯状细胞。③根据上皮的异型性,分为低级别和高级别上皮内瘤变。④直径>2cm、广基、无蒂腺瘤有较强的恶变倾向。

【鉴别诊断】

①腺瘤性息肉要与增生性息肉、炎性息肉相鉴别。②上皮内瘤变要与癌相鉴别。

2.增生性息肉

【病理变化】

属于最常见的锯齿状病变之一,占75%。

(1)肉眼:常多发,圆形,直径0.5cm左右。

(2)镜下:①息肉由增大的规则的腺体隐窝构成,纵切面呈锯齿状。②增生延长的腺体可分支,扩张腔内充满黏液。③隐窝中、上部见许多成熟的杯状细胞,下部为柱状细胞,核分裂限于陷窝基底部。④表面上皮细胞下往往见一增厚的胶原平台。

【鉴别诊断】

应与腺瘤性息肉、锯齿状腺瘤、炎性息肉相鉴别。

3.无蒂锯齿状腺瘤/息肉　占所有锯齿状病变的15%~25%,认为是散发性结肠癌的癌前病变。

【病理变化】

结肠黏膜上皮隐窝拉长,锯齿状结构明显,腺上皮细胞一般无明显异型,但由于细胞增生区上移,导致隐窝非对称性构象出现(L型、T型等)。锯齿状结构则通常见于隐窝的底部。

4.锯齿状腺瘤

【病理变化】

属最少见锯齿状病变之一,占1%。肿瘤呈隆起状生长,复杂性的细绒毛状结构,绒毛表面被覆高柱状细胞,细胞核呈笔杆状,假复层排列,胞质嗜酸性,在绒毛结构的侧面出现异位或发育不良的隐窝结构。细胞的核分裂象较少。

5.炎性纤维样息肉

【病理变化】

(1)肉眼:息肉状,单发或多发。

(2)镜下:①息肉由大量纤维母细胞和丰富小血管组成,并伴多量嗜酸粒细胞及淋巴细胞、浆细胞浸润。②纤维细胞排列呈漩涡状或围绕血管呈同心圆状。③基质富含水肿黏液状物

6.家族性腺瘤性息肉病

【临床要点】

多见于青年人,大肠黏膜上出现100个以上的腺瘤息肉,有家族史。家族性腺瘤性息肉病伴发骨瘤、皮脂腺囊肿、皮样囊肿和软组织肿瘤时称为Cardner综合征;家族性腺瘤性息肉病伴发中枢神经恶性肿瘤时称为Turcot综合征。

【病理变化】

与一般腺瘤病变相似。

7.错构瘤性息肉/Peutz-Jeghers 综合征

【病理变化】

Peutz-Jeghers 综合征是一种遗传性的肿瘤综合征，临床表现为黏膜皮肤交界处的黑色素沉积，胃肠道出现多发的错构瘤性息肉。结肠错构瘤性息肉的轴心可见树枝样分支的平滑肌纤维，可将结肠的黏液腺分为小叶状结构。

8.幼年性息肉/幼年性息肉病　小儿常见，病变为息肉状，主要由扩张的黏液腺体构成，腺上皮为立方或柱状，无异型，固有膜的间质丰富、水肿，可有肉芽组织形成、炎细胞浸润等。

（二）恶性上皮性肿瘤

1.大肠上皮的癌前病变

（1）低级别上皮内瘤变（低级别异型增生）

【病理变化】

①细胞排列成腺管状、绒毛状。②细胞排列紧密，核增大变长，部分呈栅栏状，核未达到上皮细胞的表面。③细胞顶部可见黏液产物。④腺瘤一般具有低级别上皮内瘤变。

（2）高级别上皮内瘤变（高级别异型增生）

【病理变化】

①腺体卷曲或呈不规则分支、出芽或筛状结构。②细胞核增大、复层排列、移位或延伸到腺腔表面，深染或呈空泡状，有明显核仁，核分裂象易见。③上皮细胞的黏液分泌明显减少或消失，可伴坏死。④有时在高级别上皮内瘤变处还可见有局灶微小浸润，也可见成团的神经内分泌细胞、潘氏细胞、鳞状细胞等聚集。

2.大肠癌　定义为肿瘤穿透黏膜肌层，进入黏膜下层。约90%的大肠癌为腺癌。

腺癌

【病理变化】

主要的组织学类型为：黏液性腺癌、管状腺癌、乳头状腺癌、印戒细胞癌、微乳头状腺癌、腺鳞癌等。髓样癌、锯齿状腺癌、筛状-粉刺型腺癌等比较少见。其他如梭形细胞癌、未分化癌等则更少见。可分为高、中、低分化。

3.大肠的神经内分泌肿瘤　大肠神经内分泌肿瘤最常见于直肠，其次是盲肠、乙状结肠等。神经内分泌肿瘤（NET）和神经内分泌癌（NEC）都可见到。

四、肝脏疾病

（一）良性上皮性肿瘤

1.肝细胞腺瘤

【临床要点】

①多发生于青年人。②通常皆为单发性。③肝细胞腺瘤的发生与长期口服避孕药有关。

【病理变化】

（1）肉眼：①肿瘤为圆形，境界清楚，包膜完整。②大小不一，切面淡黄褐色。

（2）镜下：①肿瘤组织缺乏肝小叶结构，可见毛细胆管，但没有细胆管和门管区。②肿瘤细胞排列呈梁索状，互相扭结，无肝细胞索样放射状结构。③肿瘤细胞呈多边形，界限清楚，核圆形，大小较一致，无明显异型性。

【鉴别诊断】

①门脉性肝硬化的再生肥大结节。②高分化肝细胞癌。

2.肝胆管囊腺瘤

【临床要点】

①多发生于中年妇女。②腹部可摸到肿块，伴发隐痛。

【病理变化】

(1)肉眼：①肿瘤表面光滑，直径可超出10cm。②切面呈多囊性，囊腔大小不等，内壁平滑。③各个囊腔内容物的性状不尽相同，清澄带黄，黏液样或胶样。

(2)镜下：①囊内壁衬以黏液分泌性柱状细胞或立方形细胞。②核大小一致，呈小圆形或卵圆形，胞质弱嗜酸性。③囊壁主要由胶原纤维构成，可夹杂平滑肌纤维。④囊壁内含有血管、神经纤维、小胆管及多少不等且含有脂褐素颗粒的巨噬细胞。

【鉴别诊断】

①肝囊肿。②肝胆管囊腺癌。

(二)恶性上皮性肿瘤

1.肝细胞癌

【临床要点】

①多发生于40～50岁成年人。②肝脏进行性肿大，并伴有疼痛。③超声影像、CT、磁共振成像发现肝脏肿块，肝脏能触摸到多数结节或隆起巨块。④出现发热、黄疸及腹水。⑤血清甲胎蛋白(AFP)检验呈阳性。

【病理变化】

(1)肉眼：①多结节型，肝脏异常肿大，到处分布大小不等的灰白色或黄绿色癌结节，常伴有肝硬化。②巨块型，主瘤多在肝右叶形成一个巨大肿块，在其周围多有小癌块散在。③弥散型，小癌结节均匀弥散分布于肝硬化组织中，不融合成为粗大的癌结节。④小肝癌，单个肿瘤结节直径在3cm以下，或癌结节数目不超过2个，其直径的总和在3cm以下。

(2)镜下

1)高分化型肝细胞癌：①类似肝细胞索的癌索排列凌乱。②癌索细胞厚度达3层，细胞异型性低。③出现不规则扩张的血窦。④常见假腺样或腺泡样结构和脂肪变。

2)中分化型肝细胞癌：①癌细胞排列成不规则互相吻合的梁索(梁索型)或呈小型腺样结构(假腺样型和腺泡型)。②梁索细胞厚度超过3层，并可达10数层，细胞具有异型性。③癌细胞间往往可见扩张的毛细胆管，并可含浓缩胆汁。④癌细胞中如有大量糖原沉积，致使癌细胞胞质呈透明空泡状，则构成肝透明细胞癌。⑤癌梁索间为扩张的毛细血管(相当于肝窦)。⑥癌组织中一般没有或极少间质结缔组织纤维。

3)低分化型肝细胞癌：①癌梁索厚超过数层细胞，呈实体性。②癌细胞具有明显的异型性，核大，畸形，核仁突出。③如间质纤维化明显，则构成硬化型肝细胞癌。

4)未分化型肝细胞癌：①癌组织既不呈梁索状排列，也没有腺泡样结构，多为实体片状，但仍可看出由毛细血管隔开的癌巢。②癌细胞大小、形状极不一致，多边形、梭形、多核巨细胞等均可出现。③如癌细胞体积较小，胞质较少，类似肺小细胞癌，则构成小细胞型肝细胞癌。

5)特殊类型肝细胞癌——纤维板层型肝细胞癌：①癌细胞聚集成团或梁状排列。②癌细胞呈多角形，胞质丰富，强嗜酸性。③癌细胞巢间有大量板层状平行排列，富含血管的纤维结缔组织。

【特殊检查】

①免疫组化染色：肝细胞肝癌 Heppar-1 阳性，且高度敏感和特异，低分化肝细胞癌可呈阴性；AFP 特异，但敏感性低，约一半阳性；GPC3、CK8、CK18 一般阳性。②电镜：透明细胞癌的癌细胞胞质内细胞器较一般肝细胞癌要少；纤维板层型肝细胞癌的癌细胞胞质内有大量的线粒体，少数可见神经内分泌颗粒。

【鉴别诊断】

①高分化型肝细胞癌应与肝细胞腺瘤鉴别。②纤维板层型肝细胞癌要与硬化型肝细胞癌相鉴别。

2.肝内胆管细胞癌

【临床要点】

①发病年龄明显大于肝细胞癌，并无明显性别差异。②其发生可能与华支睾吸虫感染密切相关。

【病理变化】

(1)肉眼：①肿块形成型，多见主瘤局限于肝右叶。②胆管周围浸润型，常伴有胆管狭窄。③胆管内肿瘤型，呈管内生长，有时可形成息肉。

(2)镜下：①多为分化型腺癌，癌细胞成立方形乃至柱状②癌细胞不形成胆汁，但常分泌黏液，可构成黏液癌或印戒细胞癌。③一般间质结缔组织特别丰富。④偶见腺鳞癌、肉瘤样癌、透明细胞癌及淋巴上皮样癌等组织学亚型。

【特殊检查】

免疫组化染色：CK7、CK19、EMA 阳性。

【鉴别诊断】

①肝细胞癌。②转移性腺癌。

3.胆管囊腺癌

【临床要点】

少见，多见于中年妇女。

【病理变化】

(1)肉眼：①多房，内含黏液。②囊内壁粗糙，常见灰白色实体性肥厚区域。

(2)镜下：①囊壁癌变区域细胞呈高度异型性。②常形成多数乳头样突起，隆起于腔内。③癌细胞常突破基底膜侵入囊壁。

4.混合型肝细胞癌和胆管细胞癌

【临床要点】

少见，年龄及性别分布与肝细胞癌类似。

【病理变化】

(1)肉眼:与肝细胞癌相比没有明显差异。

(2)镜下:①肿瘤中既有肝细胞癌,也有胆管细胞癌。②同时存在胆汁及黏液。

【特殊检查】

免疫组化:肝细胞癌成分表达 Hepatocyte、AFP;胆管细胞癌成分表达 CK7 和 CK19。

5.肝母细胞瘤

【临床要点】

①多发生于 5 岁以下婴幼儿,男多于女。②以腹部膨胀、体重减轻、食欲减退等为最常见的临床症状。③预后一般较好,部分病例肿块切除后可存活 5～13 年,可发生肺转移。

【病理变化】

(1)肉眼:①肿瘤结节可单发或多发。②切面上的瘤结节常呈分叶状,淡黄色,可见出血坏死灶。③瘤结节可具有不完整的包膜。

(2)镜下:①上皮型肝母细胞瘤的瘤细胞像出生前胎儿肝细胞,或像胚胎发育早期的肝细胞;瘤细胞小,胞质少。②瘤组织内常出现髓外造血灶。③混合型肝母细胞瘤组织既含有上皮细胞成分,又含有来自中胚层的组织成分,如类骨组织。

【特殊检查】

①免疫组化:瘤细胞中 AFP、EMA、CK8 及 CK18 阳性,CK 呈灶状阳性。②电镜:上皮型肝母细胞瘤的瘤细胞胞质细胞器简单,毛细胆管可见小桥粒的紧密连接。

【鉴别诊断】

①肝细胞癌。②混合型肝母细胞瘤应与畸胎瘤相鉴别。

6.少见的肝癌类型

(1)肝原发性神经内分泌肿瘤。

(2)肝原发性鳞状细胞癌。

(3)未分化癌。

(三)良性间叶性肿瘤

1.肝海绵状血管瘤

【临床要点】

①多发生于成年人,女性多见。②瘤小者无临床症状,多为偶然发现,较多见于肝左叶。

【病理变化】

(1)肉眼:肿瘤多位于肝周边部,暗红色,界限清楚,具有不规则的纤维性包膜,通常约核桃大小。

(2)镜下:瘤组织由大小不等的血腔构成,血腔之间为较狭窄的纤维性间隔。

2.血管平滑肌脂肪瘤

【临床要点】

①少见,常发生于成年人,以女性多见。②可同时伴有肾脏同类肿瘤。

【病理变化】

(1)肉眼:①常单发,可以较大。②由于脂肪、坏死及出血而致颜色各异。

(2)镜下:①肿瘤由不同比例的平滑肌、异常的厚壁血管和脂肪组成。②常伴髓外造血。③有时以上皮样细胞为主的瘤组织可形成梁索状,并有血窦构象。

【特殊检查】

免疫组化:HMB45、MelanA、SMA 阳性,S-100 局灶阳性,Hepatocyte 阴性。

【鉴别诊断】

以上皮样细胞为主的血管平滑肌脂肪瘤应与肝细胞癌相鉴别。

3.其他　其他肿瘤包括婴儿血管内皮细胞瘤、孤立性纤维性肿瘤、脂肪瘤、平滑肌瘤、黏液瘤等。

(四)恶性间叶性肿瘤

1.血管肉瘤

【临床要点】

①发生于成年人或儿童。②主要症状及体征是肝肿大、腹水、黄疸、肝功能障碍等。

【病理变化】

(1)肉眼:①肝不同程度肿大。②切面显示大小不一、界限模糊的出血性结节,或大小不等的灰白结节弥漫散布全肝。

(2)镜下:①肉瘤细胞沿肝窦增生,破坏肝细胞索并向肝静脉腔内浸润生长。②瘤组织主由梭形细胞构成,形成大小不等的管腔。③瘤组织内可出现小造血灶及稀少的间质结缔组织。

【特殊检查】

①免疫组化:瘤细胞 CD31、CD34、FⅧRag、Fli-1 阳性。②电镜:肿瘤细胞胞质内有 Weibel-Palade 小体。

【鉴别诊断】

应与未分化型肝细胞癌相鉴别。

2.上皮样血管内皮细胞瘤

【临床要点】

主要见于成年人,女性多见。

【病理变化】

(1)肉眼:肿瘤累及全肝,常为多发,呈灰红至暗红色。

(2)镜下:①肿瘤结节边界不清,常累及多个邻近肝腺泡。②瘤细胞形态不规则,呈树突状或为圆形、胞质丰富的上皮样细胞。③瘤细胞内可见含有红细胞的小管腔或空泡。④瘤细胞可见核异型及核分裂象。

【特殊检查】

①免疫组化:瘤细胞 CD31、CD34、FⅧRAg、FLI-1 阳性,部分病例灶性表达 CK 或 EMA。②电镜:瘤细胞内可见基膜、吞饮小泡及 Weibel-Palade 小体。

3.其他　其他肿瘤包括未分化肉瘤、横纹肌肉瘤、恶性淋巴瘤、白血病、纤维肉瘤、平滑肌肉瘤、恶性纤维组织细胞瘤、脂肪肉瘤等。

(五)其他肝脏原发性肿瘤

1.混合瘤(包括肝畸胎瘤)。

2.甲状腺瘤。

3.癌肉瘤。

4.嗜铬细胞瘤、绒毛膜癌、卵黄囊瘤、黑色素瘤等罕见肿瘤。

(六)肝转移性肿瘤

胃肠道、肺、胰、乳腺、肾上腺、前列腺等器官的腺癌,支气管及食管的鳞状细胞癌,以及恶性黑色素瘤、恶性淋巴瘤、神经内分泌肿瘤、神经母细胞瘤、胃肠道平滑肌肉瘤等,均可沿不同途径进入肝内形成转移。

1.肉眼　①转移瘤结节通常靠近肝表面,结节大小不等。②结节中央因坏死可出现脐样凹陷。

2.镜下　与原发肿瘤相似。需结合临床及免疫组化染色确诊。

(七)肿瘤样病变

1.结节再生性增生

【临床要点】

结节再生性增生(肝非硬化性结节)可发生于任何年龄,可并发食管静脉曲张和(或)腹水。

【病理变化】

(1)肉眼:①肝表面和切面可见许多0.1～1cm大小不等的结节。②结节周围无纤维组织条索包绕。③结节颜色比肝实质淡。

(2)镜下:①结节由肝细胞增生形成。②结节中的肝细胞略大,少数可发生不典型增生。③结节周围无纤维结缔组织包绕。

【鉴别诊断】

肝硬化的再生结节。

2.肝局灶性结节性再生

【临床要点】

①多发生于20～50岁,女性多见。②常无症状,偶被发现。

【病理变化】

(1)肉眼:①常为孤立性结节,病灶边界清晰,但无包膜。②多数病灶直径小于5cm。③切面病灶中间为星形瘢痕组织,纤维间隔从中间向周围将病灶分割或呈结节状。

(2)镜下:①病灶中央为星形瘢痕组织,内见厚壁血管及胆管。②大小不等的纤维间隔从中央瘢痕组织放射,其内除见增生的小胆管外,还有慢性炎性细胞浸润。③纤维间隔之间为增生的肝细胞。

【鉴别诊断】

局灶性结节性增生需与肝细胞腺瘤相鉴别。

3.炎性假瘤

【临床要点】

①多发生于青年男性。②病程较长,症状较轻,一般无发热、消瘦、黄疸等症状。③AFP多为阴性。

【病理变化】

(1)肉眼:病灶直径多为数厘米,境界清楚。

(2)镜下:①病灶由不等量的急性和慢性炎症灶构成,其中肉芽组织增生显著,并可见不等量的泡沫细胞。②其基本组织类型有浆细胞肉芽肿型和纤维增生伴坏死型。

【鉴别诊断】

对于富含淋巴细胞的类型,应与淋巴瘤相鉴别。

4.肝囊肿

(1)囊泡肝:肝内有多数大小不等的囊泡,据认为是由先天性小胆管丛经多年的进行性扩张所形成。

(2)孤立性肝囊肿:为单房性囊泡肝。

(3)肝包虫囊肿:囊内可见包虫的头节。

五、胰腺肿瘤

(一)胰腺癌

【临床要点】

①多发生于40～60岁的男性患者。②临床表现为上腹痛、厌食、进行性体重减轻,可扪到上腹部肿块、腹水及进行性阻塞性黄疸等。

【病理变化】

1.肉眼:①肿瘤形成硬实肿块或粗大结节,边界不清,直径多为1～10cm。②切面灰白色或黄白色。

2.镜下

(1)腺癌:可分为高分化、中分化和低分化腺癌。高分化腺癌呈腺管样或乳头状结构;中分化腺癌呈大小不规则的腺管样结构或呈筛状;低分化腺癌仅见少许不规则腺腔样结构,主要呈实体的条索状或巢状。

(2)黏液非囊性癌:癌组织有大量黏液堆积在腺腔及间质中。

(3)印戒细胞癌:黏液将癌细胞核挤压于胞质的一侧,形似戒指状。

(4)腺鳞癌:肿瘤由腺癌和鳞癌成分混杂构成。

(5)未分化癌:①多形性癌,由大量大的、奇异的瘤细胞构成,癌细胞异型性明显。②肉瘤样癌,主要由异型的梭形细胞构成,排列呈肉瘤样结构。③伴破骨细胞样巨细胞的未分化癌,由多形性到梭形的细胞以及散在的非肿瘤性破骨细胞样巨细胞构成。

(6)混合性导管-内分泌癌:导管细胞和内分泌细胞混合在一起,内分泌细胞必须占肿瘤细胞的1/3～1/2。

(7)透明细胞癌:形态结构类似于肾透明细胞癌。

(8)纤毛细胞癌:形态与一般导管腺癌相似,其特点是在柱状细胞游离表面有很多纤毛,纤毛显示磷钨酸苏木素染色阳性。

(9)微腺癌:具有微腺管样到实性筛状结构。

(10)髓样癌:具有合体样生长方式以及淋巴-上皮样特征。

(11)囊腺癌及乳头状囊腺癌:腺癌癌巢扩大成多数囊腔,多由分泌黏液上皮被覆,常见囊壁癌细胞呈乳头状增生长入腔内。

(12)腺泡细胞癌:癌细胞排列成腺泡样或小梁状和索状,癌细胞梁索间无血窦样结构。

(13)嗜酸细胞癌:癌细胞具有丰富的嗜酸性细颗粒胞质,核小圆形或卵圆形,可有核仁。

(14)鳞状细胞癌:组织形态与其他部位发生的鳞状细胞癌相似。

(15)绒癌:由细胞滋养细胞及合体滋养细胞组成,可并发黏液性囊腺癌。

【特殊检查】

①电镜见纤毛细胞腺癌的瘤细胞顶部有很多纤毛:嗜酸细胞癌肿瘤细胞胞质内充满肿胀的线粒体。②免疫组化:CK7、CK8、CK18 及 CK19 阳性。

【鉴别诊断】

①慢性胰腺炎。②胃癌、十二指肠癌、胆管癌。③壶腹癌。

(二)胰母细胞瘤

【临床要点】

常发生于婴儿和儿童。

【病理变化】

1.肉眼:①肿瘤有清楚的分界。②切面可见坏死、出血及囊性变。

2.镜下:①肿瘤由上皮和间质成分混合构成。②上皮瘤细胞排列成巢,可呈管状、腺泡状或实体片状,细胞具有一定的异型性,常见核分裂象。③间叶成分包括梭形细胞灶、透明的纤维血管间质以及软骨或骨形成等。

【特殊检查】

①免疫组化:瘤细胞酯酶、胰蛋白酶及糜蛋白酶阳性,神经内分泌标记阳性,AFP 也可阳性。②电镜:可见胰高血糖素或胰岛素型的致密核心颗粒。

(三)实性-假乳头状瘤

【临床要点】

①好发于青年女性。②超声及 CT 显示边界清楚的实性及囊性肿物。

【病理变化】

1.肉眼:①肿瘤巨大(平均 8~10cm),圆形,多有包膜。②切面呈囊实性。③少数肿瘤仅与胰腺相连或位于胰腺外。

2.镜下:①实性区域可见形态一致的肿瘤细胞被含有血管的玻变间质分隔。②肿瘤中心部分有假乳头形成。③实性区域也可见胆固醇结晶及异物巨细胞。④肿瘤细胞圆形或卵圆形,常见核沟。⑤核分裂罕见。

【特殊检查】

①电镜:核呈锯齿状,富于线粒体,酶原样颗粒明显,也可见神经内分泌样颗粒。②免疫组化:α_1 抗胰蛋白酶抗体、CD56、Vim、PR 及 CD10 阳性,PCK 灶性弱阳性,CK7 和 CK19 阴性。

(张静芳)

第二节 胃癌

【临床概述】

胃癌是我国最常见的恶性肿瘤之一。2005 年,胃癌死亡率占我国恶性肿瘤死亡率的第三位。全世界胃癌每年新发病例约 870000 例,占所有新发肿瘤的 9.9%,发病率居第四位;每年死亡约 650000 例,死亡率在全世界居第二位。胃癌男性患者多见,男女比为 2∶1。

胃癌发病率存在明显地区差异,其中东亚、南美和东欧发病率最高。胃癌的危险因素包括饮食因素,如高盐、熏制食物,亚硝酸盐含量高的食物,蔬菜、抗氧化剂摄入少;幽门螺杆菌感染;吸烟(吸烟约增加 1.5 倍发病危险);萎缩性胃炎(增加近 6 倍发病危险);胃切除术史(残胃癌发生率提高,主要发生于术后 15～20 年);低社会经济条件增加远端胃癌发病风险,高社会经济条件增加近端胃癌发病风险;EB 病毒相关胃癌,病毒使关联癌基因启动子 DNA 甲基化,但预后相对较好;遗传因素,如一些家族性综合征,与胃癌易发相关,包括遗传性非息肉性结直肠癌、E 钙黏蛋白突变等。

胃癌分肠型胃癌和弥漫型胃癌,肠型胃癌发病与高盐饮食和腌制食品有关,与幽门螺杆菌感染有关。这些刺激因素诱发胃的肠化生,最终导致恶变。其他危险因素包括与胃酸缺乏有关的恶性贫血和残胃,但长时间使用 H_2 受体拮抗剂不属危险因素。弥漫性胃癌更散发,与饮食无关,有时有家族遗传倾向。在美国,尽管肠型胃癌发病率下降,但弥漫型胃癌发病率明显升高,在过去 25 年时间美国白人男性弥漫型胃癌发病率增加了 1 倍。

【临床表现】

胃癌缺少特异性临床症状,早期胃癌常无症状。常见的临床症状有消瘦,80%胃癌患者会出现消瘦的表现;还有厌食、乏力、上腹部不适或疼痛;上述症状持续 2 周的患者,特别是高危人群,应该行进一步检查。其他症状还包括吞咽困难、恶心、呕吐、呕血或黑便、腹泻、便秘、发热等。极少数情况下,伴发副肿瘤综合征,如棘皮症或 Leser-Trelat 症。

早期或部分局部进展期胃癌常无明显体征。晚期胃癌患者可扪及上腹部包块;发生远处转移时,根据转移部位,可出现相应的体征,如腹腔积液。出现上消化道穿孔、出血或消化道梗阻等情况时,可出现相应体征。少数专有名词特异性地描述了转移性胃癌的一些体征,如 Virchow 淋巴结,指左侧锁骨上淋巴结转移;SisterMaryJoseph 淋巴结,指脐周淋巴结转移;Krukenberg 肿瘤,指卵巢转移;Blumer 架,指种植转移于直肠周围,形成一结节性架板样肿块,肛门指诊时可以触及。

【诊断要点】

应当结合患者的临床表现、内镜及组织病理学、影像学检查等进行胃癌的诊断和鉴别诊断。

1.内镜检查

(1)胃镜检查:确诊胃癌的必须检查手段,可确定肿瘤位置,获得组织标本以行病理检查。必要时可酌情选用色素内镜或放大内镜。

(2)超声胃镜检查:有助于评价胃癌浸润深度、判断胃周淋巴结转移状况,推荐用于胃癌的术前分期。对拟施行内镜下黏膜切除(EMR)、内镜下黏膜下层切除(ESD)等微创手术者必须进行此项检查。

(3)腹腔镜:对怀疑腹膜转移或腹腔内播散者,可考虑腹腔镜检查。

2.实验室检查

(1)血液检查:包括血常规检查,注意有无贫血。

(2)粪便隐血试验。

(3)血清肿瘤标志物:包括CEA、CA19-9、CA72-4、AFP等检查,有时对监测患者病情有帮助,但仅有部分患者肿瘤标志物升高。

3.影像学检查

(1)CT:平扫及增强扫描在评价胃癌病变范围、局部淋巴结转移和远处转移状况等方面具有重要价值,应当作为胃癌术前分期的常规方法。扫描部位应当包括原发部位及可能的转移部位。

(2)MRI:推荐对CT造影剂过敏者或其他影像学检查怀疑转移者使用。MRI有助于判断腹膜转移状态,可酌情使用。

(3)上消化道造影:有助于判断胃原发病灶的范围及功能状态,特别是气钡双重对比造影检查是诊断胃癌的常用影像学方法之一。对疑有幽门梗阻的患者建议使用水溶性造影剂。

(4)胸部X线:应当包括正侧位相,可用于评价是否存在肺转移和其他明显的肺部病变,侧位相有助于发现心影后病变;有可疑病变需胸部CT检查。

(5)超声:对评价胃癌局部淋巴结转移情况及表浅部位的转移有一定价值,可作为术前分期的初步检查方法。经腹超声检查可了解患者腹腔、盆腔有无转移,特别是超声造影有助于鉴别病变性质。

(6)PET/CT:不推荐常规使用。对常规影像学检查无法明确的转移性病灶,可酌情使用。

(7)骨扫描:不推荐常规使用。对怀疑有骨转移的胃癌患者,可考虑骨扫描检查。

4.组织病理学诊断　组织病理学诊断是胃癌确诊和治疗的依据。活检确诊为浸润性胃癌的患者应进行规范化治疗。如因活检取材的限制,活检病理不能确定浸润深度,报告为癌前病变或可疑性浸润的患者,建议重复活检或结合影像学检查结果,进一步确诊后选择治疗方案。

【鉴别诊断】

1.良性疾病　胃癌无特征性的症状和体征,需与胃溃疡、胃息肉(胃腺瘤或腺瘤性息肉)、胃巨大皱襞症、肥厚性胃炎、疣状胃炎、胃黏膜脱垂、胃底静脉瘤、肉芽肿等良性病变相鉴别。

2.胃部其他恶性肿瘤　主要与胃恶性淋巴瘤、胃间质瘤、胃神经内分泌肿瘤等相鉴别。有肝转移者需与原发性肝癌相鉴别。

【病理类型】

1.病理诊断标准

(1)低级别上皮内肿瘤:黏膜内腺体结构及细胞学形态呈轻度异型性。

(2)高级别上皮内肿瘤:黏膜内腺体结构及细胞学形态呈重度异型性(腺上皮原位癌),无间质浸润。

(3)黏膜内癌：即黏膜内浸润癌，浸润黏膜固有层间质，局限于黏膜肌层以内。

(4)黏膜下癌：即黏膜内浸润癌继续向深层浸润，侵透黏膜肌层达到黏膜下层，未侵及胃固有肌层。

(5)早期胃癌：包括黏膜内浸润癌和黏膜下浸润癌，无论有无区域淋巴结转移证据。

2.大体病理类型

(1)早期胃癌大体类型：Ⅰ：隆起型；Ⅱa：表面隆起型；Ⅱb：平坦型；Ⅱc：表面凹陷型；Ⅲ：凹陷型。

(2)进展期胃癌的大体类型

隆起型：肿瘤的主体向胃腔内突出。

溃疡型：肿瘤深达或贯穿肌层合并溃疡。

浸润型：肿瘤向肠壁各层弥漫浸润，使局部胃壁增厚，但表面常无明显溃疡或隆起。

3.组织学类型

(1)WHO分类：目前最为常用的胃癌组织学分型方法。胃部恶性肿瘤，90%以上病理类型为腺癌；其他常见病理类型包括非霍奇金淋巴瘤和平滑肌肉瘤。

(2)Lauren分类：把胃癌分为肠型、弥漫型、混合型。肠型起源于肠化生，其分化与结肠癌相似。肠型主要见于高发区域，患病年龄高，首先容易出现肝转移。弥漫型分化差，主要见于散发区域，患病年龄轻，易出现腹膜种植和癌性腹腔积液。肠型预后多优于弥漫型。胃腺癌按生长方式Borrmann分型为Ⅰ～Ⅳ型。Ⅰ/Ⅱ型常呈息肉状，与肠型相关。Ⅲ型溃疡或侵蚀性；Ⅳ型弥漫侵蚀型，也称皮革胃，Ⅲ/Ⅳ型与弥漫性有关。

【分期】

胃癌TNM分期标准(AJCC7.0版)

原发肿瘤(T)

T_x：原发肿瘤无法评价

T_0：无原发肿瘤证据

T_{is}：原位癌：肿瘤位于上皮内，未侵犯黏膜固有层

T_1：肿瘤侵犯黏膜固有层，黏膜肌层或黏膜下层

T_{1a}：肿瘤侵犯黏膜固有层或黏膜肌层

T_{1b}：肿瘤侵犯黏膜下层

T_2：肿瘤侵犯固有肌层

T_3：肿瘤穿透浆膜下层结缔组织，未侵犯脏腹膜或邻近结构

T_4：肿瘤侵犯浆膜(脏腹膜)或邻近组织结构

T_{4a}：肿瘤侵犯浆膜(脏腹膜)

T_{4b}：肿瘤侵犯邻近组织结构

区域淋巴结(N)

N_x：区域淋巴结无法评价

N_0：区域淋巴结无转移

N_1：1～2个区域淋巴结有转移

N_2:3～6 个区域淋巴结有转移

N_3:7 个及 7 个以上区域淋巴结转移

N_{3a}:7～15 个区域淋巴结有转移

N_{3b}:16 个或 16 个以上区域淋巴结有转移

远处转移(M)

M_0:无远处转移

M_1:远处转移

0 期:$T_{is}N_0M_0$

Ⅰ$_A$ 期:$T_1N_0M_0$

Ⅰ$_B$ 期:T_1N_1M0

$T_2N_0M_0$

Ⅱ$_A$ 期:$T_1N_2M_0$

$T_2N_1M_0$

$T_3N_0M_0$

Ⅱ$_B$ 期:$T_1N_3M_0$

$T_2N_2M_0$

$T_3N_1M_0$

$T_{4a}N_0M_0$

Ⅲ$_A$ 期:$T_2N_3M_0$

$T_3N_2M_0$

$T_{4a}N_1M_0$

Ⅲ$_B$ 期:$T_3N_3M_0$

$T_{4a}N_2M_0$

$T_{4b}N_0M_0$

$T_{4b}N_1M_0$

Ⅲ$_C$ 期:$T_{4a}N_3M_0$

$T_{4b}N_2M_0$

$T_{4b}N_3M_0$

Ⅳ期:任何 T 任何 NM_1

【治疗原则】

治疗原则:应当采取综合治疗的原则,即根据肿瘤病理学类型及临床分期,结合患者一般状况和器官功能状态,采取多学科综合治疗(MDT)模式,有计划、合理地应用手术、化疗、放疗和生物靶向等治疗手段,达到根治或最大幅度地控制肿瘤,延长患者生存期,改善生活质量的目的。

(1)早期胃癌且无淋巴结转移证据,可根据肿瘤侵犯深度,考虑内镜下治疗或手术治疗,术后无需辅助放疗或化疗。

(2)局部进展期胃癌或伴有淋巴结转移的早期胃癌,应当采取以手术为主的综合治疗。根据肿瘤侵犯深度及是否伴有淋巴结转移,可考虑直接行根治性手术或术前先行新辅助化疗,再考虑根治性手术。成功实施根治性手术的局部进展期胃癌,需根据术后病理分期决定辅助治疗方案(辅助化疗,必要时考虑辅助化放疗)。

(3)复发/转移性胃癌应当采取以药物治疗为主的综合治疗手段,在恰当的时机给予姑息性手术、放射治疗、介入治疗、射频治疗等局部治疗,同时也应当积极给予止痛、支架置入、营养支持等最佳支持治疗。

1.*手术治疗*　手术治疗原则:手术切除是胃癌的主要治疗手段,也是目前治愈胃癌的唯一方法。胃癌手术分为根治性手术与姑息性手术,应当力争根治性切除。现仍沿用D表示淋巴结清除范围,如 D_1 手术指清扫区域淋巴结至第1站,D_2 手术指清扫区域淋巴结至第2站,如果达不到第1站淋巴结清扫的要求,则视为 D_0 手术。胃癌根治性手术包括早期胃癌的EMR、ESD、D_0 切除术和 D_1 切除术等,部分进展期胃癌的 D_2 切除术及扩大切除术(D_{2+})。胃癌姑息性手术包括胃癌姑息性切除术、胃空肠吻合术、空肠营养管置入术等。

肿瘤位于胃远端的,可以行胃大部切除术;肿瘤位于胃其他部位的,应行全胃切除术。

外科手术应当完整切除原发病灶,彻底清扫区域淋巴结。对呈局限性生长的胃癌,切缘距病灶应当至少3cm;对呈浸润性生长的胃癌,切缘距病灶应当超过5cm。邻近食管及十二指肠的胃癌,应当尽量完整切除病灶,必要时行术中冰冻病理检查,以保证切缘无癌残留。

D_2 根治术是胃癌的标准术式,肿瘤浸润深度超过黏膜下层(肌层或以上),或伴有淋巴结转移但尚未侵犯邻近脏器的,均应当行标准手术(D_2 根治术)。

对已有远处转移的确切证据,包括远处淋巴结转移、腹膜广泛播散、肝脏3个以上转移灶等情况,不建议手术。

2.*放射治疗*

(1)适应证:胃癌放疗或放化疗的主要目的包括施行术前术后辅助治疗、姑息治疗和改善生活质量。术后放化疗的适应证主要针对 $T_{3\sim4}$ 或 N+(淋巴结阳性)的胃癌;术前放化疗的适应证主要针对不可手术切除的局部晚期或进展期胃癌;姑息性放疗的适应证为肿瘤局部区域复发和(或)远处转移。

胃癌根治术后(R_0),病理分期为 $T_{3\sim4}$ 或淋巴结阳性($T_{3\sim4}N+M_0$)者,如未行标准 D_2 手术,且未行术前放化疗者,建议术后同步放化疗。

局部晚期不可手术切除的胃癌($T_4N_xM_0$),可以考虑术前同步放化疗,治疗后重新评估,争取行根治性手术。

胃癌非根治性切除,有肿瘤残存患者(R_1 或 R_2 切除),建议行术后同步放化疗。

局部区域复发的胃癌,建议放疗或放化疗。

病变范围相对局限、骨转移引起的疼痛和脑转移等转移性胃癌,考虑肿瘤转移灶或原发病灶的姑息减症放疗。

(2)同步放化疗的化疗方案:宜采用以5-Fu或卡培他滨为基础方案的同步化放疗。

(3)放疗期间的支持治疗:放疗期间要给予患者充分的支持治疗,以避免放疗的中断或减量。放疗期间建议预防性使用止吐剂，根据病情需要酌情给予抑酸或治疗腹泻的药物。如果能量摄入＜1500kcal/d(1cal=4.184J)，建议口服或肠内营养支持，必要时放置空肠营养管或鼻饲管。放疗期间还要注意液体的补充。

3.化学治疗　分为姑息化疗、辅助化疗和新辅助化疗，应当严格掌握临床适应证。化疗应当充分考虑患者的分期、体力状况、不良反应、生活质量及患者意愿，避免治疗过度或治疗不足。及时评估化疗疗效，密切监测及防治不良反应，并酌情调整药物和(或)剂量。

(1)新辅助化疗：英国 MAGIC 研究，对比胃癌患者术前术后分别接受 ECF(表柔比星、顺铂、5-Fu)方案化疗与单纯手术，共入组 503 例患者，结果新辅助化疗组明显降期(T_1/T_2 比例为 51.7%vs36.8%)，明显提高 5 年生存率(36%vs23%)。MAGIC 研究确定了胃癌新辅助化疗的地位。

目前对无远处转移的局部进展期胃癌(T3/4、N+)，推荐新辅助化疗，应当采用两药或三药联合的化疗方案，不宜单药应用。胃癌的新辅助化疗 NCCN 推荐 ECF 及其改良方案。新辅助化疗的时限一般不超过 3 个月，应当及时评估疗效，并注意判断不良反应，避免增加手术并发症。

术后辅助治疗应当根据术前分期及新辅助化疗疗效，有效者延续原方案或根据患者耐受性酌情调整治疗方案，无效者则更换方案。

关于胃癌的新辅助放化疗，一些小规模的临床研究显示了较高的病理缓解。一项Ⅱ期临床研究，术前放疗 45Gy 联合 5-Fu 化疗，病理缓解率高达 63%，其中 11%病理 CR。另一项研究，采用了术前放疗联合顺铂和 5-Fu 的化疗方案。近期的一项Ⅲ期临床研究，对比新辅助化疗与新辅助放化疗，结果新辅助放化疗组病理 CR 率明显提高(15.6%vs2.0%)，3 年生存率明显改善(47%vs28%)。但新辅助放化疗的价值尚需大规模的研究证实。NCCN 指南 2B 级推荐了胃癌术前新辅助放化疗，同步化疗的方案包括 PC(紫杉醇/多西紫杉醇联合顺铂)、IP(伊立替康联合顺铂)或 5-Fu 为基础的方案。

(2)辅助化疗：有超过 30 个随机研究对比胃癌辅助化疗与单纯手术，但结论并不一致。虽然Ⅲ期研究结论不一致，但至少有 4 项荟萃分析证实了胃癌辅助化疗的益处。日本一项大规模Ⅲ期临床研究(ACTSGC)，对比胃癌 D_2 手术后 S-1 单药辅助化疗与单纯手术，1059 例患者入组，结果 S-1 单药组的 3 年总生存率明显优于单纯手术组(80.1%vs70.1%，HR0.68)。2011 年 ASCO 大会公布了 CLASSIC 研究的初步结果，对比胃癌 D_2 手术后奥沙利铂联合卡培他滨化疗与单纯手术，结果辅助化疗组 3 年 DFS 明显优于单纯手术组(74%vs60%，$P<0.0001$)。

目前胃癌辅助化疗的对象包括：术后病理分期为ⅠB 期伴淋巴结转移者，术后病理分期为Ⅱ期及以上者。辅助化疗始于患者术后体力状况基本恢复正常，一般在术后 3～4 周开始，联合化疗在 6 个月内完成，单药化疗不宜超过 1 年。辅助化疗方案推荐氟尿嘧啶类药物联合铂类的两药联合方案。对临床病理分期为 $Ⅰ_B$ 期、体力状况差、高龄、不耐受两药联合方案者，考虑采用口服氟尿嘧啶类药物的单药化疗。

关于辅助放化疗，标志性研究 INT0116，对比了胃癌术后辅助放化疗与单纯手术，共入组 556 例患者，辅助放化疗方案为放疗 45Gy 并同步 5-Fu 和醛氢叶酸的化疗，结果明显改善生存

(中位生存时间 36 个月 vs27 个月),3 年无复发生存率提高(48%vs31%)。INT0116 研究使胃癌辅助放化疗成为美国胃癌术后的标准治疗模式。但 INT0116 研究中,仅 10%的患者接受了 D_2 胃癌根治术,因此,关于 D_2 根治术后是否还需要辅助放化疗尚存在争议,目前倾向认为 D_2 手术后不需放疗。

(3)姑息化疗:目的为缓解肿瘤导致的临床症状,改善生活质量及延长生存期。适用于全身状况良好、主要脏器功能基本正常的无法切除、复发或姑息性切除术后的患者。

常用的系统化疗药物包括:5-Fu、卡培他滨、替吉奥、顺铂、表柔比星、多西紫杉醇、紫杉醇、奥沙利铂、伊立替康等。

20 世纪 90 年代,ECF(表柔比星、顺铂、5-Fu)方案一直是欧洲晚期胃癌化疗的标准一线方案。该方案已被证实在生存时间及生活质量方面优于 FAMTX(5-Fu、阿霉素、甲氨蝶呤)或 MCF(丝裂霉素、顺铂、5-Fu)方案。一项随机Ⅲ期临床研究 V325,入组 445 例晚期胃癌患者,对比一线 DCF(多西紫杉醇、顺铂、5-Fu)方案与 CF 方案,结果 TTP 时间明显延长(5.6 个月 vs3.7 个月)。REAL2 研究是另一项大规模Ⅲ期临床研究,对比晚期胃癌一线 ECF(表柔比星、顺铂、5-Fu)方案与 ECX(奥沙利铂)、EOF 及 EOX 的优劣,结果证明奥沙利铂不劣于顺铂,卡培他滨不劣于 5-Fu。

目前推荐化疗方案包括单药、两药联合或三药联合。在晚期胃癌一线化疗中,更倾向于两药联合或单药的化疗方案,三药联合的方案适用于体力状况好、能耐受更多不良反应的患者。推荐的两药方案包括:5-Fu/LV+顺铂(FP)、卡培他滨+顺铂、替吉奥+顺铂、卡培他滨+奥沙利铂(XELOX)、FOLFOX、紫杉醇+顺铂、多西紫杉醇+顺铂、多西紫杉醇+伊立替康、卡培他滨+紫杉醇、FOLFIRI 等。推荐的三药方案包括:表柔比星+顺铂+5-Fu(ECF)及其衍生方案(EOX、ECX、EOF),多西紫杉醇+顺铂+5-Fu(DCF)及其改良方案等。对体力状态差、高龄患者,考虑采用口服氟尿嘧啶类药物或紫杉类药物的单药化疗。

关于靶向治疗,ToGA 研究是第一个随机对照、多中心的、关于靶向药物曲妥珠单抗用于胃癌的研究,证实了 HER2 阳性表达的胃癌患者可以从曲妥珠单抗联合化疗的方案中获益,5 年生存率 13.5 个月 vs11.1 个月。因此,对 HER2 表达呈阳性(免疫组化染色呈+++,或免疫组化染色呈++且 FISH 检测呈阳性)的晚期胃癌患者,可考虑在化疗的基础上,联合使用分子靶向治疗药物曲妥珠单抗;使用曲妥珠单抗时要避免使用蒽环类药物。其他靶向药物如厄洛替尼还有待进一步研究。

二线治疗方案主要取决于一线治疗的情况及患者的体力状况评分,推荐的二线治疗方案包括伊立替康+顺铂,伊立替康+氟尿嘧啶类(5-Fu 或卡培他滨),伊立替康+多西紫杉醇,伊立替康+丝裂霉素,多西紫杉醇或紫杉醇单药,伊立替康单药。

4.支持治疗 目的为缓解症状、减轻痛苦、改善生活质量,应当在选择治疗方案、判断疗效时统筹考虑。消化道出血是胃癌常见症状,与肿瘤本身或治疗相关;急性严重出血时,需行胃镜检查评估出血情况,可以考虑内镜下止血治疗、介入栓塞、外照射治疗;慢性出血可以考虑外照射治疗。梗阻,可以考虑内镜下治疗,包括球囊扩张或放置支架;也可以考虑手术治疗,包括短路手术、姑息性胃切除手术;还可以外照射放疗或化疗以解除梗阻;若梗阻不能解除,建议放

置营养管。其他包括纠正贫血、改善营养状况、改善食欲、控制恶心呕吐、镇痛等。

【随访/监测】

胃癌患者应当通过监测症状、体征和辅助检查进行定期随访。随访目的为监测疾病复发或治疗相关不良反应、评估改善营养状态等。随访应当包括血液学、影像学、内镜等检查项目。

随访频率为治疗后 3 年内每 3～6 月一次，3～5 年之间每 6 个月一次，5 年后每年一次。内镜检查每年一次。对全胃切除术后，发生大细胞性贫血者，应当补充维生素 B_{12} 和叶酸。

【预后】

手术切除的胃癌预后不良的组织学特征包括：低分化，血管、淋巴管浸润，切缘阳性。胃癌恶性程度较高，在美国 80％根治性切除的胃癌患者会出现局部或远处的转移，并最终死于疾病进展；但在日本，因早期癌发现及治疗率高，仅 50％出现复发转移。美国胃癌患者 5 年生存率Ⅰ期 58％～78％，Ⅱ期 20％～34％，Ⅲ期 8％～20％，Ⅳ期 7％。

（庞世杰）

第三节 胃癌的介入治疗

胃癌是我国最常见的恶性肿瘤之一，2010 年卫生统计年鉴显示，2005 年胃癌死亡率占我国恶性肿瘤死亡率的第 3 位。目前，以手术为主的综合治疗仍然是胃癌的主要治疗方法，但由于我国胃癌患者多数就诊时已属进展期，手术切除率低，尤其获得根治性切除的比例更少，剖腹探查后往往不是因肿瘤侵及邻近器官，就是发生广泛浸润转移而失去手术切除机会或仅能行姑息性切除手术，治疗效果差。国内资料，进展期胃癌的 5 年生存率仅 15％左右，国外资料也仅有 5％～40％。近 20 多年来，随着介入放射学的发展，介入治疗对进展期胃癌的术前、术后、复发和姑息治疗均取得了很好疗效。

一、胃癌介入治疗路径

胃癌应当采取综合治疗的原则，即根据肿瘤病理学类型及临床分期，结合患者一般状况和器官功能状态，采取多学科综合治疗模式，有计划、合理地应用手术、化疗、放疗和生物靶向等治疗手段，达到根治或最大幅度地控制肿瘤，延长患者生存期，改善生活质量的目的。

1.早期胃癌且无淋巴结转移证据，可根据肿瘤侵犯深度，考虑内镜下治疗或手术治疗，术后无需辅助放疗或化疗。

2.局部进展期胃癌或伴有淋巴结转移的早期胃癌，应当采取以手术为主的综合治疗。根据肿瘤侵犯深度及是否伴有淋巴结转移，可考虑直接行根治性手术或术前先行新辅助化疗，或术前经供血动脉内灌注化疗栓塞，再考虑根治性手术。成功实施根治性手术的局部进展期胃癌，需根据术后病理分期决定辅助治疗方案（辅助化疗或动脉内灌注化疗，必要时考虑辅助化放疗）。

3.复发/转移性胃癌应当采取以药物治疗为主的综合治疗手段，在恰当的时机给予姑息性手术、放射治疗、介入治疗等局部治疗，同时也应当积极给予止痛、支架置入、营养支持等最佳支持治疗。

二、胃癌供血动脉灌注化疗及栓塞治疗

经动脉灌注化疗及栓塞治疗是不可切除胃癌的重要姑息治疗方法。选择性胃癌的靶向动脉灌注化疗及必要的栓塞治疗，可控制肿瘤进展、缩小肿瘤、甚至治愈。对不可切除胃癌可使肿瘤降期，获得良好的新辅助治疗作用。

【适应证】

1.进展期胃癌手术切除前的介入治疗：包括可根治胃癌和不可根治胃癌的术前治疗，前者为术前的局部 TAI/TAE，既可减少术中出血，又可减少和预防术后局部复发和转移；后者在介入治疗后病灶缩小，利于行Ⅱ期外科切除。

2.进展期胃癌手术切除后的介入治疗：包括术后预防性 TAI、减少局部复发与远处转移的治疗和术后残胃复发癌或发生转移的治疗。

3.不可根治胃癌的介入治疗：包括胃癌虽经影像学综合检查能够于术切除，但有手术禁忌证或拒绝手术者和晚期胃癌即胃癌检出时已发生其他部位转移而不能手术的姑息治疗。

4.胃癌造成消化道狭窄或梗阻的介入治疗：包括贲门癌、胃窦癌、浸润性胃癌或胃癌因转移、术后吻合口狭窄、复发等造成胃肠道梗阻，可行介入性球囊扩张、支架置入、营养管放置、胃造瘘等治疗。

【禁忌证】

1.对比剂过敏者。

2.恶病质或有心、肺、肝及肾功能严重障碍者。

3.有高热、感染及白细胞计数低于 3×10^9/L 者。

4.发生严重腹腔及全身多脏器转移者。

5.严重凝血机制障碍者。

6.巨大癌性溃疡，易出血者，为相对禁忌证。

【术前准备】

(一)术前诊断与肿瘤分期

1.术前明确诊断，依靠胃镜做出病理诊断。

2.选择应用 CT、MRI、E-US 及 PET 等一种或多种影像学检查方法对肿瘤做做出分期。

(二)患者准备

1.向患者及家属做好解释工作，并签署知情同意书。

2.术前检测血、尿及粪便常规，出、凝血时间和凝血酶原时间，以及血液生化检查。

3.术前进行胸片、心电图、血压、脉搏等检查，对于年老体弱，尤其是心功能不良、高血压患者，应对症治疗，待病情稳定后择期手术，以确保患者安全。

4.术前1日做好碘过敏试验并做好穿刺部位备皮。

5.术前6h禁食。

6.手术日晨排空膀胱。

7.术前1h口服甲氧氯普胺10mg,以减少胃肠道反应,并应用镇静剂;常规使用山莨菪碱,以减少药物对胃壁和血管壁的刺激。

(三)器械准备

常用器具可概括为:

1.穿刺针:一般选用7cm长,18G薄壁穿刺针。

2.导管鞘、导管、导丝:一般选用5～6F导管鞘,配以4～5F的导管和0.035 in或0.038 in超滑导丝、交换导丝。其中导管准备,需备有多种型号,以便术中选择使用,如盘曲导管、胃左动脉导管、肝动脉导管、眼镜蛇导管、猎人头导管、同轴微导管等。

3.拟行经皮经动脉药盒植入术(PCS)者还需准备植入式药盒导管系统,手术缝合器械。

(四)确定治疗方案

1.*治疗方法* 目前,介入治疗进展期胃癌的方法主要有经导管动脉药物灌注术(TAI)、经导管动脉栓塞术(TAE)和经皮经动脉药盒植入术(PCS)。术中根据肿瘤染色多少,判断肿瘤血供情况,血供丰富的进展期胃癌、残胃复发癌或转移癌,可选用TAI和(或)TAE治疗;血供不丰富的进展期胃癌、残胃复发癌或转移癌,如印戒细胞癌、未分化细胞癌和病理分型为Borramann 4型胃癌,应选择PCS治疗;胃癌术后预防性化疗应选择TAI或PCS治疗。

2.*确定化疗栓塞方案*

(1)TAI经典化疗方案:目前方案尚不统一,如FCM(5-Fu+CDDP+MMC)、FAM(5-Fu+ADM+MMC),FAMD(5-Fu+ADM+MMC+DDP)、FAMTX(5-Fu+ADM+MTX)或EAP(Vp-16+ADM+DDP),近来也有用EADM、THP、羟基喜树碱等,目前较为常用方案为FCM、FAM。制定用药量时应首先测量患者身高、体重,以此计算出表面积作为参考较为准确,一般选择剂量范围为5-Fu 500～1500mg、MMC 10～30mg、ADM 30～120mg、CDDP或DDP 20～100mg、Vp-16 100～300mg、MTX 1000～2000mg。选择化疗方案时,应注意交替应用,既可克服肿瘤耐药性,又达到更为有效的效果。此外,术后化疗方案的选择应参考标本病理结果,如病理提示术前介入治疗有效可沿用原方案,如病理提示无效或变化不大应更换方案。

(2)TAI化疗方案新进展:近年来,包括靶向治疗在内的一些新的化疗方案已有临床报道,以下列出部分方案,仅供大家参考:DCF(Docetaxel+CDDP+5-Fu)、PCF(Paclitaxel+CDDP+5-Fu)、EOX(EPI+L-OHP,同时Xeloda口服)、DOX(Docetaxel+L-OHP,同时Xeloda口服)、FOLFIRI(CPT-11+CF+5-Fu)、FOLFOX(LOHP+CF+5-Fu)、FOLFOXIRI(CPT-11+L-OHP+CF+5-Fu),此外还有Alimta+L-OHP、Avastin+FOLFIRI/FOLFOX和Erbitux+FOLFIRI/FOLFOX等方案的应用报道。

(3)TAE方案:目前常选择国产的40%碘化油或进口的超液化碘油与MMC、ADM、CDDP其中之一混合配置,行肿瘤周围栓塞。混悬剂剂量应根据肿瘤大小、血供多少、染色程度等情况来确定，以尽量保护正常胃组织、患者术中及术后无疼痛、胃肠反应较轻为原则。一般选择碘油 5～20ml、MMC 10～30mg、ADM 30～120mg 或 CDDP 20～100mg，栓塞肿瘤主要血供时常选择明胶海绵，使用前将其剪成 1～2mm^2 大小的颗粒，与对比剂混合注入。

(4)PCS 方案：常用方案为 NS 10ml 或碘化油 5～10ml＋MMC 10mg/m^2(d_1)：NS 50ml＋ADM 50mg/m^2(d_1)；NS 100ml＋DDP 30mg/m^2(1h、$d_{1,3,5}$)；NS 500ml＋5-Fu 750mg/m^2(5h、$d_{1\sim5}$)。

【操作程序】

1.动脉穿刺插管：一般选择股动脉(下入路)，如果下入路不宜穿刺或插管困难者，可选择腋动脉或锁骨下动脉(上入路)。股动脉穿刺点一般选择腹股沟韧带下 1.0～1.5cm，股动脉搏动明显处。穿刺点消毒、铺巾，麻醉，采用 Seldinger 穿刺技术，穿刺成功后，经导丝引入动脉鞘和导管，电视监视下，行选择性腹腔动脉干插管。

2.选择性腹腔动脉造影：插管成功后，常规行腹腔动脉造影，根据肿瘤染色情况，了解肿瘤的供血特点，以期寻觅到肿瘤的所有供血来源，并确认靶血管 1 支或 2 支以上(多支主要供血动脉存在或合并转移者)；如遇染色不明显的患者，应综合术前胃肠造影和(或)胃镜检查结果、血管造影表现，判断病变部位，确认靶血管。

3.造影见肿瘤染色明显的患者，将导管超选到达靶血管后，用生理盐水稀释化疗药，经导管缓慢注入(如有多支靶血管，应根据其供血情况，按比例灌注)行 TAI 治疗。灌注完毕后，如患者出现胃肠道反应，可经导管注入地塞米松 10mg，昂丹司琼 8mg。如同时拟行碘化油混悬剂栓塞(TAE)治疗时，应在化疗药物灌注完毕后，在透视密切监视下，缓慢注入碘油混悬剂，注药速率控制在 1ml/s，并注意碘油的流向和肿块内碘油聚集情况，避免栓塞正常胃供血动脉。注药完毕后，可联合明胶海绵细条栓塞动脉主干。

4.造影证实为乏血供型胃癌以及病理证实为印戒细胞癌、未分化细胞癌、病理分型为 Borramann 4 型胃癌，应行 PCS 治疗。

【TAI 和(或)TAE 术中注意事项】

1.所有穿刺、插管、灌注、栓塞等技术操作均应轻柔，切忌粗暴。

2.患有心功能不全者，应在心电监护下进行化疗栓塞。

3.插管前经导管鞘注入适量肝素盐水，并在操作过程中经导管间歇注入适量生理盐水，以防导管鞘和导管堵塞。

4.熟悉胃正常血供。但在胃大部切除术后，由于手术方式不同，不一定结扎或阻断何支血管，残胃还有可能建立新的供血机制，因此，对残胃可能的供血血管需进行详细的 DSA 检查，以便找到残胃的供血动脉。此外，术后复发性胃癌多伴有周围组织浸润及淋巴结转移，灌注化疗时一般保留 1/3 的化疗药物注入腹腔动脉或肠系膜上动脉。

5.胃左动脉开口、走行变异较大，而且多开口于腹腔动脉干的前缘，因此如遇插管困难，应注意选择胃左动脉导管、肝动脉导管、眼镜蛇导管，必要时可用同轴微导管。胃右动脉血管较细，起源部位不恒定，一般使用肝动脉导管插至肝总动脉造影，了解其起源部位后，使用超滑导丝引导进行超选择插管。胃网膜右动脉起源于胃十二指肠动脉，较易插管。胃网膜左动脉和胃短动脉均起源于脾动脉,在脾动脉超选择插管的基础上使用导丝引导进行插管。如遇供血血管不易插入者,选择腹腔动脉插管行 TAI 或 PCS 治疗。

6.化疗、栓塞过程中,应密切注意患者反应,如患者述疼痛明显,可经导管注入少量 2%利多卡因,再行灌注、栓塞治疗,如患者反应比较重或感觉难以忍受,应立即停止操作。

7.每个疗程经 PCS 化疗灌注或栓塞前,都要经 PCS 造影观察留置管头的位置,如发生移位滑脱,应切开皮肤,将留置管与药盒分离后重新置管。

【术后处理】

1.拔管后应注意局部加压止血包扎、检查穿刺肢体末端动脉搏动等情况。

2.患者下肢制动 8h,平卧 24h。

3.术后注意患者的生命体征的变化,对症处理灌注栓塞后综合征。

4.对化疗者,术后适当输液、止吐治疗;对实行栓塞者术后禁食 48~72h,1 周内予以流质饮食,静脉内补充脂肪乳、氨基酸等高营养物质。

5.术后常规应用抑酸剂预防应激性溃疡。

6.术后注意肝、肾功能的变化,积极保肝、支持治疗;水化、利尿,预防肾功能衰竭。

7.可考虑应用中西医疗法,提高机体免疫功能和内在抗癌能力。

8.行 PCS 者每 15 天用肝素盐水冲洗导管药盒一次,防止导管阻塞。

9.提倡 TAI 和(或)TAE 次数应以 3~5 次为宜;间隔时间:3 次以内以 1~2 个月为宜,3 次以上可根据胃肠造影、胃镜和 CT 随访病灶改变情况决定具体重复治疗时间;PCS 首次化疗灌注和(或)化疗栓塞后,每 4~6 周重复 1 次,每次 5 日,连续 4~6 个疗程。

10.手术时间选择在灌注或栓塞后 7~10 天进行,最迟不超过 1 个月。在此期间,肿瘤周围组织疏松水肿,浸润、粘连少,并可出现不同程度的纤维化,此时手术便于肿瘤组织剥离、清扫淋巴结出血少、操作方便。

【并发症及其防治】

除一般血管造影操作与对比剂所致并发症以及栓塞后综合征外,可见:

1.消化道出血　少见,可通过止血对症处理。胃动脉内化疗灌注与栓塞对胃黏膜有一定的损伤,是可以恢复的,一般不会出现消化道出血和胃穿孔等严重并发症。对于灌注后有消化道出血的患者是否再进行下一次灌注应持慎重态度。

2.化学性胃炎　介入化疗对胃组织有一定损伤,主要局限于黏膜和黏膜下层,表现为水肿和局灶性细胞脱落糜烂等,但术后 30~45 天可以恢复正常。故在临床应用时,首先导管应尽可能超选择性插管,注入化疗药物应缓慢,避免药物反流,并服用保护胃黏膜药物减轻损伤,必要时实行静脉高营养支持疗法,使胃黏膜避免刺激,并得以修复。

3.皮肤损害　贲门癌行胃左动脉灌注后,罕见皮肤色素沉着改变,一般无需处理。

【疗效评价】

(一)判定方法

常用的方法有上消化道造影、胃镜、CT、MRI、E-US 和核素显像等。运用快速螺旋 CT 加服水充盈胃及小肠,行连续动态强化扫描的可靠性和敏感性在检测胃癌化疗后改变要优于其他检查方法。具体监测计划可选择：

1.灌注栓塞后1～2个月内行上消化道造影和(或)胃镜检查。

2.每3～6个月进行螺旋CT加服水充盈胃及小肠跟踪检查，可更为直接、准确了解病灶内部结构的改变。

3.其他检查方法可作为了解患者是否有其他部位转移的手段。

(二)判定标准

1.肿瘤大小的改变　常用的是全国胃癌协作组制定的进展期胃癌全身化疗疗效判定标准。①完全缓解(CR)：主要病变缩小50%以上，症状显著减轻或接近消失；②部分缓解(PR)：主要病变缩小或强化病灶减少25%～50%，症状明显减轻；③稳定(SD)：主要病变缩小或强化病灶减少0%～25%，症状减轻；④无效(PD)：治疗后影像学表现和症状无明显好转。由于胃为空腔脏器，除肿块型外，还有溃疡型、浸润型、混合型，单纯以肿块大小的改变来判定疗效欠准确，故还应当强调观察胃壁厚度、肿瘤边界的清晰度、胃浆膜层脂肪线等改变。

2.肿瘤内部结构的改变　观察肿瘤坏死和碘化油沉积的程度，对于除肿块型外的其他类型的胃癌疗效判定有重要意义。评定标准为碘化油沉积超过50%为良好，不足10%或无碘化油沉积者为欠佳，两者之间为尚可。

3.观察局部淋巴结及其他部位转移灶的改变　缩小率可采用(治疗前长径×宽径－治疗后长径×宽径)/(治疗前长径×宽径)来评定。

(孙　猛)

第四节　小肠肿瘤

小肠虽占消化道的极大部分，但总的说来，小肠肿瘤不论良性恶性，其临床发生率远较食管、胃、结肠或直肠等为低。小肠的肿瘤可作如下的分类：

1.良性肿瘤　①腺瘤或息肉；②平滑肌瘤或腺肌瘤；③纤维瘤；④脂肪瘤；⑤血管瘤；⑥神经纤维瘤；⑦粘液瘤或粘液纤维瘤；⑧其他。

2.恶性肿瘤　①癌(腺癌，乳头状腺癌，粘液腺癌)；②肉瘤(纤维肉瘤，神经纤维肉瘤，平滑肌肉瘤，淋巴肉瘤)；③类瘤或嗜银细胞瘤；④恶性色素瘤。

一、小肠的良性肿瘤

【发病率】

小肠的良性肿瘤一般说来是肠道肿瘤中最少见的，约占胃肠道肿瘤的2%左右，其中恶性肿瘤占75%左右。好发部位是自上而下逐渐递增的趋势，大约半数的小肠良性瘤是在回肠，这与小肠恶性肿瘤的好发部位正好相反，后者多见于十二指肠。就小肠良性瘤的而言，则一般以平滑肌瘤最为多见，其次为腺瘤、脂肪瘤和血管瘤，其中平滑肌瘤约占良性瘤的1/2，腺瘤约占1/4。

【病理】

不同的肿瘤有不同的病理情况。

1.腺瘤 多数腺瘤呈乳头状或息肉样，发生在肠粘膜上，带蒂而向肠腔内突出，可以单发，可为多发性。腺瘤一般较小，自1mm至2～3cm为止，很少长到巨大的程度。一般腺瘤临床上并无重要性，但乳头状瘤较脆而易出血，少数腺瘤可以引起肠套叠，而约7%的腺瘤有恶变可能。Peutz(1921)和Jeghers等(1929)曾相继对小肠的一种腺瘤样息肉作过详尽研究，认为有些息肉病肯定有家属遗传性，其息肉为多发性，患者的口唇和面颊常有特异的色素沉积，常称此病为Peutz-Jeghers综合征。这种息肉在外观上与一般的结肠息肉无大异，但在切片上可见此种息肉实为合有多种细胞的错构瘤，它不像结肠的家族性息肉病那样有强烈的恶变趋向，但个别病例也可能发生癌变。

2.肌瘤 除胃以外，小肠是消化道中发生肌瘤最多的部位。小肠肌瘤大多是单发性，位于回肠位，可发生在任何年龄，而患者以男性为多(男女2∶1)。

肠道肌瘤有两种生长形式：向肠腔内生长的肌瘤较小，除可引起肠套叠外一般不发生并发症，亦不至恶变而引起转移；另一种肌瘤向腹腔生长，可长至较大的程度，中心部分则坏死出血，而临床上有反复出血或穿孔的倾向，且在扪诊时可摸得肿块。

3.纤维瘤 真正的纤维瘤少见，文献中报道的所谓纤维瘤大多是混合瘤，如纤维肌瘤、纤维瘤等。患者的年龄自8～66岁不等，性别无差异。纤维瘤绝大多数仅是单个，大小自1cm到10cm不等。一般说来，纤维瘤向肠腔内生长者不大而往往有蒂，故常引起肠套叠。其向腹腔内生长者有时可达巨大程度，但较罕见。

4.脂肪瘤 小肠的脂肪瘤较为少见。尸解中发现脂肪瘤的发病率为0.16%。大多为单发，亦可为多发性。绝大多数的脂肪瘤是位于粘膜下层，向肠腔内突出。少数则位于肠壁的浆膜下层。瘤体大多很小，无临床症状，生长较大者可引起梗阻、出血，偶尔也有溃疡样腹痛。

5.血管瘤 血管瘤可见于十二指肠、空肠和回肠的各个部位，在年龄和性别方面并无特殊，不少患者可同时伴有皮肤和粘膜的血管瘤。

血管瘤多发生于粘膜下层中，有时可累及肌层，但腹膜一般多属完整。绝大部分血管瘤多肠腔中突起，其粘膜虽一般不为瘤组织所侵及，但却易致溃疡，因而发生严重的肠道内出血。有时也可发生类似溃疡性结肠炎或十二指肠溃疡的症状。

6.其他罕见肿瘤 除上述几种良性瘤外，其余的小肠良性瘤如神经纤维瘤、粘液瘤、内皮瘤等也可发生，但更属罕见。

【诊断】

1.临床症状 多数的小肠良性瘤是在手术时或尸检中发现，因约半数患者可以完全没有临床症状，另半数患者虽有临床症状，但由于症状不典型，术前很难作出正确诊断。临床上疑为小肠肿瘤的依据，主要是由于有下列症状：

(1)出血：可以为间歇性的大出血，或持续性的小出血。患者常有明显的贫血现象，大便为柏油样，或者有隐血。此等患者如能除外十二指肠溃疡出血或直肠和结肠的肿瘤，即应考虑有小肠肿瘤的可能，尤其是血管瘤或平滑肌瘤。

(2)腹痛：因小肠良性瘤而引起的腹痛，可有如下不同表现：

1)急性腹痛伴有呕吐现象者，很可能有急性肠梗阻存在，此在成年人大多为肠套叠，是腺瘤所引起。肠套叠可能是慢性或复发性的，因而患者的腹痛可以呈间歇性的剧烈发作，发作时常伴有肠道的较多量出血，缓解后又可以毫无症状。

2)类似慢性肠梗阻的慢性腹痛，且伴有恶心及腹胀者，这在小肠良性瘤病例中比较少见，而多为癌、肉瘤等恶性瘤的表现。但有时向肠外生长的巨大良性肿瘤如肌瘤、神经纤维瘤等压迫肠道时，也能引起慢性腹痛。

3)有时小肠肿瘤可引起类似溃疡病的上腹部不适和疼痛，同时伴有恶心、腹胀和消化不良等现象。也有时可误诊为慢性阑尾炎或慢性胆囊炎。

(3)肿块：生长较大的肿瘤(如肌瘤、纤维瘤)，尤其是向肠外生长者，有时可达巨大程度，可被扪及。

(4)穿孔：有时小肠肿瘤的最初症状为肠壁急慢性穿孔所致的腹膜炎或局部脓肿，此在平滑肌瘤的机会尤多。

有上述一种或几种症状而检查结果未能发现胃、结肠及直肠有病变时，就应考虑到有小肠病变的可能。但小肠病变究系肿瘤抑系其他疾患则不易确定，即使已初步诊断为肠肿瘤，除非已有明显的临床转移征象，亦难确定是良性瘤或恶性瘤。然而重要的是需要确定有无手术指征。

2.*X线检查*　X线检查对小肠肿瘤的诊断帮助不多。因多数肿瘤是向肠外突出，并不产生明显的X线征，即使向肠腔内突出的较小肿瘤，由于检查的间隔时间过长，在检查时钡剂可能已越过肿瘤的部分，肿瘤也可以被遗漏而不被发现。故在疑有肠道肿瘤时，常需反复多次检查。

在诊断困难的情况下，有时可考虑放置一条带气囊的双腔减压管至小肠内。每当双腔管向下运行一段距离，即反复抽吸肠内容物以检查有无隐血或血液，常可发现在肿瘤部位呈强阳性结果。在可疑时先经导管注入稀钡剂，然后再进行仔细的X线检查，有时可得更明确的结论。

3.*超声*　小肠肿瘤往往在肿块较大时才能被超声发现，对良性肿瘤的诊断价值不大。

4.*CT检查*　CT检查可以对小肠肿瘤大体定位，显示其形态特征和扩展情况。小肠腺瘤常为单个不规则肿块，伴有肠壁局限性增厚，中度强化。少数病例仅见肠壁增厚，强化不明显(充盈造影剂的小肠厚度，正常情况小于5cm。肠曲之间仅有少量脂肪)。

5.MRI　对小肠腺瘤有较大诊断价值，肿瘤向肠腔内生长，可分带蒂和广基两种，表现为肠腔内或肠壁上的圆形软组织肿块，信号相对均匀，边缘光滑，增强扫描肿块均有强化。相邻肠壁无增厚。绒毛结节腺瘤由于瘤内粘液聚集，信号不均匀，增强扫描呈不均匀强化。如相邻的肠壁有增厚不规则改变，提示恶性可能。

6.*小肠镜检查*　小肠镜能够直视小肠病变，随着设备的不断改进和更新，已经能够对整个小肠进行确切诊查，对小肠的腔内病变尤其难以确诊的肠内出血病变的诊断带来了新的突破。术中应用对病变肠段的查找和切除还有较好的引导作用。

【治疗】

由于肠道肿瘤术前确诊是良性或恶性相对困难，且良性瘤也有恶变可能，故治疗以手术为宜。较小的或带蒂的良性瘤可以作局部切除。较大的良性瘤或已有套叠不能回复者应作肠切除，继以对端吻合。巨大的肿瘤有恶变可能者，切除时应包括该段肠系膜。

良性瘤切除后预后良好，手术应无死亡率。

二、小肠的恶性肿瘤

小肠的恶性肿瘤约占消化道癌肿的3%左右，若将继发的和复发的癌肿除外，则小肠癌仅占胃肠道癌之1.2%，其实际发病率约为0.49/10万人口。癌与肉瘤之比为5∶4，而癌与类癌之比为8∶1。般说来，小肠恶性肿瘤中腺癌约占50%，类癌占35%，平滑肌肉瘤约占15%，其他肉瘤均少见，合计不足0.5%。

小肠癌之所以罕见，一般认为是与下列因素有关：①小肠内容物的流体性质以及它在肠腔内的迅速通过，减少了小肠与任何致癌物质的接触机会，②小肠内的细菌代谢能力较小，它将胆汁的某些物质转变为致癌物质的可能性较小；③小肠与脾脏相似，具有高度的抗癌能力，所以胃癌很少侵犯十二指肠，结肠癌也很少侵犯末段回肠；④小肠本身有免疫能力和解毒功能，自肠壁分泌的IgA具有中和病毒的能力，它的高浓度的微粒体酶（苯骈水解酶）又可使强烈的致癌物质3,4.苯骈芘转化为低活性的化合物。故小肠虽占胃肠道全长之75%，但小肠癌之发病率仅占胃肠道恶性肿瘤总数之1%左右。

（一）小肠的癌肿

【发病率】

小肠的恶性肿瘤以腺癌较为多见，发生部位大概是自上而下逐渐递减的。至于发病年龄，绝大多数是在50岁以上，平均约为60岁，比小肠肉瘤的发病年龄为高。发病机会则以男性为多，男与女之比约为2∶1。

【病理】

小肠癌肿与肠道其他部分的癌肿相似，肉眼观也可分为三种类型，不同类型的小肠癌倾向于引致不同的临床症状。

1.环状收缩的腺癌　与左半结肠的癌肿相似，至病变晚期易于引起肠道的狭窄梗阻。

2.息肉样的乳头状癌　多向肠腔中突出易于引起肠套叠。

3.溃疡型癌　易致患者贫血，有时也可因癌肿穿破肠壁而发生腹膜炎。

手术时最常见为肠道的环状狭窄，其近侧端的肠袢有肥厚、扩张或水肿现象，而远侧端的肠袢则多萎陷细小。肠系膜淋巴结和腹膜后淋巴结常有广泛被累，至晚期则肝脏、腹膜及其他部位亦可有转移。然而淋巴结的肿大也未必定是转移的象征，因其有时仅为炎性反应的结果。

【症状】

不同类型肠癌将产生不同的症状，病程的长短也与临床表现有密切关系。大概说来，小肠癌的表现可归纳为下列几种症候群：

1.出血　是最重要的一种临床症状。溃疡型癌固然以出血为主要症状，其他两种肠癌也可有一定程度的肠道出血。小出血仅表现为粪便中的潜血，也可因大出血而有柏油样便。

2.梗阻 视肠梗阻的急性与慢性、完全与不完全而有不同表现。大概狭窄型(即浸润型的硬性癌)早期仅有不完全的梗阻现象，至晚期方引起完全的急性梗阻；息肉样的乳头状癌一般也仅引起慢性梗阻，但任何时候可因并发肠套叠而发生急性梗阻。

3.穿孔 小肠肿瘤以穿孔性腹膜炎为最初表现者较少见，但在溃疡型癌亦属可能。穿孔可以是急性的，引起弥漫性腹膜炎，也可以是慢性的，先有肠袢间的粘连，引致局限性的脓肿，或者形成肠瘘。

除上述三种主要表现外，小肠癌肿单纯表现为局部肿块者较少见，但已有其他临床表现而体检时能摸到肿块者则并不罕见，约占病例的 30%。一般而言，最常见的体征为贫血、消瘦、肠蠕动亢进现象(可见肠型及肠鸣音亢进)及局部肿块，有恶心及呕吐者约占半数，而便秘亦属常见。

【诊断】

已有临床症状而作放射线检查时，诊断一般不甚困难，但多数亦仅能肯定小肠有某种病变，而不能确定病变的性质。

1.X 线检查 主要的 X 线征有：

(1)管的环状狭窄，近端的肠袢有扩大现象。近端肠袢扩大充气的程度，将视病变部位高低与狭窄程度而定，如病变在空肠上段，则胃亦可有扩张与滞留现象。

(2)肠袢有不规则的充盈缺损，有时可长达数厘米。

(3)肠袢有套叠现象。

(4)腺癌可轮廓不整呈分叶状，甚至可发现大小不一或表浅不规则的龛影。

(5)腺癌肠腔局限性狭窄，肠壁僵硬，病变段粘膜中断、破坏，表面有不规则龛影。病变肠管与其上下肠段有截然分段。

上述症状中以肠管的充盈缺损为最直接可靠，其余的 X 线征只能表示肠道有病变而不能肯定是小肠癌。

鉴别诊断应考虑有局限性肠炎、小肠良性瘤、粘连性肠梗阻，以及小肠的自发性套叠或扭转等可能性。

2.超声 小肠恶性肿瘤常表现为“假肾征”或“环靶征”，一些患者可显示肠梗阻、腹部淋巴结肿大或肝转移声像图。

3.CT 检查

(1)为单个不规则肿块，伴有肠壁局限性增厚，中度强化。

(2)可以显示肿瘤所引起的梗阻，表现为肿瘤近端肠曲扩张，而远端肠曲正常。

(3)少数病例仅见肠壁增厚，强化不明显(充盈造影剂的小肠厚度，正常情况小于 5mm，肠曲之间仅有少量脂肪)。

(4)可发现肠系膜根部和腹膜后淋巴结转移，且 CT 较其他 X 线检查更能清楚地显示肿瘤在肠系膜内或其他腹腔内组织扩散的情况。

4.MRI 小肠癌表现为局灶性肿块伴相邻的肠壁不规则增厚，肠腔狭窄，T_1WI 脂肪抑制增强可见肿块中度强化，MRI 对于显示肝转移以及淋巴结转移较敏感。

5.小肠镜检查　小肠镜可以在直视下病理活检提供直接诊断依据，对小肠癌具有确诊性意义。由于小肠癌一般在术中容易探查，一般较少用小肠镜作为手术引导。

【治疗】

手术切除是治疗小肠癌肿的主要手段和有效措施。由于小肠癌肿患者入院时大多贫血衰弱，或有急性与慢性肠梗阻现象，术前需要有一个准备阶段，包括输血输液及胃肠减压等措施。

腹腔多自右旁正中切口进入。首先需要确定癌肿的部位和病变的范围，以决定有无根治之可能及相应的手术方法。一般而言，如病情允许切除者应尽可能切除之。单纯的肠系膜淋巴结肿大，并不能视为手术的禁忌，因淋巴结肿大不一定即是转移，而且即使已有转移，如将原发病变切除亦能解除肠梗阻的威胁。

因此，治疗的原则应为：

1.病变能切除者应尽可能切除。切除范围应包括相当一段正常的肠曲（肿瘤上、下端各20～30cm）及其有关的V形系膜，然后再作端端或侧侧的吻合以恢复肠道之通连。

2.如病变确属不能切除，亦应考虑在病变上下端的肠袢间作侧侧吻合，以解除或者至少缓和肠梗阻的威胁。

3.空肠癌大多位于距Treitz韧带20～80cm之间，有时甚至距空肠起始部更近。该处肿瘤经肠袢广泛切除后，端端吻合或有困难，因此以行十二指肠空肠的侧侧吻合为佳。

4.如病变是在回肠末段近回盲瓣30～60cm范围内，则凡不能切除者应行病变近侧回肠与横结肠的吻合术，可以切除者应行右半结肠连同末段回肠的广泛切除（回肠切断处应至少在癌肿边缘以上20cm），继以回肠横结肠的吻合术。

【预后】

由于小肠癌的诊断与治疗大多不够及时，故即使进行广泛切除，其预后仍属不佳。一般而言，目前小肠癌的切除率约为70%～80%，手术死亡率约为5%～10%，而术后的五年生存率约为20%～30%。

（二）小肠的肉瘤

【发生率】

小肠肉瘤较之小肠癌尤为罕见，但较之结肠的肉瘤则稍多，其发病率约为0.03%。小肠肉瘤的发病部位大概是从上到下逐段增加的，与小肠癌的发病情况恰相反。

小肠肉瘤之发病年龄较小肠癌平均约小10岁，一般多在25～50岁之间。男女发病之比约为3∶1。

【病理】

小肠肉瘤最多见于回肠末段，其次为空肠上段。约2/3的病例是淋巴肉瘤，另1/3则为平滑肌肉瘤，其他肉瘤如横纹肌肉瘤，脂肪肉瘤，血管肉瘤，神经源性肉瘤均属罕见。

1.淋巴肉瘤　淋巴组织的恶性瘤可源自淋巴细胞、网状细胞以及皮细胞，因此一般的淋巴肉瘤可进一步区分为真正的淋巴肉瘤、网状细胞肉瘤及内皮细胞瘤三种。但实际上此种进一步的区分并无临床意义，因在肠道中内皮细胞瘤极为罕见或根本不存在，故小肠的恶性淋巴瘤非为网状细胞肉瘤，即为淋巴肉瘤，偶尔可为霍奇金病和巨滤泡性淋巴瘤。在诊断小肠的淋巴肉瘤时，须与全身性的或腹腔内其他部位的淋巴肉瘤相鉴别。诊断小肠的原发性淋巴肉瘤须具备下列条件：①肿瘤主要位于肠壁上，除病灶附近肠系膜内的淋巴结以外，腹内其他的淋巴结应无肿大；②胸片显示纵隔淋巴结也无肿大；②白细胞计数(总数和分类)均在正常范围内；④肝、脾内也无肿瘤病变累及。一般认为小肠的淋巴肉瘤仅次于腺癌和类癌，而占小肠恶性肿瘤的第三位，患者多为男性，男女性之比约为 2～3∶1。发病年龄较其他恶性肿瘤为轻，一般在 41～50 岁之间，但不少患者可在 20 岁以下发病。

小肠的淋巴肉瘤大多形成一个团块向肠外突出，除非已至病变晚期，一般不引起明显梗阻；肠粘膜被累也较晚，故早期无肠出血现象，但有时也可导致穿孔或内瘘。

网状细胞肉瘤常在肠壁中作浸润性生长致肠壁增厚僵硬而有运动机能紊乱，虽肠腔无狭小，却易致慢性梗阻，无论是临床及 X 线检查均易误诊为肠结核病。CT、MRI 等对淋巴肉瘤的定位和初步诊断均有较高的临床价值。

2.平滑肌肉瘤　在小肠的结缔组织恶性肿瘤中一般以平滑肌肉瘤较为多见。患者男女之比例大致相等，发病年龄颇为平均，但以 50～60 岁之间较为多见。它在小肠各部分的分布情况也很一致，通常空肠的发病机会仅略较回肠为多。说来奇怪，一般平滑肌肉瘤初诊之时，其体积反较良性平滑肌瘤为小(一般不到 5cm)，但它也像良性肌瘤一样易有中心坏死和瘤内出血，以致它可向肠腔破裂引起肠道出血，或向腹腔破裂导致腹膜炎。平滑肌肉瘤可以向周围组织或腹壁浸润，也可以向肝、肺、骨等处转移。通常平滑肌肉瘤作剖腹探查时，约 1/3 可能已有转移。

【诊断】

1.临床表现　小肠肉瘤患者求治时多有贫血消瘦、体力软弱的现象，约 2/3 的患者可摸得腹内肿块，其他临床表现将视肿瘤的部位和大小、有无肠梗阻、有无转移等情况而定。

症状初起时一般较缓慢，表现为身体软弱、贫血消瘦、食欲不振、消化不良等现象。多数患者常有一定程度的腹痛，为轻度绞痛或钝痛，常于食后加剧，并伴有肠蠕动亢进现象，是有慢性梗阻的表现。有时也可因突发肠套叠或肠穿孔而有急剧腹痛及恶心呕吐等症状。粪中常有隐血，但肠道的明显出血则不常见。有时因肿瘤累及肠系膜根部淋巴结，可压迫静脉而有下肢浮肿现象，也可因腹膜的累及而有腹水症状。

2.X 线表现

(1)钡餐检查：①正位呈圆形或椭圆形充盈缺损，切线位呈偏心性半月形切迹，在腔内形成“3”字形轮廓。②肿瘤区(充盈缺损区)粘膜皱襞撑平消失，周围粘膜皱襞正常，临近肠壁无僵硬。③充盈缺损中央可见龛影，有时平滑肌肉瘤的龛影较大而不规则。④肿瘤向腔外生长，则出现附近肠曲推压移位，但与周围组织无粘连征象。⑤肠腔内肉瘤可表现为肠梗阻征象。

(2)动脉造影：可显示肿瘤血管，血管被推压移位，肿瘤染色，有较大坏死时见造影剂外溢或无血管区。血管造影对发现病变有重要价值，尤其对盆腔小肠相互重叠，钡餐造影显示不良者有更大的帮助。

3.超声　平滑肌肉瘤可表现为圆形或椭圆形，肿块直径一般大于 5cm，内部回声不均。可发现肝脏转移，但一般不会淋巴结转移。

4.CT 检查

(1)软组织肿块常较大,并且局限于肠道的一侧,可主要向腔内或腔外突出,或同时向腔内外突出。肿瘤表面光滑或呈分叶状。肿瘤同时向腔内外生长者,多见于平滑肌肉瘤。

(2)平扫肿瘤内可以有钙化。

(3)由于坏死和溃疡形成,软组织肿块内常有中心性、不规则、较大的低密度区。若与肠道相通,低密度区内可见气体和造影剂存在,具有特征性。

(4)增强扫描,多数肿瘤组织强化显著,而中心坏死的低密度区无强化。

(5)可以有肝转移,转移灶中心也有较大的坏死。一般不会有淋巴结转移。

5.MRI 血供丰富,动态扫描较具有特征性。增强早期肿瘤明显强化,实质期肿瘤仍明显强化,持续时间较长。采用脂肪抑制技术,在脂肪抑制的背景上,肿瘤强化更清晰明显。肿瘤坏死区无强化,仍为低信号。MRI 检查应包括肝脏,以发现有无肝转移。

6.小肠镜检查 对平滑肌肉瘤有一定的确诊和定位有较高的临床价值。

【治疗】

由于小肠的肉瘤与小肠良性瘤或小肠癌等在术前的鉴别颇难肯定,故开腹探查是属必要。探查结果约有 1/3 的病例因肿瘤已经很大,与周围组织粘连过多,肠系膜根部的淋巴结累及范围过广,或者已有肝脏等的转移,而不可能作根治性切除。在这种情况下,作肿瘤上、下端肠袢间的侧侧吻合以解除梗阻,或为唯一可行之法。但病变有可能切除者应尽量切除之,且应包括有淋巴结转移的肠系膜。

放射疗法对淋巴肉瘤有较大的敏感性,无论对已切除或未能切除的病例,术后均应给予放射治疗,有肯定的姑息性疗效,至少可延长患者的生存期。应用氧化氮芥或环磷酰胺等抗癌药物也有一定疗效。

【预后】

约 2/3 的患者可以手术切除。手术死亡率约为 10%,手术后的 5 年生存率一般也不超过 10%。通常淋巴肉瘤经单纯手术治疗后的平均生存期不过 1 年,但辅以放射或化学治疗者可以显著延长生存期限。

(三)小肠的嗜银细胞瘤(类癌)

类癌最早是由 Nicholas Kulchitzky(1897)所记述,认为它是源自 Kulchitzky 细胞的一种特殊肿瘤。所谓 Kulclutzky 细胞乃肠道粘膜层中的一种梨状细胞,其底部较大,位于基底膜上,顶部较小,指向粘膜隐窝的管腔,每个隐窝中有此种细胞 5～10 个。但此种细胞的来源和功能至今尚不明了。Kulchitzky 细胞与肾上腺髓细胞甚相似,色黄而有嗜铬性,故类癌是一种嗜铬细胞瘤。因这种细胞中的颗粒能使银化物还原而被染为棕黑色,故又有嗜银细胞瘤之称。Kulchitzky 细胞虽在整个胃肠道粘膜层中均有存在,但以末段回肠、回盲部和阑尾等部位最多,故嗜银细胞瘤亦在回肠末段和阑尾最多见。然而此种肿瘤毕竟是罕见的。

类癌一般多表现为粘膜下的小结节,切面呈明显的淡黄色或灰黄色。组织切片虽很难鉴别此种肿瘤是良性抑或恶性,但临床上偶尔可以看到有转移的象征,故类癌应视为一种低度恶性肿瘤。一般小肠的类癌恶性程度较高,而阑尾类癌恶性程度相对较低。

类癌的生长大多只在肠壁的一面,很少累及肠壁周围,故引起肠梗阻的机会不多。只有当癌已长得较大时,才可以突入肠腔而引起慢性梗阻。肿瘤上面掩覆的粘膜一般并不溃破,故出血的机会也不多。有时腹腔内能摸得可活动的肿块。大多为已有转移的表现。因一般原发肿瘤多较小,而续发的转移性瘤往往反比原发瘤大得多。不少的类癌可以完全没有临床症状,直至尸解时方被发现。近年来发现少数已有转移的类癌患者(约占类癌总病例的5%,已有转移的1/3)可出现发绀和右心病变,现时常称此种情况为类癌综合征。其一般表现为皮肤的阵发性潮红、腹痛和腹泻,以及右心内膜的纤维性变,产生三尖瓣和肺动脉狭窄,或单纯肺动脉狭窄和三尖瓣闭锁不全。这是因为类癌细胞有时能分泌5-羟色腔,后者在肝或肺内分解以后,会造成肺微循环的痉挛和肺动脉压的长期升高。不过这种已有转移的类癌患者,其预后一般尚称良好,自症状开始到死亡的平均时间为8年左右,有长达25年者。

【治疗】

由于类癌偶有恶变转移的潜能,故临床上一经发现,即应广泛切除,包括有关的V形肠系膜。如发现肠壁上的类癌不止一处或已有明显的淋巴结转移,切除范围应更加扩大,包括有关系膜和其中淋巴结的整块切除。局部肿瘤已不能切除而有肠梗阻现象者,应行肠道的短路吻合以解除梗阻。类癌的预后一般多属良好,即使原发肿瘤未能切除而仅作短路手术者,也可能继续存活多年。

对少数已并有肝转移和类癌综合征的类癌患者,如能将有转移癌的肝组织予以切除,可使症状大为好转或完全消失。

嗜银细胞瘤对放射线不敏感,故放射治疗是属无益。

(四)小肠的恶性色素瘤

肠道色素瘤罕见,原发性的肠道色素瘤更是一种奇迹。多数的肠道色素瘤乃是继皮肤的恶痣及视网膜色素瘤等病变而继发。所可异者,肠道的续发性色素瘤有时可为色素瘤转移的唯一表现,而身体其他部位则不见转移瘤,大概是瘤细胞在肺部等处未能生长发育之故。有时皮肤色素瘤已切除多年后,肠道仍有再发转移性色素瘤的可能,表现为肠道出血或肠梗阻现象。等继发性色素瘤一经探查证实,应即予以切除。然而由于很难保证无其他转移,故复发的机会甚大,根治的希望甚微。试用抗癌药可能有益。

(褚爱霞)

第五节 结直肠癌

【临床概述】

结直肠癌是威胁人们健康和生命的多发病和常见病。据估计,2007年全球新发恶性肿瘤中结直肠癌发病率在男性和女性分别占第四和第三位,死亡率在男性和女性分别占第四和第五位。近年来随着人民生活水平的提高,饮食习惯和结构的改变,以及人口老龄化,我国结直肠癌的发病率和死亡率均保持上升趋势,其中,近端结肠癌的发病率上升尤为显著。卫生部2010年公布的数据显示,结直肠癌在2009年我国城市居民死亡率最高的五个恶性肿瘤中位居第四位。

【危险因素】

1.遗传性结直肠癌综合征　以 FAP 和 HNPCC 最常见，但两者一起仅占所有结直肠癌的 5%。FAP 是常染色体显性遗传综合征，由 5 号染色体 APC 基因的突变所致。典型的 FAP 在儿童时期就表现出多发结肠腺瘤，平均 16 岁左右出现症状，90%未经治疗的患者在 45 岁以前发生结肠癌。HNPCC 也是常染色体显性遗传性疾病，较 FAP 常见，占所有结肠癌的 3%～5%。HNPCC 由一组 MMR 种系突变引起，MMR 基因突变最常见发生在 hMLH1、hMSH2、hMSH6 或 PMS2 基因。HNPCC 中位初次诊断年龄为 48 岁，以右半结肠癌为主，近 70%的患者第一次结肠癌发生在脾曲近端，另外，大约 10%的 HNPCC 患者有同时性结直肠癌。结直肠外的肿瘤在 HNPCC 也比较常见，尤其是子宫内膜癌，其他如卵巢癌、胃癌、小肠和肝胆系统肿瘤、肾盂输尿管癌等。其他家族性结直肠癌综合征包括 MYH 相关性息肉病、P-J 综合征等，较 HNPCC 和 FAP 少见。

2.个人或者家族的散发性结直肠癌或腺瘤性息肉病史　结直肠癌患者术后 5 年内发生第二原发大肠癌的概率是 1.5%～3%，数十年后增加至 9%。有直径大于 1cm 的腺瘤性息肉、绒毛状或者绒毛腺管状息肉的个体，尤其息肉多发时，发生大肠癌的危险性增加 3.5～6.5 倍。直系亲属中有一位结直肠癌患者的个体发生大肠癌的风险大概是整体人群的 2 倍，而有高危腺瘤性息肉的家族史时发生大肠癌的危险性和有结直肠癌家族史时相当。

3.炎性肠病　溃疡性结肠炎的患者发生结肠癌的几率明显增加，并与病变范围、病程、病情活动程度有关。全结肠炎发生结肠癌的危险性是普通人群的 5～15 倍，左半结肠炎的患者大概是 3 倍，而单纯直肠炎似乎不增加结直肠癌风险。全结肠炎和左半结肠炎的患者分别在病程 8～10 年和 15～20 年左右发生大肠癌的风险开始增加，并随着病程延长而增加。有关克罗恩病和结肠癌关系的数据较少，但克罗恩病累及全结肠时可能和全结肠性溃疡性结肠炎类似地增加大肠癌发生危险性。

4.肢端肥大症　肢端肥大症患者，尤其是疾病没有得以控制者，发生多发性腺瘤性息肉和结直肠癌的机会增加，并且倾向于位于脾曲近端。

5.年龄、性别、种族因素　结直肠癌发病率随着年龄的增长而增加，40 岁以下的患者占结直肠癌总数不足 3%，而 50 岁以上的患者占 85%以上。目前，全球男性结直肠癌的死亡率较女性稍高。另外，结直肠癌的发生率在不同种族中有差异，总体上欧美的发病率较亚非地区高。

6.结直肠癌发生风险可能增加的其他疾病和生活方式等因素　糖尿病和胰岛素抵抗、睾丸去势治疗、胆囊切除术、冠心病、肥胖、酗酒、吸烟、高脂肪、低纤维饮食、红肉摄入等，报道发生大肠癌的危险性增加。前列腺癌放疗有报道认为增加了直肠癌发生危险性。

【临床表现】

结直肠癌的症状多数不特异，有症状的结直肠癌患者多为下列表现：

1.腹痛或腹部不适，有报道指出 44%初治可切除的结肠癌患者有腹痛症状。

2.排便习惯改变，左半结肠癌患者多见。

3.大便性状改变，如变细、血便或黑便、黏液便等，其中直肠癌便血发生率高于结肠癌，而盲肠和右半结肠癌患者大便潜血阳性多见。

4.腹部肿块。

5.肠梗阻，多见于左半结肠癌患者。

6.肿瘤穿孔至腹腔致腹膜炎、至其他器官如膀胱、阴道、小肠等致瘘管形成而引发相应症状。

7.贫血及全身症状，如消瘦、乏力、低热等。

8.远处转移症状，如肝脏转移致右上腹胀、腹痛，肺转移致咳嗽等，浅表淋巴结转移致淋巴结肿大等。因静脉引流系门静脉系统，结直肠癌常见远处转移器官首先是肝脏，其后依次为肺、骨和其他部位如脑，但远端直肠癌因为直肠下静脉直接引流至下腔静脉而可首先转移至肺。

【诊断要点】

结直肠癌通常是因临床症状提示而进一步检查或者无症状患者常规筛查时发现。多数患者通过结肠镜活检、少部分患者需要剖腹探查而明确病理诊断。明确诊断后应对患者进行临床和病理分期，再根据肿瘤部位、分期进行多学科综合治疗。

1.定性诊断过程中通常需要的客观检查包括：

(1)体格检查：

1)一般状况评价、有无贫血貌和肿大浅表淋巴结。

2)腹部检查有无腹部包块、肠型、肠蠕动波、腹腔积液。

3)直肠指检：凡疑似结直肠癌者需常规作肛门直肠指诊。了解肿瘤大小、质地、占肠壁周径的范围、基底部活动度、距肛缘的距离等。指检时触摸轻柔，切忌挤压，避免漏诊，观察是否指套血染。

(2)实验室检查：

1)血常规：了解有无缺铁性贫血。

2)尿常规：观察有无血尿，结合泌尿系影像学检查了解肿瘤是否侵犯泌尿系统。

3)大便常规：检查应当注意有无红细胞、脓细胞。

4)粪便隐血试验：针对消化道少量出血的诊断有重要价值。

5)血生化检查：了解肝肾功能情况以评估手术和(或)放化疗风险，碱性磷酸酶增高常常与肝及骨转移有关。

6)肿瘤指标：患者在诊断、评价疗效、随访时需检测 CEA、CA19-9、CA242。CEA 是结直肠癌的一个预后指标。另外，发现肝转移的患者可检测 AFP，有卵巢转移患者检测 CA125，如有升高，治疗随访时继续监测。

(3)影像学检查：

1)结肠钡剂灌肠检查，特别是气钡双重造影检查是临床诊断结直肠癌的重要手段，但疑有肠梗阻的患者应当谨慎选择，需要肠道准备。

2)结肠 CT 三维重建：具有无创的优点，缺点是发现病变时不能同时活检帮助明确病理确诊，需要肠道准备。

(4)内镜检查：所有疑似结直肠癌患者均推荐纤维结肠镜或电子结肠镜检查，但以下情况除外：一般状况不佳，难以耐受；急性腹膜炎、肠穿孔、腹腔内广泛粘连以及完全性肠梗阻；肛周或严重肠道感染、放射性肠炎;妇女妊娠期和月经期。

内镜检查之前,必须作好准备,检查前进流质饮食,服用泻剂,或行清洁洗肠,使肠腔内粪便排净。

内镜检查报告须包括:进镜深度、肿物大小、距肛缘位置、形态、局部浸润的范围。由于结肠肠管在检查时可能出现皱缩,因此内镜所见肿物距离肛门距离可能存在误差,建议结合CT或钡剂灌肠明确病灶部位。

由于3%～5%的结肠癌患者(除外遗传性结直肠癌综合征后为2.5%)可存在两个或以上同时性结直肠癌,因此结肠镜应当争取做全结肠检查。

结肠镜检时对可疑病变必须病理学活体组织检查,确定为复发或转移性结直肠癌时,可检测肿瘤组织K-ras基因状态。

(5)开腹探查:根据2010年卫生部结直肠癌诊疗规范,开腹探查用于以下几种情况:

1)经过各种诊断手段尚不能明确诊断且高度怀疑结直肠肿瘤。

2)出现肠梗阻,进行保守治疗无效。

3)可疑出现肠穿孔。

4)保守治疗无效的消化道大出血。

2.临床分期中通常需要的客观检查包括:

(1)胸片和腹盆腔B型超声:可初步了解患者有无复发转移,具有方便快捷的优越性。

(2)CT检查:术前CT检查的作用在于明确病变侵犯肠壁的深度、向壁外蔓延的范围、局部淋巴结转移情况、远处转移的部位和肿瘤相关并发症,如梗阻、穿孔、瘘。CT对结直肠癌侵犯深度、局部淋巴结侵犯和远处转移判断的敏感性分别在50%、45%～73%和75%～87%。直肠癌应用CT判断周围淋巴结转移的敏感性高于结肠癌。CT判断腹膜种植的敏感性根据其部位和大小而异,有研究报道,CT判断直径<0.5cm和0.5～5.0cm之间腹膜种植结节的敏感性分别是11%和37%。

(3)MRI检查:MRI检查的适应证大致同CT检查。但在直肠癌术前分期、肝转移病灶评价和怀疑腹膜以及肝被膜下病灶时推荐首选MRI检查。

(4)经直肠腔内超声:直肠腔内超声或内镜超声检查推荐与MRI一起成为中低位直肠癌术前临床分期的常规检查,帮助了解直肠癌局部侵犯程度和手术环周切缘阴性的概率。

(5)PET/CT:不推荐常规使用,但对于常规检查无法明确的转移复发病灶或准备进行转移灶根治性手术而需要排除常规检查无法检出的其他转移灶,可作为有效的辅助检查,此时PET/CT结果可能改变治疗策略。

(6)排泄性尿路造影:不推荐术前常规检查,仅适用于肿瘤较大可能侵及尿路的患者。

(7)术中评估:尤其对小的腹膜种植转移,因为CT敏感性不高,术中探查尤为必要。

【鉴别诊断】

根据2010年卫生部结直肠癌诊疗规范。

1.结肠癌主要应与以下疾病进行鉴别:

(1)溃疡性结肠炎:本病可以出现腹泻、黏液便、脓血便、大便次数增多、腹胀、腹痛、消瘦、贫血等症状,伴有感染者尚可有发热等中毒症状,与结肠癌的症状相似,纤维结肠镜检查及活检是有效的鉴别方法。

(2)阑尾炎:回盲部癌可因局部疼痛和压痛而误诊为阑尾炎。特别是晚期回盲部癌,局部常发生坏死溃烂和感染,临床表现有体温升高,白细胞计数增高,局部压痛或触及肿块,常诊断为阑尾脓肿,需注意鉴别。

(3)肠结核:在我国较常见,好发部位在回肠末端、盲肠及升结肠。常见症状有腹痛、腹块、腹泻、便秘交替出现,部分患者可有低热、贫血、消瘦、乏力,腹部肿块,与结肠癌症状相似。但肠结核患者全身症状更加明显,如午后低热或不规则发热、盗汗、消瘦乏力,需注意鉴别。

(4)结肠息肉:主要症状可以是便血,有些患者还可有脓血便,与结肠癌相似,钡剂灌肠检查可表现为充盈缺损,行纤维结肠镜检查并取活组织送病理检查是有效的鉴别方法。

(5)血吸虫性肉芽肿:多见于流行区,目前少见。少数病例可癌变。结合血吸虫感染病史,粪便中虫卵检查,以及钡剂灌肠和纤维结肠镜检查及活检,可以与结肠癌进行鉴别。

(6)阿米巴肉芽肿:可有肠梗阻症状或查体扪及腹部肿块与结肠癌相似。本病患者行粪便检查时可找到阿米巴滋养体及包囊,钡剂灌肠检查常可见巨大的单边缺损或圆形切迹。

(7)结肠其他恶性肿瘤:如肠道淋巴瘤、类癌等,活检病理是有效的鉴别手段。

2.直肠癌主要应当与以下疾病进行鉴别:

(1)痔:痔和直肠癌不难鉴别,误诊常因未行认真检查所致。痔一般多为无痛性便血,鲜血,不与大便相混合,直肠癌便血常伴有黏液而出现黏液血便和直肠刺激症状。对便血患者必须常规行直肠指诊。

(2)肛瘘:肛瘘常由肛窦炎而形成肛旁脓肿所致。患者有肛旁脓肿病史,局部红肿疼痛,与直肠癌症状差异较明显,鉴别比较容易。

(3)阿米巴肠炎:症状为腹痛、腹泻,病变累及直肠可伴里急后重。粪便有暗红色或紫红色血液及黏液。肠炎可致肉芽及纤维组织增生,使肠壁增厚,肠腔狭窄,易误诊为直肠癌,纤维结肠镜检查及活检为有效鉴别手段。

(4)直肠息肉:主要症状是便血,纤维结肠镜检查及活检为有效鉴别手段。

【病理类型】

1.早期结直肠癌 癌细胞局限于结直肠黏膜下层者称早期结直肠癌(pTl)。WHO 消化道肿瘤分类将黏膜层内有浸润的病变称之为“高级别上皮内瘤变”。

2.进展期结直肠癌的大体类型

(1)隆起型:凡肿瘤的主体向肠腔内突出者均属本型。

(2)溃疡型:肿瘤形成深达或贯穿肌层之溃疡者均属此型。

(3)浸润型:肿瘤向肠壁各层弥漫浸润,使局部肠壁增厚,但表面常无明显溃疡或隆起。

3.组织学类型:

(1)腺癌:①乳头状腺癌;②管状腺癌;③黏液腺癌;④印戒细胞癌。

(2)未分化癌。

(3)腺鳞癌。

(4)鳞状细胞癌。

(5)小细胞癌。

(6)类癌。

【病理分期】

1.手术病理报告的解读　手术病理报告应包括：

(1)患者基本信息及送检信息；

(2)大体情况：肿瘤大小、大体类型、肉眼所见浸润深度、切除肠管两端距肿瘤远近端的长度；

(3)肿瘤分化程度(肿瘤分型、分级)；

(4)肿瘤浸润深度(T 分期)，T 分期或 ypT 是根据有活力的肿瘤细胞来决定的，经过新辅助治疗的标本内无细胞的黏液湖不认为是肿瘤残留；

(5)检出淋巴结数目以及阳性淋巴结数目(N 分期)；

(6)近端切缘、远端切缘的状况；

(7)建议报告环周切缘的状况(如果肿瘤距切缘很近，应当在显微镜下测量并报告肿瘤与切缘的距离，肿瘤距切缘 1mm 以内报切缘阳性)；

(8)脉管侵犯情况(以 V 代表血管，V_1 为镜下血管浸润，V_2 为肉眼血管浸润，L 代表淋巴管)；

(9)神经侵犯情况；

(10)K-ras 基因状态，确定为复发或转移性结直肠癌时。如无手术切除标本可从活检标本中测定。

2.TNM 分期

原发肿瘤(T)

T_x：原发肿瘤无法评价

T_0：无原发肿瘤证据

T_{is}：原位癌，局限于上皮内或侵犯黏膜固有层

T_1：肿瘤侵犯黏膜下层

T_2：肿瘤侵犯固有肌层

T_3：肿瘤穿透固有肌层到达浆膜下层，或侵犯无腹膜覆盖的结直肠旁组织

T_{4a}：肿瘤穿透腹膜脏层

T_{4b}：肿瘤直接侵犯或粘连于其他器官或结构

区域淋巴结(N)

N_x：区域淋巴结无法评价

N_0：无区域淋巴结转移

N_1：有 1～3 枚区域淋巴结转移

N_{1a}：有 1 枚区域淋巴结转移

N_{1b}：有 2～3 枚区域淋巴结转移

N_{1c}：浆膜下、肠系膜、无腹膜覆盖结肠/直肠周围组织内有肿瘤种植(TD)，无区域淋巴结转移

N_2：有 4 枚以上区域淋巴结转移

N_{2a}：4～6 枚区域淋巴结转移

N_{2b}:7 枚及更多区域淋巴结转移

远处转移(M)

M_0:无远处转移

M_1:有远处转移

M_{1a}:远处转移局限于单个器官或部位(如肝、肺、卵巢、非区域淋巴结)

M_{1b}:远处转移分布于一个以上的器官/部位或腹膜转移

1.cTNM 是临床分期,pTNM 是病理分期;前缀 y 用于接受新辅助(术前)治疗后的肿瘤分期(如 ypTNM),病理学 CR 的患者分期为 $ypT_0N_0cM_0$,可能类似于 0 期或Ⅰ期。前缀 r 用于经治疗获得一段无瘤间期后复发的患者(rTNM)。

2.Dukes B 期包括预后较好($T_3N_0M_0$)和预后较差($T_4N_0M_0$)两类患者,Dukes C 期也同样(任何 TN_1M_0 和任何 TN_2M_0)。MAC 是改良 Astler-Coller 分期。

3.T_{is}包括肿瘤细胞局限于腺体基底膜(上皮内)或黏膜固有层(黏膜内),未穿过黏膜肌层到达黏膜下层。

4.T_4 的直接侵犯包括穿透浆膜侵犯其他肠段,并得到镜下诊断的证实(如盲肠癌侵犯乙状结肠),或者位于腹膜后或腹膜下肠管的肿瘤,穿破肠壁固有基层后直接侵犯其他的脏器或结构,例如降结肠后壁的肿瘤侵犯左肾或侧腹壁,或者中下段直肠癌侵犯前列腺、精囊腺、宫颈或阴道。

5.肿瘤肉眼上与其他器官或结构粘连则分期为 cT_{4b}。但是,若显微镜下该粘连处未见肿瘤存在则应根据镜下实际侵犯深度分为 pT_1-T_{4a}。V 和 L 亚分期用于表明是否存在血管和淋巴管浸润,而 PN 则用以表示神经浸润(可以是部位特异性的)。

【治疗原则】

结直肠癌的治疗首先要遵循多学科综合治疗和循证医学指导下的个体化治疗的总原则。

1.手术治疗在结直肠癌中的应用

(1)结直肠癌原发病灶的根治性手术:

手术原则:①由远及近全面探查,探查并记录肝脏、胃肠道、子宫及附件、盆底腹膜,及相关肠系膜和主要血管淋巴结和肿瘤邻近脏器的情况;②切除足够的肠管,清扫区域淋巴结,整块切除;③推荐锐性分离技术;④推荐由远及近的手术清扫。建议先处理肿瘤滋养血管;⑤推荐手术遵循无瘤原则;⑥推荐切除肿瘤后更换手套并冲洗腹腔。

$T_1N_0M_0$ 结肠癌:建议局部切除。如果切除完整而且具有预后良好的组织学特征(如分化程度良好、无脉管浸润),无论是广基还是带蒂的肿瘤,不推荐再行手术切除。如果是带蒂但具有预后不良的组织学特征,或者非完整切除,标本破碎,切缘无法评价,推荐行结肠切除术加区域淋巴结清扫。

$T_{2\sim4}N_{0\sim2}M_0$ 结肠癌:首选的手术方式是相应结肠切除加区域淋巴结清扫。区域淋巴结清扫必须包括肠旁、中间和系膜根部淋巴结三站。建议标示系膜根部淋巴结并送病理学检查。如果怀疑清扫范围以外的淋巴结有转移必须完整切除,无法切除者视为姑息切除。肿瘤侵犯周围组织器官建议联合脏器整块切除。另外,对具有 HNPCC 家族史,或有明显的结肠癌家族史,或同时多原发结肠癌的患者建议行更广泛的结肠切除术。

直径超过 2.5cm 的结肠绒毛状腺瘤癌变率高，推荐行结肠切除加区域淋巴结清扫。

行腹腔镜辅助的结肠切除术推荐满足如下条件：①由有经验的外科医师实施手术；②原发灶不在横结肠(除非进行临床试验)；③无严重影响手术的腹腔粘连；④无局部进展期或晚期病变的表现；⑤无急性肠梗阻或穿孔的表现；⑥保证能进行全腹腔的探查。

$T_1N_0M_0$ 直肠癌：建议局部切除。早期直肠癌($T_1N_0M_0$)如经肛门切除必须满足如下要求：①侵犯肠周径<30%；②肿瘤大小<3cm；③切缘阴性(距离肿瘤>3mm)；④活动，不固定；⑤距肛缘 8cm 以内；⑥仅适用于 T_1 肿瘤；⑦内镜下切除的息肉，伴癌浸润，或病理学不确定；⑧无血管淋巴管浸润或神经浸润；⑨高.中分化；⑩治疗前影像学检查无淋巴结肿大的证据。

$T_{2\sim4}N_{0\sim2}M_0$ 直肠癌：必须争取根治性手术治疗。中上段直肠癌推荐行低位前切除术；低位直肠癌推荐行腹会阴联合切除术或慎重选择保肛手术。中下段直肠癌必须遵循直肠癌全系膜切除术(TME)原则，尽可能锐性游离直肠系膜，连同肿瘤远侧系膜整块切除。肠壁远切缘距离肿瘤≥2cm，直肠系膜远切缘距离肿瘤≥5cm 或切除全直肠系膜。在根治肿瘤的前提下，尽可能保持肛门括约肌功能、排尿和性功能。治疗原则如下：①切除原发肿瘤，保证足够切缘，远切缘距肿瘤远端至少 2cm。下段直肠癌(距离肛门小于 5cm)远切缘距肿瘤 1～2cm 者，建议术中冰冻病理检查证实切缘阴性。②切除引流区域淋巴脂肪组织。③尽可能保留盆腔自主神经。④新辅助(术前)放化疗后推荐间隔 4～8 周进行手术。⑤肿瘤侵犯周围组织器官者争取联合脏器切除。

对于已经引起梗阻的可切除大肠癌，推荐行Ⅰ期切除吻合，或Ⅰ期肿瘤切除近端造口远端闭合，或造瘘术后Ⅱ期切除，或支架植入术后Ⅱ期切除。直肠癌Ⅰ期切除吻合前推荐行术中肠道灌洗，如估计吻合口瘘的风险较高，建议行 Hartmann 手术或Ⅰ期切除吻合及预防性肠造口。

(2)姑息性手术：无法进行根治性手术的患者，则无首先姑息性切除原发灶的必要，但出现出血、梗阻、穿孔症状，保守治疗无法缓解，姑息性手术是治疗选择之一，其他选择还包括放射治疗处理直肠癌合并内科无法控制的出血、支架植入以缓解肠梗阻。

(3)结直肠癌转移灶的根治性手术：手术完全切除转移灶仍是目前治愈转移性结直肠癌的最佳和主要方法，故符合条件的患者均应当在适当的时候接受手术治疗。对最初转移灶无法切除的患者应当经多学科讨论慎重决定新辅助化疗和手术时机，创造一切机会使之转化为可切除病灶。

手术切除转移灶总的原则是：①原发灶必须能根治性切除(RO)；②如果有一个以上部位转移，均可切除，仍可尝试根治性手术；③完整切除必须考虑到肿瘤范围和解剖部位，切除后器官必须能维持足够功能；④根治性手术需要与化疗[术前化疗和(或)术后辅助化疗]配合；⑤对于肝转移灶切除术后复发，在全身状况和肝脏条件允许的情况下，对于可切除的肝转移灶术后的复发病灶，可进行二次、三次甚至多次的肝转移灶切除。

转移灶根据发生时间按照国际通用分类分为：①同时性转移：结直肠癌确诊时发现的或结直肠癌原发灶根治性切除术后 6 个月内发生的转移；②异时性转移：结直肠癌根治术 6 个月后发生的转移。根据发现转移时评估情况，又可分为可切除和不可切除转移灶。根据患者转移灶类型不同以及原发灶在结肠和直肠的区别，患者诊治策略和手术时机有所差异。

同时性可切除的转移灶：结肠癌时，可以原发灶和转移灶同时或分期手术；也可以原发灶切除后化疗或化疗联合靶向治疗 2～3 个月后再切除转移灶；还可以先化疗或化疗联合靶向治疗 2～3 个月再同时或分期切除原发灶和转移灶。直肠癌时，可以原发灶和转移灶同时或分期手术；也可以直肠病灶新辅助放化疗后再同时或分期切除原发灶和转移灶；还可以先化疗或化疗联合靶向治疗 2～3 个月后，加或者不加做直肠病灶新辅助放化疗，然后进行同时或分期原发灶和转移灶手术。肝转移在结直肠癌同时性转移中常见，原发灶和肝转移灶同步切除时一般要求肝转移灶小、且多位于周边或局限于半肝，肝切除量低于 50%，肝门部淋巴结、腹腔或其他远处转移均可手术切除时可考虑应用。可根治的复发性结直肠癌伴有可切除肝转移灶倾向于进行分阶段切除肝转移灶。

异时性可切除转移灶：可以直接手术；也可以新辅助化疗或化疗联合靶向治疗 2～3 个月后再手术。

潜在可切除转移灶：先化疗或化疗联合靶向治疗，每 2 个月评估，一旦转为可手术根治患者即手术。

2.放射治疗在结直肠癌中的应用

(1)直肠癌的放射治疗：

辅助同步放化疗：适应证主要针对未行术前放化疗的、根治术后病理诊断为Ⅱ～Ⅲ期直肠癌的病例。同步放化疗推荐氟尿嘧啶类药物，和辅助化疗时间安排顺序推荐辅助化疗 1～2 个月后同步放化疗再辅助化疗的夹心治疗模式。

Ⅰ期直肠癌术后放疗：Ⅰ期直肠癌一般不推荐术后放疗。但局部切除术后，有以下因素之一，推荐行根治性手术：①术后病理分期为 T_2；②肿瘤最大径＞4cm；③肿瘤占肠周大于 1/3 者；④低分化腺癌；⑤神经侵犯或脉管瘤栓；⑥切缘阳性或肿瘤距切缘＜3mm。如拒绝或无法手术者，建议术后放疗。

新辅助放化疗：临床诊断为Ⅱ～Ⅲ期直肠癌，推荐行术前放疗或术前同步放化疗，其中术前新辅助放化疗较新辅助放疗在肿瘤局部控制方面有优势，新辅助放化疗推荐应用氟尿嘧啶类药物。

局部晚期不可手术切除的 T_4 直肠癌，必须行术前同步放化疗，放化疗后重新评估，争取根治性手术。

对于某些不能耐受手术或者有强烈保肛意愿的患者，可以试行根治性放疗或放化疗。

局部区域复发的直肠癌，首选手术，然后再考虑是否行术后放疗；如无手术可能，推荐同步放化疗，争取手术切除。

Ⅳ期直肠癌：对于初治Ⅳ期直肠癌，建议化疗±原发病灶放疗，治疗后重新评估可切除性。

(2)晚期结直肠癌的姑息性放疗：无法根治的患者，必要时针对转移灶可行姑息减症放疗。

3.结直肠癌的内科治疗

(1)结肠癌的辅助化疗：在过去的 20 年中，结肠癌辅助化疗从试验性阶段走到了目前的标准治疗模式。1980 年末开始的临床研究首先证实了 5-Fu 为基础的化疗方案在Ⅱ、Ⅲ期结肠癌中的疗效和安全性。Ⅲ期结肠癌从 5-Fu 辅助化疗中获益的结论肯定，而在Ⅱ期结肠癌中相关研究结果不一。INT0035 试验和 IMPACT B2 及 ASCO 的荟萃分析均不支持Ⅱ期结肠癌患者常规进行 5-Fu 辅助治疗，但 IMPACT B2 荟萃分析中作者还是建议在Ⅱ期结肠癌术后可以有选择地进行 5-Fu 辅助化疗。NSABP C01-C04 试验的综合分析的结论是 5-Fu 辅助化疗对Ⅱ期结肠癌总体有益。QUASAR-1 研究中 91%的患者是Ⅱ期患者、71%为结肠癌患者，5-Fu化疗组较观察组明显降低 5 年复发风险并获得了生存益处，研究者认为在年轻高危的Ⅱ期结肠癌患者 5-Fu 辅助化疗获益虽小但有统计学意义，而对老年患者利弊关系需要进一步研究。日本发表在 2004 年临床肿瘤学杂志上的荟萃分析也认为，Ⅱ期结肠癌氟尿嘧啶类药物辅助化疗总体上可能是有益的。另外，对患者选择 5-Fu 辅助化疗时要注意其微卫星灶不稳定性(MSI)状态。研究发现 MSI 是Ⅱ结肠癌有统计学意义的一个预后指标，MSI-H 的患者预后好，而对Ⅲ结肠癌预后作用可见趋势性。但是，MSI-H 的患者未能从 5-Fu 辅助化疗中获益，其中Ⅱ期患者甚至降低 DFS 及 OS。

进入 20 世纪后，两个大的结肠癌辅助治疗的临床试验 MOSAIC 和 NSABPC-07 的研究结果奠定了奥沙利铂联合 5-Fu 方案在结肠癌辅助治疗中的地位。MOSAIC 研究证明了奥沙利铂联合 5-Fu、亚叶酸钙(LV)的 FOLFOX 方案在Ⅲ期结肠癌辅助治疗中较 5-Fu 方案明显延长了患者无病生存时间(DFS)和总生存时间(OS)，在高危Ⅱ期结肠癌患者 FOLFOX 组生存延长接近有统计学意义。而 NSABPC-07 研究也证实了在Ⅱ期和Ⅲ期结肠癌患者奥沙利铂联合 5-Fu 的方案较 5-Fu 方案明显延长了 DFS。

口服氟尿嘧啶类药物较静脉 5-Fu 应用更为方便。卡培他滨对比 5-Fu 治疗Ⅲ期结肠癌的 X-ACT 研究中卡培他滨较 5-Fu 有疗效优势的趋势，5-Fu 组口腔炎和中性粒细胞减少多见，而卡培他滨组胆红素升高更多。NO16968 研究对比了奥沙利铂联合卡培他滨(XELOX)方案和 5-Fu 辅助治疗Ⅲ期结肠癌，初步疗效分析显示 XELOX 组 4 年 DFS 显著提高。目前卡培他滨在结肠癌的辅助治疗中很多指南认为地位和静脉 5-Fu 相当。

靶向治疗药物西妥昔单抗和贝伐单抗在晚期结直肠癌的作用已得到证实，但两者应用于结肠癌辅助治疗的 N0147 研究和 NSABP C08 研究均未获得阳性结论。

目前结肠癌的辅助治疗推荐：

1)Ⅰ期结肠癌：不推荐辅助化疗。

2)Ⅱ期结肠癌：应当首先确定是否高危患者，高危因素有：组织学分化差(Ⅲ或Ⅳ级)、T_4、血管淋巴管浸润、术前肠梗阻、肠穿孔、标本检出淋巴结不足(少于 12 枚)。无高危因素患者，建议随访观察或单药氟尿嘧啶类药物化疗。有高危因素者，建议辅助化疗。化疗方案根据患者情况选用 5-Fu/LV、卡培他滨、FOLFOX 或 FLOX。有条件者建议检测组织标本 MMR 或 MSI，如为 dMMR 或 MSI-H，不推荐氟尿嘧啶类药物的单药辅助化疗。

3)Ⅲ期结肠癌：推荐含奥沙利铂的方案化疗，包括 FOLFOX、FLOX、XELOX 方案。如患者情况不适宜上述方案化疗，推荐氟尿嘧啶类药物的单药辅助化疗。

4)辅助化疗疗程为半年。

(2)直肠癌的辅助治疗

1)直肠癌术后同步放化疗：基于 GITSG1985、Mayo/NCCTG、NSABP R01 和 NSABP

R02 研究的结果,5-Fu 为基础的化疗联合局部放疗的术后同步放化疗模式在局部控制、生存方面有优势,因而成为局部进展的直肠癌术后的标准治疗。但是,T_3N_0 和 $T_{1\sim2}N_1$ 并且行 TME 手术的患者局部复发率低,有学者认为在这些患者中辅助放疗的必要性不大。在 2011 年的 NCCN 指南中,分期为 T_3N_0 且切缘干净、没有预后不良因素的近端直肠癌,术后可考虑单纯辅助化疗。O'Connell 等的研究比较了同步放化疗中 5-Fu 静脉推注和延长时间的静脉输液之间的差异,发现后者复发时间和总生存时间明显提高。我们对 $T_{3\sim4}$ 或 $N_{1\sim2}$ 距肛缘≤12cm 直肠癌,如果没有进行术前新辅助放化疗,建议术后辅助同步放化疗。化疗方案可选择延长时间的静脉输液 5-Fu,但卡培他滨基于在结肠癌辅助治疗及直肠癌新辅助治疗中的经验,且其应用方便,更多选择卡培他滨作为术后同步化放疗时化疗之选,尽管目前还没有在直肠癌术后辅助放化疗中卡培他滨与 5-Fu 之间头对头的比较研究。

2)直肠癌术后辅助化疗:Ⅰ期直肠癌术后不推荐辅助化疗。Ⅱ～Ⅲ期直肠癌术后辅助化疗的循证医学依据较少,可根据不同分期、危险因素选择方案,具体方案选择参考结肠癌,可选择 5-Fu 方案、卡培他滨单药或 FOLFOX。辅助化疗和辅助同步放化疗的时间顺序安排目前没有标准,笔者科室常规是夹心模式,即先行约 2 个月辅助化疗,再行辅助放化疗,最后完成剩下的辅助化疗,整个辅助化疗半年时间。

3)直肠癌术前新辅助放疗及新辅助同步放化疗:直肠癌新辅助治疗始于欧洲的研究,首先证实了新辅助放疗＋手术较单纯手术明显提高了直肠癌患者的局部控制率和生存率,Ⅲ期患者较Ⅱ期更能从新辅助治疗中获益。荷兰结直肠癌研究组继而完成了单纯 TME 手术和新辅助放疗＋TME 手术患者之间的随机临床研究,新辅助放疗组在 2 年的局部控制率方面明显提高,说明即使应用 TME 术,新辅助放疗仍有意义。

FFCD9203 研究和 EORTC22921 研究进一步比较了术前新辅助放化疗和术前新辅助放疗。FFCD9203 研究中,术前 5-Fu 静脉推注的化疗联合放疗较术前单纯放疗明显提高了病理 CR 率(11.4%和 3.6%),并改善了 5 年局部复发率(8.1%和 16.5%),但两组保肛率和生存率没有差异。EORTC22921 研究中,术前 5-Fu 为基础的化疗联合放疗较术前单纯放疗也改善了局部复发率,两组分别为 9%和 17%。这两项研究的荟萃分析结果提示,直肠癌新辅助放化疗较新辅助放疗在随诊 5 年多后局部控制率明显提高,而两者无病生存及总生存期无差异。

CAO/ARO/AIO-94 随机Ⅲ期试验回答了术后辅助放化疗和术前新辅助放化疗孰优孰劣的问题。该研究比较了术前和术后 5-Fu 同步放化疗联合 5-Fu 辅助化疗的疗效,术前同步放化疗明显提高了局部控制率,降低副反应。虽然术前较术后同步放化疗未改善患者总生存率,但进一步奠定了新辅助放化疗的地位。

近年,有数个研究探讨了术前新辅助放化疗中在氟尿嘧啶类药物基础上加奥沙利铂是否有益处的问题。STAR-01、ACCORD12/0405、NSABP-R04、CAO/ARO/AIO-04 研究均对比了氟尿嘧啶类药物加或者不加奥沙利铂用于直肠癌新辅助放化疗的疗效和安全性。研究中生存方面的数据有待更长时间的随访观察。从近期疗效看,前面三项研究中,增加奥沙利铂均未明显提高病理 CR 率,而毒性明显增加,但在 2011 年 ASCO 年会上报道的 CAO/ARO/AIO-04 研究中奥沙利铂组明显提高了病理 CR 率,而毒性没有明显增加。目前,奥沙利铂在直肠癌新辅助同步放化疗中作用仍无定论。另外，这四项研究中，ACCORD12/0405 对照组直接采用的是卡培他滨新辅助治疗，而 NSABP-R04 研究中，氟尿嘧啶类药物包含了 5-Fu 和卡培他滨，结果发现两者在新辅助放化疗中疗效相当，这些Ⅲ期临床研究结果证明了卡培他滨在直肠癌新辅助治疗中的作用。

目前，$T_{3\sim4}$和(或)N＋的可切除直肠癌患者，推荐术前新辅助放化疗。T_4 或局部晚期不可切除的直肠癌患者，必须行新辅助放化疗，治疗后重新评价，并考虑是否可行手术。新辅助放化疗中，化疗方案推荐 5-Fu 或者卡培他滨，5-Fu 的用法采用延长时间或者持续静脉滴注。

(3)转移灶 RO 切除的结直肠癌围术期的内科治疗：结直肠癌患者合并潜在可切除转移灶，推荐术前化疗±靶向药物治疗；合并可切除转移灶，根据情况可以选择术前化疗±靶向治疗。化疗方案推荐 FOLFOX，或者 XELOX，或者 FOLFIRI(伊立替康＋5-Fu＋醛氢叶酸)。靶向治疗目前有西妥昔单抗或贝伐珠单抗，其中西妥昔单抗应用于 K-ras 基因野生型患者。在方案的选择上，尽量选择有效率高的，有条件者联合靶向治疗，以提高 RO 切除转化率。治疗过程中，每 2 个月评估 1 次，一旦由不可切除病灶转为可切除即考虑手术治疗。当应用贝伐珠单抗新辅助治疗时，要注意手术要求在贝伐珠单抗结束应用 6 周以上执行。

转移灶完全切除的患者推荐接受术后辅助化疗，建议手术前后化疗时间共为半年。术后化疗方案可选 5-Fu/LV、卡培他滨、FOLFOX 或 XELOX。术前治疗有效的患者建议沿用术前方案。

(4)晚期/转移性结直肠癌的内科治疗：2000 年后伊立替康(IRI)和奥沙利铂(OXA)相继应用于转移性结直肠癌(mCRC)，其联合 5-Fu 的 FOLFIRI 和 FOLFOX 方案互为一二线使转移性结直肠癌中位生存期延长至 20 个月左右，两组生存无差异。而卡培他滨被证实在 mCRC 治疗中疗效不劣于 5-Fu。卡培他滨联合 OXA 的 XELOX 方案在 mCRC 一、二线治疗的Ⅲ期研究中均显示和 FOLFOX 疗效相当，XELOX 组胆红素升高和手足综合征、FOLFOX 组骨髓抑制分别高于对照组。卡培他滨联合 IRI 较 FOLFIRI 一线治疗 mCRC 时在 BICC-C 研究中缩短了疾病 PFS，患者的总生存亦有缩短趋势。因此 FOLFOX、FOLFIRI 和 XELOX 是目前 mCRC 联合化疗标准方案。Grothey 等的集合分析提示患者的总生存与 OXA、IRI 和氟尿嘧啶类药物三者均应用相关，因此在 mCRC 的治疗中强调连续治疗、使得患者在整个治疗过程中尽可能的获得以上三类药物均应用的机会。

对于晚期结直肠癌，有效的化疗方案疗程应该持续多久尚无定论，维持治疗是否有意义值得进一步研究。OXA 具有蓄积性神经毒性，OPTIMOX 研究探讨了"打打停停"的策略。疾病进展前过早完全停止抗肿瘤治疗在 OPTIMOX2 和 NO16966 试验中已经显示将明显缩短患者 PFS，并不推荐。而 OPTIMOX1 试验中实验组 FOLFOX 应用 6 个周期后无疾病进展的患者转为 5-Fu 维持、进展后再应用 OXA，而对照组 FOLFOX 持续应用至疾病进展，两组具有相似的生存，虽然总体毒性相似，但实验组在第 6～18 周期化疗过程中的毒性明显降低。间断治疗的研究中一个关键问题是停药和再应用的标准如何制定。

靶向治疗是近十年来肿瘤治疗领域的一大突破。目前已被批准应用于 mCRC 治疗中的靶向治疗药物有 VEGF 单抗贝伐珠单抗和 EGFR 单抗，包括西妥昔单抗和帕尼单抗。贝伐珠单抗联合 IRI 或 OXA 方案治疗 mCRC 在 AVF2107、BICC-C、TREE 等临床试验中已经证实可提高疗效、延长患者总生存。西妥昔单抗在 CRYSTAL、OPUS、BOND、EPIC 等研究中联合 IRI 或 OXA 方案治疗 mCRC 可提高有效率和(或)延长 PFS。CRYSTAL 和 OPUS 研究的进一步分析提示西妥昔单抗疗效和肿瘤 K-ras 基因突变与否有关,仅野生型患者获益。约 60%的 mCRC 为 K-ras 野生型,但 K-ras 野生型并不能保证所有患者疗效,因此尚有其他待定的与疗效相关的因素。在化疗基础上同时联合 VEGF 单抗和 EGFR 单抗一线治疗 mCRC 的研究结果比较令人失望。无论是研究贝伐珠单抗联合帕尼单抗的 PACCE 试验或者联合西妥昔单抗的 CAIR02 试验,结果均提示一线治疗中两个单抗联合应用反而明显缩短患者 PFS。因此,不推荐一线两类单抗联合应用,但 BOND2 研究中贝伐珠单抗联合西妥昔单抗±IRI 均有不错的疗效,提示在多种药物失败的患者两类单抗联合可能是个选择。

我们目前推荐的治疗是:

1)联合化疗是能耐受的转移性结直肠癌患者的一、二线治疗。可选用下面方案:FOLFIRI±西妥昔单抗(K-ras 基因野生型患者),FOLFOX/FOLFIRI/XELOX±贝伐珠单抗。奥沙利铂方案和伊立替康方案互为一二线。

2)三线以上化疗的患者推荐进入临床研究。对在一、二线治疗中没有选用靶向药物的患者也可考虑联合靶向药物治疗。

3)不能耐受联合化疗的患者,推荐方案为氟尿嘧啶类单药±靶向药物。

4)晚期患者若一般状况或器官功能状况很差,推荐最佳支持治疗。

5)腹膜转移:是目前转移性结直肠癌治疗中的一个难点。近年来,有学者在探索结直肠癌腹膜转移行肿瘤减灭术联合腹腔热灌注化疗的疗效,初步认为在有经验的医院和中心对可能行完全性肿瘤减灭术的患者可考虑该项治疗。结直肠癌腹膜转移肿瘤减灭术的术后死亡率可达 3.3%~8.0%。目前这方面尚缺乏前瞻、随机对照临床研究结果,还不能作一常规推荐。

4.其他治疗方法

(1)肝转移灶的 RFA:

1)一般情况不适宜或不愿意接受手术治疗的可切除结直肠癌肝转移患者可使用 RFA,RFA 的肝转移灶的最大直径<3cm 且一次消融最多 3 枚。

2)预期术后残余肝脏体积过小时,建议先切除部分较大的肝转移灶,对剩余的直径小于 3cm 的转移病灶进行 RFA。

(2)肝动脉灌注化疗:目前在结直肠癌肝转移中肝动脉灌注化疗较常规静脉化疗没有循证医学依据的优势,除临床试验外并不常规应用。

(3)无水乙醇瘤内注射、冷冻治疗和中医中药治疗等,仅作为综合治疗的一部分应用。

【随访/监测】

1.结直肠癌根治术后患者一律推荐规律随访。

(1)病史和体格检查:每 3~6 个月 1 次,共 2 年,然后每 6 个月 1 次,总共 5 年,5 年后每年 1 次。

(2)监测肿瘤指标CEA、CA19-9:每3～6个月1次,共2年,然后每6个月1次,总共5年,5年后每年1次。

(3)腹/盆超声、胸片:每3～6个月1次,共2年,然后每6个月1次,总共5年,5年后每年1次。

(4)腹/盆CT或MRI:每年1次。

(5)术后1年内行肠镜检查,如有异常,1年内复查;如未见息肉,3年内复查;然后5年1次,随诊检查发现的大肠腺瘤均推荐切除。

(6)PET/CT:不是常规推荐的检查项目。

2.晚期结直肠癌:治疗疗效达到稳定以上患者在氟尿嘧啶类维持治疗或者休疗期间每月询问病史、体格检查和复查肿瘤指标,每3个月左右复查胸腹盆CT。

(庞世杰)

第六节　肝癌

一、肝脏的恶性肿瘤

肝脏的恶性肿瘤远较良性瘤多见,事实上如遇有肝脏肿瘤,应首先考虑到恶性瘤的可能。据世界卫生组织(WHO)的组织学分类,肝脏恶性肿瘤可作如下分类:

1.上皮恶性肿瘤　①肝细胞癌,②肝内胆管癌,③胆管囊腺癌,④肝细胞胆管细胞混合性癌,⑤肝母细胞瘤,⑥未分化癌。

2.非上皮恶性肿瘤　①上皮样血管内皮瘤,②血管肉瘤,③未分化肉瘤,④横纹肌肉瘤,⑤其他少见恶性肿瘤(脂肪肉瘤、平滑肌肉瘤、纤维肉瘤、恶性淋巴瘤等)。

3.其他类型肿瘤　①恶性畸胎瘤,②癌肉瘤,③卡波西肉瘤,④其他(恶性黑色素瘤、绒毛膜上皮癌、肾上腺皮质肿瘤等)。

4.转移瘤　肝脏的恶性肿瘤以肝癌最常见,这里所叙述的亦将限于肝癌,且将以原发性肝癌为主。肝脏的各种肉瘤虽有原发,但极为罕见,Ro'sai(1996)报道肝血管肉瘤的发病率为0.14～0.25/100万人。其他的恶性肿瘤如绒毛膜上皮癌及肾上腺癌等,是否能在肝内原发尚有疑问。此等罕见的肝脏恶性肿瘤在临床上恐无实际意义。

肝癌

肝癌可分为转移性(继发性)和原发性两种,临床上转移性肝癌虽较原发性肝癌多见,但原发性肝癌实际上更具重要性。

(一)转移性肝癌

肝脏是体内任何器官肿瘤转移的最大受纳器,转移途径可由门静脉、肝动脉、淋巴管、腹腔肿瘤直接蔓延浸润至肝。原复旦大学上海医学院统计150例转移性肝癌尸检中,来自消化道肿瘤者占30.0%,来自造血系统肿瘤者占29.3%,胸部肿瘤(肺、食管)占18.7%,其余依次为泌尿系、女性生殖系、头颈部、乳腺、软组织等。转移性肝癌多为散在性或弥漫性，多分布于肝脏表面，且病变一旦累及肝脏，其原发病灶的肿瘤大多已属晚期，大多预后较差。转移性肝癌多数在恶性肿瘤术后随访中发现，少数以肝转移癌为首发症状而发现，因多不合并肝硬化，故临床表现较轻而不易早期发现。转移性肝癌的肝炎病毒标记常阴性，肝功能早期多正常，AFP检查常阴性。胃肠肿瘤肝转移者，CEA和CA19-9异常增高。影像学检查(B超、CT、MRI等)常可发现肝内实质性占位性病变，多为散在分布、多发、大小相仿的类圆形病灶，有时可有典型的"牛眼征"。转移性肝癌的治疗方法应根据原发癌、肝转移癌和患者全身情况综合考虑。手术切除的指征包括：①原发癌已作根治性切除，或原发癌和单个肝转移癌可能作一期切除者；②肝转移癌为单个病灶或局限于半肝，或虽累及肝左右叶而结节数不超过3个，且转移灶的大小和所在部位估计能切除者；③无其他远处转移灶者；④全身情况可耐受手术，无严重心肺肾功能障碍，无其他严重疾病者；⑤肝转移癌切除术后远期随访出现的单个复发转移癌而无其他转移灶者。对于无根治手术指征的患者，可以考虑经手术的局部治疗，如术中肝动脉结扎，肝动脉、门静脉插管，术后化疗灌注；不能耐受手术者亦可考虑TACE、PEI、RF及微波治疗。放疗和全身化疗适用于原发癌对其敏感者，口服氟尿嘧啶类药物如去氧氟尿苷、卡培他滨等对来自消化道肿瘤的转移性肝癌有一定疗效。生物治疗方面如α干扰素、IL-2/LAK细胞、胸腺素等也可试用。中药主张健脾理气之品。转移性肝癌的预后取决于原发癌的部位，是否切除和生物学特性，以及转移灶数目，肝脏受侵程度与治疗的选择等。通常来自消化系统肿瘤的转移性肝癌，以大肠癌预后最好，胃癌次之，胰腺癌最差。

（二）原发性肝癌

【发病率】

原发性肝癌是病死率很高的常见肿瘤，2002年全球最新统计，肝癌发病率在常见癌症中排行第6，而病死率则排第3位，每年发病人数为626000例，新增5.7%，共有598000例死亡，其中82%的病例在发展中国家，中国占55%。20世纪末10年，其发病率持续增长，在东亚和中非地区原发性肝癌发病率是欧美的5倍以上，我国每年约有11万人死于肝癌，其中男性8万，女性3万，占全世界肝癌年死亡数的45%。肝癌发病中位年龄朝年轻化方向变换，如非洲为30～40岁，我国为40～50岁，美国为55～65岁。

在我国，根据27个省(市、区)1990-1992年抽样地区居民恶性肿瘤死亡率分析，肝癌死亡率占恶性肿瘤死亡率的第2位，达29.37/10(男性29.01110万，女性11.21/10万)。我国肝癌高发于江苏、福建、广东、广西、等东南沿海地区的江、河、海口与岛屿。如著名的肝癌高发区江苏启东、福建同安、广东顺德、广西扶绥等，其死亡率达30/10万以上。我国肝癌男女比约3∶1。

【病因】

原发性肝癌的病因据临床和实验的观察，可能与下列因素有关：

1.*病毒性肝炎*　肝细胞癌与乙型肝炎病毒(HBV)、丙型肝炎病毒(HCV)感染相关已是不争的事实。近来临床研究表明，HBeAg阳性人群发病相关危险系数高于HBeAg阴性人群，高滴度HBV病毒载量对肝细胞癌发生具有预示性价值，提示慢性HBV感染病人中HBV活动性复制可促进肝癌的发生。HBV基因型与肝细胞癌发生也有关。研究认为，基因B型主要在HBV无症状携带者，其发生肝癌可能性较少；基因C型主要在慢性肝病中，其中慢性肝炎占49%，肝硬化占60%，肝细胞癌占60%。在HCV感染者中，ALT升高和高滴HCVRNA的人群肝细胞癌发生危险性较高。我国肝细胞癌的主要背景为HBV感染。有报道我国肝癌患者乙肝表面抗原(HBsAg)阳性率为63.2%，而抗HCV仅为11.2%。不少感染HBV的母亲垂直传播给婴儿，如婴儿HBsAg持续阳性，发生肝癌的概率达4%。人群HBsAg阳性者，其肝癌的相对危险性为HBsAg阴性者的10～50倍。西方则以HCV感染为主要背景，尤其是HCV-1b发生肝癌的危险性高于其他型。HCV与HBV合并感染者，肝癌相对危险性呈相加作用。HBV感染与肝内胆管癌关系不大。

2.黄曲霉毒素　世界卫生组织国际癌症研究所(IARC)认为黄曲霉毒素B1(AFB1)是人类致癌剂。黄曲霉毒素与肝癌有关依据是人群AFB1的摄入量(主要为霉变的玉米或花生)与肝癌死亡率呈正相关；肝癌的病死率曲线与地区温湿曲线相符，间接支持黄曲霉毒素学说；已证实AFB1在实验动物可诱发肝癌；食物与肝癌病死率关系的调查提示进食玉米、花生、花生油与之有关，而进食米、蔬菜、蛋白质、纤维等则与之无关。有报道认为暴露于黄曲霉素代谢产物M1(AFMl)在肝癌危险因素中占重要地位。

3.饮水污染　我国肝癌高发的农村地区与饮水污染有密切关系。最近发现，塘水或宅沟水中的水藻毒素，如微囊藻毒素，是一种强促癌因素。报道认为AFBI与微囊藻毒素的联合作用为肝癌重要病因之一。

4.烟酒　我国北方地区饮酒是一危险因素，而吸烟则与HBsAg阴性肝癌有关。北美约15%肝癌与饮酒有关，约12%与吸烟有关。日本证实烟酒均为危险因素，且有协同作用。意大利报道肝癌的归因危险度饮酒占45%，HCV占36%，HBV占22%。

5.肥胖　近期流行病学观察提示，肥胖可能是实体器官恶性肿瘤发生的一个独立危险因素。肥胖是非酒精性脂肪性肝病(NAFLD)的一个重要因素，大部分隐匿性肝硬化病人与NAFLD有关

6.其他　肝癌有较明显的家族聚集性，家族史是独立因素，可能与遗传易感性有关；单体氯乙烯可能与肝血管肉瘤有关；口服避孕药与肝腺瘤有关；南非班图有一种血色素沉着症可能与肝癌有关；最新研究表明，肝癌可能与螺杆菌感染有关。

【病理】

原发性肝癌肉眼观察时可以分为三种类型：

1.结节型　肝脏多呈硬变，但有结节性肿大；其结节为数众多，常在肝内广泛分布，直径自数毫米至数厘米不等，颜色亦有灰黄与暗绿等不同。

2.巨块型　肝脏往往有明显增大，且包有个巨大的肿块；该肿块大多位于肝右叶，在肿块的周围或表面上则有续发的不规则突起。

3.弥散型　肝脏大小多正常，有时甚至反形缩小，似有广泛的疤痕收缩；肝表面有无数的细小结节，外观有时与单纯的肝硬化无异，只有用显微镜检查方得确认。

肉眼观察原发性肝癌既有上述不同类型，其发生之方式因此也有不同解释。有的学者认为肝癌的发生是多中心的，即癌肿是同时或相继地自不同的中心生出；也有人认为癌肿的发生是单中心的，即癌肿初起时仅有一个中心，而肝内的其他结节均为扩散转移的结果。就临床的

观点看来，不论肝癌是以何种方式发生，显然结节型及弥散型的肝癌更为严重，因为这种肝癌的恶性程度很高，且病变既经累及肝脏的两叶，故预后最劣。

由于AFP普查可发现小肝癌，我国肝癌病理协作在此基础上分为块状型、结节型、小癌型和弥漫型。根据肝癌生长方式又可分为膨胀型、浸润型、混合型、弥漫型和特殊型。

按肿瘤大小，可分为：微小肝癌（直径≤2cm），小肝癌（>2cm，≤5cm），大肝癌（>5cm，≤10cm）和巨大肝癌（>10cm）。

以组织学论之，则原发性肝癌也可以分为以下三类：

1.肝细胞癌（恶性肝瘤）　一般相信系由实质细胞产生，约占肝癌病例之90%～95%（我国占91.5%），主要见于男性。其典型的细胞甚大，呈颗粒状，为嗜酸性，排列成索状或假叶状，于同一病例中有时可见结节性增生、腺瘤和肝癌等不同病变同时存在，且常伴有肝硬化。1954年，Edmondson和Steiner又根据分化好坏将肝细胞癌分为Ⅰ～Ⅳ级。但分化好和分化差的小肝癌其预后并无肯定的差别。

2.胆管细胞癌（恶性胆管瘤）　可能由肝内的胆管所产生，患者以女性为多。其肿瘤细胞呈圆柱状或立方形，排列成腺状或泡状。

3.混合型　即上述两种组织之混合，临床上甚为罕见，其重要特点是既有胆汁又分泌粘液。

上述组织学上之不同类别与肉眼所见的不同类型之间并无明显关系；不论是何种组织型类，肿瘤都可呈巨块型，或者弥布在整个肝脏中。总的说来，原发性肝癌绝大多数是肝细胞癌，主要见于男性，而在女性则以胆管细胞癌为多见。

由于肿瘤细胞的侵袭，肝内门静脉和肝静脉内可有癌栓形成，因此约1/3的肝癌病例可有肝外的远处转移；以邻近的淋巴结和肺内最多，肋骨或脊柱次之，其他的远处转移则属罕见。上项远处转移，亦以肝细胞癌发生较早，而胆管细胞癌发生肝外转移者少见。

【临床表现】

原发性肝癌的临床病象极不典型，其症状一般多不明显，特别是在病程早期。通常5cm以下小肝癌约70%左右无症状，无症状的亚临床肝癌亦70%左右为小肝癌。症状一旦出现，说明肿瘤已经较大，其病势的进展则一般多很迅速，通常在数星期内即呈现恶病质，往往在几个月至1年内即衰竭死亡。临床病像主要是两个方面的病变：①肝硬化的表现，如腹水、侧支循环的发生，呕血及肢体的浮肿等；②肿瘤本身所产生的症状，如体重减轻、周身乏力、肝区疼痛及肝脏肿大等。根据患者的年龄不同、病变之类型各异，是否并有肝硬化等其他病变亦不一定，故总的临床表现亦可以有甚大差别。一般患者可以分为四个类型：

1.肝硬化型　患者原有肝硬化症状，但近期出现肝区疼痛、肝脏肿大、肝功能衰退等现象；或者患者新近发生类似肝硬化的症状如食欲减退、贫血清瘦、腹水、黄疸等，而肝脏的肿大则不明显。

2.肝脓肿型　患者有明显的肝脏肿大，且有显著的肝区疼痛，发展迅速和伴有发热及继发性贫血现象，极似肝脏的单发性脓肿。

3.肝肿瘤型　此型较典型，患者本属健康而突然出现肝大及其他症状，无疑为一种恶性肿瘤。

4.癌转移型 临床上仅有癌肿远处转移之表现，而原发病灶不显著，不能区别是肝癌或其他癌肿；即使肝脏肿大者亦往往不能鉴别是原发性还是继发性的肝癌。

上述几种类型以肝肿瘤型最为多见，约半数患者是以上腹部肿块为主诉，其次则为肝脓肿型，约1/3以上的病例有上腹部疼痛和肝脏肿大。肝癌的发生虽与肝硬化有密切关系，但临床上肝癌患者有明显肝硬化症状者却不如想象中之多见。除上述几种主要类型外，钟学礼等(1956)曾描述肝癌尚有突出地表现为阻塞性黄疸、腹腔内出血、血糖过低、胆囊炎和胆石症、慢性肝炎及腹内囊肿等现象者，共计将肝癌分成十种类型。此外，林兆耆等(1962)尚观察到肝癌患者有时周围血中白细胞数和中性粒细胞的百分比显著增加，骨髓检查则显示粒细胞显著增生，类似白血病；亦有因原发性肝癌细胞转移至腰椎引起损坏，表现为脊髓截瘫者，其实即是癌肿转移的一种表现而已。

1.症状 癌患者虽有上述各种不同的临床表现，但其症状则主要表现在全身和消化系统两个方面。约60%～80%患者有身体消瘦、食欲减退、肝区疼痛及局部肿块等症状。其次如乏力、腹胀、发热、腹泻等亦较常见，约30%～50%的患者有此现象；而黄疸和腹水则较国外报道者少，仅约20%的患者有此症状。此外还可以有恶心、呕吐、水肿、皮肤或粘膜出血、呕血及便血等症状。

2.体征 患者入院时约半数有明显的慢性病容(少数可呈急性病容)。阳性体征中以肝脏肿大最具特征：几乎每个病例都有肝大，一般在肋下5～10cm，少数可达脐平面以下。有时于右上腹或中上腹可见饱满或隆起，扪之有大小不等的结节(或肿块)存在于肝脏表面，质多坚硬，并伴有各种程度的压痛和腹肌痉挛，有时局部体征极似肝脓肿。唯当腹内有大量腹水或血腹和广泛性的腹膜转移时，可使肝脏的检查发生困难，而上述的体征就不明显。约1/3的患者伴有脾脏肿大，多数仅恰可扪及，少数亦可显著肿大至脐部以下。20%的患者有黄疸，大多为轻中度。其余肝硬化的体征如腹水、腹壁静脉曲张、蜘蛛痣及皮肤粘膜出血等亦时能发现；其中腹水尤属常见，约40%的患者可能有之。

上述症状和体征不是每例原发性肝癌患者都具有，相反有些病例常以某几个征象为其主要表现，因而于入院时往往被误诊为其他疾病。了解肝癌可以有不同类型的表现，当可减少诊断上的错误。

3.肿瘤标志物

(1)甲胎蛋白(AFP)：1956年，Bergstrand和Czar在人胎儿血清中发现一种胚胎专一性甲种球蛋白。1964年，Tatarinov发现肝细胞肝癌病人血清中可检出AFP。胚胎早期血清中的AFP在出生后迅速消失，如重现于成人血清中则提示肝细胞癌或生殖腺胚胎癌。此外，妊娠、肝病活动期、继发性肝癌和少数消化道肿瘤也能测得AFP。至今，AFP仍为肝细胞癌诊断中最好的肿瘤标记，其引申物包括AFP的异质体与单抗。我国肝癌病人中60%～70%的AFP高于正常值。通常正常值为20μg/L以下。凡AFP>500μg/L持续1个月或AFP>200μg/L持续2个月而无肝病活动证据，可排除妊娠和生殖腺胚胎癌者，应高度怀疑肝癌。AFP对肝细胞癌的临床价值可归纳为：①为各种诊断方法中专一性仅次于病理检查的诊断方法；②为目前最好的早期诊断方法之一，可在症状出现前6～12个月作出诊断；③为反映病情变化和治疗效果的敏感指标；④有助于检出亚临床期复发与转移。AFP异质体的检测有助于良性和恶性肝病的鉴别，有助于原发性与继发性肝癌的鉴别。

(2)异常凝血酶原(DCP)：1984 年，Liebman 发现肝癌病人血清可测得 DCP，临床研究发现，它是一个有用的 HCC 标记，尤其对 AFP 阴性者，但它与肿瘤大小有关。有报道，其阳性率肿瘤＜2cm 者为 3.0%，＜3cm 者为 66.2%。由此可见，其对 HCC 早期诊断价值尚不够理想。

(3)γ-谷氨酰转肽酶同工酶Ⅱ(GGT-Ⅱ)：国内外已有不少文献认为，GCT-Ⅱ对 HCC 的阳性率为 25%～55%。有助于 AFP 阳性肝癌的诊断，但早期诊断价值未得到证实。

(4)岩藻糖苷酶(AFU)：HCC 病人血清中 AFU 的活性明显高于继发性肝癌和良性肝病，HCC 病人阳性率为 70%～80%，对小肝癌和 AFP 阴性的 HCC 有一定的价值。

(5)CA19-9：血清 CA19-9 的显著升高对胆管良恶性病变有一定的鉴别诊断价值，其值＞100μg/L 时对胆管细胞癌诊断的敏感性为 89%，特异性为 86%。但在胆道感染时，CA19-9 值亦可显著升高。

4.其他实验室检查

(1)血常规：随着病情的发展，多数患者可有不同程度贫血现象。白细胞计数虽多数正常，但有些病例可有明显的增加，可增至 20000 以上。林兆耆(1962)报告的 207 例肝癌中有 2 例呈类白血病反应，其白细胞数分别增至 123000 和 88500，中性粒细胞分别占 95%与 99%，且细胞内出现毒性颗粒。

(2)肝功能：各种肝功能试验在早期的原发性肝癌病例多无明显变化，仅于晚期病例方见有某种减退。此因肝脏的储备力和再生力均甚丰盛，而原发性肝癌的病变多较局限，不像传染性肝炎或肝硬化那样弥漫，故肝功能检查多无明显变化。肝功能检查包括胆红素、白/球蛋白、转氨酶(ALT)、GCT，有助于肝癌的辅助诊断，可指导肝癌的治疗。前白蛋白的检查有助于判断肝脏合成蛋白的能力。

(3)凝血功能：包括凝血酶原时间、凝血酶时间、APTT、INR 及纤维蛋白原等，有助于肝癌的辅助诊断，可指导肝癌的治疗。

(4)病毒性肝炎标记：如发现实质性占位病变，而患者 HBsAg、HBcAb、HCVAb 或 HCV-RNA 阳性，则肝细胞癌的可能性较大；而 HBV 与 HCV 标记均阴性，则应考虑继发性肝癌或其他良、恶性病变。

5.影像学检查

(1)超声显像：是肝癌最常用的非侵入性影像学检查方法。肝癌常呈“失结构”生长，小肝癌常呈低回声占位，周围常有晕圈；大肝癌或呈高回声，或呈高低混合回声，可有中心液化区。超声可明确肝癌位置、数目、卫星灶、肝内血管有无癌栓、与肝内血管关系及肝硬化程度。彩色多普勒超声及超声造影有助于肿瘤良恶性鉴别。超声还可以引导局部穿刺活检和局部治疗。

(2)电子计算机断层扫描(CT)：CT 在肝癌诊断中已成为常规性检查手段，有助提供较全面的信息，如肿瘤大小、部位、数目、瘤内出血与坏死，其分辨力与超声显像相仿。增强扫描有助鉴别血管瘤、炎性假瘤等。通常肝癌多呈低密度占位，增强扫描动脉期病灶异常强化，门静脉期病灶呈相对低密度。碘油 CT 可显示 0.5cm 的肝癌，但有假阳性。

(3)磁共振成像(MRI)：通常肝癌结节在 T_1 加权图呈低信号强度，在 T_2 加权图呈低信号强度。肝癌有包膜者在 T_1 加权图示肿瘤周围有一低信号强度环，而血管瘤、继发性肝癌则无此包膜。有癌栓时 T_1 呈中等信号，而 T_2 呈高信号。

(4)放射性核素显像：血池扫描有助于肝血管瘤与肝癌的鉴别。采用放射性核素标记相对特异抗体，可能获得肿瘤的阳性显像。通常的核素扫描，肝癌多呈阴性缺损区，但用^{99m}TPMT肝胆显像剂作延迟扫描，约60%肝癌，尤其分化好的肝癌有可能获得阳性显像。正电子发射计算机断层显像(PET)有助于了解肿瘤代谢，研究细胞增生，进行抗癌药物的评价，以及预测复发等。

(5)肝血管造影：肝癌的肝动脉造影特征为肿瘤血管、肿瘤染色、肝内动脉移位和动静脉瘘等。

【诊断和鉴别诊断】

原发性肝癌的诊断标准为：

1.*病理诊断*　单凭发病史、症状和体征及各种化验资料分析，最多仅能获得本病的拟诊，而确切的诊断则有赖于病理检查和癌细胞的发现，临床上大多通过①肝脏穿刺，②腹水或胸水中找癌细胞，③锁骨上或其他淋巴结或转移性结节之活组织检查，④腹腔镜检查，⑤剖腹探查等不同的方法来达到确定诊断的目的。.

2.*临床诊断*　原发性肝癌的临床诊断与分期标准，介绍如下：

诊断标准：①AFP≥400μg/L，能排除妊娠、生殖系胚胎源性肿瘤、活动性肝病及转移性肝癌，并能触及肿大、坚硬及有大结节状肿块的肝脏或影像学检查有肝癌特征的占位性病变者。②AFP＜400μg/L，能排除妊娠、生殖系胚胎源性肿瘤、活动性肝病及转移性肝癌，并有两种影像学检查有肝癌特征的占位性病变或有两种肝癌标志物(DCP、GGTⅡ、AFU及CA19-9等)阳性及一种影像学检查有肝癌特征的占位性病变者。③有肝癌的临床表现并有肯定的肝外转移病灶(包括肉眼可见的血性腹水或在其中发现癌细胞)并能排除转移性肝癌者。

在鉴别诊断方面，需要与肝癌相鉴别的疾病很多，从临床角度看可以分为AFP阳性和AFP阴性两大类进行鉴别。

1.*AFP阳性肝癌鉴别*

(1)妊娠妇女：可以有AFP增高，但一般不超过400μg/L，妊娠16周以后浓度逐渐降低，分娩后1月即恢复正常。育龄期妇女往往需结合影像学检查综合考虑。

(2)生殖系统肿瘤：因其为胚胎源性肿瘤，多含卵黄囊成分，故AFP增高，结合妇科或男科检查可以鉴别。

(3)消化道肿瘤：有肝转移的胃癌常见AFP升高，个别可大于400μg/L，如肝内未发现占位性病变，因注意胃肠道检查。如肝内存在大小相似多个占位性病变则提示转移性肝癌。确诊有待胃肠道发现原发病灶。

(4)慢性活动性肝炎、肝硬化伴活动性肝炎：常见AFP升高，多在400μg/L以下。鉴别多不困难，即有明显肝功能障碍而无肝内占位病灶。对鉴别有困难者可结合超声与CT等影像学检查以进一步确诊。如动态观察，AFP与ALT曲线相随者为肝病，分离者为肝癌。AFP异质体有助鉴别。有些病人需要长达数月甚或更长才能弄清，需要耐心随访。

2.AFP 阴性肝癌鉴别　AFP 阴性肝癌占总数的 30%～40%。近年随着影像诊断的发展，该比例有增高的趋势。需与 AFP 阴性肝癌鉴别的疾病甚多，现选择主要的概述。

(1)肝海绵状血管瘤：是最常见需与 AFP 阴性肝癌鉴别的疾病。肝海绵状血管瘤一般无症状，肝脏质软，无肝病背景。直径<2cm 的血管瘤在超声检查时呈高回声，而小肝癌多呈低回声。直径>2cm 的血管瘤应作 CT 增强扫描。如见造影剂从病灶周边向中心填充并滞留者，可诊断为血管瘤。MRI 对血管瘤灵敏度很高，有其特征性表现。在 T_1 加权图像中表现为低或等信号，T_2 加权则为均匀的高亮信号，即所谓的“亮灯征”。

(2)转移性肝癌：常有原发癌史，常见原发癌为结直肠癌，胃癌及胰腺癌亦多见，再次为肺癌和乳腺癌。多无肝病背景，如 HBV、HCV 均阴性，应多考虑继发性肝癌。体检时癌结节多较硬而肝脏较软。各种显像常示肝内有大小相仿、散在的多发占位。超声有时可见“牛眼征”，且多无肝硬化表现。彩超示肿瘤动脉血供常不如原发性肝癌多。

(3)局灶结节性增生(FNH)：为增生的肝实质构成的良性病变，其中纤维瘢痕含血管和放射状间隔。多无肝病背景，但彩超常可见动脉血流，螺旋 CT 增强后动脉相可见明显填充，颇难与小肝癌鉴别，如无法确诊，仍宜手术。

(4)肝腺瘤：女性多，常无肝病背景，有口服避孕药史。各种定位诊断方法均难与肝癌区别，但如 ^{99m}Tc-PMT 延迟扫描呈强阳性显像，则有较特异的诊断价值。因肝腺瘤细胞较接近正常肝细胞，能摄取 PMT，但无正常排出道，故延迟相时呈强阳性显像，其程度大于分化好的肝癌。

(5)炎性假瘤：为类似肿瘤的炎性病变，多无肝病背景。超声显像有时呈分叶状、无声晕，彩超多无动脉血流。由于临床难以确诊，故仍主张手术。

(6)肝肉瘤：多无肝病背景。各种显像多呈较均匀的实质占位，但仍颇难与肝癌鉴别。

(7)肝脂肪瘤：少见，多无肝病背景。超声显像酷似囊肿，但后方无增强。

(8)肝硬化结节：大的肝硬化结节与小肝癌鉴别最困难。整个肝脏质地对判断有一定帮助。MRI 检查能显示肝癌的假包膜及纤维间隔，对鉴别有较大价值。腹腔镜检查能判断位于肝脏表面的良恶性结节。近年来注意到在肝硬化的腺瘤样增生结节中常已隐匿有小肝癌结节，故最好争取做病理检查以资鉴别。

(9)肝囊肿：一般无症状及肝病背景。超声检查呈液性暗区，已能诊断，必要时可加作 CT 增强扫描，造影剂不进入病灶是其特点。

(10)肝脓肿：多有发热，肝区叩痛。如超声显像为液平，不难鉴别；尚未液化者颇难鉴别，HBV 或 HCV 多阴性，超声显像示边界不清，无声晕；必要时可行穿刺。

(11)肝包虫病：流行于牧区，发病与密切接触犬类有关。一般无症状及肝病背景。超声检查呈现多囊性液性暗区，仔细观察可见有子囊孕于母囊中的现象。包囊虫病抗原皮试阳性。

肝癌的诊断近年来得到了充分发展，影像学的发展不但使定位诊断十分清楚，亦使肝癌的鉴别诊断水准大为提高。根据笔者的经验，目前除一些 AFP 阴性、直径<2cm、影像诊断表现不典型而又不易获得组织学或细胞学检查的少数病例外，肝癌的临床诊断确已困难不多。

【治疗】

原发性肝癌的常见治疗方法包括手术、介入、放疗、局部治疗和生物治疗。根据肿瘤病变的分期,可采取其中的一种或同时采用几种不同治疗方法进行综合治疗:

1.手术切除 肝癌的根治性切除术是目前治疗原发性肝癌最有效的方法之一,尽管诸如PEI或介入等治疗手段对小肝癌的治疗效果可与手术切除相媲美,但长期随访的结果表明在远期疗效上,手术切除仍具有不可替代的优越性。而且,随着各种肝癌治疗新技术的不断出现,尤其是局部治疗手段的日益发展,使肝癌切除的适应证不断扩大,部分"不能切除的肝癌"经介入或射频治疗后成为"可切除肝癌"。尽管手术切除被认为是肝癌治疗的最有效手段,但也要严格掌握适应证,盲目追求手术探查率、切除率和无限制扩大切除范围、切除指征并不足取。肝癌能否切除,除了根据肿瘤病变本身的情况外,还需根据肝硬化程度及病人对手术的耐受程度进行判断:

(1)小肝癌或亚临床肝癌:如肝功能代偿应力争手术,合并肝硬化者宜行局部切除,对合并严重肝硬化、肝萎缩者则应慎重切除。对不能切除的小肝癌,可行姑息性外科治疗(姑息性外科治疗是指切除以外的各种外科治疗如肝动脉结扎、插管、冷冻、微波、瘤内酒精注射等的统称),如综合应用上述姑息性外科治疗,也可获长期生存。

(2)大肝癌:肝功能代偿的大肝癌力争根治性切除,对合并较严重肝硬化或余肝小而无法耐受根治性切除的患者则宜采用非手术治疗。综合治疗可使部分大肝癌缩小,为二期切除创造条件。对肿瘤巨大而肝硬化程度较重的患者,盲目追求姑息性切除,除了术后可能出现肝功能衰竭等并发症外,术后肿瘤复发、转移概率也较高,因此疗效上未必优于采用非手术治疗者。

(3)肝门区肝癌:所谓肝门区肝癌是指距离下腔静脉主干、左右肝管汇合部、左右门静脉分叉部及左中右肝静脉与下腔静脉汇合部1cm以内的肝癌。随着肝外科手术技术的提高,肝门区不再成为肝癌切除的"禁区",肝门区肝癌的切除例数在不断增加。当然实施此类手术,要求术者熟悉肝门部解剖及积累丰富的手术操作的经验,既要注意肿瘤切除的完整性及彻底性,又要注意保护一些重要的管道结构。

(4)肝癌合并门静脉癌栓:并非肝切除的绝对禁忌证,对肿瘤能切除者,可考虑行肿瘤切除+门静脉切端或门静脉主干、分支切开取栓/门静脉插管术,术后可经门静脉导管行化疗。

(5)肝癌切除的禁忌证:包括年龄过大、体质虚弱、严重心肺功能障碍或有代谢性疾病无法耐受手术者;肿瘤多发或肿瘤巨大、边界不清,伴有门静脉主干癌栓或胆管癌栓者为肝癌切除的相对禁忌证。

(6)单个或局限性肺转移:有时可以一并切除,而并非肝切除的禁忌证。

随着现代科技的进步,肝癌治疗新技术不断出现,小肝癌治疗已由单一切除模式转变为以切除为主的多种方法的合理应用,合理的选择多模式的治疗方案使患者二步切除率和生存率都得到了一定幅度的提高。

有关手术操作的几点体会:

1)小肝癌的寻找问题:位于肝脏表面的小肿瘤,颜色灰黄或灰白、质地坚硬,一般不难辨认。唯位于肝实质深部的小肝癌,单手扪摸有时不易发现,可取用双手合诊法,扪摸时应将肝脏各个部分都检查到,特别注意扪摸靠膈顶处的边缘部位、右肝裸区、肝后侧和尾叶等较隐蔽部位。探查过程中如已发现一个肿瘤，还应注意有无多个小肿瘤存在。无法通过触诊扪及的肿块，术中可使用B超进行定位。

2)手术中控制出血的问题：肝脏手术的关键是控制手术中的出血。我国20世纪50年代末才开展典型的肝叶切除时，多先解剖肝门结扎有关的脉管，然后再进行肝叶的切除。目前多在常温下采取间歇阻断肝门的切除法。患者耐受阻断时间视肝硬化程度而异。无肝硬化者，单次阻断时间5～10分钟即可，肿瘤较大、手术复杂，可用分次阻断法，每次阻断时间以10分钟左右为宜，间歇时间以3～5分钟，多次阻断次数可达4～6次。无肝硬化者单次阻断时间可达20分钟甚至更长。第一肝门阻断控制术中出血的方法较为常用，术后一般无不良后果。但应用于肝硬化程度较重的患者时应慎重，时间不宜过长，否则就有可能导致肝脏的缺血坏死和术后的肝性昏迷。

3)肝切除量的估计问题和根治范围：肝叶切除时如采用肝门脉管的解剖结扎法者，其切除线须根据肝组织缺血之范围而定。如采用肝门血管的间歇阻断法者，切除线可不受限制，一般距肿瘤内侧2～3cm处即可。唯对合并肝硬化的肝癌病例，手术死亡率普通较高，作者认为应该合理掌握硬变肝的切除量，以免术后发生肝性脑病甚至肝功能衰竭。原发性肝癌合并肝硬化者肝叶切除后的死亡率高于不伴肝硬化者。第二军医大学126例伴有硬变的肝癌手术后死亡15例(11.9%)，不伴硬变者55例仅死亡1例(1.8%)。伴有肝硬化的肝癌患者即使术前肝功能尚无明显变化，其肝功能储备能力必然较差，因此不仅手术中须避免肝脏之缺血缺氧，且须合理掌握肝切除量，这是降低手术死亡率的一个重要环节。肝癌切除的原则是既要彻底切除肿瘤，又要提高手术的安全性。肝切除手术中一般至少要保留正常肝组织的30%，对有肝硬化者，肝切除量不应超过50%，特别是右半肝切除，尤应慎重，否则不易代偿。关于肝癌切除术式，基本由术者习惯而定。一般遵循“左规右不规”的原则，即右叶肿瘤多施行肝局部或部分切除术，左叶的肿瘤则多采用规则性切除如左半肝切除术或左外叶切除术。当然，有些情况下可灵活变通。对某些右叶肿瘤也可施行规则性右半肝切除术，而对某些左叶伴严重肝硬化的肿瘤也应缩小手术范围而施行不规则的肝左叶局部切除术。肝中叶的肿瘤和位于肝左右叶的肿瘤，常常也选用肝脏局部切除术。有人认为，切缘距离肿瘤越远，手术越彻底，但实际操作时，还需要视肿瘤部位、大小及肝硬化程度而定。肿瘤切除范围增加了，手术彻底性一定程度上可以得到提高，但安全性则相对下降，有时甚至由于盲目扩大手术范围而损伤一些不应伤及的重要管道，这是不足取的。目前国际上尚无切缘距肝肿瘤多少厘米为根治性切除界限的明确说法。通常肿瘤距切缘大于1～2cm即可。

4)为了手术切除的疗效，术后有必要加强综合治疗。对肝癌直径大于5cm、肿瘤数目超过2枚伴有卫星灶，肿瘤包膜不完整或无包膜的肝癌切除术后的患者应用预防性化疗，介入组1、2、3年生存率均为86.2%，而非介入组分别为96.5%、84.1%和63.3%，二者差异显著。

2.肝动脉结扎插管化疗　近年来发现对肝脏的恶性肿痛，无论为原发性或转移性，肝动脉结扎都是一种比较有效的姑息疗法。因为通过实验研究和临床观察，发现肝内恶性肿瘤的血液供给主要来自肝动脉，仅有少量血供是来自门静脉；肝动脉结扎后肿瘤的血供可减少90%～95%，而正常肝组织仅减少35%～40%，所以肝动脉结扎后肝内癌肿会发生选择性坏死，因而可延长患者的生存期。不过肝肿瘤的这种缺血坏死仅是暂时的，在结扎后大约 1 个月通过侧支循环的逐渐建立，残余的癌细胞将重新开始生长，但临床缓解或好转的时期一般可达 18～20 周，患者食欲改善，疼痛消失，肿块缩小，体重增加。

通常以下情况为肝动脉结扎之适应证：

(1)剖腹探查时发现腹内已有广泛的癌转移，不适于做部分或全肝叶切除者。

(2)主要症状由于肝癌，但术前已知有肝外肿瘤存在者。

(3)为减小肝肿瘤的体积和减少毒性物质的产生，先作肝动脉结扎以为肝切除的第一步，为第二步的肝切除作准备。

(4)通过股动脉插管造影或其他方法，已证明肝外和肝内的门静脉系确实通畅者。

禁忌证：虽有肝动脉结扎之适应证，但手术时如发现下列情况，肝动脉结扎有一定危险，应视为结扎术之禁忌：

(1)术前有严重肝功能障碍，或有较明显的黄疸和腹水者。

(2)术中发现肝脏有严重硬变，或者有门静脉阻塞现象，门静脉压在 $40cmH_2O$ 以上者。

(3)肿瘤体积已超过全肝的 3/4，或病变之间已无正常肝组织残留者。

(4)肿瘤过大影响肝门的暴露，致结扎术有技术上之困难者。

手术方法：剖腹探查后如果决定作肝动脉结扎术，结扎点原则上应尽可能靠近肝脏。由于解剖的变异和广泛的肿瘤所造成的局部情况，手术时须根据动脉结扎后肝组织和肝内肿瘤的不同颜色变化，或通过经肝动脉导管注射亚甲兰溶液，观察肝组织蓝染的范围来判断肝动脉是否已达到完全结扎或适当结扎的目的，有时须结扎两个或更多的动脉支。结扎后的颜色变化并不恒定。有时因局部组织缺血，胆囊也须切除。

临床上常用的插管途径是经胃网膜右动脉插管。可在术中由十二指肠第 1 部上方解剖肝十二指肠韧带，解剖显露肝总动脉、肝固有动脉和胃十二指肠动脉；距幽门 5cm 处解剖出胃网膜动脉 2cm 左右，远端血管结扎，导管由胃网膜右动脉近端插入，直视下从胃十二指肠动脉插管至肝固有动脉或患侧肝动脉支，探查明确后注射亚甲兰观察肝脏染色范围以核实。插管前以套线方式暂时阻断肝总动脉，有助于导管顺利插入预定位置。术中应注意有无变异的肝固有动脉、肝右动脉或肝左动脉，有时需在肝门处直接插入异位的动脉支。如果患肝硬化严重，有时可不结扎肝总动脉，以防术后产生肝功能衰竭。

药物灌注：晚期肝癌不能用手术切除，或弥散型肝癌无法切除者，预后极端恶劣，多数在 3～6 个月内死亡。总体上，肝癌的化疗进展不大。抗癌药物的肝内灌注疗法，可使抗癌药高浓度地首先集中于肝脏，局部作用大而全身反应小。

适应证：无论原发性或继发性的肝癌都有局部灌注疗法的适应证，前者是不能手术切除、但无肝外转移的肝癌，后者是原发病灶已经切除、除肝脏外其他部位别无转移的病例。虽然肝内的局部灌注疗法有可能引起一时性的药物性肝炎，因此肝功能不佳或有严重黄疸者一般是属禁忌，但实际上除了情况特别严重者以外，通常仍可适应局部灌注；并有肝硬化或门静脉高压症者也不是灌注疗法的禁忌证。

灌注途径：可经肝动脉或门静脉途径进行灌注。为了判断导管是否已进入目的血管，可注入造影剂进行X线摄片，或注入荧光素后用紫外线照射来确定药物是否已进入目标区域。为了防止因肝动脉内注入高浓度的化疗药物后引起胃出血，有人主张同时结扎胃右动脉，以减少化疗药或栓塞剂流向胃右动脉，刺激胃壁或引起胃粘膜缺血。术后首次经肝动脉和/或门静脉导管化疗，一般应在结扎术后一星期左右、肝功能基本恢复后开始。

给药方法：常用药物为5-氟尿嘧啶、顺铂、丝裂霉素和表阿霉素。可分4天经皮下埋植泵灌注。第4天在透视下，根据肿瘤大小，肝内碘油沉积量由肝动脉皮下泵注射5～20ml碘油。有时为了防止化疗药物外渗或流入腹腔，可经埋植泵注入1～2ml碘油或造影剂确认埋植泵及导管的位置。化疗灌注的同时应注意观察碘油在肝内的沉积情况，如果碘油向胃肠道反流明显，则不宜行局部的化疗栓塞，以免胃肠道因大面积血管栓塞而引起穿孔等严重并发症。一般肝动脉内化疗间期为一个半月左右，应根据患者全身情况、肝功能、血白细胞水平和肿瘤控制情况等综合调整。埋植泵应每隔2周以50U/ml的肝素液冲洗，以保持通畅，操作时应严格遵守无菌原则。

Fortner(1973)报道有18例原发性或转移性肝癌经肝动脉结扎后反应良好者78%，10例结扎后已死亡的平均存活了19.1周，8例在报道时尚存活的平均已达20.5周。复旦大学肝癌研究所单纯肝动脉结扎合并插管化疗后二期切除率为15.1%，(28/185)，肝动脉结扎合并插管化疗加冷冻治疗后的二期切除率可达22.4%(13/58)。即使不能切除，综合治疗的效果也要优于单一疗法。

3.*介入治疗*　由于肝癌血供的95%～99%源于肝动脉，而肝组织血供的70%～75%源于门静脉，肝动脉血供仅占25%～30%。因此栓塞肝动脉可以阻断肿瘤的血供、控制肿瘤的生长，甚至使肿瘤坏死，而对肝组织血供影响小。此为肝动脉栓塞的理论基础。介入治疗原发性肝癌自20世纪70年代应用于临床以来，是除了手术切除以外效果较好的治疗手段之一。介入治疗兼有肿瘤诊断和治疗的作用。前者主要指通过肝动脉造影或碘油CT等明确肿瘤的范围和数目。治疗则包括TAI、TAE及经皮穿刺瘤内治疗。临床上常采用Seldinger法将导管送入肝动脉。一般当导管头端进入肝固有动脉或肝总动脉后做造影。观察肿瘤染色的情况、有无动静脉瘘及肿瘤血管等，注意不要遗漏病灶。然后再根据造影所见，作相应的治疗。通常将化疗药物稀释至200ml左右经导管缓慢推注入靶血管。如需用碘化油栓塞，则通常须留1～2分钟化疗药与之混成乳剂，如卡铂、MMC、ADM及EADM等。化疗灌注结束后，可根据情况进行栓塞治疗，通常先用末梢类栓塞剂(如碘油乳剂、微球等)栓塞，再用明胶海绵条增强栓塞作用。通常肝癌介入治疗的一个疗程需3～4次，每次间隔时间为2～3个月。原则上病人情况及肝功能基本恢复正常3周以上，才行下一次介入治疗。TACE主要应用对象是不能切除的(如肿瘤太大、多结节、累及左右肝、或较大的肝门部肿瘤)、非晚期(无明显黄疸、腹水、远处转移)而肝功能尚好者(Child A或部分Cluld B)，文献报道TACE对有门静脉主干癌栓者并非绝对禁忌，肝功能好，侧支循环多仍可应用。TACE禁忌证：①晚期肿瘤，有明显黄疸、腹水、远处转移；②严重肝功能障碍，黄疸、腹水，或血清胆红素、ALT为正常值2倍以上者；③严重门静脉高压或近期有食管胃底静脉破裂出血者；④严重造血功能抑制，白细胞低于3×10^9/L，血小板低于50×10^9/L，可做TAE，不做TACE；⑤严重心、肺、肾功能不全及其他特殊情况者;⑥碘过敏者。行TACE治疗应力争做到超选择插管做肝段栓塞,化疗所用药物的种类和剂量应个体化,TACE间隔时间宜适当,碘化油栓塞后2～4周应摄CT平片,了解碘化油是否聚集于肿瘤,观察疗效。介入治疗间隙宜采用保肝、提高免疫及中医扶正固本治疗,提高患者的免疫力及对下次介入的耐受性。复旦大学附属中山医院自20世纪80年代中期开展肝癌介入治疗至今,已治疗肝癌患者逾6000人次,1、2、3、4、5年生存率分别为65.2%、37.37%、28.0%、21.7%、16.2%,生存最长者已存活10余年。介入治疗被认为是目前肝癌非手术治疗中效果最好的同时也是首选的疗法。以往认为手术前TACE治疗可以减少术后复发,提高疗效,但是实际效果不理想,最近文献大宗病例报告表明,手术前行TACE并不能改善可切除肝癌的术后生存率,反而增加手术难度和并发症的发生率,更可能促进肺转移,因此我所的经验也认为,能手术切除的肝癌首选手术切除,而不推荐TACE。

4.局部治疗

(1)局部药物注射:B超引导下经皮无水酒精注射治疗(PEI)已广泛应用于治疗直径<3cm以下因严重肝硬化不能切除肝癌的治疗。其作用机制可能有:①高渗脱水作用;②对肿瘤细胞直接毒性作用,导致蛋白质的变性坏死;③肿瘤血管坏死闭塞;④局部的无菌性炎症。⑤局部纤维组织增生,分割和限制肿瘤生长,同时机化坏死组织,起到化学切除肿瘤的效应。无水酒精对肿瘤局部的凝固坏死作用能使直径3cm以下肿瘤的坏死程度达90%以上。无水酒精注射除了少数病人发热,局部疼痛外,对肝功能和全身影响不大,且可短期内反复多次注射。无水酒精注射量:肿瘤直径3cm以下每次2～5ml,肿瘤直径3cm以上每次10～20ml,每周1次,体质好能耐受的可每周2次,4～6次一疗程。有报道对单个直径3cm以下肿瘤,无水酒精注射疗效甚至优于手术切除。局部药物注射目前还有醋酸、化疗药物、高温盐水、P53基因等等。

(2)射频消融:射频消融治疗(RFA)是肿瘤局部透热治疗的一种,以影像引导或直接将电极针导入肿瘤组织,通过射频在电极针周围产生极性分子震荡导致发热,使治疗区域温度达50℃以上,中央区域可达1000℃以上,使局部细胞坏死。目前的射频消融治疗治疗系统,一次凝固坏死区的直径可达3～5cm。肝癌的射频消融治疗可通过开腹术中、腹腔镜和经皮穿刺三种途径,目前应用最多的是经皮穿刺射频消融治疗(PRFA)。一般认为PRFA的适应证:①肿瘤直径<5cm,尤其是<3cm的无手术指征或有手术指征但因肿瘤部位手术切除困难;②复发性小肝癌手术困难的;③原发灶已切除的肿瘤数目<5个的继发性肝癌;④无手术指征的大肝癌或多发肝癌TACE后。PRFA的主要并发症有皮肤灼伤、迷走神经反射、气胸、胸腔积液、肝胆管损伤、肝脓肿、内出血等。PRFA已成为肝癌综合治疗的一个重要方法,尤其对无手术指征或肿瘤生长部位不利于手术切除的小肝癌的临床疗效,国内外有报道3cm以下的小肝癌完全坏死率为90%～98%。

(3)微波固化治疗:微波的交变电场的作用使肿瘤组织在短时间内产生大量热量,局部温度骤然升到55℃以上,从而引起肿瘤组织的凝固性坏死而周围组织无坏死;另外,微波固化(MCT)可引起机体局部组织理化性质的变化,可提高机体免疫功能。微波固化治疗的适应证主要有①不愿接受手术的小肝癌;②肝癌合并肝硬化(Child分级一般为A或B级),肿瘤体积小、病灶局限;③不能手术切除的原发性肝癌,肿瘤直径≤5.0～6.0cm的单发结节,或是多发结节≤3 枚；④手术未能切除或术后残留、复发性肝癌；⑤转移性肝癌，肿瘤直径≤5.0～6.0cm 的单发结节，或是多发结节≤3 枚；⑥术中与手术并用可提高手术切除率。微波固化治疗的禁忌证，主要有①弥漫性肝癌、巨块性肝癌；②严重黄疸、腹水、肝功能不全；③严重器质性疾病，心肾功能不全；④微波不能到达全部肿瘤位置者。微波固化治疗也可通过开腹术中、腹腔镜和经皮穿刺(PMCT 三种途径，PMCT 是 MCT 发展的热点，操作简单、安全、微创、疗效可靠、适应证广。临床疗效的评价主要根据 B 超和 CT 或 MRI、AFP、影像引导下活检的动态跟踪。研究认为 PMCT 对直径<3cm 以下肝癌结节效果满意，并比较超声引导下微波和射频两种消融技术的临床应用价值，认为微波和射频(RF)都是现时比较理想的介入超声治疗肝癌的手段，但是 PMCT 费用相对低廉，易被接受，符合我国国情。复旦大学肝癌研究所在 1990 年 1 月至 1994 年 12 月采用微波肝切除术治疗合并严重肝硬化或肝脏萎缩的肝癌患者 54 例。中位随访时间 58.6 个月，中位生存时间 32.6 个月(3～72 个月)，术后 1、3、5 年生存率分别为 90.5%、68.8%、54.7%。微波由于有较好的止血作用，可减少术中及术后出血的可能。而且，微波能杀灭肝切缘的癌细胞，防止术中切缘癌残留或癌细胞扩散，因此有着较为广泛的应用前景。我们的经验认为 PMCT 对单个直径<3cm 以下肿瘤疗效较好，与射频治疗相比，两者疗效没有明显差异；而与酒精局部注射(PEI)比较，PMCT 效果明显好于 PEI，肿瘤复发率低且一般只需要进行一次治疗即可把肿瘤完全杀灭，而 PFI 需要多次多疗程治疗且肿瘤不一定能完成杀灭，尤其对质地较硬的肿瘤(如转移性肿瘤)，术后病理标本也证实：PMCT 或 RF 治疗过的小肝癌肿瘤几乎都坏死而 PEI 治疗的部分患者肿瘤仍存在活的肿瘤组织，说明 PEI 的治疗彻底性不如 PMCT 和 RF，对直径<3cm 的小肝癌来说，PMCT 和 RF 的效果不亚于手术。

(4)冷冻疗法：冷冻治疗肝癌是一种安全可行的局部治疗方法。一般认为，快速冷冻、缓慢复融以及反复冻-融，能使冷冻区产生最大程度的凝固性坏死。冷冻治疗的特点为可产生一个境界清楚、范围可预测的冷冻坏死区，不仅能消灭瘤体，且能最大程度地保存正常肝组织。冷冻治疗小肝癌，可望根治；对较大肝癌冷冻可最为综合治疗的一种手段。适用此种冷冻疗法的指征大概有以下几种：①合并严重肝硬化，无法耐受手术切除者；②病变须作广泛切除，估计切除后肝功能不能代偿者；③主瘤虽经切除，但余肝尚有残留结节者。④癌肿虽不大，但位置紧靠肝门或下腔静脉，致手术不能切除者。目前应用的冷冻方法主要是液氮冷冻，一般用直径 3～5cm 的冷头作接触冷冻，或用直径 3～5mm 的冷头作插入冷冻，也可以用液氮作直接喷射冷冻；能产生极度低温而导致肝癌细胞不可逆性的凝固坏死，但由于受冷冻深度和广度的限制，对范围较大的癌肿还不能使之彻底治愈。术中应注意避免冷冻损伤较大的胆管。Ⅷ段肿瘤行冷冻治疗时应注意保护膈肌，避免或减少低温刺激，减少术后呃逆及胸腔积液等并发症的发生。复旦大学肝癌研究所自 1973 年 11 月至 1996 年 12 月间行冷冻治疗 235 例，5 年生存率可达 39.8%。目前已有 B 超引导下经皮穿刺和经腹腔镜进行冷冻治疗，在获得相应治疗效果的同时，减少了因操作引起的损伤，有利于患者更快恢复和缩短住院时间。

(5)其他治疗：氩氦刀冷冻是一种只在刀尖冷冻，刀柄保持常温，唯一可用氦气解冻的微创靶向冷冻仪器。刀尖在 60s 内温度降至－140℃，借助氦气又可使温度急速升至＋20～45℃，这种冷热逆转疗法对肿瘤摧毁更为彻底，并可调控肿瘤抗原，激活机体抗肿瘤免疫反应。氩氦刀冷冻治疗肝癌的适应证同微波和射频，术中冷冻对直径＞5cm 者也有效。腹腔镜微创外科对周边型小肝癌切除是一种简便有效的方法，患者创伤小，痛苦少，术后恢复快，但是远期的疗效还有待观察。

5.*放射疗法*　“三维适型放疗”的出现，使放射治疗在肝癌治疗中的地位有了新的评估，其对晚期肿瘤在一定程度上起了延长生存、提高生活质量的作用。

6.*中药治疗*　对于晚期患者，则以中医中药为主，适当应用生物治疗及支持、对症治疗。

7.*肝移植*　近年来，随着外科技术的发展及新型免疫抑制剂的相继面世，愈来愈多的肝移植中心将肝癌作为肝移植的适应证之一。近来世界各肝移植中心的研究结果都比较一致地肯定了肝移植治疗“早期”肝癌的良好疗效。现在的关键问题是如何定义“早期”肝癌，虽然大家都认为肿瘤的大小、肿瘤的数量、肿瘤的分级、血管浸润程度、有无肝外淋巴结转移与移植术后的存活率与肿瘤复发率密切相关，但就具体标准上仍有细小的差别。1996 年，Mazzaferro 等推荐了“Milan 标准”：单个肿瘤结节直径不超过 5cm；多结节者不超过 3 个，最大直径不超过 3cm。2001 年，Yao 等在“Milan 标准”基础上提出了“UCSF 标准”：单个肿瘤结节直径不超过 6.5cm；多结节者不超过 3 个，最大直径不超过 4.5cm 同时肿瘤结节总的直径不超过 8cm。但上述标准没有考虑到肿瘤的生物学特性，就肝癌具体病人的选择上目前国际上尚缺乏统一的标准，因此各中心报道的治疗效果存在很大差异。如何恰当选择接受肝移植的肝癌患者，使有限的供肝资源得到充分利用；防止肝移植术后肿瘤复发、提高患者肝移植术后存活率，是我国肝移植领域存在的尚需进一步研究和解决的问题。

总之，局限在一叶内的原发性肝癌和原发病灶已经控制的转移性肝癌，目前无疑以手术治疗的疗效较为理想，有条件者应争取做肝叶切除术。对无法切除的原发性肝癌或原发病灶未能控制的转移性肝癌，以及对以肝癌为主要症状但已伴有其他转移的癌肿，则肝动脉结扎并行抗癌药物的肝内灌注可望获得较好的姑息疗效。中药治疗也可以配合应用。

【预后】

肝癌是一种发展迅速的“急性癌肿”，一般在症状出现后 4～6 个月内即告死亡，少数病例可在得病后不到 3 个月内死亡，仅个别病例可望生存 1 年以上，可见肝癌的预后极为恶劣，因此肝癌又有“癌中之王”的称号。

肝癌的总体预后较差，但随着现代医学的发展，肝癌已经由“不治之症”变为“部分可治”。上海市肝癌协作组（1975）报告非普查发现的肝癌病例，切除率仅占探查病例之 11.8％～28.2％，切除后的一年生存率亦仅 5.1％～10.7％。而近年来手术切除后的 5 年生存率提高到 30％～40％。复旦大学肝癌研究所最新资料统计（1958.7～2003.12）4339 例肝癌手术切除病人，总 1、3、5、10 年生存率分别为 79.39％、55.14％、43.22％和 30.37％，生存 5 年以上 730 例，10 年以上 220 例，中位生存时间 45.29 个月；其中 1974 例小肝癌的 1、3、5、10 年生存率分别为 90.69％、71.72％、58.46％和 40.98％，生存 5 年以上患者 452 例，10 年以上 143 例，中位生存时间 77.32 个月；313 例复发性肝癌 1、3、5、10 年生存率分别为 98.06％、81.01％、60.67％和

35.46%，生存5年以上131例，10年以上36例，中位生存时间79.27个月；139例二期切除肝癌1、3、5、10年生存率分别为90.44%、64.51%、48.65%和24.95%，生存5年以上43例，10年以上16例，中位生存时间58.15个月。另外不同治疗方法的疗效统计结果提示：5年生存率以手术切除最好(49.7%)，切除以外的姑息性外科治疗次之(22.1%)，非手术治疗最差(6.2%)。上述结果说明：通过普查发现的早期肝癌，不仅切除率高，且生存期也长，早期肝癌的根治性切除是获得较好疗效的关键。

总之，原发性肿瘤之恶性程度虽高，但绝不是不治之症。提高疗效的关键在于采取早期发现病例，同时努力提高切除技术。如能通过血清甲胎蛋白的测定发现早期病例，对阳性病例再通过肝脏影像学检查证实，估计肝储备功能尚可，又无严重的全身和心、肺、肾疾病者，即可进行剖腹探查和病灶切除。如果手术后2周内甲胎蛋白含量迅速下降，1～2个月内恢复正常者，当是病变已彻底切除的可靠证据。对无法切除或切除后又有复发的病例，应争取经肝动脉进行化疗，同对并行中医和免疫等综合治疗，可望缓解症状，延长寿命。

（彭银花）

第七节　肝癌的介入治疗

一、路径

原发性肝细胞癌(HCC)是起源于肝细胞的恶性肿瘤。在中国，85%～90%是在肝炎后肝硬化的基础上发生。

【巴塞罗那临床肝癌分期(BCLC分期)】

将肝癌病变(HCC的大小和血管侵犯)与患者肝功能分级、体力状态评分等因素综合评估进行分期，是目前国际上认可程度较高的HCC分期见表5-1。

表5-1　HCC的BCLC分期

期别	PS评分	肿瘤状态		肝功能状态
		肿瘤数目	肿瘤大小	
0期：极早期	0	单个	<2cm	没有门静脉高压
A期：早期	0	单个	<2cm	Child-PughA-B
	0	3个以内	任何<3cm	Child-PughA-B
B期：中期	0	多结节肿瘤	任何	Child-PughA-B
C期：进展期	1～2	门静脉侵犯或N1、M1	任何	Child-PughA-B
D期：终末期	3～4	任何	任何	Child-PughC

注：A期和B期，符合所有标准；C期，至少符合一项标准；PS：1～2或血管侵犯或肝外转移；D期，至少符合一项标准；PS：3～4或Child-Pugh C。

【肝功能分级】

通常用 Child-Pugh 分级见表 5-2。

表 5-2 肝功能 Child-Pugh 分级

	评分		
	1	2	3
总胆红素(μmol/L)	<34	34～51	>51
血清白蛋白(g/L)	>35	28～35	<28
凝血酶原时间延长	<4s	4～6s	>6s
腹水	无	轻度、可控	中度、顽固
肝性脑病(级)	无	1～2	3～4

注:按积分法,5～6 分为 A 级,7～9 分 B 级,10～15 分 C 级。

【临床治疗路径】

我国原发性肝癌诊疗规范(2011 年版)给出了 HCC 多学科综合治疗模式建议(图 5-1)。

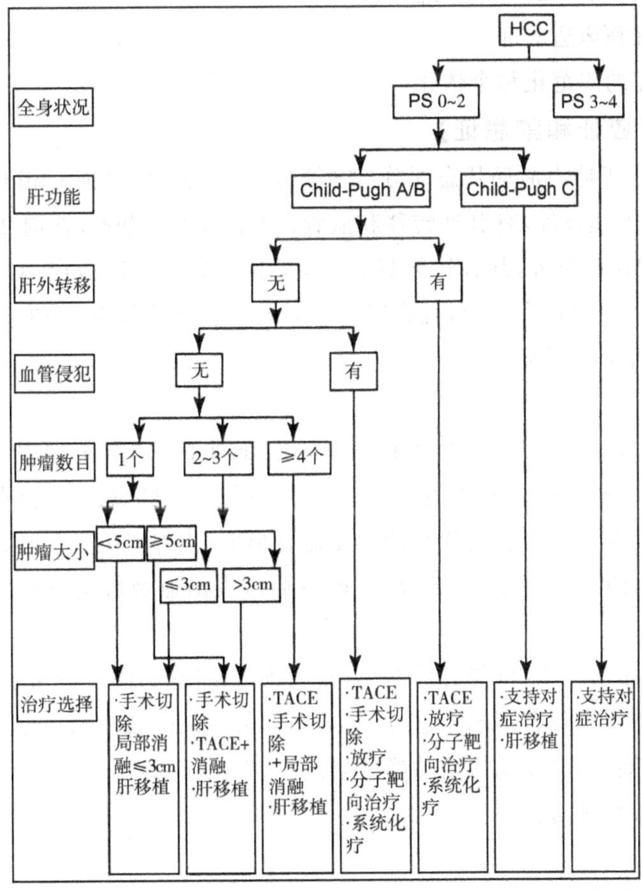

图 5-1 中国原发性肝癌诊疗规范(2011年版)
肝癌多学科综合治疗模式建议

二、肝癌供血动脉内化疗栓塞

肝细胞肝癌是一种富血供肿瘤，90％以上的血供来源于肝动脉。用加入化疗药物的栓塞剂栓塞肿瘤供血动脉，称经导管的肝动脉化疗性栓塞。这种治疗方法一方面阻断肿瘤血供，同时在肿瘤局部聚集高浓度的化疗药物，对肿瘤细胞发挥最大程度的杀伤作用。TACE 的操作方法有：①动脉内灌注化疗药物后再进行动脉栓塞（栓塞剂中加或不加化疗药物）；②动脉栓寨前后分别进行化疗药物灌注（“三明治”疗法）；③化疗药物与颗粒性栓塞剂混合在一起进行栓塞；④单纯用碘油化疗药物乳剂进行动脉栓塞和（或）加用颗粒性栓塞剂。根据国内外文献的荟萃分析，TACE 是 HCC 患者能够受益的介入治疗方法。其特点为适应证较广、创伤较小、可重复性强、疗效较好。对于不能手术切除的巾晚期 HCC 患者，TACE 应为非手术治疗的首选方法。

【HCC TACE 的基本原则】

1.要求在数字减影血管造影机下进行。

2.必须严格掌握临床适应证。

3.必须强调治疗的规范化和个体化。

【TACE 的适应证和禁忌证】

TACE 治疗应用于体力活动状态评分（PS 评分）0～2 分、肝功能 Child-Pugh 分级 A/B 的 HCC 患者。对满足上述条件，有肝外转移和血管侵犯的 HCC 患者，首选 TACE 治疗；对无肝外转移和血管侵犯 HCC 患者，其病灶数目≥4 个，亦首选 TACE 治疗；对无肝外转移和血管侵犯 HCC 患者，其病灶数目为 1 个，且直径＞5cm 或者病灶数目为 2～3 个，且病灶＞3cm，可采用 TACE 联合局部消融治疗。

1.适应证

（1）TACE 的主要适应证为不能手术切除的中晚期 HCC，无肝肾功能严重障碍；包括：①巨块型肝癌，肿瘤占整个肝脏的比例＜70％；②多发结节型肝癌；③门静脉主干未完全阻塞，或虽完全阻塞但肝动脉与门静脉间代偿性侧支血管形成；④外科手术失败或术后复发者；⑤肝功能分级 A 或 B 级，ECOG 评分 0～2 分；⑥肝肿瘤破裂出血及肝动脉-门静脉分流造成门静脉高压出血。

（2）肝肿瘤切除术前应用，可使肿瘤缩小，有利于二期切除，同时能明确病灶数目。

（3）小肝癌，但不适合或者不愿意进行手术、局部射频或微波消融治疗者。

（4）控制局部疼痛、出血以及栓堵动静脉瘘。

（5）肝癌切除术后，预防复发。

2.禁忌证

（1）肝功能严重障碍（Child-Pugh C 级）。

（2）凝血功能严重减退，且无法纠正。

（3）合并活动性感染且不能同时治疗者。

(4)肿瘤远处广泛转移,估计生存期<3个月者,但为缓解局部症状者除外。

(5)恶病质或多器官功能衰竭者。

(6)肿瘤占全肝比例≥70%癌灶;如果肝功能基本正常,可考虑采用适量碘油乳剂分次栓塞。

(7)外周血白细胞和血小板湿著减少,白细胞$<3.0\times10^9$/L,血小板$<60\times10^9$/L(脾功能亢进所致者除外)。

TACE治疗应用于体力活动状态评分(PS评分)0~2分、肝功能Child-Pugh分级A/B的HCC患者。对满足上述条件,有肝外转移和血管侵犯的HCC患者,首选TACE治疗;对无肝外转移和血管侵犯HCC患者,其病灶数目≥4个,亦首选TACE治疗;对无肝外转移和血管侵犯HCC患者,其病灶数目为1个,且直径>5cm或者病灶数目为2~3个,且病灶直径>3cm,可采用TACE联合局部消融治疗。

【介入术前准备】

1.影像学检查 日前超声、CT、MR动态增强检查是明确肝癌诊断的主要手段。对于AFP>400μg/L,又无肝炎活动者,当超声、CT、MR检查未发现肝癌病灶时,可酌情选择DSA肝动脉造影检查。

2.实验室检查

(1)肝功能、肾功能和凝血功能检查。

(2)血常规、尿常规和大便常规检查。

(3)肿瘤标志物检查:通常检测AFP、CEA、CA199和CA125等指标。

(4)乙型肝炎病毒和丙型肝炎病毒标志物检查,包括测定血清乙型肝炎病毒表面抗原(HBsAg)、表面抗体(antiHBs)、e抗原(HBeAg)、e抗体(anti-HBe)、核心抗体(anti-HBc)、乙肝病毒的脱氧核糖核酸(HBV-DNA)等。

(5)血糖水平测定。

(6)心电图检查,必要时行心、肺功能检查。

3.治疗设备及药物准备

(1)常用血管造影器械:包括穿刺针、导管鞘、导管、导丝以及3F及以下微导管等。

(2)药物:①血管造影对比剂,常用非离子型对比剂;②肿瘤化疗药物,常用蒽环类、铂类、丝裂霉素、氟尿嘧啶类等;③止吐药,5-HT_3受体拮抗剂,如格雷司琼、昂丹司琼、托烷司琼等;④镇痛药,如盐酸曲马多缓释片、盐酸羟考酮缓释片、硫酸吗啡缓释片、芬太尼透皮贴剂、盐酸吗啡注射液、盐酸哌替啶注射液等;⑤其他药物,如地塞米松、罂粟碱、利多卡因、阿托品、硝苯地平、硝酸甘油、肾上腺素、多巴胺等。

(3)栓塞材料:碘油(常用38%超液化碘油)、明胶海绵、聚乙烯醇、微球、弹簧圈等。

4.签署知情同意书 与患者和(或)患者家属谈话,介绍肝癌TACE治疗的必要性、疗效、手术操作过程中和术后可能发生的并发症和风险,签署介入治疗的知情同意书。

5.术前4h禁饮食。

【TACE手术操作程序】

1.肝动脉造影　患者仰卧，消毒、铺巾，局部麻醉。采用Seldinger方法，经皮穿刺股动脉，置放导管鞘，插入导管置于腹腔动脉或肝总动脉造影。造影图像采集应包括动脉期、实质期及静脉期。如发现肝脏某区域血管稀少或缺乏、疑可能存在其他肿瘤供养动脉，则还需探查相应的动脉血管(如选择性肠系膜上动脉、胃左动脉、膈下动脉等血管造影)，以发现异位起源的肝动脉或侧支供养血管。对于严重肝硬化、门静脉主干及一级分支癌栓者，推荐经脾动脉或肠系膜上动脉造影行间接性门静脉造影，了解门静脉血流情况。

2.灌注化疗　根据肝动脉DSA造影图像，明确肿瘤的部位、大小、数目及供血动脉后，超选择插管至肿瘤供血动脉内灌注化疗。主要用药为蒽环类、铂类。每种药物一般需用生理盐水或5%葡萄糖液50～200ml稀释，缓慢注入靶血管，灌注药物的时间应≥20min。

3.肝动脉化疗　栓塞根据肿瘤具体情况选择合适的栓塞剂。栓塞时必须超选择插管，尽量至肿瘤供血动脉内。一般用超液化碘油与化疗药物充分混合成乳剂，经导管缓慢注入。透视下依据肿瘤区碘油沉积情况，瘤周是否出现门静脉小分支影为界限，碘油如滞留在血管内或有反流，应停止注射。碘油用量应根据肿瘤的大小、肿瘤动脉血供情况而定，通常为5～20ml，一般≤30ml。对于供血动脉明显增粗的肝癌患者，推荐加用颗粒性栓塞剂(如明胶海绵或微球)。栓塞时应尽量栓塞肿瘤的所有供养血管，以使肿瘤去血管化。如有肝动脉-门静脉分流和(或)肝动脉-肝静脉分流，可酌情选用PVA、微球、无水乙醇、明胶海绵、弹簧圈等栓塞，再注入碘油，或将适量明胶海绵颗粒与碘化油混合，然后缓慢注入。

4.再次肝动脉造影　肝动脉化疗栓塞后再次行肝动脉造影，了解肝内血供及肿瘤病灶的栓塞情况。

5.拔除导管及导管鞘　栓塞完毕，拔除导管及导管鞘，压迫穿刺部位止血，包扎伤口。患者仰卧，穿刺侧下肢伸直、制动6～12h。若采用缝合器或其他止血器成功止血后，右下肢制动时间缩短至2h。

【TACE操作注意事项】

1.医师资质　TACE属于三级介入手术，术者必须是具有主治医师以上职称的有资质的专业人员。

2.设备和手术条件　介入手术室必须配备具有数字减影功能的X线成像设备；介入手术时对患者应有心电监护、保留静脉输液通道。

3.根据术前患者情况评估酌情处理

(1)若无肝动脉栓塞禁忌证，一般不做单纯的肝动脉灌注化疗。

(2)化疗药物应根据患者情况，选择1～3种药物联合使用。提倡使用细胞周期非特异性化疗药物，如蒽环类和丝裂霉素，铂类抗肿瘤药物；可考虑给予细胞周期特异性药物，如氟尿嘧啶类药物，需连续使用3～4天。

(3)在实施TACE治疗之前，需检测乙型肝炎病毒和丙型肝炎病毒标志物及HBV-DNA和HCV-DNA滴定度。由于化疗药物可以激活病毒，最好给予抗病毒治疗。即使是仅有乙肝表面抗原阳性，目前亦建议抗病毒治疗。

4.肝组织、肝功能及周围正常组织的保护　TACE栓塞时导管应尽可能超选择插管至肿瘤供血动脉，最大程度地发挥杀灭肿瘤的作用。栓塞时应尽量避免非靶器官的栓塞，采用合理措施减少肝脏非靶组织的栓塞。但鉴于 TACE 术后碘油-CT 对微小病灶高检出率，对于有怀疑的部分肝脏也可注入少量碘油乳剂。

5.栓塞剂选用原则　肝癌 TACE 治疗常用栓塞剂有碘化油化疗乳剂、明胶海绵、各种栓塞微粒、微球及不常使用的弹簧圈和无水乙醇等。碘化油化疗乳剂是由化疗药物和碘化油配制而成，可加入适量的碘对比剂以获得黏稠度满意的乳剂。碘油一次用量以不超过 20ml 为宜。选择微粒、微球时，颗粒的直径应以可达到肿瘤血管床或小动脉为准。对于 TACE 不常使用的栓塞材料临床上应慎用，例如弹簧圈虽然可栓塞肝固有动脉主干，但栓塞后可能影响后续治疗；无水乙醇和鱼肝油酸钠的作用强烈，可能引起严重并发症。

6.栓塞注意事项　肝动脉栓塞时先用末梢类栓塞剂行周围性栓塞(如碘化油)，再行中央性栓塞(如明胶海绵)。在患者病情允许的情况下，栓塞剂用量应充足，尤其是在首次栓塞时。尽量避免栓塞剂进入非靶器官。一般末梢性栓塞的效果优于小动脉和肝动脉主干栓塞；完全性栓塞效果优于部分性栓塞。栓塞时应尽量栓塞肿瘤的所有供养血管，以使肿瘤去血管化。注意不要将肝固有动脉完全闭塞，以利于再次 TACE。

7.拔管时注意事项　拔除导管和导管鞘之前，应关注患者的血压。若血压高，需将血压降至正常后方可拔管，拔管后对穿刺部位压迫止血。若患者凝血功能障碍，应予以纠正。

【介入术后处理】

介入术后给予患者保肝、支持、止吐、镇痛等对症治疗 3～5 天；酌情使用抗生素，静脉应用制酸药 3 天；对于介入治疗后肿瘤坏死所致发热，可用酚咖片或吲哚美辛等解热药物退热。若体温高于 38.5℃且伴寒战，应与感染性发热相鉴别，行血细菌培养，若考虑感染性发热应及时使用抗生素。

【肝癌 TACE 反应及常见相关并发症及其处理】

1.化疗栓塞后综合征　化疗栓塞后患者可出现恶心、呕吐、肝区闷痛、腹胀、厌食等症状，可给予支持疗法、止叶、吸氧、镇痛等处理。镇痛可按照癌症疼痛三阶梯止痛疗法，使用非阿片类、弱阿片类、强阿片类药物，尽量让患者无痛苦或减少痛苦。

2.术中胆心反射　这是由于化疗栓塞导致患者肝区缺氧、疼痛，刺激胆道血管丛的迷走神经所引起的一种严重不良反应，患者表现为严重胸闷、心率减慢、心律不齐、血压下降，严重者可导致死亡。如术中患者出现迷走神经反射症状，可给予吸氧、静脉推注阿托品 1mg，用多巴胺升血压等措施治疗。

3.肝脓肿、胆汁瘤　术后患者出现肝脓肿，应给予抗生素，或经皮穿刺引流等措施；对有易出现肝脓肿因素的患者(如有胆道手术史等)应在术前及术后给予抗生素。对于胆汁瘤可经皮穿刺引流。

4.上消化道出血　可能系应急性胃黏膜糜烂、溃疡出血或门静脉高压性出血，前者按溃疡出血处理；后者除给予止血药及制酸药外，还需使用降低门静脉压力的药物(如醋酸奥曲肽)。若系大量出血，需用三腔管压迫止血，或急诊内镜下注射硬化剂和(或)结扎曲张静脉团。仍不能止血时，可急诊给予经皮穿刺行肝胃冠状静脉及胃底静脉栓塞术，或脾栓塞，必要时行急诊 TIPS 手术。

5.急性肝功能损害　表现为血清胆红素及丙氨酸转氨酶(ALT)、天冬氨酸转氨酶(AST)等指标异常升高。这种情况应在原有保肝药物的基础上,调整和加强用药。

6.血细胞减少　表现为白细胞、血小板,或全血细胞减少。原因为化疗药物,或脾功能亢进所致。可用升白细胞和血小板药物,必要时给予输血,或在 TACE 前或同时给予脾动脉栓塞术治疗脾功能亢进。

【疗效评价】

1.技术成功标准　导管超选择插管至肿瘤供血动脉内,化疗栓塞后肿瘤供养血管被闭塞,肿瘤染色减少或消失。

2.疗效　长期疗效:评价指标为患者总生存时间(OS);短期疗效:评价指标为手术至疾病进展时间(TTP)。根据实体瘤治疗疗效评价标准(RECIST)的修订标准评估肝癌疗效,TTP作为短期内的生存时间替代指标。完全缓解(CR):所有目标病灶动脉期的增强显影均消失;部分缓解(PR):目标病灶(动脉期增强显影)的直径总和缩小≥30%;稳定(SD):目标病灶(动脉期增强显影)的直径总和缩小未达 PR 或增加未到 PD;进展(PD):目标病灶(动脉期增强显影)的直径总和增加≥20%,或出现新病灶。

【随访及介入间隔期间治疗】

1.随访　一般建议第一次肝动脉介入治疗后 4～6 周时进行影像学[CT 和(或)MRI]、肿瘤相关标志物、肝肾功能和血常规复查;至于后续复查则视患者的具体情况,可间隔 1～3 个月。介入治疗的频率应依随访结果而定,推荐介入治疗间隔时间为患者从介入术后恢复算起,至少 3 周以上。根据检查结果为患者制定优化的个体化治疗方案,总的原则是在控制肿瘤和患者带瘤生存的情况下,尽可能减少介入治疗次数和延长介入手术间隔。在治疗间隔期,可利用 CT 和(或)MRI 动态增强扫描评价肝脏肿瘤的存活情况,以决定是否需要再次进行介入治疗。如经过数次介入治疗后,肿瘤仍继续进展,应考虑换用或联合其他治疗方法,如外科手术、局部消融和系统治疗等。

2.介入手术间隔期间的综合治疗　推荐使用生物免疫制剂、分子靶向药物(如多吉美)、抗病毒治疗及保肝、中医扶正同本治疗,以提高患者的免疫力,抑制肿瘤细胞的生长。

【TACE 为主的“个体化”治疗方案】

1.肝肿瘤术后的预防性灌注化疗　肝癌切除术后 40 天左右行首次肝动脉造影,若未发现复发灶,先行灌注化疗,再酌情注入 3-5ml 碘油,术后 1 月左右行碘油 CT 检查,以期达到早期发现和治疗小的复发灶。若无复发灶,则推荐分别间隔 3 个月和 6 个月行第 2 次和第 3 次肝动脉预防性灌注化疗。

2.肝癌合并梗阻性黄疸治疗　肝癌合并梗阻性黄疸,可先行经皮穿刺肝脏胆汁引流术,或于梗阻部位置放胆道内支架,使黄疸降低或消退。待患者肝功能恢复后,再行选择性肝动脉灌注化疗和栓塞,称之为“双介入”治疗。少数情况下单个结节型肿瘤压迫所致胆红素升高,亦可直接给予 TACE 术,随着肿瘤缩小,胆红素会降低。

3.肝癌合并门静脉癌栓的治疗

(1)根据门静脉主干阻塞程度、血流方向,以及肝门区侧支血管形成多少酌定 TACE 方案。

(2)置放门静脉支架,多用经皮穿刺肝门静脉途径。

(3)放射治疗:对门静脉癌栓给予适形放疗或γ刀治疗,或于门静脉内置入^{125}Ⅰ粒子条内放射治疗。

4.*肝癌合并肝动脉-门静脉分流的治疗* 肝癌合并肝动脉-门静脉分流的发生率18.9%~63.2%。这可造成或加重门静脉高压、促进肿瘤肝内播散。栓塞治疗的目的是控制肿瘤生长,缓解门静脉高压。肝动脉-门静脉分流的DSA表现为门静脉分支或主干提前显影、出现双轨征,可合并癌栓。可根据分流动脉的粗细选择合适直径的微粒或微球进行栓塞,对于部分分流不甚明显者可试用黏稠度较大的乳剂栓塞,若乳剂在病灶中沉积良好可继续注入,然后使用颗粒性栓塞剂栓塞。亦可酌情使用胶状或短条状明胶海绵。

5.*肝癌合并肝静脉癌栓的治疗* 肝癌合并肝静脉癌栓的发生率达3.6%~23.0%。其特点为癌栓可自行脱落或栓塞后脱落,造成致死性肺动脉梗死;癌栓也可向右心房和下腔静脉延伸影响回心血流,患者可能发生猝死。若能有效栓塞癌栓供血动脉,可使癌栓缩小甚至消失。除栓塞治疗外,对部分患者还可以酌情置放肝静脉支架,或加^{125}Ⅰ粒子条内放射治疗,或适形放射治疗。

6.*肝癌伴下腔静脉癌栓的治疗* 肝癌合并下腔静脉癌栓的发生率达0.7%~10.0%。癌栓可来自副肝静脉或肝静脉,可造成下腔静脉阻塞综合征群,脱落的癌栓可引起致死性肺动脉梗死。若患者无临床症状,下腔静脉狭窄<50%,对肝内肿瘤按常规化疗栓塞;若下腔静脉狭窄>50%,并伴有下腔静脉梗阻表现时,则于狭窄部位置放金属内支架以开通下腔静脉和压迫癌栓以防脱落。

7.*肝肿瘤破裂出血的治疗* 肝肿瘤破裂出血属紧急情况,需输液、补充血容量、止血、维持血压等生命体征的内科治疗;根据患者情况可积极地进行选择性肝动脉造影和栓塞治疗。必要时在肠系膜上动脉和(或)脾动脉推注血管加压素,减少门静脉回流量。

8.*肝癌伴肺转移的治疗* 根据患者一般状况和转移瘤的情况,可采用支气管动脉灌注化疗或化疗栓塞、肺动脉灌注、肺动脉化疗药盒系统植入术等治疗手段。对于肺转移瘤直径≤3cm,数目3个以内,可经皮肺穿刺病灶内注射无水乙醇、热消融或其他治疗。

9.*TACE联合消融和放射治疗*

(1)TACE联合消融(射频、微波、冷冻)治疗:主要包括小肝癌,大肝癌TACE后补充治疗。

(2)TACE联合放射治疗:主要包括局限性大肝癌,门静脉主干和下腔静脉癌栓的治疗。

10.*TACE联合分子靶向药物治疗* 分子靶向药物如多吉美,是国际上公认的、目前唯一有效的不能手术切除的或远处转移的原发性肝癌的全身系统用药。TACE联合分子靶向药物治疗可以提高抗肿瘤疗效,应成为肝癌治疗的主要手段。

三、肝癌无水乙醇注射治疗

【前言】

经皮穿刺瘤内注射无水乙醇(PEI)治疗肿瘤最早由日本学者从治疗肝癌开始的,因为方便、安全、价廉而疗效确切，得到了广泛的应用，目前仍是肝癌介入治疗的重要组成部分。虽然循证医学的证据表明射频消融、微波消融及氩氦刀冷冻消融治疗肝癌的疗效比无水乙醇消融好，但是因其安全方便，有些特殊部位的病变可能无水乙醇注射更具优势，并且它可以作为其他治疗方法的有益补充，因此目前在临床肝癌治疗上仍然是一种重要的介入治疗方法。

【适应证】

1.小肝癌，包括原发性肝细胞癌、胆管细胞癌及混合细胞型肝癌、转移性肝癌，肝癌手术后复发，TACE 治疗有困难的乏血供病灶。一般以直径<4cm，病灶数少于(含)3 个为宜，尤其是病灶靠近血管、胆囊、膈顶等部位而行射频消融、微波治疗及冷冻治疗比较困难的病例，无水乙醇消融可以作为首选的方法之一；肿瘤数量较多，也可以作为减轻瘤负荷的姑息性治疗手段。

2.已做过其他局部治疗(TACE、射频消融、微波治疗及冷冻治疗等)的肝癌，不论大小，作为加强疗效或针对残留活性灶，可以选用无水乙醇消融。

3.肝癌手术、破裂后腹腔内种植转移灶。

4.肝癌肝门部、腹膜后或其他部位(如肾上腺)转移灶。

【禁忌证】

无水乙醇消融术安全性较高，一般来说并没有绝对的禁忌证，相对禁忌证包括：

1.肝癌伴中、重度腹水(少量腹水不是禁忌)。

2.肝癌伴有明显的肝动、静脉交通或虽无交通但肝静脉回流速度过快(CT 或 MRI 增强时肝静脉及下腔静脉在动脉早期显影，此时无水乙醇注射速度快或者量多可引起心搏骤停)。

3.明显的高流量动、门静脉瘘。

4.严重心、肺、肝、肾功能障碍。

5.凝血功能明显下降，凝血酶原时间延长 1 倍以上，血小板<20×10^9/L。

6.肝癌肺转移。

7.对乙醇过敏。

【术前准备】

1.辅助检查　必需的实验室检查包括血常规、肝功能、生化及凝血酶原时间等，其他辅助检查包括血压、心电图、X 线胸片等，肝脏 CT 或 MRI 检查。

2.谈话、签字　需将病情、治疗情况及可能出现的问题向患者家属讲清，根据患者的心理承受能力向其适当介绍治疗过程中可能出现的一些反应(疼痛、醉酒感等)以取得配合，因为无水乙醇消融往往需要多次治疗，并且小的病灶也不能确保完全消融，故需要讲清楚并签署知情同意书或委托书。

3.病人准备　不需备皮，焦虑者可于术前半小时肌内注射 10mg 地西泮。一般不需禁食，若病灶较大需要用较多的乙醇或者患者较为敏感，术中有可能呕吐，则需要禁食 4 小时。

4.器械、药物准备　根据肿瘤所在的部位选择相应的穿刺针，较表浅者只需腰穿针即可，其他可用专用的 21～22G 无水乙醇注射针，对于较小的病灶尤其是位于膈顶或者较为深在(如尾状叶)的病灶，在 CT 引导下操作时，最好准备弧形穿刺针。2%利多卡因、无水乙醇适量，必要时准备超声检查对比剂，腹膜后转移灶消融时需要准备多巴胺并开通静脉通路，治疗肾上腺转移灶时需要准备酚妥拉明并开通静脉通路。

【操作程序】

常规消毒、铺单后麻醉，在超声或CT引导下，将穿刺针穿入肿瘤内，较小的病灶应将针尖置于病灶中心，较大的病灶可以多点穿刺、注射，根据病灶大小、乙醇弥散情况及病人耐受情况决定乙醇用量，一般1次治疗总量不宜超过30ml，无水乙醇内可以加入少量利多卡因，以80%(V/V)以上乙醇浓度即可，既不降低疗效，也可以减轻疼痛。对于已经作过其他局部治疗的病灶，若在超声定位下再行无水乙醇消融，可以先行增强超声检查明确残存活性灶的部位，然后针对性地穿刺活性部位注射乙醇。

【术后处理】

绝大多数病例属于门诊病例，疼痛也系一过性，一般无需特殊处理或仅需对症处理。

【并发症及其防治】

除了发热、疼痛外，其他并发症少见，具体有：

1.肝功能损伤，少数病例可以出现黄疸、转氨酶升高，只需保肝、降黄、降酶治疗即可。

2.醉酒感，轻者可平卧1～2小时即可，严重者可给予静脉输注葡萄糖液甚至肌内注射纳洛酮。

3.腹膜后转移灶在行无水乙醇消融时，可能会出现低血压，术中要用多巴胺维持血压，必要时停止治疗，肾上腺转移灶消融时，可能会出现高血压，术中需要静脉推注酚妥拉明并静脉维持。

4.在CT引导下经背侧途径穿刺腹膜后病灶时，有时需要穿过下腔静脉，这时注射无水乙醇要密切观察，注射速度及用量要适当，以防针尖退入下腔静脉造成无水乙醇直接进入心血管。

5.针道种植，关键是要避免注射乙醇前反复穿刺病灶。

【疗效评价】

肝癌无水乙醇消融治疗后的疗效评价，以CT、MRI(平扫加增强扫描)为主要依据，增强扫描无强化、MRI的T_2WI表现为低信号表示肿瘤无活性，其他指标及检查方法作为参考或补充3cm以下小肝癌可以完全坏死，但对于大部分患者来说，PEI只是一种减少肿瘤负荷的姑息性治疗。

四、肝癌射频消融治疗

肝癌是最常见的恶性肿瘤之一，肝癌切除术是根治性治疗的最有效手段。但肝癌发病初期无特殊表现，早期诊断困难。因受肿瘤的部位、大小、数量、肝外转移、肝功能、身体衰竭等因素的影响，大部分患者不能进行手术治疗。近年来射频消融治疗发展迅速，为这类患者提供了新的治疗方法。

以射频消融为代表的局部消融治疗是借助影像技术的引导对肿瘤靶向定位，用物理或化学的方法杀死肿瘤组织。影像引导技术包括超声、CT 和 MRI。治疗途径有经皮、经腹腔镜手术和经开腹手术三种。射频消融治疗的特点：一是直接作用于肿瘤，具有高效快速的优势；二是治疗范围局限于肿瘤及其周围组织，对机体影响小，可以反复应用。局部消融治疗在过去的 20 年左右发展迅猛，已经成为继手术切除、TACE 后的第三大肝癌治疗手段，而且由于其疗效确切，特别是在小肝癌的治疗方面，射频消融疗效与手术切除相近，因此被认为是小肝癌的根治性治疗手段之一。

【适应证】

1.通常适用于单发肿瘤，最大径≤5cm；或肿瘤数目≤3 个，且最大直径≤3cm。

2.手术后复发者或 TACF 治疗后残留肿瘤。

3.无血管、胆管和邻近器官侵犯以及远处转移。

4.肝功能分级为 Child-Pugh A 或 B 级，或经护肝治疗达到该标准。

5.对于不能手术切除及不愿手术者，局部消融可以作为姑息性综合治疗的一部分，但是需要严格掌握。

【禁忌证】

1.肿瘤巨大或弥漫型肝癌。

2.合并门静脉主干至二级分支癌栓或肝静脉癌栓、邻近器官侵犯或远处转移。

3.位于肝脏表面，其中 1/3 以上外裸的肿瘤。

4.肝功能分级为 Child-Pugh C 级，经护肝治疗无法改善者。

5.治疗前 1 个月内有食管胃底静脉曲张破裂出血。

6.不可纠正的凝血功能障碍和明显的血象异常，具有明显出血倾向者。

7.顽固性大量腹水，恶病质。

8.合并急性感染，尤其是胆管系统炎症等。

9.肝、肾、心、肺等重要脏器功能衰竭。

10.意识障碍或不能配合治疗的患者。

同时，第一肝门区肿瘤应为相对禁忌证；肿瘤紧贴胆囊、胃肠、膈肌或突出于肝包膜为经皮穿刺路径的相对禁忌证；伴有肝外转移的肝内病灶不应视为绝对禁忌，有时仍可考虑采用局部消融治疗控制局部病灶发展。

【术前准备】

1.治疗前完善检查：血常规、生化常规、凝血功能、肿瘤标志物、心电图、胸片、超声检查，必要时进行心肺功能检查。

2.超声（有条件者尽量选择超声造影检查）、肝三期 CT/MRI 等评价肿瘤情况，选择合理的引导方式和消融治疗仪器。

3.明确诊断.必要时行穿刺活检。

4.签署手术知情同意书：手术治疗前每位患者签署知情同意书，告知手术过程、风险及预后。

【操作程序】

肝癌射频消融治疗可以经皮、经腹腔镜或开腹术中进行。这里阐述在超声或CT引导下经皮穿刺射频消融治疗肝癌。

1.术前禁食8h,详细超声检查(或阅读CT片),明确肝脏病灶情况,制定合理的进针路径和布针方案。

2.麻醉方案应视情况选择穿刺点局部麻醉、静脉镇痛、静脉麻醉、硬膜外麻醉和气管麻醉等镇痛麻醉方式。

3.手术区域常规消毒、铺巾。

4.再次全面超声或CT扫描,确定进针点、进针角度和布针方案。尽量选择先经过部分正常肝脏,再进入肿瘤。

5.尽量选择肋间进针,超声/CT引导下,穿刺应准确定位,避免反复多次穿刺,导致肿瘤种植、损伤邻近组织或肿瘤破裂出血等;如果进针过深,不应直接将电极针退回,而是应该在原位消融后,再退针重新定位,避免肿瘤种植;一般情况下,应先消融较深部位肿瘤,再消融较浅部位肿瘤。

6.参照各消融治疗仪的说明,进行消融治疗,逐点进行。为确保消融治疗的效果,消融范围应该力求达到超过肿瘤边缘0.5cm的安全边界,边界不清、形态不规则的肿瘤至少超过肿瘤边缘1cm。并以一针多点的重叠消融方式消融,保证完整消融,减少漏空的发生。消融完成后,争取在拔针时进行针道消融,防止术后出血和肿瘤沿针道种植。

7.治疗结束前再次超声/CT全面扫描肝脏,确定消融范围已经完全覆盖肿瘤,力求有0.5～1.0cm的安全消融边界,排除肿瘤破裂、出血、(血)气胸等并发症可能。

【术后处理】

1.穿刺点用无菌纱布覆盖。

2.术后常规禁食,监测生命体征4h,卧床6h以上。

3.注意监测血常规、尿常规、肝功能、肾功能等。

4.给予保肝、预防感染、镇痛、止血等治疗。

5.发生并发症应积极处理。

【并发症的预防和处理】

并发症的分类及分级:可以分为轻度并发症和重度并发症。

轻度并发症

A级:无需治疗,无不良后果。

B级:需少许治疗,无不良后果,包括仅需一夜的观察。

重度并发症:

C级:需要治疗、住院时间延长<48h。

D级:需要大量治疗、增加了医护级别、住院时间延长>48h。

E级:导致了长久的后遗症。

F级:死亡。

射频消融具有很高的安全性，死亡率为0%～1%，并发症发生率为0%～12%。轻度并发症发生率约为4.7%，主要有发热、疼痛、皮肤浅Ⅱ度烧伤、少量胸腔积液、少量气胸等；重度并发症发生率约为2.2%，主要有感染、消化道出血、腹腔内出血、肿瘤种植、肝功能衰竭、肠穿孔等。充分术前准备、严格操作规范、准确定位和减少消融次数是减少并发症发生率的重要方法。

常见的不良反应与并发症及处理：

1.射频消融后综合征　主要表现为发热、疼痛等，少见的有血尿、寒战等，具体原因不明。处理主要是术后加强监护，输液，止痛，对症处理，定期检测肝肾功能等。

2.感染　主要有肝脓肿、穿刺点感染等。预防：严格无菌操作，应用抗生素预防感染。

3.消化道出血　主要原因是：食管下段静脉曲张出血或者应激性溃疡出血。预防性处理：伴有严重门静脉高压的患者，术前先行处理门静脉高压；术后常规使用制酸剂，预防应激性溃疡出血。出血后治疗：检测生命体征，禁食，积极扩容、输液、止血、输血、制酸、升压等，必要时内镜下止血。

4.腹腔内出血　临床表现取决于出血量。少量出血无明显症状。出血量大时，常有腹胀、腹痛，严重时有冷汗，血压下降及休克症状。原因主要是肿瘤较为表浅，穿刺后肿瘤破裂；或者患者凝血功能差，肝脏穿刺点出血。预防：严格掌握适应证，对于肝硬化凝血功能差的患者，纠正后再治疗；对于表浅病灶，最好采用腹腔镜下或者开腹直视下进行，经皮射频消融治疗时，尽量减少穿刺次数，消融结束前进行针道消融，消融结束后应再次超声或者CT扫描，排除有无肿瘤破裂、出血等表现。治疗：检测生命体征，积极扩容、输液、止血、输血、升压等，必要时手术探查止血。

5.肿瘤种植　主要为反复多次穿刺造成。预防：穿刺应准确定位，避免反复多次穿刺；如果进针过深，不应直接将电极针退回，而是应该在原位消融后，再退针重新穿刺。

6.肝功能衰竭　主要原因是治疗前肝硬化程度重，肝功能差；或者发生严重并发症（如感染、出血等）。预防和治疗：严格掌握适应证，肝功能Child-Pugh C级、大量腹水、严重黄疸等病例均为禁忌证；术后注意预防其他并发症的发生，预防感染，积极保肝治疗。

7.邻近脏器损伤　肿瘤邻近胆囊、胃肠、胆管、膈肌等或位于第一肝门区、肝包膜下等部位时，进行经皮穿刺路径下消融治疗容易热损伤邻近脏器或脉管。对于这些部位的肿瘤，应该尽可能采用腹腔镜下或者开腹手术直视下射频消融治疗，对邻近的脏器进行隔离保护。

【疗效评价】

评估局部疗效的规范方法是在消融治疗后1个月，复查肝脏CT/MRI扫描，或者超声造影，以评价消融疗效。疗效可分为：①完全消融，经肝脏三期CT/MRI扫描或者超声造影随访，肿瘤所在区域为低密度（超声表现为高回声），动脉期未见强化；②不完全消融，经肝脏三期CT/MRI扫描或者超声造影随访，肿瘤病灶内局部动脉期有强化，提示有肿瘤残留。对治疗后有肿瘤残留者，可以进行再次消融治疗；若2次消融后仍有肿瘤残留，视为消融治疗失败，应放弃消融疗法，改用其他疗法。

【随访】

术后前2个月每月复查肝三期CT/MRI，或者超声造影，以及肝功能，肿瘤标记物等，观察病灶坏死情况和肿瘤标记物的变化。之后每2～3个月复查肿瘤标记物，超声造影，或者肝三期CT/MRI(超声造影和CT/MRI相间隔)。两年后每3～6个月复查肿瘤标记物，彩超造影，或者肝三期CT/MRI(超声造影和CT/MRI相间隔)。根据随访结果判断肿瘤复发和进展情况如下：

1.*局部肿瘤进展* 肿瘤完全消融后，在消融灶的边缘出现新的病灶，新病灶与消融灶相连。

2.*新病灶* 肝内其他部位新发生的病灶。

3.*远处转移* 出现肝外的转移灶。

【注意事项】

1.高风险部位肿瘤的射频消融：肿瘤邻近胆囊、胃肠、胆管、膈肌等或位于第一肝门区、肝包膜下等部位，均为危险部位。这些部位的肿瘤进行射频消融治疗存在热损伤邻近脏器或脉管、肿瘤破裂、出血等风险，因此要特别小心。对于高风险部位的肿瘤，应该尽可能采用腹腔镜下或者开腹手术直视下进行消融治疗，以便对邻近的脏器进行隔离保护。也有报道在人工胸水、人工腹水、或者特殊的手法(如提拉法)下行射频消融治疗的报道。尽管如此，危险部位的肿瘤射频消融治疗的疗效与其他部位的肿瘤治疗效果没有明显的差异。

2.肿瘤距肝门部肝总管、左右肝管的距离应至少为5mm。不推荐对>5cm的病灶单纯施行消融治疗。对于多个病灶或更大的肿瘤，根据患者肝功能状况，采取治疗前肝动脉化疗栓塞(TACE或TAE)+射频消融联合治疗明显优于单纯的射频消融治疗。

3.消融范围应力求包括5mm的癌旁组织，以获得“安全边缘”，彻底杀灭肿瘤。对于边界不清晰、形状不规则的浸润型癌或转移癌灶，在邻近肝组织及结构条件许可的情况下，建议适当扩大消融范围。对于血供丰富的肿瘤，可以考虑先凝固阻断主要滋养血供再消融肿瘤以提高灭活效果。

4.对于2～3个癌灶位于不同区域、肝功能差不能进行切除手术者，包括肝功能Child-Pugh B级或经保肝治疗后可达B级者，可以考虑局部消融治疗。对于肝脏深部或中央型≤3cm的肝癌，局部消融可以达到手术切除疗效，获得微创下根治性消融，可以优先选择；对于3～5cm的肝癌，通过选择适宜的仪器针具、掌握合理的消融技术和积累一定的治疗经验等，可以提高治疗效果。一般认为，局部消融后多数患者还需要采用综合性辅助治疗。目前还缺乏局部消融治疗与肝移植、解剖性肝切除术相比较的研究数据。对于体积较大的肝癌(>5cm)，是否可以多位点或分次消融或开腹或腹腔镜下消融，也缺乏充分的循证医学证据可供参考，不作推荐。

5.要有适宜的综合治疗方案和科学合理的随访计划：治疗后应定期随访复查，以及时发现可能的局部复发病灶和肝内新病灶，利用经皮消融微创安全和简便易于反复施行的优点，有效地控制肿瘤进展。

6.射频消融联合其他治疗方法：射频消融联合肝动脉栓塞化疗(TACE)、瘤内无水乙醇注射(PEI)等，可以提高疗效；特别是对于肿瘤大于3cm或者多个肿瘤，联合治疗是最合理的选择。对于射频消融治疗失败者，应选择其他治疗方式，如手术切除、肝动脉栓塞化疗、分子靶向药物如索拉非尼等；伴发远处转移者，应考虑联合应用有效的全身性药物治疗。

五、肝癌经皮微波凝固治疗

微波凝固治疗以其热效率高、热场较均匀、凝固坏死彻底、作用时间短、经济方便等优点在肿瘤的热消融中发挥着重要作用。成为肝癌非血管内介入治疗的主要方法之一。

【适应证】

微波消融对于原发性肝癌、肝癌术后复发及转移性肝癌均可适用。基于病情,根据治疗目的不同,适应证可分为:根治性治疗、亚根治性治疗、姑息性治疗。

1.根治性治疗　采用微波治疗,一次达到肿瘤完全坏死。

(1)单发肿瘤,肿瘤最大直径小于4cm。

(2)多发肿瘤,肿瘤数目小于3枚,肿瘤最大直径小于3cm。

(3)无血管、胆管癌栓及肝外转移。

(4)肿瘤距肝门部总胆管、左右肝管或胃肠道的距离大于5cm。

(5)肝功能 Child 分级 A 或 B 级,无腹水或少量腹水。

2.亚根治性治疗

(1)单发肿瘤大于4cm,小于8cm。可先行肝动脉插管化疗栓塞,阻断肿瘤供血血管,再行微波治疗。

(2)多发肿瘤,肿瘤数目小于5枚,肿瘤最大直径小于5cm。

(3)有门静脉癌栓,但门静脉癌栓局限于门静脉三级分支以下,通过微波可以直接阻断该段血流,先凝固癌栓,再凝固病灶。

(4)肝转移性肿瘤,无论单发或多发,需与化疗或内分泌治疗等联合治疗。

(5)肿瘤靠近肝门部胆管、胃肠道时,为预防微波高温区造成上述结构的损伤,或肿瘤靠近大血管时,形成局部冷区,留有残癌,采用乙醇注射、肝动脉化疗栓塞、粒子植入等与微波治疗结合使用。

3.姑息性治疗　主要针对肿瘤较大,既无法手术治疗,采用肝动脉化疗栓塞又无明显效果的病人。治疗的目的是降低肿瘤负荷,减缓病情发展,减轻痛苦并延长生存时间。

【禁忌证】

1.有严重的凝血功能障碍,血小板<40×10^9/L,凝血酶原时间>30s,凝血酶活动度<40%,经输血、给予止血药等治疗仍无改善。

2.大量腹水,经保肝、利尿等治疗后拟定的肝穿刺通道周围仍有较多腹水。

3.肝性脑病较重,神志恍惚者。

4.肿瘤体积过大如超过肝脏体积的2/3,或弥漫性肝癌。

5.有全身任何部位的急性或活动性的感染病变,待感染控制后方可治疗。

6.肿瘤距离肝门部、胆总管、左右肝管、胆囊不足0.5cm者慎用。

【术前准备】

1.相关检查:包括肿瘤的相关影像学检查包括超声及CT、MRI增强检察、血常规、凝血常规、肝肾功能、肿瘤相关血清学标记物及心电图等,必要时行组织病理学检查。

2.器械准备：引导设备如CT扫描仪、超声仪或开放式磁共振扫描仪；微波治疗仪及不同规格微波刀头；心电监护仪；相关的抢救药品如多巴胺及镇痛药等。

3.签订手术协议书。

4.建立静脉通路，术前肌内注射地西泮10mg、盐酸哌替啶50～100mg。

5.患者呼吸训练，以有利于穿刺配合。

【操作程序】

先经肝脏超声检查或CT、MRI扫描定位，确定凝固范围，明确皮肤穿刺点和穿刺路径。穿刺路径应该无大血管、大胆管，穿刺点与瘤体间的距离尽可能的短。凝固治疗需进行麻醉，通常采用局部麻醉或局部麻醉＋基础麻醉，也有应用硬膜外麻醉或静脉麻醉。穿刺局部常规消毒铺单，然后将皮肤切一小口，在超声和（或）CT扫描引导下插入穿刺引导针。患者屏气，将14G引导针插至肿瘤深部边缘，对≤3cm的肿块可将其置于中心，再退出针芯，送入微波天线，再将天线与电缆线相连。根据仪器的性能和相应的病灶大小确定微波功率和凝固时间，根据病灶的情况适当追加穿刺次数、延长凝固时间或插入多根微波天线。为防止皮肤烫伤，在穿刺皮肤处敷以湿盐水纱布，并保持其湿润状态。术中严密监测患者的生命体征和疼痛情况，一旦出现生命体征变化，立即停止治疗。治疗结束退出天线，用腹带将胸腹部加压包扎，预防穿刺局部出血。

【术后处理及观察内容】

1.术后继续止痛和酌情使用抗生素。

2.靠近胃肠道病变术后禁食1～2天。肝脏病变术后加用保肝治疗。

3.术后24小时严密监测生命体征变化。

4.肝肾病变术后3天、7天、观察肝肾功能变化。

5.术后2周、1个月及随后的每月检测血清肿瘤标记物。

6.术后即刻、2周、1个月、3个月、6个月以后每4～6个月行CT或MRI检查，观察肿瘤坏死和大小的变化及有无复发和转移，必要行穿刺活检已明确病变复发、残留情况。

【不良反应和并发症】

一般并发症以短期肝区疼痛、持续时间少于3周的低热（<39℃）最为常见，多数情况无需特殊处理可自行缓解，其他包括：恶心、皮肤烫伤、胸腔积液、呼吸困难、肝包膜下血肿、小胆管狭窄等。有学者将患者最常出现的低热和不适及伴有寒战、疼痛和恶心等症状称为消融后综合征。严重并发症较为少见，包括：需治疗的腹腔内出血、针道种植转移、肝脓肿、胃肠道穿孔和血胸等。可能造成死亡的原因有：多器官衰竭、败血症休克、肿瘤破裂、胆道严重损伤和肝衰竭等。

【临床疗效的影像学评价】

微波治疗肝癌的疗效一般采用综合指标来评价，包括治疗过程中温度的监测、治疗后影像学检查、病灶的组织病理学检查、临床肿瘤标记检验及患者症状、体征的改善等。其中穿刺活检是评价的金标准，但因其为有创检查，难以重复进行，因此影像学评价通常被认为是最重要的评价方法。

六、肝癌氩氦刀冷冻治疗

CT或超声引导下经皮穿刺肝癌冷冻治疗早在20世纪80年代，Omik首先报道超声引导经皮治疗肝癌。1999年10月，我国南方医科大学珠江医院张积仁教授在国内首先用氩氦刀经皮治疗肝癌。近年来，冷冻治疗作为诸多微创治疗的一种，已被较多应用于无法手术切除肝癌的治疗，并有令人鼓舞的效果。随着冷冻设备及影像设备的改进，影像引导下经波穿刺肝癌冷冻治疗得到迅速的发展。

【适应证】

1.原发性小肝癌不愿意外科手术者。

2.肝内病灶不超过4枚，肝外无转移病灶。

3.大肝癌具备以下一项以上条件者：①病人全身情况较好，无明显恶病质，超声、CT等影像学检查排除肝内大血管有明显癌栓存在以及肝外存在多处转移癌者；②病灶局限的直径＜10cm；③与其他肝癌非手术疗法如肝动脉插管栓塞，肝动脉或门静脉化疗、放射治疗等联合使用，以进一步提高疗效；④因受肿瘤部位或病人病情所限，不宜进行其他方法治疗者；⑤合并肝硬化的原发性肝癌，无顽固性腹水，肝功能为Child A级或B级。

【禁忌证】

1.病人一般情况差，具有明显恶病质或肝脏萎缩，重度黄疸、中等量以上腹水，特别是肝前腹水，提示有肝功能衰竭倾向者，凝血机制差，凝血酶原时间明显延长者(即使是肿瘤直径在5cm左右的肝癌)。

2.肝癌肿瘤巨大，占据肝脏面积超过70%，且经影像学检查提示肿瘤无包膜，呈浸润性方式生长，或肿瘤虽小，但是肿瘤数目众多(发现的肿瘤数已超过5个以上)。

3.肝癌病灶位于某些特殊部位，如肝右叶膈顶部，细针穿刺将难以击中靶标，可能损伤肺组织引起气胸等。

4.肝内、外大血管如门静脉、肝静脉、下腔静脉等处存有癌栓充填或者全身多处存有转移瘤证据者。伴有门静脉癌栓者不作为绝对禁忌证，但需同时对门静脉癌栓进行治疗。

【术前准备】

1.术前全面检查：应详细询问病史、仔细体检，常规检查胸片、腹部B超、CT或MR等，检查肝功能、凝血功能、甲胎蛋白(AFP)等。以利对患者伴发疾病有一个全面的了解，完善诊断，并做出相应的评估和处理，以确保手术的安全。术前最好取得病理诊断。

2.术前常规给予支链氨基酸，维生素K静脉滴注。如有低蛋白血症或贫血应予以纠正，保肝、改善凝血功能，使肝功能分级达到Child A或B级。

3.术前常规手术讨论，严格掌握手术适应证，设计冷冻治疗方案，评估术中困难和可能出现的各种并发症的预防和处理。

4.全身状况较差，伴有严重贫血、水电解质紊乱、酸碱失衡及营养不良者，应予相应纠正后再手术。

5.手术前 12h 禁食。术前半小时肌内注射阿托品 0.5mg、苯巴比妥 0.1g。

【操作程序(以超声引导下经皮穿刺肝癌冷冻消融为例)】

根据病灶所在部位,可采取仰卧位,取右前斜位时,可在病员侧背部垫一枕头或塑型真空床垫,以利操作。参考肝脏 CT 或 MRI,先用常规探头探测并核对病变所在。穿刺点的选择除应选取最短途径外,应使穿刺针经过一小段正常肝组织;在确定肋间穿刺进针点时,还应避免穿过肺组织、胸膜腔和胆囊;在肋缘下进针时,则应避开胆囊和消化道;如病变较深时,应注意避开大血管。对于靠近横膈的病变,有时从肿瘤下缘穿刺所取角度过小,距离过长,不易使穿刺准确进入病变部位,以取肋间进针为佳。如有多发性病变,则应选取距穿刺点较近的病灶进行穿刺。穿刺针无大量血液涌出方可引入扩张管和氩氦刀。冷冻模式条用 2 次冻融模式:冷冻 15min,复温 3min,重复冷冻一次。术中 B 超检测冰球大小以及与皮肤胆囊等重要器官的距离,控制冷冻靶区。冷冻结束退出冷冻刀,针道内充填明胶海绵条或止血棱。穿刺部位压迫少血 5min 后,腹带加压包扎。

【术后处理】

术后第一天至少平卧 6h,持续吸氧,床边心电监护 8～24h,一级护理,测血压脉搏,严密监测生命体征变化及有无出血。观察伤口有无渗血,观察尿量和颜色,禁食 6～12h 后改进半流质饮食。

1.止血剂的应用:术后常规预防性使用止血剂 1～3 日。

2.根据预防感染使用抗生素原则酌情使用抗生素,不宜选用对肝功能有害的药物。

3.术后常规复查尿常规、肾功能、电解质等改变并做出适当调整处理。

【并发症预防及处理】

肝癌在氩氦刀治疗后,并发症发生率是 10%～30%,精确穿刺、适形布针,实时监测可以避免并发症的发生。

1.*发热*　冷冻治疗后常出现发热症状,发生率为 25%～30%。体温多在 37.5～38.5℃,最高可达 39℃,可持续 3～5 天。术后发热的原因多为组织坏死、周边组织水肿渗出刺激机制而产生,无需使用抗生素治疗,用解热镇痛类药物即可得到良好控制。

2.*肝破裂及腹腔出血*　发生率在 1%左右,系冰球在迅速解冻过程中产生压力,冰球邻近肝表面发生破裂所致。肝破裂后血液胆汁溢入腹腔,故腹痛腹膜刺激症状较为明显。可通过影像监测,了解出血情况。超声引导下操作时,拔针通过超声监测血流信号,观察邻近血供情况。较少的出血,应用止血药物后,严密观察病情。如出现以下情况:①患者收缩压稳定在 90mmHg,脉率低于 100 次/分;②患者无明显腹痛及腹膜炎体征;③经输液或输血 300～500ml 后,血压脉率很快恢复正常,并保持稳定;④反复 B 超检查,肝损伤情况稳定,腹腔内积血量未增加或逐步减少。可继续观察,行保守治疗。反之,可在输血、抗休克处理同时,做好开腹手术止血或经皮穿刺肝动脉造影及出血动脉栓塞治疗准备。

3.*胸腔积液*　发生率为 4%～5%。胸腔积液多发生在右侧膈顶附近病灶患者,多为少量或中等量,无症状,不需治疗,原因可能为膈下刺激所致,必要时可行胸腔引流。

4.*冷休克*　常表现为寒战,肢体温度低,脉搏细速,血压下降,呼吸困难等,与冷冻范围较大有关。采取以下方法可减少发生：术前在足背建立静脉通道，以保障组织灌流；术中注意保暖，持续低流量吸氧，心电监护，严密监测生命体征，观察四肢末梢循环；适量给予地塞米松 5～10mg；对于较大瘤体可采取分次冷冻。

5.肠梗阻　多为不全性肠梗阻。在术后 48h 出现，可能原因有：术前肠道清洁不够充分；因为疼痛及 24h 卧床影响肠蠕动；吗啡类止痛药物及术中阿托品的使用减慢肠蠕动。一般经胃肠减压，禁食处理后可缓解。

6.皮肤冻伤　多表现为Ⅰ度和Ⅱ度冻伤。Ⅰ度冻伤表现为局部皮肤暗红、水肿、有渗出，应保持局部干燥并局部消毒，无菌纱布包扎，1 周后皮肤会干燥、红肿吸收痊愈，常不出现感染；Ⅱ度冻伤表现为局部水疱，除保持创口干燥皮肤局部消毒外，必要时应予 5～6L 氧气局部喷射，5～10 分/次，5～10 天后水疱可干燥、形成黑痂脱落后痊愈。预防皮肤冻伤的关键在于术中观察皮肤的颜色、局部活动度等，适当给予温盐水外敷。

【疗效评价】

对于肝癌氩氦刀冷冻治疗疗效的评价应该是影像学与临床相结合，进行综合性评价，不能单纯从形态学的大小评价是完全缓解（CR）、部分缓解（PR）、稳定（SD）还是进展（PD）。更重要的是要了解肿瘤细胞的坏死程度，残留组织的代谢活动，这方面 PET 的价值更高。MRI 的弥散、灌注以及波谱分析对疗效评价具有广阔前景，值得深入研究。

七、肝癌组织间近距离放射治疗

我国是世界肝癌高发国家，肝癌患者数占全球发病总人数的 50%以上。肝癌的治疗方法繁多，外科手术切除仍然是肝癌最重要的治疗方法，但由于多数肝癌确诊时病情已属晚期，初次就诊者仅 15%～30%适宜手术，放化疗效果差，患者生存状况较差，平均生存期从确诊起不到 6 个月。放射性粒子植入是 20 世纪 80 年代兴起的治疗肿瘤的新技术，在对肝癌的治疗中显示了独特的优势。对传统肝癌治疗方法难以控制的晚期肝癌、肝外转移灶及肝内播散灶，^{125}I放射性粒子局部植入也有满意的疗效。

相对于外放疗，粒子植入的治疗优势在于肿瘤治疗体积丢失率低。传统的外放疗设备虽然发展很快，现已发展到立体定向适形治疗阶段。但即便是最精确的适形计划，对受呼吸影响而上下移动的肝脏肿瘤的治疗，仍存在着放射剂量不均匀的缺陷，而放射性粒子种植治疗是在影像引导下或在术中直视下进行，剂量分布达到高度适形，照射过程中又不受体位和呼吸运动的影响，肿瘤治疗体积的丢失几率大大减少。

【适应证】

1.原发性肝癌

（1）术中残留或切缘距肿瘤太近者、术后复发者。

（2）晚期无法手术切除、不愿手术者。

（3）TACE 术后残余者、复发者；难以再次作 TACE 者。

（4）少血供型肝癌。

（5）肿瘤直径＜7cm。

（6）没有侵犯大血管。

2.转移性肝癌

(1)肿瘤数目<3个。

(2)单个病灶直径<5cm。

(3)没有肝外转移。

(4)术中肉眼或镜下残留肿瘤。

【禁忌证】

1.一般状况差,预计生存时间<3个月。

2.病变性质不明确或侵犯大血管。

3.弥漫型肝癌。

4.合并严重肝硬化、凝血机制障碍或大量腹腔积液者。

5.已有广泛肝外转移者。

【术前准备】

1.遵循患者知情同意原则,签订相关手术知情同意书。

2.实验室检查:术前1周心肺、肝肾功能、凝血功能、AFP等检查。

3.TPS计划:将术前近期(2周以内)CT图片输入TPS,计算出^{125}I放射性粒子植入数目、粒子的空间分布、平均吸收剂量、剂量曲线等参数。

4.术前禁食禁水2~4小时。

【操作过程】

(一)CT引导

1. *CT引导定位方法* 根据肿瘤部位选取合适体位。行病灶CT扫描,结合术前CT图像(主要为增强CT)详细了解穿刺区域局部解剖结构,避开心脏、大血管、肠道、胰管、脊髓等重要结构,寻找最安全穿刺通路,体表穿刺点定位后消毒,铺无菌巾,局麻。

2. *植入过程* 在CT引导下,采用单针或多针行病灶穿刺,按照巴黎原则(放射源呈直线排列相互平且行距离相等),分次植入粒子,粒子之间间距0.5~1.0cm。术后即刻扫描观察,观察的重点是有无肝包膜下出血、籽源的位置,若图像显示粒子分布不均要及时补种,直到符合TPS预定的布源计划为止。

(二)超声引导

1. *超声引导定位方法* 患者常规取左侧卧位并于后背部垫一枕头固定体位,左叶病灶患者取平卧位。超声引导下确定最佳穿刺进针部位、进针方向及进针深度。常规消毒、铺巾,1%利多卡因局部浸润麻醉。

2. *植入过程* 将18G专用粒子植入导针插入固定于彩超探头上的穿刺导槽内,白选定穿刺点经皮肤进入肝内,卣至针头进入距靶肿瘤边缘1.0~1.5cm处,取出针芯,用导针芯将粒子推入靶肿瘤内设置的位置。然后自远而近逐步退针,根据治疗计划植入下一粒粒子,直至完成全部过程。在实际手术操作中,纵横间距均按1.0~1.5cm布源;对残存厚度≤1.0cm的肿瘤平面植入。整个过程均在超声引导下进行。操作完成后再次超声探查,了解粒子分布情况及有无出血等并发症发生。

【术后处理】

术后卧床8小时,根据抗生素应用原则酌情使用抗生素,止血及保肝治疗3～5天。

【并发症的预防和处理】

1.肝脏和胆道出血　粒子植入治疗后出现胆道出血,使用一般止血药物静脉滴注即可,必要时可以经股动脉至肝动脉选择性插管行栓塞治疗。

2.术后感染　肝癌患者一般营养状况较差,机体防御屏障义遭到破坏,经皮穿刺和粒子植入术中都有引起术后感染的可能,一旦发生术后感染应及时应用抗生素。

3.免疫功能降低　部分患者术后有不同程度的免疫功能降低,免疫指标测定低于正常,可用干扰素、白介素2等提高免疫功能。粒子植入后约12%的患者术后1周内WBC可降至3×10^9/L,经应用升门细胞药后WBC可同升至正常水平。

4.放射性损伤　为了避免放射性损伤,重要脏器如肠道、重要大血管等,与植入的粒子间最好大于1cm。对放射性肝损伤患者,应让其卧床休息,减少肝糖原的分解,减少体力及热量的消耗,进食高能、高蛋白、高维生素、低脂食物,服用多酶片等助消化药物。

5.胃肠吻合口漏和肠穿孔　^{125}I放射性粒子虽然射线能量低,有效作用半径短,但由于消化道平滑肌属于放射敏感组织,因而如果粒子植入位置不当、移位或脱落可造成胃肠吻合口漏和肠穿孔。

6.粒子的丢失　粒子迁移可引起血管栓塞甚至急性心脏梗死,手术后1周应摄常规X线片,如条件允许应做CT检查,了解放射性粒子的分布情况及是否丢失,以便及时补救。

【疗效评价】

采用国内外常用的判断肝脏肿瘤疗效的基本指标,包括肿瘤缩小率、血清AFI水平测定及患者临床症状改善情况综合评价。肿瘤缩小率判断:采用WHO制定的实体瘤疗效评估标准,术后2个月左右,对患者行超声、增强CT或MRI检查,根据肿瘤大小变化进行分级。①完全缓解(CR):肿瘤缩小75%以上,并持续2个月症状缓解;②部分缓解(PR):肿瘤缩小25%～75%,并持续2个月症状部分缓解;③无变化(NC):肿瘤缩小25%以下或无变化;④进展(PD):肿瘤体积增大或出现新病灶,临床症状加重。

（孙　猛）

第八节　胆道肿瘤

胆道肿瘤分为胆囊和胆管肿瘤,有良性和恶性之分。

一、胆囊息肉样病变

胆囊良性病变主要指胆囊息肉和胆囊腺瘤,习惯上统称为胆囊息肉样病变或又称为胆囊隆起性病变。

胆囊息肉：泛指向胆囊腔内突出或隆起的病变，实质上属非肿瘤性病变和瘤样病变或异位增生性病变，可以是球形或半球形，有蒂或无蒂性生长，多为良性。非肿瘤性病变主要有胆固醇性息肉、炎性息肉；而瘤样病变异位增生则多为腺肌增生，偶有如腺瘤样增生、黄色肉芽肿、异位胃粘膜或胰、肝、肾上腺、甲状腺组织等。胆固醇息肉是胆囊粘膜面上的胆固醇结晶；炎性息肉是胆囊粘膜的增生，呈多发，直径常小于1cm，大多同时合并胆囊结石和胆囊炎；胆囊腺肌增生则是胆囊的增生性改变，可分为弥漫、节段和局限型，局限型类似肿瘤但呈良性过程。

胆囊腺瘤：属良性肿瘤，来自上皮和间质组织，前者为乳头状或非乳头状腺瘤，后者则主要是指胆囊的腺瘤、乳头状瘤、脂肪瘤、血管瘤、平滑肌瘤、纤维瘤、神经纤维瘤和粘液瘤等。在各种良性瘤中，比较常见的是胆囊腺瘤和乳头状瘤，胆囊的乳头状瘤及腺瘤大多见于中年妇女，其发生可能与胆囊的胆石症和胆固醇沉着症有关。其余如脂肪瘤、肌瘤及纤维腺瘤等文献中虽有报告，但实际上更为罕见，临床上并无重要性。

胆囊息肉和胆囊腺瘤大多无症状，少数病人可有右上腹部隐痛不适和消化不良现象。其临床诊断有赖于腹部B超检查，B超的诊断率高达80%，与病理诊断的符合率可达90%左右。超声内镜(EUS)诊断胆囊息肉样病变能清楚地显示胆囊壁各层组织，比一般的超声对有否癌变浸润的诊断更有实际价值，可提高超声诊断的符合率至90%以上。虽然胆囊息肉恶变的机会较少，有报道恶变率约为1.5%，但胆囊腺瘤属癌前病变，特别是合并有结石者，其癌变率则高达10%左右，如在手术前或手术时发现其存在，仍应考虑行胆囊切除术。特别是直径大于1cm、基底宽而胆囊壁厚的胆囊腺瘤，如其病变位于胆囊颈部、合并胆囊结石而年龄又超过50岁者其恶变机会较高，则以手术切除为宜。对于直径超过2.0cm的胆囊腺瘤大多为恶性，应及时剖腹手术以求根治。

二、胆囊的恶性肿瘤

胆囊的恶性肿瘤有癌和肉瘤之分，以癌较常见。胆囊肉瘤有淋巴肉瘤、脉管肉瘤、肌肉瘤等，都属罕见。这些肉瘤大多发生在50岁以上妇女，且多数病例与胆囊结石同时存在，结石之刺激可能为其发病之诱因。其临床表现与胆囊癌大致相似，肉眼观察也很难区别，往往需靠病理切片确诊，但肉瘤之体积一般较癌为大，体检时大多能扪得肿块。其合理疗法应为右半肝切除。Zaffagnini曾报告8例胆囊肉瘤经切除后之随访结果，5例在术后2～6个月内死亡，1例32个月后死亡，1例10年后死亡，另1例术后已逾10年仍然健在。

胆囊癌

【发病率】

1777年DeStoll首次报道胆囊癌，1903年Mayo发现胆囊癌与胆囊结石有关，1887年Bardenbeuer作了首例胆囊癌切除术获得成功。胆囊癌据国外文献报道并不太罕见，随着年龄的增长其发病率逐步增加，占消化道肿瘤的第5～6位。其发病率在不同国家、不同地区和不同种族之间存在较大的差异。据美国的不完全统计，每年确诊为胆囊癌的新病例大约为6000～7000例，发病率约为2.5/10万，好发于女性，男女之比为1∶3。美国西南部发病率较高，尤其是美国的印第安人，约占所有恶性肿瘤的8.5%。另外，以色列发病率最高，其男女的发病率分别为7.5/10万和13/10万，而智利和日本的发病率也比较高，尸检发现胆囊癌占所有恶性肿瘤的5%。智利的尸检资料显示慢性胆囊炎和胆石症人中胆囊癌的发病率升高7倍。相对而言，新加坡、印度和尼日利亚的发病率则相对较低。我国最早由兰锡纯教授于1947年报道首例胆囊癌。2000年由邹声泉等对全国116所大小不同医院的3922份胆囊癌资料调查发现，国人的胆囊癌占同期胆道疾病的0.4%～3.8%，平均3.53%，最小年龄28岁，最大87岁，平均为59.6岁，男女之比为1∶1.98。综合国内有关报道，胆囊癌和肝外胆道恶性肿瘤的标准发病率为2～4/10万左右。西北地区胆囊癌的发生率较高，如陕西省3875例胆囊癌的资料显示，胆囊癌占同期肝外胆道疾病的4.9%。在消化道的癌肿中，胆囊癌和胆管癌的发病率和死亡率均仅次于胃、肝、食管、大肠、胰腺而居第6位，其死亡率位居全部恶性肿瘤的第19位。同时发现胆囊癌患者以女性居多，女与男之比约为2.5～3∶1。主要发生在50岁以上的女性，高发年龄在50～60岁，平均约为55岁，40岁以下罕见。

【病因】

胆囊癌的确切病因不明，据流行病学调查资料统计，胆囊癌发生与年龄、性别、人种、饮食、激素、细菌感染和胆囊结石等有关。特别是局部的机械性刺激、感染和个体的易患性等在胆囊癌的发生中均起到一定的作用。据临床观察与胆石症及胆囊炎的关系最为密切，约70%～80%胆囊癌患者有胆石。Logistic回归模式计算分析得出胆囊结石病人的胆囊癌发生率比无结石者高7倍。欧美国家胆囊癌合并胆囊结石的比例高达54.3%～100%；国内约为50%。Finney和Tom报道的91例胆囊癌，62例(68%)肯定合并有胆囊结石，28例(31%)未经说明，仅一例(1%)肯定未见结石。该91例中，女性70例，男性21例，其性别之分布与一般胆石症之分布情况亦颇符合。故胆囊癌与胆石症确有极密切的关系。有作者报道结石直径大于3.0cm者发生胆囊癌的危险性要比结石小于1.0cm的高出10倍，但也有作者的观察不尽相同。胆囊结石对胆囊癌的发生究竟存在何种关系目前尚不清楚，有报道并存结石约80%～90%为胆固醇性，仅7%～15%左右为胆色素性。由此可以认为，胆囊癌发生可能是由于胆囊结石对胆囊粘膜的长期慢性机械性刺激，导致胆囊壁粘膜炎症和感染反复发作，使胆囊的粘膜上皮发生肠腺上皮化生和不典型增生，并在胆酸及去氧胆酸和胆汁中有关致癌物质的作用下，最终导致癌变。

除了胆囊结石与胆囊癌有密切的关系外，胆囊癌发生可能与胆胰管连接异常、胆囊腺瘤、胆囊的腺肌增生症以及Mirizzi综合征和溃疡性结肠炎等有关。胆囊的良性瘤如乳头状瘤及腺瘤可能为胆囊癌前病变，一般认为其癌变率约10%左右，也有报道可高达28.5%，若合并胆囊结石则癌变的危险性更大，唯其演化过程尚未经证实。

【病理】

胆囊癌大多发生在胆囊的底、颈部，体部较少。

病理分型　一般可分为四型：

1.乳头状癌(肿块型)　较少见，约15％，癌肿为巨大息肉样肿块，或呈结节状突向腔内，位于胆囊颈部的癌肿极易引发胆汁排出受阻；有时也有因癌组织脱落出血，或者引起胆囊管和胆总管的阻塞，胆汁的淤滞促使胆囊显著增大，引发胆囊炎甚或胆囊积脓等，预后相对较好。

2.浸润型(硬癌)　较常见，约占75％～80％，早期局限在胆囊壁，晚期胆囊壁有广泛增厚变硬及萎缩，并向腔内生长形成巨大肿块，因肿瘤生长迅速，亦可较早浸润邻近组织和脏器，预后差。这种癌瘤有时与慢性胆囊炎之纤维增生很难鉴别，往往在病理切片后方能明确其真相。

3.粘液型(胶质癌)　约为5％～8％，其肿瘤组织内含大量的粘液，呈胶冻样改变，胆囊壁常有浸润。

4.混合型　很少见。

组织学分型　根据国际抗癌协会(UICC)的标准，胆囊癌可按其分化程度不同，分为高、中、低和未分化癌四种。按镜下形态检查又可分为腺癌、低分化癌、未分化癌、腺鳞癌和鳞癌五种类型：

1.腺癌　大多数胆囊癌为腺癌，大约占80％左右，呈不同程度的分化间变，通常可分为硬化性腺癌、乳头状腺癌、管状腺癌和粘液腺癌。特殊类型有胆囊肠型腺癌、透明细胞性腺癌和巨细胞型腺癌。以硬化性腺癌最多见，乳头状腺癌预后较好，而巨细胞型腺癌预后最差。

2.低分化腺癌　约占4％～5％，在实体状生长的结构中有时可于小区域内见腺管样结构。

3.未分化癌　约占10％左右，其癌细胞异型性明显，常表现为多形性梭形细胞生长，并可出现多核瘤巨细胞，易被误诊为肉瘤。其恶性度高，预后差。

4.腺鳞癌　约占3％，部分鳞状上皮化生，既有鳞癌结构又有腺癌成分。

5.鳞癌　较少见，约2％～3％，由胆囊粘膜鳞状上皮化生后癌变形成。

临床病理分期

1.Nevin分期　Nevin(1976)等根据癌在胆囊壁的浸润深度和扩散范围，将胆囊癌分成五期：Ⅰ期，癌肿局限于胆囊粘膜内，即原位癌；Ⅱ期，癌肿侵及胆囊粘膜和肌层；Ⅲ期，癌肿侵及胆囊壁全层至浆膜；Ⅳ期，癌肿侵及胆囊壁全层并有周围淋巴结转移；Ⅴ期，癌肿侵犯肝脏及其周围邻近脏器，或有远处转移。

2.TNM分期　1950年国际抗癌协会(UICC)提出TNM分期(表5-3)，以便合理地制定癌肿的治疗方案，科学地评价治疗效果，正确地判断其预后。1995年UICC重新对胆囊癌的TNM分期作了进一步规范，其具体的表示方法为：

表5-3　胆囊癌TNM分期(UICC)

	肿瘤T	淋巴结N	远处转移M
	T_{is}	N_0	M_0
Ⅰ期	T_1	N_0	M_0
Ⅱ期	T_2	N_0	M_0
Ⅲ期	T_3	$N_{0\sim1}$	M_0
Ⅳ期	$T_{1\sim4}$	N_2	M_0
	$T_{1\sim4}$	$N_{0\sim2}$	M_1

T：原发肿瘤

Tx：原发肿瘤情况无法评估；

T_{is}：原位癌；

T_1：肿瘤侵及粘膜或粘膜肌层；

T_{1a}：肿瘤侵及粘膜；

T_{1b}：肿瘤侵及肌层；

T_2：肿瘤侵及肌层及其周围结缔组织，但未穿透浆膜或浸润肝脏；

T_3：肿瘤穿透浆膜或直接侵犯一个邻近脏器(若为肝脏浸润深度不到2.0cm)，或两者兼而有之；

T_4：肿瘤浸润肝脏深度大于2.0cm和(或)侵及二个或二个以上的周围邻近脏器。

N：区域淋巴结

N_0：无周围淋巴结转移；N_1：胆囊管、胆总管周围淋巴结和(或)肝门淋巴结转移；

N_2：胰头周围、十二指肠旁、门静脉周围、腹腔动脉和(或)肠系膜上动脉周围有淋巴结转移。

M：远处转移

M_0：无远处转移；

M_1：有远处转移。

胆囊癌扩散较快且较广泛。癌细胞可直接浸润到邻近的肝、十二指肠、横结肠等组织，也可转移到胆囊管及肝门附近的淋巴结，偶尔还可通过血运转移至肺、骨等处。如癌肿的位置是在胆囊的颈部附近，胆囊管往往被阻塞而形成胆囊脓肿，若因肝总管受累或因癌肿转移到胆管附近的淋巴结，则可以因胆管受压而发生阻塞性黄疸。

【症状】

胆囊癌一般多无特殊症状，初期常被并存的胆囊结石或慢性胆囊炎的症状所掩盖。仅晚期或有小部分病例可有恶性肿瘤的表现而无胆道征象。实际上患者如有明显的临床症状，病变大多已属晚期，极少有治愈希望。

由于大多胆囊癌患者有合并胆囊结石，故临床上往往有胆石症的临床表现，主要表现有右上腹疼痛、胆囊肿大、黄疸、恶心呕吐和上消化道出血，以及低热、消瘦等恶病质征象。这类病人多以腹痛为主要症状，为持续性隐痛，位于右季肋部或右肩胛角处，程度则并不严重；但有时也可有剧烈的胆绞痛，少数病例也可以完全无痛。其次病人多有食欲不振、恶心、上腹部气胀不适，甚至呃逆呕吐，因而患者常有明显的消瘦，有时甚至出现恶病质现象。黄疸亦属常见，初时程度较轻，以后逐渐加深，且多属持续性，是肝门直接被浸润、或胆总管周围淋巴结有转移肿大致胆道被阻塞的结果。此外在病程中还可以有发热及白细胞升高现象；晚期病例则可能出现腹水。体检多可发现肝脏已有肿大，但最突出的是在右季肋下可扪及坚实而无痛的肿块，对于诊断大有帮助。

小部分病例发病隐晦，仅感身体软弱，腹部不适，有时有腹泻或便秘。不久肝脏逐渐肿大，同时可伴有黄疸及腹水等症状，但胆囊则未必能扪及，临床表现极似肝癌。

另有少数可因胆总管被阻塞而主要表现为阻塞性黄疸，胆囊肿大，极似胰腺癌肿；或者因胆囊管被阻塞而形成胆囊粘液囊肿或胆囊脓肿；也可能一开始即表现为癌肿的广泛转移，而原发病灶的症状则不明显。

【诊断】

胆囊癌的发病隐匿，临床又无特殊的症状表现，术前早期诊断较为困难。一旦出现右上腹疼痛、肿块和黄疸，病变多已属晚期，预后极差。因此，为进一步提高早期胆囊癌的术前确诊率，对可疑胆囊癌者应及时作相应的辅助检查，以期早诊断早治疗，提高治愈率。

辅助检查方法包括 B 超、EUS、CT、MRI 以及选择性动脉造影等，B 超能发现 0.5cm 以下的胆囊早期肿瘤；EUS 可确定胆囊肿瘤之同时观察癌肿浸润肝脏的深度；CT 和 MRI 对胆囊癌的发生部位、大小和胆囊壁及其周围邻近脏器的情况都有较为全面的了解。此外，还可对可疑病人作相应的 AKP、ECA、CA19-9 等检查以及有关基因诊断。

【治疗】

胆囊癌对放、化疗均不敏感，唯手术切除才有可望获得长期存活或治愈。凡胆囊癌已经剖腹探查证实者，应根据病变的不同情况作不同的处理：

1.胆囊原位癌（T_{is}）和仅限于粘膜的胆囊癌（$T_{1a}N_0M_0$），作单纯的胆囊切除可达到根治，若表现为慢性炎症，其中可能含有结石，亦可能合并有粘液囊肿或胆囊蓄脓，但外观无明显的癌变患者，此时癌变多仅限于粘膜而尚未有扩散。单纯胆囊切除后多有根治可能。

2.对癌肿浸润肌层（$T_{1b}N_0M_0$）　以上的胆囊癌（TNM Ⅱ、Ⅲ期），应根据不同的情况争取作胆囊癌根治术。其根治的范围应在胆囊切除的基础上，楔形切除 2～3cm 深的胆囊窝肝脏组织，清除肝十二指肠周围的淋巴结以及肝胃韧带，胰头十二指肠前后和腹主动脉周围的淋巴结。

3.若胆囊癌已很明显，且已直接浸润附近肝组织者（Nevin Ⅳ期），应行扩大胆囊癌根治术，包括胆囊切除之同时作肝组织之楔形广泛切除或右肝部分切除术；若癌肿已经浸润到肝总管、胆总管，则应在切除胆囊的同时对肝总管和胆总管连同周围的脂肪淋巴组织作整块切除然后再作肝门胆管空肠 Roux-Y 式吻合术。有侵犯到胰头十二指肠时，只要无腹腔内远处转移而病人能忍受手术，也可争取作联合胰头十二指肠切除术。

4.胆囊癌已广泛浸润附近器官（Nevin Ⅴ期或 TNM T_3～T_4），胆总管亦因淋巴管转移或直接蔓延而有梗阻者，因扩大胆囊癌根治切除有较高的手术并发症和死亡率，不主张作扩大胆囊癌切除，此时应争取作肝内胆管空肠吻合或置管外引流减黄，以提高生活质量。

值得注意的是，对任何腹腔镜手术切除的胆囊，为防止漏诊误治，术中应常规剖开检查，以及时对可疑的胆囊粘膜作冷冻切片明确诊断，选择相应的手术以求根治。

【预后】

胆囊癌一旦已被临床诊断，预后大多不佳，特别是 NevinⅣ、Ⅴ期的预后极差，若不积极治疗，其中位生存期仅为 3～6 个月。一般认为，TNM 0 期（T_{is}）作单纯的胆囊切除术或腹腔镜胆囊切除，其 5 年生存率达到 100%。TNM Ⅰ期（Nevin Ⅰ、Ⅱ期），也可作单纯胆囊切除术，只要胆囊能完整切除，生存率也较高。而 TNM Ⅱ Ⅲ期（Nevin Ⅲ Ⅳ期）作扩大根治也有较好的疗效，日本的资料显示 5 年生存率超过 50%。郑树森（2002）等报道 88 例胆囊癌，其 1、3、5 年的生存率分别为 69.57%、34.43%和 13.77%。肖卫东（2004）等报道胆囊癌 NevinⅣ17 例和Ⅴ

期45例的外科手术治疗结果,17例Ⅳ期的有7例作了根治切除,1例扩大根治,5例姑息切除和4例仅行剖腹探查术。45例Ⅴ期的有9例行扩大根治,10例作姑息切除,26例仅剖腹探查。该组总手术切除率为52%,行根治切除术后生存率明显高于姑息切除和剖腹探查组,而姑息胆囊癌切除者也都比未切除病灶的能延长生存期6~10个月。鉴此,临床上对胆囊癌能作切除者则应积极争取作根治或姑息切除,以延长生命或提高生活质量。笔者曾有一例胆囊癌浸润到肝门和十二指肠球部及胆总管下段、有梗阻性黄疸数月的病人,在某大医院仅作肝内胆管置管外引流三个月再度黄疸入院,再行胆囊切除加肝门胆管连同胰头十二指肠切除术,术后存活10个月,其存活期无黄疸,生活质量良好。Nakamura等报道Nevin Ⅴ期病人作扩大胆囊癌根治切除,术后2年生存率为32%,5年生存率15%。另外,为能达到先期预防,凡患有胆石性胆囊炎者,如无其他禁忌,均应早行胆囊切除术。

三、胆管肿瘤

胆管的良性肿瘤　胆管良性肿瘤较之胆囊良性肿瘤更为罕见。Christoper收集文献报道的41例胆管良性瘤,大多位于胆总管壶腹部;其中16例为乳头瘤,15例为腺瘤,其余为纤维瘤、脂肪瘤、神经瘤等。此等肿瘤主要表现为阻塞性黄疸,有时可能伴有绞痛,与胆管结石几乎无从鉴别,大多只有在手术探查时方发现真相。治疗方法应依据肿瘤的大小和部位等情况而定:位于胆总管上段或肝管内的小肿瘤,带蒂者可予以局部切除,广基者可能需要将受累的胆管切除一段后行胆管的端端吻合。位于胆总管下端靠近壶腹部的乳头状瘤或腺瘤,因有恶变可能,且冷冻切片亦未必完全可靠,最好将带瘤的壶腹部切除,然后将胆总管重新与十二指肠吻合。如该处的乳头状腺瘤已有恶变可能者,需行胰头十二指肠切除术。

胆管的恶性肿瘤　胆管之恶性肿瘤几乎全为胆管癌,文献中少见有胆管肉瘤之报告。

胆管癌

【发病情况】

人们认识胆管癌已经有100多年的历史,自从1889年Musser报道了18例原发性肝外胆管癌之后,其临床病理特征不断有新的认识,胆管癌的临床报道也就逐渐增多。1940年Stewart等报道了肝外胆管癌306例,1960年Sako等综合报道570例,至1965年Klatskin报道了13例肝门部胆管癌,并对其病理作了描述而将该病命名为Klatskin瘤。通常认为胆管癌的发生率仅及胆囊癌的半数,例如Gray和Shape(1941)分析464例胆囊和胆管癌,291例为胆囊癌,119例为胆囊管、肝管及胆总管癌,而54例是在壶腹部。Mar-shaU(1932)报道Mayo医院22000次胆道手术中发现胆管癌仅34例,Heyd(1940)报道在3986例肝外胆道手术中仅5例胆管癌。郑树森(2002)等报道139例肝外胆道肿瘤中,胆管癌51例,占36.7%。一般而论,胆管癌的发生率随年龄增长而增加,美国的年发病率为0.01%;而以色列、日本和美国的印第安人的发病率则较高,约为0.01%~0.46%之间。国外尸检发现率为0.01%~0.5%,占恶性肿瘤总数的2%,我国的尸检发现肝外胆管癌占0.07%~0.3%。近年来,随着诊断技术不断提高和外科对胆管癌的深入研究,有关胆管癌的外科手术切除方面的报道也在增多。认为胆管癌的发病率至少不低于胆囊癌或胰腺癌。胆管癌与胆囊癌不同,以男性发病为多,约55%

～60％，据中山医科大学附一院158例分析，男女之比为2.8∶1，平均发病年龄约为57岁。

【病因】

胆管癌病因至今不明，一般认为，原发性硬化性胆管炎、胆石症、溃疡性结肠炎、先天性胆管囊性扩张、胆汁淤滞和胆道寄生虫感染等与胆管癌的发生可能有关；而胆管的良性瘤如乳头瘤及腺瘤，则可能是胆管癌的一种癌前病变。据临床观察，约20％～30％胆管癌合并有胆管结石；华支睾吸虫感染导致胆道感染、胆汁淤滞和胆管周围炎症及纤维化增生可能是胆管癌的原因；有报道认为胆管囊性扩张症有2.8％～28％的癌变率；原发性硬化性胆管炎为胆管癌癌前病变，在临床诊断时极难与胆管癌鉴别，据有关该类病人的尸解和肝移植发现分别有40％与9％～36％实际上就是胆管癌。此外，胆管癌的发生还与一些致癌物质如钍、石棉和亚硝酸胺，以及异烟肼和避孕药等有一定的关系。

【发生部位】

胆管癌可发生于肝内、外胆管的任何部位，一般统计以胆总管上段癌最多见，占60％～70％，中段和下段分别约为10％、25％，肝内胆管癌约占6％。但部分病例因病变浸润周围组织而无法切除时，临床上很难确定其病变之原发位置。王作仁(1995)等报道162例肝外胆管癌中，上段胆管癌58例，中段34例，下段64例，全段6例。温州医学院附属第一医院(2003)统计肝外胆管癌132例，其中上段胆管癌71例，中段23例，下段34例，弥漫性4例。

【病理分型】

肉眼检查可见很长一段胆管因癌肿之弥漫性浸润而增厚变硬，亦可因环绕胆管浸润而造成环形狭窄。少数病例可向胆管腔内形成突起的乳头或结节状肿块。有时癌肿可显示粘液变。

1.大体分型　根据肿瘤的大体形态可将胆管癌分为硬化型、结节型、乳头状和弥漫型。

(1)硬化型：好发于肝门部胆管，是最常见的类型，约占50％～65％。其肿瘤沿胆管壁粘膜下层浸润和向管外浸润，形成灰白色环状增厚的纤维增生，使胆管壁增厚变硬。同时可压迫或包绕相邻的肝动脉或门静脉。此型分化良好，癌细胞在胆管壁内分散在大量的纤维组织之间，肉眼与硬化性胆管炎不易区别，有时甚至术中冷冻切片检查也难确定诊断。此型虽然分化良好，但因向管壁内浸润性生长，其肉眼难以判别切缘是否阴性，其预后较差。故术中应当极其谨慎，务使手术达到根治。

(2)乳头型：好发于胆管下段，癌肿呈息肉样向管腔表面生长，形成大小不等的乳头状结构，排列整齐，有时可有多发癌灶，但癌细胞之间有正常组织。管腔内有时可有大量的粘液性分泌物，并引起梗阻。此型一般只向管壁浸润，较少侵犯周围组织如血管、神经、淋巴等，手术切除率高，预后相对较好。

(3)结节型：多发于中段胆管，癌肿呈结节状向管腔内生长，结节状癌体较小但基底宽表面不规则，质地韧，常位于一侧。同样较少向管腔外浸润，手术切除率较高，预后较好。

(4)弥漫型：较少见，癌肿可广泛向肝内、管壁外浸润性生长，其癌瘤的原发部位难以确定，一经诊断一般手术都已无法切除，预后极差。

2.组织学分型　与胆囊癌相似，胆管癌大多为腺癌，占95％。其他为乳头状癌、腺鳞癌、鳞状上皮癌、类癌、囊腺癌。罕见的还有平滑肌肉瘤、横纹肌肉瘤、粘液内皮瘤和颗粒细胞癌等。

根据其分化程度有高、中、低和未分化癌之别。

3.临床病理分期　目前临床上多应用国际抗癌协会(UICC)根据TNM标准制定的分期，其TNM分期标准为：T_{is}原位癌；T_1肿瘤局限于胆管壁粘膜或肌层；T_2肿瘤侵及胆管壁外结缔组织；T_3肿瘤侵及邻近的结构；N_0无淋巴结转移；N_1区域淋巴结转移；M_0无远处转移；M_1有远处转移。UICC的TNM分期如下(表5-4)：

表5-4　胆管癌TNM分期(UICC)

分期	T	N	M
0	T_{is}	N_0	M_0
Ⅰ	T_1	N_0	M_0
Ⅱ	T_2	N_0	M_0
Ⅲ	$T_{1\sim2}$	N_1	M_0
Ⅳa	T_3	$N_{0\sim1}$	M_0
Ⅳb	$T_{1\sim3}$	$N_{0\sim1}$	M_1

根据胆管癌肿对胆管壁的浸润程度和有无管壁外转移，即可将该肿瘤分为原位癌与五个临床病理分期：

Ⅰ期：肿瘤仅限于胆管壁粘膜或肌层，无淋巴结转移；

Ⅱ期：肿瘤已浸润至胆管壁及周围结缔组织，无淋巴结转移；

Ⅲ期：肿瘤已浸润出胆管壁，并有局部区域或肝十二指肠韧带内淋巴结转移；

Ⅳa期：肿瘤已浸润至邻近组织、肝动脉或门静脉，有或无淋巴结转移，但无远处转移；

Ⅳb期：无论肿瘤大小或有无淋巴结转移，有肝脏或远处转移。

4.临床分型　由于肝门部胆管癌的部位高，具有发展较慢、转移较晚，治疗上有其特殊性，是属临床上一种比较特殊的病变类型。为便于选择手术方式和总结治疗效果，目前国际上通用的临床分型仍为Bismuth-Corlette(1975)分型：

Ⅰ型：肿瘤位于肝总管分叉部以下，未侵犯汇合部，约占16.3%；

Ⅱ型：肿瘤位于肝胆管分叉部，即侵犯汇合部但未累及到左右肝管，占22.4%；

Ⅲa型：肿瘤位于肝总管并侵犯右侧一级肝管分支，同侧二级分支阻塞，占20.4%；

Ⅲb型：肿瘤位于肝总管侵犯左侧一级肝管分支，同侧二级分支阻塞，占34.7%；

Ⅳ型：肿瘤位于肝总管同时侵犯双侧一二级肝管分支以上，占6.1%。

笔者曾于1995年报告手术切除肝门部胆管癌28例，其中Ⅰ型5例(17.86%)；Ⅱ型6例(21.43%)；Ⅲa型6例(21.43%)；Ⅲb型10例(35.71%)；Ⅳ型1例(3.57%)。

根据临床观察，胆管肿瘤的生长相对缓慢，对其周边的浸润性不很强。因此，临床上有部分似乎无法切除之病例，再经仔细解剖探查后多有切除之可能，故手术时不应轻易放弃姑息或根治切除，以免失去治愈的机会。有很多的经验体会，即便是Bismuth Ⅳ型也有可能获得局部切除，其影响预后的主要原因仍是淋巴结的转移。因此，除确实是远处转移或病人的情况很差已无手术切除可能外，各临床分期都应争取作手术切除。

【症状】

进行性黄疸是胆管癌的主要症状(80%～90%),其他如体重减轻、身体瘦弱、肝脏肿大,有时并能触及肿大的胆囊,均为本病常见的症状。具体的临床表现,将视癌肿的位置及病程之早晚而有所不同。

1.位于胆总管末段壶腹部的癌肿　以胆总管及胰管的阻塞为突出症状,且由于癌肿崩溃可有肠道出血及继发贫血现象。患者常有进行性黄疸及持续性背部隐痛,但如胆管内并有结石,疼痛也可呈绞痛状。由于胰管有时受到阻塞,可能影响胰腺的内分泌而有血糖过高或过低现象,更可能因外分泌的缺失导致脂性腹泻。因胆管受到阻塞,也将影响到脂性食物的消化。由于胆、胰管同时受阻塞,MRCP检查可有典型的"双管征",并时常有胆囊胀大和肝脏肿大。壶腹部癌肿病灶很小时即可出现黄疸,且极易发生溃疡出血,粪便可呈柏油样而贫血严重。故凡患者有进行性黄疸、经常有肠道出血,且有顽固的脂性腹泻者,极有可能是壶腹部癌。

2.位于壶腹部与胆囊管之间的胆总管癌　症状与胰头癌相似,但因胰管并未受累,临床上应无胰腺内分泌和外分泌紊乱现象。如患者以往未有慢性胆囊炎,则胆囊将显著扩大,符合Courvoisier定律。

3.位于肝总管内的癌肿　黄疸极为显著,肝脏肿大亦极明显;胆囊则不肿大,有时仅含粘液及白胆汁。

总的说来,黄疸虽然是本病的明显症状,但其正确诊断常有困难,易与胆总管结石混淆,特别是黄疸出现前的明确诊断实为不易,常需对有上腹部隐痛不适或有梗阻性黄疸者作全面仔细的检查分析方能作出较为正确的诊断,有时尚待剖腹探查后方能明确真相。以往的文献统计术前诊断正确者仅占病例的1/3,但近年来随着影像学诊断技术的发展和改进,其术前正确诊断率则大为提高,重要的是应对有可疑的患者及时选取相应的检查,这样可对该病作出较为早期的诊断和治疗。

【治疗】

有阻塞性黄疸者应尽早剖腹探查。已经证实为胆管癌的患者,应根据癌肿的部位和病变的范围而采取不同的手术方法:

1.位于壶腹部的癌肿　如病变范围不广泛且患者情况良好者,应行胰十二指肠切除术。如病变范围虽不广泛但患者一般情况不能耐受胰十二指肠根治切除术者,可经十二指肠作乳头癌局部切除术(Hunt手术)。先切开十二指肠降部之前壁,以暴露位于十二指肠后壁的乳头,将乳头肿瘤及其周围的十二指肠后壁、连同部分胆胰管口一并切除,然后分别将二个管口与十二指肠后壁之粘膜创缘用间断丝线缝合。笔者曾对高龄不能耐受胰头十二指肠切除术患者作乳头癌局部切除术,共12例,效果良好,其中存活最长已达7年余。如病变范围较广而不能根治切除者,可以行胆囊十二指肠或胆囊空肠(Roux-Y式)吻合。

2.位于胆总管中段的癌肿　如有根治可能而患者又能耐受手术者,应行胰十二指肠切除术。病变范围不大但患者情况不佳者,可行胆总管局部切除再行肝总管空肠Roux-Y吻合术。病变范围比较广泛已不能行根治切除术者,只可行胆囊十二指肠吻合或肝总管空肠吻合。

3.位于肝总管或更高位的癌肿　可根据其肿瘤的不同分型和分期情况作相应的术式选择。Bis-muth Ⅰ、Ⅱ型可行肝外胆管、胆囊切除之同时作区域淋巴结清扫,肝门胆管与空肠

Roux-Y 吻合术；Ⅲ型以上的病变，则需要在上述术式的基础再附加左或右肝叶部分切除术；Ⅳ型者则需行扩大根治切除包括左或右半肝切除。总之，如果能够切除者均应积极争取手术切除为宜。对确实是由于癌肿广泛浸润而无法手术切除时，则应设法作各种形式的内或外引流，如采用T形管作胆汁外引流或用"U"形管作胆汁内引流；也可经皮经肝穿刺胆管内支架作内引流术。该法是用介入放射学技术，将带套管的穿刺针经皮经肝穿刺至肝内胆管，并将其外套针沿细针送入到胆管内，拔除细针通过外套管针可注入造影剂行胆管造影，然后插入导丝经肝内胆管、肝总管通过肿瘤狭窄部进入胆总管到十二指肠腔内。最后再沿导丝将胆管内支架输送器送到狭窄部位的远端。选择合适可扩展性支架通过支架输送器置入胆管狭窄部以达到扩张引流之目的。一般经2～3周左右该支架可由于周边组织的长入而得以固定，应该说是一种病人比较乐意接受而确能提高患者生活质量的较好方法。

4.肝移植　对局部不能切除而又无转移之肝门部胆管癌可作肝移植术，国内外有不少的移植中心对该类病人作了肝移植，认为具有较好的疗效，比之局部姑息切除，乃至所谓的"根治性"切除更加值得临床应用。Robles 等总结瑞典 36 例肝门部胆管癌行肝移植，其 1、3、5 年的生存率分别为 82％、53％和 30％。Iwatsuki(1998)报道 72 例肝门胆管癌，行肝叶切除 34 例，肝移植术 38 例；前者的 1、3、5 年的生存率分别为 74％、34％和 9％，后者分别为 60％、32％和 25％。其 10 例肝门胆管癌长期存活中有 8 例系肝移植，由此认为肝移植术远期疗效要优于肝切除术。作者曾对 1 例肝门胆管癌无法手术切除者作了肝移植术，术后恢复良好，存活 8 个多月。因此，对手术无望作胆管癌切除时应积极争取作肝脏移植，以延长病人生命和提高其生存质量。

胆管癌的放、化疗没有特别的疗效。

（褚爱霞）

第九节　胰腺癌

【临床概述】

本节胰腺癌指外分泌胰腺癌，未包括神经内分泌肿瘤。

胰腺癌是消化系统中恶性程度最高的肿瘤，其发病率呈逐年上升的趋势。胰腺癌在全球不同地区间发病存在差异，西欧、斯堪的纳维亚半岛、美国和新西兰发病率较高。2010 年美国有约 36800 患者死于胰腺癌，胰腺癌在美国男性和女性癌症相关死亡原因中居第四位。该病的发病高峰年龄为 70～90 岁，男女发病率相似，但非洲裔美国人较白种人胰腺癌发病率高。

【危险因素和遗传易感性】

尽管患病风险增加的不高，但吸烟与胰腺癌患病明确相关。有研究显示肉类和奶类的摄入增加可以增加胰腺癌患病风险，但未得到其他研究的证实。体重指数增加，对化学物质如β-萘胺及对二氨基联苯的职业暴露也会增加胰腺癌的发病风险。

糖尿病、饮酒、慢性胰腺炎与胰腺癌的关系一直存在争议。许多研究结果都显示新发糖尿病与胰腺癌发生有关。但是某些危险因素，如肥胖或治疗糖尿病的药物，可以影响胰岛素抵抗和血糖水平，从而干扰了分析结果。慢性胰腺炎一直被认为是胰腺癌的一个危险因素，但是仍需要进一步的流行病学研究，对干扰因素进行校正，仔细评价这些可能的危险因素对胰腺癌发病的影响。

真正的家族性胰腺癌很罕见.然而遗传易感性可能出现在5%～10%的胰腺癌患者中，家族中过多胰腺癌病例也是发病的高危因素。家族性胰腺癌患者可有CDKN2A(p16)基因、BRCA-2(乳腺癌易感基因-2)突变，近期研究也发现PALB2基因突变也可能增加胰腺癌的易感性。

【临床表现】

1.症状和体征　胰腺癌早期症状隐匿。多数患者在诊断前可有持续数月的非特异症状。胰头部肿瘤可以造成胆管梗阻，在较早期即出现黄疸。其他症状还有体重下降、脂肪泻、疼痛、消化不良、恶心、抑郁。但胰腺癌无明显的早期警示症状。≥50岁患者突发成人2型糖尿病可能与新发胰腺癌相关。因处于高凝状态，某些患者会出现血栓性静脉炎。门静脉及脾静脉梗阻可能会出现呕血及腹腔积液。腹腔积液多由癌症腹膜转移而引起。

2.实验室检查　许多肿瘤相关抗原如癌胚抗原(CEA)、胰腺CEA、组织多肽抗原、CA125、CA19-9与胰腺癌相关，CA19-9是一种唾液酸Lewis-a血型抗原，通常在胰腺、肝胆疾病以及多种恶性肿瘤中表达，并非肿瘤特异性。但是，CA19-9的升高程度有助于鉴别胰腺癌和胰腺炎性疾病。Lewis抗原阴性的胰腺癌患者的血CA19-9可以正常，而良性疾病引起的胆管梗阻也可以出现CA19-9的升高。术后低水平的CA19-9和术后CA19-9水平持续下降与手术后的胰腺癌患者生存相关。

3.影像学检查　CT检查是胰腺癌的诊断、分期和判断肿瘤可切除性的最有效的检查手段。CT三期(动脉期、延迟期、静脉期)扫描，胰腺薄层扫描及三维重建可以协助判断肿瘤是否侵犯重要的动脉(腹腔干、肠系膜上动脉、胰周动脉)和静脉(肠系膜上静脉、脾静脉、门静脉)。研究显示70%～85%的CT诊断可切除的胰腺癌可以经手术切除。在可切除性判断方面CT的特异性优于敏感性，避免了一些有手术切除机会的患者无法接受手术治疗。但是CT发现小的肝及腹膜转移灶的敏感性不高。

对于无法接受CT检查的患者，增强MRI也可用来诊断和分期。MRI还可辅助CT检查用来发现胰腺外转移灶。

超声内镜可以作为CT的补充，检查CT无法显示的胰腺病变，以及血管或淋巴结有无受累。但与操作者经验有关。

有研究显示PET/CT与CT联合可以提高转移病灶的检出率，但不能代替CT。

【诊断要点】

诊断应有病理学证据，通过EUS或CT引导进行活检。对于病灶可切除的患者，超声内镜下活检发生腹膜种植的风险明显低于CT引导下的活检。如反复EUS活检阴性，也可通过腹腔镜或ERCP活检明确诊断。但是，对于手术可切除的高度怀疑胰腺癌的患者，即使未获得病理学诊断，也可以进行手术，以免延误手术时机。

【病理类型】

正常胰腺细胞包括导管、腺泡、内分泌/神经分泌细胞、结缔组织、内皮及淋巴细胞。每种细胞都可能恶变。90%以上的胰腺恶性肿瘤为导管腺癌及其变异型，大约有2/3位于胰头，1/3位于胰体尾或多中心发生。其他病理类型还有浆液性囊腺癌、黏液性囊腺癌、导管内乳头黏液癌、腺泡细胞癌、胰母细胞瘤等。

【分期】

AJCC分期系统按照TNM状况将患者分为Ⅰ～Ⅳ期(附录1)。TNM分期与患者的预后相关。但在临床工作中，常根据术前影像学检查结果将患者划分为四组：①可切除胰腺癌；②交界性可切除胰腺癌；③局部晚期胰腺癌；④转移性胰腺癌。

【治疗原则】

1.可切除胰腺癌

(1)手术：手术是唯一可能治愈胰腺癌的治疗手段，但是仅有15%～20%的胰腺癌患者在诊断时可以手术切除。根据肿瘤的具体情况，有4种手术方式可供选择。分别是：①胰十二指肠切除术；②全胰切除术；③局限或扩大胰腺切除术；④胰尾切除术和脾切除术。对于胰头或壶腹部肿瘤最常采用胰十二指肠切除术，胰体尾部肿瘤常采用胰尾切除术并脾切除术。

(2)术后辅助治疗：1985年，在胃肠肿瘤研究组(GITSG)进行的术后辅助治疗研究中，胰十二指肠切除术后的患者被随机分为术后单纯观察或放疗联合间断5-Fu静脉推注治疗，结果显示接受化放疗患者的中位生存期延长近2倍，2年生存率为43%，而对照组仅18%。

EORTC进行了一项Ⅲ期临床试验，对比术后辅助放化疗(5-Fu为基础)和单纯观察的疗效，中位随访11.7年的结果显示，两组患者的中位PFS和中位总生存期均无明显差异。另外一项由欧洲胰腺研究组进行的ESPAC-1研究结果提示术后5-Fu/亚叶酸钙辅助化疗优于观察组，而辅助放化疗对患者生存无益，甚至有可能有害。

基于上述临床研究的结果，在北美辅助放化疗成为术后标准治疗，在欧洲则为单纯化疗。在吉西他滨成为晚期胰腺癌的标准治疗方案后，欧洲和美国又进行了将吉西他滨应用于胰腺癌辅助治疗的临床研究。

CONKO-001是一项在欧洲进行的Ⅲ期临床研究，对比术后吉西他滨辅助化疗和观察，结果接受吉西他滨治疗的患者较观察组无病生存期和总生存期均明显延长(13.4个月 vs.6.9个月，22.8个月 vs.20.2个月)，5年生存率显著提高(21% vs.9%)。另一项Ⅲ期临床研究ESPAC-3又对比了术后吉西他滨和5-Fu/亚叶酸钙辅助治疗的疗效，结果二者无显著差异(中位生存期23.6个月 vs.23.0个月)。

RTOG97-04是在美国进行的对比在5-Fu为基础的放化疗前后使用吉西他滨或5-Fu进行术后辅助治疗疗效的Ⅲ期临床研究，共纳入451例患者，结果显示胰头癌患者(388例)放化疗前后用吉西他滨化疗较用5-Fu化疗总生存期有延长(20.5个月 vs16.9个月，P=0.09)。

因此，目前胰腺癌术后是否需要在化疗基础上加用放疗，仍无明确答案。EORTC-40013-22012/FFCD-9203/GERCOR是一项对比R_0术后吉西他滨单纯化疗与吉西他滨为基础的放化疗疗效的Ⅱ期临床研究，结果显示两组患者总生存期无显著差异(24.4个月 vs24.3个月)，但放化疗组的局部复发率较化疗组低(11%vs24%)。所以，胰腺癌患者术后可以选择吉西他滨或5-Fu/亚叶酸钙方案单纯化疗，或联合5-Fu或吉西他滨为基础的放化疗。如采用辅助放化疗，目前无证据支持最佳的放化疗与化疗的顺序，对于手术切缘阳性的患者，可以首先放化疗，而后再开始化疗。具体方案如下：

单纯化疗：

1)吉西他滨 1g/m²，d1，8，15，静脉滴注 30 分钟，Q4w，共 6 周期(CONKO-001)。

2)亚叶酸钙，20mg/m²，静脉注射，而后 5-Fu，425mg/m²，静脉注射，d1～5，Q4w，共 6 周期(ESPAC-3)。

3)卡培他滨。

放化疗：

1)吉西他滨 1g/m²/周，静脉滴注 30 分钟，连续 3 周，或 5-Fu 250mg/(m²·d)，CIV 连续 3 周，此后放化疗(5-Fu 250mg/(m²·d)，CIV)，放化疗结束后再化疗 12 周，方案同放疗前(RTOG97-04)。

2)吉西他滨 1g/m²，静脉滴注 30 分钟，d1，8，15，29，36，43，d57 开始放化疗(吉西他滨 300mg/m²/周，放疗前 4 小时静脉滴注 30 分钟，5～6 周)。(RO 切除，EORTC-40013-22012/FFCD-9203/GERCOR)

(3)新辅助治疗：对于可切除的胰腺癌，新辅助放化疗可能会增加 RO 切除率，目前有正在进行的Ⅱ期临床试验对比术前放化疗和术后化疗对于可切除胰腺癌的作用。

2.交界性可切除胰腺癌　交界性可切除胰腺癌患者可选择手术或新辅助治疗，如术中发现不能手术切除，治疗原则同局部晚期或转移性胰腺癌患者。

交界性可切除胰腺癌患者的新辅助治疗目前还有争议，在开始新辅助治疗前应首先进行活检，获得病理学诊断。新辅助治疗方案通常采用放化疗或化疗后序贯放化疗。新辅助治疗后应再次进行影像学检查，有 RO 切除可能的患者再进行手术。手术最好在新辅助治疗结束后 6～8 周内进行，8 周后也可手术，但是放疗导致的纤维化有可能增加手术的难度。

3.局部晚期胰腺癌　ECOG 0～1 分患者可选择单药或联合化疗方案(方案见转移性胰腺癌)，或放化疗。二者疗效孰优孰劣尚无定论。治疗前应首先获得病理学诊断，有黄疸的患者可通过胆管内支架植入等方式缓解症状。

放化疗可以有两种方式：首先放化疗；先化疗，如病情无进展，无转移性疾病出现，再进行放化疗。

(1)首先进行放化疗，此后根据病情选择手术或化疗：最好用于有难以控制的疼痛症状或局部梗阻症状的患者，放疗时可选择联合吉西他滨，卡培他滨或持续滴注的 5-Fu。放化疗后疗效好的患者可考虑能否手术切除，如不能手术切除可继续化疗。

(2)先化疗 2～6 周期后再放化疗：适用于①化疗后手术切除的可能性很小(如肠系膜上动脉或腹腔干被肿瘤完全包绕)；②有可疑转移病灶；③患者可能不能耐受放化疗。可以在化疗 2～6 周期后确认未出现转移再开始放化疗。

ECOG>1 分的患者可以选择单药吉西他滨化疗或最佳支持治疗。

4.转移性胰腺癌

(1)一线治疗：晚期胰腺癌治疗的首要目的是缓解症状，延长生存期。能够从化疗中获益的通常是那些一般情况好(ECOG 0～1，疼痛控制好，无胆管梗阻，有充分营养支持)的患者。

体力状态评分差的患者也有可能从吉西他滨单药化疗中获益，但是对症支持治疗更为重要。由于晚期患者的病情有可能发生突然变化，如出现出血、血栓栓塞、疼痛迅速加剧、胆管支架梗阻、胆管炎或其他感染。而且，肿瘤也有可能迅速进展而出现症状，这些症状有时会被错误的判断为化疗的不良反应。所以在开始晚期胰腺癌的治疗后，应密切随诊。

与5-Fu相比，患者使用吉西他滨单药化疗后的生存有显著延长（5.7个月 vs4.4个月，P=0.002），并且有更高的临床获益反应率（24%vs5%，P=0.002），因此吉西他滨成为不可切除胰腺癌的标准一线治疗方案。此后，为了改善晚期胰腺癌的疗效，在临床研究中，多种细胞毒药物或靶向治疗药物均被用来与吉西他滨联合，但目前只有厄洛替尼与吉西他滨联合的方案疗效显著优于吉西他滨单药（中位生存期6.24个月 vs5.91个月，HR=0.82，P=0.038），但生存期延长有限。

一项纳入15项临床研究，共4465例患者的荟萃分析，对比了吉西他滨联合细胞毒药物和吉西他滨单药治疗晚期胰腺癌疗效，结果显示，吉西他滨联合铂类或氟尿嘧啶类药物与吉西他滨单药相比有可能延长患者生存期（铂类 HR=0.85，P=0.010；氟尿嘧啶类 HR=0.90，P=0.030）；KPS≥70%的患者可能从联合治疗方案中获益（HR=0.76，P<0.0001），而 KPS<70%的患者则不能从联合方案中获益（HR=1.08，P=0.40）。

Ⅲ期临床研究 PRODIGE 4/ACCORD 11 对比了 FOLFIRINOX 方案和单药吉西他滨治疗体力评分好的转移性胰腺癌患者的疗效，结果显示，FOLFIRINOX 方案较吉西他滨可以显著延长患者 PFS（6.4个月 vs3.4个月；P<0.0001）和总生存期（10.5个月 vs6.9个月，P<0.001）。FOLFIRINOX 方案组患者3～4度毒性发生率明显增加，但无治疗相关死亡。

因此，ECOG0～1分患者可选择单药或联合化疗方案。具体方案：

1）吉西他滨 1g/(m^2·周)，静脉滴注30分钟，连续3周，每4周为1周期。

2）吉西他滨 1g/(m^2·周)，静脉滴注30分钟，连续3周，每4周为1周期，厄洛替尼100mg/d。

3）吉西他滨+卡培他滨。

4）FOLFORINOX：奥沙利铂 851mg/m^2，d1，伊立替康 180mg/m^2，d1，亚叶酸钙 400mg/m^2，d1，5-Fu 400mg/m^2，静脉推注，d1，2400mg/m^2，CIV46小时，每2周1周期。

ECOG>1分患者可选择吉西他滨单药或最佳支持治疗。

（2）二线治疗：对于一线治疗后病情进展，体力评分好的患者，如既往未接受吉西他滨治疗，可选择吉西他滨，既往接受吉西他滨治疗后进展的患者可考虑含氟尿嘧啶类药物的方案，如卡培他滨、FOLFOX、CapeOx 方案。

CONKO 003 研究对比了5-Fu/亚叶酸钙联合或不联合奥沙利铂二线治疗晚期胰腺癌，结果显示，三药联合（OFF 方案）可以显著延长患者的 PFS（13周 vs 9周，P=0.012）和总生存期（20周 vs 13周，P=0.014）。

（3）手术后复发疾病：局部复发且既往未接受过放化疗的患者，可以考虑放化疗。有远处转移的患者，如在辅助治疗结束后6个月内复发，应更换化疗治疗方案。如在辅助治疗结束后6个月以后复发，可考虑更换化疗方案或再用与辅助化疗相同的方案治疗。

附录 1:AJCC7.0 分期及病理类型

原发肿瘤(T)

T_x:原发肿瘤无法评估

T_0:无原发肿瘤证据

T_{is}:原位癌[也包括胰腺上皮内瘤变(PanlnⅢ)]

T_1:肿瘤局限在胰腺内,最大直径≤2cm

T_2:肿瘤局限在胰腺内,最大直径≥2cm

T_3:肿瘤侵犯至胰腺外,但未累及腹腔干或肠系膜上动脉

T_4:肿瘤侵犯腹腔干或肠系膜上动脉(原发肿瘤不可切除)

区域淋巴结(N)

N_x:区域淋巴结不可评估

N_0:无区域淋巴结转移

N_1:有区域淋巴结转移

远处转移(M)

M_0:无远处转移

M_1:有远处转移

分期分组

0 期:$T_{is}N_0M_0$

$Ⅰ_A$ 期:$T_1N_0M_0$

$Ⅰ_B$ 期:$T_2N_0M_0$

$Ⅱ_A$ 期:$T_3N_0M_0$

$Ⅱ_B$ 期:$T_1N_0M_0$

$T_2N_0M_0$

$T_3N_0M_0$

Ⅲ期:T_4 任何 NM_0

Ⅳ期:任何 T 任何 NM_1

组织学分级

G_X:分化程度无法评估

G_1:高分化

G_2:中分化

G_3:低分化

组织病理学类型

重度导管内不典型增生/原位癌(PanlnⅢ)

导管腺癌

黏液性非囊性癌

印戒细胞癌

腺鳞癌

未分化癌(梭形和巨细胞型,小细胞型)

混合性导管内分泌癌

破骨细胞样巨细胞瘤

浆液性囊腺癌

黏液性囊腺癌

导管内乳头黏液癌伴或不伴浸润(IPMN)

腺泡细胞癌

腺泡细胞囊腺癌

混合腺泡-内分泌癌

胰母细胞瘤

实性假乳头状癌

交界性(恶性潜能未定)肿瘤(黏液囊性肿瘤伴中度不典型增生,导管内乳头黏液瘤伴重度不典型增生,实性假乳头状瘤)

(彭银花)

第十节 腹部肿瘤的放射治疗

一、胃癌的放射治疗

胃癌根治术后局部复发或区域淋巴结转移是导致治疗失败的常见原因之一。局部或区域复发多见于肿瘤床、吻合口和淋巴引流区。作为手术的局部补充治疗,术中或术后的局部放疗有可能控制或消除术中残留的癌灶,降低局部复发率,并有可能改善患者的预后。对于局部晚期估计难以切除的胃癌,术前放疗可以使部分肿瘤降期,提高手术切除率,减少瘤床部位的复发。此外,放疗亦可作为胃癌的姑息治疗手段,用于不可切除或姑息性切除的胃癌患者,以控制局部病变、缓解疼痛等临床症状。不同组织类型的胃癌对放疗的敏感性差异较大,通常未分化癌、低分化腺癌、管状腺癌、乳头状腺癌对放疗均有一定敏感性;而黏液腺癌和印戒细胞癌对放疗不敏感,因而禁忌做放疗。通常胃癌放疗的照射野应包括瘤体或瘤床及相应的淋巴引流区域,这一区域覆盖了许多重要脏器,如肝脏、小肠和肾脏等,这些脏器对放射线的耐受量都较低,大剂量放疗可导致严重的放射性损伤和脏器功能障碍。因此,放疗剂量一般宜控制在45～50Gy。鉴于传统的AP-PA照射技术对正常组织损害较大,目前多采用三维适形放疗或适形调强放疗技术进行照射,以期在杀灭肿瘤的同时最大限度地保护正常组织。胃癌的放疗通常与化疗相结合,在放疗的同时采用5-Fu类药物进行化疗,以增进疗效。

(一)术前放疗

术前放疗主要适用于局部晚期胃癌,肿瘤与周围组织有浸润或粘连,估计完全切除肿瘤有困难者。通常放疗剂量在20～40Gy,多与化疗同步进行。迄今,有关胃癌术前放疗的前瞻性随机对照临床研究报道很少。综合3项俄罗斯研究的结果，与单纯手术相比，术前放疗可增加胃癌的切除率，提高术后生存率。需要注意的是，这几项研究在方法学上存在不确定性，因此对其结果的评价应持谨慎态度。

（二）术中放疗

术中放疗主要适用于胃癌原发灶已切除，肿瘤浸润浆膜面或伴有周围组织浸润，以及伴有胃周围淋巴结转移者。伴有腹膜种植、广泛淋巴结转移或远处转移者禁忌做术中放疗。术中放疗的优点是可给予残余肿瘤或肿瘤床单次较大剂量的照射，而其周围的正常组织可得到较好的保护。照射通常在完成切除手术进行消化道重建之前进行，放疗时应根据照射野的形状选择不同的限光桶，将照射野与周围正常组织有效隔离，照射野中若存在不必要照射的正常组织（如胰腺、肾脏等）可用铅块遮挡。照射剂量选择主要依据肿瘤残留程度而定，通常以10～35Gy为宜。对于原发灶无法切除的局部晚期胃癌亦可对准原发灶及转移淋巴结做一次较大剂量照射，少数病例可获长期生存。

（三）术后放疗

胃癌术后辅助性放疗主要适用于伴有浆膜面浸润和（或）区域淋巴结转移的患者。术后放疗常与化疗同步进行，放射剂量为20～60Gy，常规分割照射。

（四）放疗的靶区

在胃癌放疗的设野时需考虑多项因素，如术前和术后的影像学检查、原发病灶的位置、侵犯的程度、淋巴结的情况、术中所置的标记。同时，放疗医师要注意与外科手术医师沟通，了解术中所见、可能手术不彻底的部位等。目前正在进行的Intergroup的研究中，对放射野设计的要求是根据每例患者不同的肿瘤位置和淋巴结转移情况综合考虑，以设置放疗的靶区。

胃癌放疗靶区的设置较复杂，根据术后局部区域失败的部位，主要放疗的目标是肿瘤床、吻合口/残端和淋巴引流区。在设计胃癌的放疗计划时，特别要注意治疗个体化，结合术前的腹部CT显示的病灶，综合考虑原发肿瘤的位置和已知的区域淋巴结转移的情况。对原发灶而言，要注意近端和远端的切缘；对位于后壁和胃窦部的病灶，要注意其与胰腺的关系；对胃窦部的病灶，还需注意其对十二指肠是否有侵犯。病灶位于胃不同的部位，其淋巴转移的方式各有其特点。近端胃和胃食管结合部，其有较高比例转移到食管周围淋巴结，甚至于高达纵隔，而转移到胃幽门区、十二指肠和肝门区的概率低。对胃体部的病灶，其淋巴结转移可至各个方向，但病灶附近的大弯和小弯淋巴结更易出现转移。至于远端的胃癌如胃窦部癌，易转移至十二指肠周围、肝门部淋巴结，而较少转移到胃贲门、食管周围以及脾门附近的淋巴区域，在设野时需考虑。

不同肿瘤的TNM分期，其放疗包括的范围又有所区别。总的原则是，有淋巴结转移的病例，放射野需包括肿瘤床、残胃、足够的切缘及淋巴引流区。而对病理检查报告为淋巴结阴性的病例，需要求在手术切除和病理检查标本中，至少有10～15个受检淋巴结总数，在手术切缘足够的条件下，对淋巴引流区的照射可有选择性，对残胃是否放疗需视病灶浸润深度，以及放疗可能对周围正常组织造成损伤的概率权衡而定。

胃癌放疗中，由于其周围正常组织如肝、肾等耐受性低，需注意保护，如肾脏的保护，要保护至少2/3的功能肾，对小肠、脊髓、心和肺组织也需注意。

二、大肠癌的放射治疗

直肠癌的治疗是以手术为主的综合治疗。对于临床可切除的直肠癌，治疗模式按手术的时间顺序主要分为两种：①手术，然后根据术后的病理检查结果，给予术后辅助放化疗；②术前新辅助放疗±化疗，然后手术，根据术后的病理检查结果，给予术后辅助化疗。复发的或临床不可切除的肿瘤，可先给予外照射，然后争取手术，同时给予术中放疗或近距离放疗。在选择性的 $T_{1\sim2}$ 病例中，可应用局部切除结合腔内放疗或外照射，保留手术作为挽救性治疗。单纯根治性放疗仅在患者拒绝手术或因其他疾病而无法接受手术时采用。

直肠癌最常见的治疗失败原因是局部复发，随疾病分期的增加局部失控明显增加，但腹股沟淋巴结的转移少见。最常见的远处转移部位是肝脏，其次是肺。

影响直肠癌预后最主要的因素是肿瘤的分期。肿瘤的浸润程度(T)、淋巴结转移的情况(N)与疗效密切相关。

肿瘤的切除彻底性对预后也有很大影响。肿瘤环周切缘(CRM)是影响复发的独立预后因素。

受检淋巴结的总数，对 N_0 的确定非常有意义。如果受检淋巴结的总数过少，则 N_0 的分期是不可靠的，对预后及综合治疗的指导意义有限。美国病理学院推荐，明确诊断分期为 N_0 时，需要受检淋巴结的总数在12～15个。

其他影响预后的因素还有：血管、淋巴管的侵犯，肿瘤的病理分级，肿瘤微环境的不稳定性，分子生物学指标，机体淋巴对肿瘤的反应，手术医师的经验和接受培训的情况，这在全系膜切除术尤为重要。

(一)可切除直肠癌综合治疗中的放疗

根治性手术是直肠癌的最主要治疗方法，目的是切除原发肿瘤包括其血供和周围淋巴结。早期的临床研究提示 $T_{1\sim2}N_0M_0$ 的局部失败率＜10％，

$T_3N_0M_0$ 和 $T_1N_1M_0$ 为15％～35％，$T_{3\sim4}N_{1\sim2}M_0$ 则可达45％～65％，尽管远处转移也是治疗失败的重要原因，但局部复发是直肠癌治疗失败的主要原因，这也是在可切除直肠癌治疗中采用辅助治疗的依据。辅助放疗，无论是术后或术前新辅助放疗均可降低局部复发，这已经在Ⅲ期随机试验结果得到证实，而局部控制是直肠癌放疗时的重要观察目标，因此即使在生存上的得益仍未得到全面的证实，放疗在直肠癌治疗中是有价值的。

1.术后辅助放疗

(1)术后辅助放疗的随机临床研究：北美在20世纪80年代后期发表的单中心研究显示，Ⅱ/Ⅲ期直肠癌术后单纯放疗的局部控制失败率为15％～22％，无病生存率为50％～57％。在单中心研究的基础上，80年代起开始了多中心随机临床试验，这些试验的结果确立了术后辅助治疗的标准方式，所有试验的病例选择均为肿瘤完全切除的 T_3、T_4 和(或)N＋患者。

在欧洲进行的3项随机研究，比较了术后单纯放疗与单纯手术的结果。研究采用的放疗剂量是40～50Gy/20～25次，比较了Ⅱ/Ⅲ期直肠癌，术后辅助放疗和单纯手术的疗效。所有的3项研究均显示辅助放疗可提高局部控制率，但没有观察到无病生存率或总生存率的提高。

美国胃肠道肿瘤研究组(GITSG)进行的试验,术后患者被随机分成4组:无术后辅助治疗、术后化疗(5-Fu+MeCC-NU)、术后放疗(40～48Gy)、术后放化疗。结果显示,与单纯手术比较,术后放疗可提高局部控制率(80%术后放疗,76%单纯手术),但术后放化疗联合治疗可明显提高无病生存率($P<0.009$)和局部控制率(89%)。

综上所述,放化疗联合为直肠癌术后辅助治疗的方式。

(2)术前及术后放疗:这种治疗方式也称为"三明治"式放疗,它包括了术前的短疗程放疗(5～15Gy),随后手术,对术后病理分期为$T_{3\sim4}N_{1\sim2}$的患者,再接受40～45Gy的术后放疗。这种治疗方法的发展主要是在影像学对肿瘤T和N分期不足的时代,目的是试图通过术前的低剂量短程放疗降低肿瘤的种植,并保留对术后病理$T_{3\sim4}$和(或)$N_{1\sim2}$的患者可接受较高放疗剂量的可能。

随着影像学的发展,使何类患者可在术前放疗中得益的评价更为准确,同时鉴于回顾性和随机临床研究均无明确的证据支持,"三明治"式治疗目前不再提倡。

(3)术前新辅助放疗

1)优缺点:术前放疗有其临床和生物学上的优点。采用术前放疗的优点:放疗后肿瘤退缩,可提高切除率;对低位直肠肿瘤,肿瘤的退缩可能增加保留肛门括约肌的机会;降低术中播散的概率;肿瘤乏氧细胞少,较术后放疗敏感;治疗的毒性反应较少。

但术前放疗也有其不足之处,放疗后产生的肿瘤退缩可能会影响疾病的最初分期,而分期又是预测判断治疗疗效的主要预后指标。但瑞典的多中心试验结果提示,术前放疗与单纯手术比较,对所有期别的肿瘤均有好处,因此肿瘤最初分期的重要性并没有以往所认为的那么高。虽然目前影像学的发展,使得术前肿瘤分期的确定较以往容易且准确,但仍有分期过高或过低的可能性。

2)术前放疗的随机临床研究:对术前放疗的随机研究,多数显示可降低局部复发,并且其中有5项研究达到统计学意义,但生存的得益尚不肯定。

此项研究显示了术前放疗可进一步降低局部复发,且与肿瘤的临床特点有关。全系膜切除术后的局部复发率低于10%,部分学者认为在TME后无须辅助治疗。但是,CKV095-04随机试验证实了TME仍需联合辅助放疗的必要性,尤其是对Ⅲ期中、低位直肠癌患者,可明显降低局部复发率。全系膜切除术的应用提出了对手术者技术重要性的认识,而且强调了接受直肠肿瘤手术专科培训技术的重要性。

3)术前放疗与化疗的联合治疗:有关术前放化疗是否比术前单纯放疗更有效,以及术后应用化疗对生存的影响,EORTC进行了Ⅲ期临床随机研究,病例选择为临床分期$T_{3\sim4}NM_0$的患者,共有22921例,随机分成4组:术前放疗+手术;术前放化疗+手术;术前放疗+手术+术后化疗;术前放化疗+手术+术后化疗组。放疗为45Gy/25次;化疗为5-Fu/LV连续5天,放疗的第1周和第5周应用;术后化疗为5-Fu/LV4个疗程。分析显示,接受术前放化疗的患者,病理完全消退较术前放疗多,分别是14%和5.3%($P<0.0001$)。但增加Ⅱ度腹泻的发生率(34.3%和17.3%,$P<0.005$)。同时该研究还观察到化疗的应用,无论是术前还是术后,对肿瘤的局部控制都起到了关键的作用。在未用术后化疗的术前单纯放疗组,其局部复发率为17.1%,明显高于其他组;而在应用化疗的其他3组中,局部复发率分别为8.7%、9.6%和7.6%

(P=0.002),提示联合化疗可提高局部控制率。

4)术前放疗的方式:术前放疗的方式主要有两种。一为短程快速大分割放疗,多采用每次5Gy,25Gy/5次,放疗结束后1周内手术。另一种为常规分割,45~50.4Gy,每次1.8Gy,在放疗结束后4~6周进行手术。因为两者的病例选择不同,因此很难准确地比较这两种方式对局部控制率和生存率的影响。

术前放疗除提高局部控制率外,另一个主要的目标为肿瘤的退缩和降期,从而增加保肛的机会。术前快速短程放疗,手术与放疗间隔时间短,未给肿瘤足够的时间产生退缩。

从放射等效生物剂量(BED)计算,5Gyx5次的BED为37.5(以肿瘤和早期反应组织$\alpha/\beta=10$)和66.7(以晚期反应组织$\alpha/\beta=3$)。荷兰研究的长期随访,术前短程放疗与单纯手术相比,大便失禁发生为51%与35%(P=0.002),性功能障碍发生为31%与21%(P=0.03)。因此,对短程大分割放疗而言,较高的晚期反应组织BED使其有较高的后期并发症发生的可能。

短程大分割放疗的方式可降低局部复发,对临床分期较早、患者年龄较大、期望寿命较短而较少机会出现远期治疗并发症时可考虑。另外,其放疗费用低,时间短,对有经济、交通等问题的患者有一定的方便性。对低位直肠的局部进展期,推荐常规分割放化疗,可有更多的肿瘤降期,提高RO切除率,降低局部复发,提高保肛率,更重要的是有提高生存率的潜在可能。

2.放疗在早期直肠癌中的应用 对早期直肠癌的治疗手段有多种,但影响治疗结果的关键在于对患者的选择。根治性手术中的手术危险,手术时可能引起的肠、膀胱损伤和性功能的影响,使局部切除或局部保守治疗在部分选择性的病例中成为治疗手段。选择局部保守治疗作为替代根治性手术的依据是,文献报道局部保守治疗失败后,1/3~1/2的病例可经标准的根治性手术挽救。但鉴于局部切除术后较高的局部复发率,因此在采用局部治疗后需密切随访。目前,对局部切除术及其联合的辅助治疗疗效尚无大样本的随机临床研究。

高度选择的T_1和T_2、无淋巴结转移证据的病例,无预后差因素的肿瘤,可以考虑局部治疗。采用的方法主要有两种:一为局部手术切除原发肿瘤,二为腔内高剂量放疗。局部治疗后是否需要结合外照射,以消除盆腔内的亚临床病灶和可能残留的原发肿瘤,单中心或较小样本的研究报道的结果不一,目前无大型随机临床研究的报道。但是,局部治疗不进行淋巴结清扫,而影像学检查包括CT、MRI和直肠腔内超声检查有其局限性,无法提供完整的肿瘤TNM分期,因此,在采用局部治疗时需严格掌握适应证,尽可能地减少局部区域复发的发生。

总体而言,适合采用局部治疗的病灶为:低位肿瘤,直肠腔内超声或MRI证实的T_1或T_2N_0;完全活动,无固定,病灶占位肠腔不超过肠壁的40%;病理为分化好或中等细胞;活检未发现有淋巴管和血管的浸润;无直肠指检或影像学证据有区域淋巴结转移;肿瘤不超过3cm。虽然,这些标准并未要求临床应用中必须遵循,但小样本的研究显示,如不完全遵循这些条件选择病例,局部治疗后发生局部复发的危险性相当高。尤其是对T_2病灶需慎重,因为隐匿淋巴结转移发生随T分期而增加,T_1淋巴结转移率<10%,而T_2则上升到20%~30%。需要注意的是,即使联合外照射,局部治疗仍有较高的复发率。

(1)局部切除:局部切除术结合盆腔外照射,选择性病例中的局部控制率为85%~94%,经挽救性手术后的局部控制率为87%~97%。而采用单纯局部切除术,未联合盆腔外照射的局部控制率为48%~73%。提示采用局部切除术后盆腔外照射可提高局部控制率,挽救性手术可提高约15%的局部控制率。

两项前瞻性多中心Ⅱ期试验评价采用局部切除术的保守治疗。局部切除术均为肠壁全层切除，除病灶为高或中度分化的 T_1 病灶，切缘在4mm以上，无淋巴管、血管浸润的病例外，其他所有病例均接受了术后放疗联合5-Fu为基础的化疗。

局部切除术选择病例时，术前正确评估肿瘤的浸润情况非常重要。对术前正确估计肿瘤浸润的检查，推荐行经直肠腔内超声或腔内MRI，以降低对无局部切除适合证的患者行局部治疗，而降低其手术彻底性发生的可能。

(2)腔内放疗：腔内放疗可考虑为小病灶全层局部切除术的替代治疗。无预后不良因素的小病灶用低能射线(50kV)接触治疗，每次给予20～30Gy的剂量。用于接触治疗的施源器开口仅3cm。尽管可以采用重叠照射野的方法，但总的可治疗体积仍较小，故仅适用于小病灶。由于治疗的体积小，虽然剂量高，但患者可很好地耐受。单纯腔内治疗后的局部控制率可达86%～91%，仅适用于非常小且恶性程度低的肿瘤。若病灶条件非如此"理想"，如溃疡型肿瘤，其局部控制率为76%，甚至更低(仅33%)。此外，未联合盆腔外照射的单纯腔内放疗与单纯局部切除术相比，局部控制率更低。

需注意的是，如果直肠腺癌已侵及肛管，则不宜行腔内放疗。因为10%～20%接受过腔内放疗的患者可出现短期的浅表溃疡，愈合需要数月。这种溃疡如发生在直肠，常无症状或仅有轻度症状；如发生在肛管，会非常疼痛。因此，对病灶已侵及肛管，保守治疗的选择可考虑局部切除术结合外照射，低剂量的腔内放疗可用于肿瘤加量。

直肠癌的保守治疗，无论是局部切除术还是腔内放疗，在早期选择性病例中可作为一种治疗选择，可获得较高(90%)的局部控制率。但报道均为小样本研究，因此临床实际应用时需慎重。在局部保守治疗时，联合盆腔外照射的应用可提高局部控制率。需要认识到在选择预后较好的情况下仍有12%～44%的复发危险。T_3 或大病灶 T_2 被认为不适合局部保守治疗，但如患者有内科疾患，接受根治性手术风险大时，可考虑先接受外照射，使肿瘤缩小后再接受局部治疗。局部治疗中需考虑平衡低并发症与保肛的益处和较高复发危险，所有接受治疗的患者都需要术后密切随访。

(二)放疗技术

放疗外照射采用高能射线，多野照射，剂量由治疗计划系统计算优化，使照射的靶体积受到所需的高剂量，且保护周围正常组织。

虽然有放疗的规范化原则，准确的设野仍需根据具体的临床情况。直肠癌治疗的局部区域性失败，主要是由原发灶及转移的淋巴结残留病灶所致。直肠的淋巴区主要为直肠周围、髂内和骶前淋巴区，引流至髂外的情况仅在肛管受侵时发生，或肿瘤侵犯盆腔其他器官时。因此，髂外淋巴引流区不作常规放疗，仅在上述肿瘤情况下才考虑照射。

局部复发主要发生在盆腔。在常规放疗中，放射野的上界设为骶岬上缘，通常直肠癌的盆腔软组织浸润较少超过此水平。设野的下界较上界稍复杂。大部分的教科书的下界设置是依据骨性标志，但骨性标志如坐骨结节与肛门括约肌、肛门边缘或齿状线等结构并无明确的对应关系，因此需要综合考虑手术及术前肿瘤的位置情况来决定。一般建议原则上放射野下界在术前病灶下缘下3～5cm，但在肿瘤得到充分治疗而肛门括约肌照射体积又减少等因素之间需平衡。由于肿瘤可能对盆壁浸润,因此前、后野的侧界包括骨盆外 1.5~2cm。对于侧野,上下界与前后野相同。后界需包括所有的骶前软组织,考虑到患者的移动和剂量变化,通常为从骶骨前缘向后 1.5~2cm。前界需考虑到直肠充盈状态有差异,结合原发肿瘤的位置,给予足够的边界。

目前运用 CT 模拟,三维适形技术可以更好地照射肿瘤,保护正常组织,是目前推荐应用的技术。勾画 CTV 时,考虑可能产生复发的原发灶和淋巴引流区域,主要为肿瘤或原肿瘤床、直肠系膜区、坐骨下窝、骶前区及闭孔淋巴引流区、髂内淋巴引流区。在有盆腔其他脏器如膀胱、前列腺、阴道、子宫等受侵犯时需包括髂外引流区。PTV 应考虑包括摆位和器官移动的误差,常给予 CTV 外约 1cm 边界。但需结合治疗单位的实际数据。

直肠癌的放疗不同于头颈部肿瘤,器官的移动、不同的充盈状态等问题使 IMRT 计划的实施受到限制,目前 IMRT 在直肠癌治疗中的应用尚未得到确立。RTOG 正在进行的研究 0826,目的是评估 IMRT 在直肠癌治疗中的作用。盆腔上部分的靶区形态接近 U 形(避免进入盆腔的小肠照射),此种形态的靶区,常规或三维适形的剂量分布无法得到,故 IMRT 可提供更佳的剂量分布。在有肿瘤存在时,如术前放疗、复发灶放疗或针对术后高度复发危险区缩野加量放疗时,同期加量调强放疗可得到较理想的剂量分布。

(柳善刚)

第六章 泌尿生殖系统肿瘤

第一节 泌尿生殖系统肿瘤的病理学检查

一、膀胱的肿瘤及瘤样病变

(一)尿路上皮肿瘤

1.尿路上皮增生　尿路上皮增生是指黏膜明显增厚,细胞无异型性。可见于邻近低级别乳头状尿路上皮病变的平坦黏膜,无恶性潜能。

2.尿路上皮异型增生　是一种癌前的不足以定为原位癌的细胞学和组织学改变。

【诊断要点】

①病变不显著或出现黏膜充血、糜烂,罕见溃疡。②不同程度的细胞极向消失,核圆、拥挤,但细胞学的不典型不足以诊断原位癌。③细胞胞质嗜酸性增加,核形不规则,染色质分布轻度改变,分裂像少见。

3.尿路上皮乳头状瘤　外生性尿路上皮乳头状瘤是指具有纤细纤维血管轴心并被覆正常尿路上皮的乳头状肿瘤。是尿路上皮最常见的良性肿瘤。青壮年好发。最常发生于邻近输尿管口的膀胱后壁、侧壁以及尿道。常出现肉眼血尿或镜下血尿,多数患者肿瘤为单发。

【诊断要点】

①大体呈柔软的具有细蒂的伸出性肿物,乳头纤细。②肿瘤具有纤细的乳头状结构,有纤维血管组成的轴心。③被覆尿路上皮细胞,无不典型改变,分裂像罕见,无病理核分裂。④无浸润现象。

4.内翻性乳头状瘤　病变多为孤立性的,男性多于女性,60～70 岁高发。多发生于膀胱三角区。最常见的症状是间断性无痛性血尿,尿路梗阻。

【诊断要点】

①有柔软的半球状外生性肿物,表面光滑,或略呈分叶状,有时呈息肉样,多数肿瘤直径<3cm。②表面可见正常的尿路上皮被覆,随机分布的内生性上皮巢从上皮表 1 层反折至固有层。③巢索中央为胞浆丰富的表层尿路上皮细胞,边缘为胞浆极少的基底细胞,有如密集的

Brunn 巢。④具有梁状和管状亚型，梁状亚型由含有囊状区域的相互吻合的上皮组成；管状亚型具有假腺样或腺管样分化的尿路上皮。⑤肿瘤基底界限清楚，不会累及膀胱肌层。⑥与腺性膀胱炎或囊腺性膀胱炎的区别：后者虽然可见移行上皮呈 Brunn 巢和囊腺样 Brunn 巢在黏膜下增生，但与黏膜下水肿及多少不等的炎症细胞混合存在，弥漫分布，不形成瘤块。

5.低度恶性潜能的乳头状尿路上皮肿瘤（PUNLMP） 类似外生性尿路上皮乳头状瘤的尿路上皮乳头状肿瘤，但细胞增生更显著，超过正常尿路上皮厚度（>8 层）。男性多于女性，平均发病年龄 64.6 岁，多位于邻近输尿管的膀胱后壁及侧壁。多数患者出现肉眼血尿或镜下血尿。

【诊断要点】

①相互不融合的纤细乳头组成；②有正常尿路上皮的极像，层次增多（>8 层），密度增加，细胞间有黏附性；③瘤细胞轻度增大，底层细胞排列成栅栏状，伞细胞保存完好，核分裂少见且位于底层。

6.非浸润性乳头状尿路上皮癌（低级别） 肿瘤由排列有序的乳头状结构组成，男性多于女性，平均发病年龄 69.2 岁，多发生在邻近输尿管口的膀胱后壁和侧壁。最常见的症状是肉眼血尿和镜下血尿，多为单发。

【诊断要点】

①由纤细、多分支和轻度融合的乳头组成，尿路上皮细胞增生，增厚>8 层，结构和细胞特征均出现异常；②细胞核大小略不等，染色质增粗，染色加深，核极向开始紊乱，核呈不规则增大，核仁不明显；③核分裂少见，可出现在上皮全层，但以底层多见。④免疫组化：CK20、CD44、TP53、p63 的表达介于 PUNLMP 与非浸润性高级别乳头状癌之间。

7.非浸润性乳头状尿路上皮癌（高级别） 由排列无序的具有中度-显著结构和细胞异型性的乳头状肿瘤组成。

【诊断要点】

①乳头状结构，部分纤细但常出现融合，排列无序，上皮增厚，细胞黏合力下降，被覆上皮细胞显著异型和多形。②组织结构紊乱，全层瘤细胞紊乱，无极向，细胞异型性显著。③细胞核明显多形、深染，核分裂多见且远离基底层，可有病理核分裂，在上皮全层出现。④核染色质松散，核不规则，核仁明显。⑤细胞之间黏合力降低。

8.尿路上皮原位癌 一种非乳头状病变，被覆上皮内有呈恶性形态的细胞，常发生于 50～60 岁的中年人，可无临床症状或表现为尿急、尿频、排尿困难，甚至血尿。

【诊断要点】

①膀胱黏膜无明显改变或出现充血、水肿、黏膜糜烂，也可以表现为细颗粒状。②异常尿路上皮的增厚度相差很大，表现为单层、正常或增生（即使只有一层细胞，根据重度细胞非典型性也可诊断原位癌）。③癌细胞胞质嗜酸性或嗜碱性，极向消失，排列不规则、拥挤。④细胞核增大、多形、深染，呈粗糙或密集分布，核仁大、明显，病理核分裂多见，可扩展到上皮表层。⑤肿瘤的改变可累及整个黏膜的厚度。⑥免疫组化：CK20 在 CIS 中异常表达，而 p53、RB 的

异常表达与CIS预后有关，核基质蛋白NMP22表达阳性。

9.浸润性尿路上皮癌　是指浸润至基底膜以下的一种尿路上皮肿瘤。是膀胱最常见的恶性肿瘤，占90%。具有多灶发生和易复发的特点。最常见的临床表现是无痛性肉眼血尿，尿路梗阻。男性多于女性。

【诊断要点】

①大体是乳头状、息肉样、结节状、实性、溃疡性或弥漫透壁性生长，病变为孤立性或多灶性。②早期浸润性尿路上皮癌的局灶性浸润的特点是：在乳头轴心和(或)固有层之内出现巢状、簇状细胞团或单个细胞。③判断固有层浸润的形态学标准：促纤维结缔组织增生的间质反应、收缩裂隙内的瘤细胞核异常分化。④浸润性尿路上皮癌组织学表现为大而不规则、浸润性、有黏聚力的细胞巢，小的细胞条索，以及单个肿瘤细胞分布在黏膜固有层和固有肌层内。⑤细胞胞质双嗜色性。细胞核大，富含染色质，形状多样，常成角、不规则，数目多少不等，可有单个或多个小核仁或大的嗜酸性核仁，可见奇异核或多形核的显著多形细胞。⑥核分裂常见，可出现数目不等的病理核分裂。⑦通常发生促纤维结缔组织增生的间质反应。

组织学变异型

尿路上皮癌伴鳞状分化：鳞状分化是指细胞存在细胞间桥或角化，鳞状细胞癌的诊断被限定为不包括尿路上皮成分的单一性病变。CK14和L1抗原可以作为鳞状分化的免疫组化标记物。

尿路上皮癌伴腺性分化：腺性分化是指肿瘤内存在真性的腺性成分，这些成分可以是分泌黏液的小管或肠型腺管。MUC5AC-apomucin可作为该类肿瘤的免疫组化标记物。

巢状变异型：罕见，被描述为具有类似于Brunn巢浸润固有层的“假良性”外观的肿瘤。病变深层的细胞间变性增加，具有浸润特性，常侵袭肌层。

微囊变异型：肿瘤出现明显的囊状结构，囊的大小从镜下可见到直径1～2mm不等，囊腔为圆形或椭圆形，其内可充满坏死物或淡粉色分泌物，囊内衬上皮可缺失，或为扁平状或尿路上皮，可以向黏液细胞分化。

微乳头变异型：微乳头可表现为两种不同的形态学特征，以血管为轴心的纤细乳头和纤维状结构常出现在肿瘤的表面，横截面表现为肾小球样外观，而典型的浸润性部分由瘤细胞构成小巢状或纤细的乳头状，包含在类似于淋巴间隙的组织收缩裂隙中。该肿瘤免疫组化EMA染色100%阳性，CK7、CK20、LeuM1、CEA染色65%阳性。微乳头癌属高级别、高分期的尿路上皮癌，具有很高的转移率和复发率。

淋巴上皮样瘤癌：肿瘤由巢状、片状及条索状具有大的多形性核及突出核仁的未分化细胞组成，胞质分界不清，呈合体样外观，背景具有显著的淋巴样间质。该肿瘤AE1/AE3、CK8、CK7等几种细胞角蛋白标记物阳性。

淋巴瘤样和浆细胞样变异型：在疏松或黏液样间质中出现单个恶性细胞，这些瘤细胞胞质透亮或嗜酸性，核增大、偏位、深染，具有小核仁。免疫组化染色CK、CK7、CK20(部分病例)阳性，淋巴细胞标记物阴性。

肉瘤样变异型(伴或不伴异源性成分):大体上肿瘤呈肉瘤样外观,常表现为体积巨大的腔内息肉样包块。组织学肿瘤由具有不同分化程度的尿路上皮,腺管或小细胞成分组成,少数肿瘤可具有明确的黏液样间质,最常见的异源性成分是骨肉瘤,其次分别为软骨肉瘤,横纹肌肉瘤,平滑肌肉瘤,脂肪肉瘤,血管肉瘤。免疫组化:上皮成分 CK 阳性,间叶成分 Vimentin+或与不同分化的相对应的特异性标记物阳性。

伴巨细胞的移行细胞癌:可以出现上皮性瘤巨细胞或未分化的类似于肺的巨细胞癌。

伴滋养叶分化的移行细胞癌:肿瘤中出现不同程度的滋养叶分化。免疫组化表达异常的人绒毛膜促性腺激素(hCG)和其他胎盘糖蛋白。

透明细胞变异型:是一种富含胞质内糖原的透明细胞类型,肿瘤可以呈灶状或弥漫性生长。

类脂细胞变异型:罕见的尿路上皮癌富含类似于印戒细胞腺癌的类脂细胞。

未分化癌:该类型包括小细胞癌、巨细胞癌和淋巴上皮样癌。

(二)鳞状细胞肿瘤

1.*鳞状细胞乳头状瘤* 是一种罕见的良性、增生性鳞状上皮病变,尿路上皮受人类乳头状瘤病毒感染时,出现鳞状上皮化生并呈尖锐湿疣样的变化。常与外阴尖锐湿疣同存在。

【诊断要点】

①肿瘤由覆盖于乳头状轴心的良性鳞状上皮组成。②鳞状细胞轻度增生形成乳头状,细胞为非角化型,有时可见挖空细胞。

2.*鳞状细胞癌* 膀胱的鳞状细胞癌占该部位恶性肿瘤的5%。好发于老年人,女性多于男性。多见于尿道结石、膀胱血吸虫病、长期留置导尿管、膀胱憩室等长期性刺激的患者。膀胱的鳞状细胞癌较尿路上皮癌预后差。

【诊断要点】

①膀胱腔面呈现实性肿块,常有坏死和溃疡。②鳞状细胞癌的诊断仅限于成分单一的肿瘤,多表现为高分化和中分化,具有角化、明显细胞间桥、轻度细胞核多形,也可以是分化很差仅有局灶性鳞状分化的证据。③呈伸出性生长而浸润不明显的高分化的鳞状细胞癌,又称为膀胱的疣状鳞状细胞癌。④应与伴有鳞状上皮化生的尿路上皮癌鉴别,后者的主要成分是尿路上皮癌,化生的鳞状上皮分化好。

(三)腺性肿瘤

1.*绒毛状腺瘤* 是一种少见的乳头状良性肿瘤,被覆柱状上皮。多见于40～60岁的男性。以血尿或尿内黏液为主要临床表现。好发于膀胱顶部。

【诊断要点】

①宽蒂或半球状乳头状隆起。②镜下表现为单层柱状上皮被覆于乳头表面。或呈腺样和囊性排列。细胞与大肠绒毛管状腺瘤相似。

2.*腺癌* 好发于中老年人。来源于移行上皮的腺性化生或腺性膀胱炎,部分来自脐尿管。较移行细胞癌预后差。

【诊断要点】

①膀胱腔面呈现实性肿块，常有坏死和溃疡，表面常见黏液。②膀胱腺癌包括肠型、非特殊性的腺癌、印戒细胞型、黏液型、透明细胞型、肝样和混合型。③肠型腺癌类似于结肠癌，有丰富黏液的肿瘤细胞漂浮在黏液湖中，被称为黏液或胶样腺癌。④印戒细胞亚型可以是弥漫性或混合性，具有单核细胞或浆细胞样外观，可伴有大量原位印戒细胞存在。⑤透明细胞腺癌亚型癌细胞含有大量糖原，呈透明状，常见鞋钉状细胞混于透明细胞间。可见少量黏液分泌。⑥癌细胞呈巢索状、小管状、腺样、微囊状、乳头状排列，但无基底膜。⑦免疫组化：CK7 阳性率 0～82%、CK20 在大多数膀胱腺癌中为阳性。⑧应与伴有腺上皮化生的尿路上皮癌区别，后者的主要成分是尿路上皮癌，化生的腺上皮分化好。⑨与大肠腺癌的膀胱壁浸润的区别：后者原发于大肠，自膀胱壁深层向黏膜方向浸润性生长。

（四）脐尿管癌

脐尿管癌是位于膀胱顶部的来源于脐尿管残余的高度恶性肿瘤。多数为腺癌，也可发生尿路上皮癌、鳞状细胞癌和其他类型的癌。最常见的临床症状为肉眼血尿，还可出现腹痛及刺激症状。

诊断要点】

①发生在膀胱顶部肌层的富于黏液的实性肿块。②主要类型为腺癌，可分为肠型、非特殊性的腺癌、印戒细胞型、黏液型、透明细胞型、肝样和混合型。这些亚型类似于膀胱腺癌。③诊断依据：肿瘤位于膀胱顶部；肿瘤与正常表层上皮之间有明显分界；原发性腺癌，需除外扩散至膀胱的继发性肿瘤。④CEA、LeuM1 染色阳性。⑤有别于常见的膀胱腺癌，后者以黏膜固有层和浅肌层为主，非癌黏膜常见腺性膀胱炎等腺性化生病变。⑥与大肠腺癌膀胱浸润相鉴别，后者可发现大肠的原发癌灶。

（五）神经内分泌肿瘤

1.*小细胞癌*　组织学类似于肺的小细胞癌。具有神经内分泌的特点，最常见临床症状是肉眼血尿，其他症状包括排尿困难或局部腹痛。

【诊断要点】

①体积大的实性、孤立性、息肉样、结节状的肿块，可以广泛浸润膀胱壁。②由形态大小一致的小细胞组成，细胞质缺乏，核大小一致，含有细颗粒状染色质和不明显的核仁，核分裂多见。③免疫组化：87%的肿瘤 NSE 阳性，1/3 的表达 CgA。

2.*副神经节瘤*　发病年龄范围广，平均 40 岁，女性略多见，患者可见出现典型的临床三联征，即持续性或突发性高血压、间歇性肉眼血尿和排尿性发作。

【诊断要点】

①多数为膀胱固有肌层内的直径 1cm 瘤结节，有的病例瘤体较大甚至呈多灶发生。切面发黄，甲醛浸泡后呈棕色。②瘤细胞呈多边形，胞核染色质细腻，胞浆丰富透明或细颗粒状。瘤细胞呈簇状或巢状排列，间质薄壁血管和血窦丰富。③免疫组化：神经内分泌标记物如 CgA、Syn 等阳性，上皮标记阴性。

3.类癌 组织学类似于其他部位的类癌。最常见临床症状是肉眼血尿，其次是刺激性症状。常发生于膀胱三角区的黏膜下。

【诊断要点】

①大体是息肉样病变。②在富含血管的间质中排列成岛状、腺泡状、小梁状或假腺样。器官样生长方式，细胞核染色质细颗粒状，核仁不明显，核分裂少见。③免疫组化：神经内分泌标记物如 NSE、CgA、Syn 及 CK 等阳性。

（六）间叶性肿瘤

1.平滑肌瘤 主要发生于女性，发病年龄广，但大多数患者为中、老年。最常发生尿路梗阻或刺激性排空症状，偶尔有血尿。

【诊断要点】

①体积小，平均<2cm，肿瘤界限清楚，质硬。②分化好的平滑肌束，膀胱平滑肌瘤被限定为细胞密度低、缺乏核分裂、细胞形态温和。③免疫组化：SMA 和 desmin 阳性。

2.血管瘤 平均年龄 58 岁，男性多于女性，多发生肉眼血尿。

【诊断要点】

①肿瘤好发于膀胱后壁和侧壁，可能会有出血。②血管瘤类型有 3 种：海绵状血管瘤比毛细血管瘤、动静脉血管瘤多见，这些类型的肿瘤形态学上与发生在其他器官的同类肿瘤相同，诊断标准也相同。

3.平滑肌肉瘤 平滑肌肉瘤是膀胱最常见的肉瘤，男性多于女性，原发性肉瘤多发生在 60～80 岁成人。肿瘤可发生于膀胱的任何部位。大多数患者有血尿，偶尔扪及盆腔包块。

【诊断要点】

①体积大的浸润性包块，平均直径 7cm。②肿瘤由浸润性、交错排列的梭形细胞束组成。③分级：低级别平滑肌肉瘤表现为细胞轻-中度异型，核分裂<5 个/10HPF；高级别平滑肌肉瘤有明显的细胞异型性，多数病例核分裂>5 个/10HPF。④免疫组化：抗 desmin、Actin 和 Vimentin 抗体染色阳性，上皮标记物阴性。

4.横纹肌肉瘤 膀胱的横纹肌肉瘤多见于儿童和青少年的膀胱。几乎所有的膀胱横纹肌肉瘤都是胚胎型，罕见腺泡型。

【诊断要点】

①膀胱胚胎型横纹肌肉瘤有两种预后不同的基本生长方式：息肉样，多为腔内肿瘤，预后好（葡萄状横纹肌肉瘤）；向深部浸润生长的肿瘤，常累及整个膀胱壁及邻近脏器，预后差。②横纹肌肉瘤呈分叶息肉状，由间质水肿的细胞稀疏区和深染的小细胞区构成，紧贴黏膜下可见一层致密的肿瘤细胞，这就是所谓的新生层。③在细胞丰富区，大部分肿瘤细胞小、圆形，也可见一些瘤细胞有经典的横纹肌母细胞样外观，梭形、有宽大的带状粉染胞浆和横纹。④免疫组化：肌源性标记阳性，如 Myogenin、MyoDl、desmin、pan-actin。Myosin 和 Myoglobin 常常仅在高分化肿瘤细胞中表达阳性。

5.血管肉瘤 罕见，男性多于女性，多发生于成年人，平均年龄 55 岁，患者有血尿。

【诊断要点】

①充满血液的吻合管腔，内衬具有细胞异型性的内皮细胞，也可表现为实性区域或上皮样特征(详细内容请参照相关章节)。②免疫组化：内皮细胞标记物 CD31 和 CD34 阳性。

6.骨肉瘤 好发于男性，年龄 60～65 岁，大多数发生在膀胱三角区。最常见的症状是血尿、排尿困难、尿频以及反复发作的尿路感染。

【诊断要点】

①为实性、体积大、息肉样、有砂砾感的包块。②肿瘤是高级别、产生骨样基质的肉瘤，也可以出现灶性软骨肉瘤分化和(或)梭形细胞区，不同程度的钙化、编织状的骨小梁周围围绕明显异型性的恶性细胞。

7.恶性纤维组织细胞 较常发生于男性患者，发病年龄多为 50～80 岁。临床表现为血尿。

【诊断要点】

①在膀胱可以存在恶性纤维组织细胞瘤的所有亚型.包括炎症型、黏液型、车辐状-束状和多形性恶性纤维组织细胞瘤。②免疫组化：CK 表达阴性，而 α-抗胰蛋白酶、CD68 阳性。

(七)淋巴瘤

淋巴瘤占尿道非上皮肿瘤的 5%，膀胱继发性淋巴瘤常见于进展期的系统性淋巴瘤病变，男性患者略多见，可以发生于儿童。原发性膀胱淋巴瘤罕见，主要见于女性，发病年龄 12～85 岁，平均 60 岁。最常见的症状是肉眼血尿，其次是排尿困难、尿频、夜尿等。

【诊断要点】

膀胱淋巴瘤可以形成孤立性或多发性的包块，或膀胱壁弥漫性增厚。在原发性尿路淋巴瘤中，膀胱最常发生低级别的 MALT 淋巴瘤，常出现反应性生发中心，而淋巴上皮样病变仅占 20%，发生在与囊性膀胱炎或腺性膀胱炎有关的病例中。其他类型的淋巴瘤如 Burkitt 淋巴瘤、T 细胞淋巴瘤、霍奇金淋巴瘤和浆细胞瘤罕见。在继发性尿路淋巴瘤中，弥漫大 B 细胞淋巴瘤是最常见的组织学类型，其次为滤泡性淋巴瘤、小淋巴细胞淋巴瘤、低级别 MALT 淋巴瘤、套细胞淋巴瘤、Burkitt 淋巴瘤和霍奇金淋巴瘤。

(八)瘤样病变

1.腺性和囊腺性膀胱炎 属于慢性和增生性膀胱炎的一种类型，尿路长期慢性刺激(结石、长期留置导尿管等)易导致本病。

【诊断要点】

①膀胱黏膜表面灶状隆起，可呈多灶状，可呈息肉状或乳头状。②膀胱黏膜固有层多数 Brunn 巢聚集增生，伴有多少不等的慢性炎症细胞浸润。③部分 Brunn 巢呈腺样结构，细胞呈重层排列，外层基底细胞样，内层柱状，腔内可见黏液。

2.肾源性腺瘤 又称肾源性化生，是尿路上皮的特殊类型的化生，多见于膀胱憩室，多发生于慢性炎症刺激、放射治疗或手术后。

【诊断要点】

①膀胱黏膜表面和固有膜可见乳头状、息肉状或腺管状结构。②乳头状或小管被覆形状一致的立方上皮，有些呈鞋钉样细胞或印戒细胞，有基底膜。③乳头或小管可见慢性炎症细胞浸润。

【鉴别诊断】

与尿路腺癌的区别：后者虽有乳头和腺管状结构，但无清楚的基底膜，细胞异型性明显。

与转移浸润的前列腺癌的区别：后者异型性明显，前列腺特异性抗原阳性。

3.乳头状和息肉状膀胱炎。

【诊断要点】

膀胱黏膜呈灶状或多灶状隆起。黏膜固有层水肿，少量炎症细胞浸润，呈假乳头状或息肉状增生。被覆的移行上皮可出现轻度非典型增生。

4.膀胱炎性假瘤　又称肌成纤维样瘤。成人好发，主要症状为血尿。

【诊断要点】

膀胱壁的实性肿块。慢性炎症的背景，间质水肿和黏液变。其中可见多数梭形具有带状嗜酸性胞浆的怪异细胞。

5.膀胱手术后梭形细胞结节　手术后1～3个月，手术断端形成肿块。

【诊断要点】

镜下，增生的梭形细胞交织成束状，核分裂多见，细胞无明显不典型性，富于血管，伴多量炎细胞浸润。病灶中心为纤维素样坏死及坏死的上皮碎屑与间质，周围肉芽组织围绕，含铁血黄素沉着。免疫组化CK、Vim、SMA阳性，S-100阴性。与平滑肌肉瘤的鉴别依据细胞异型性，富于血管网及近期手术史。

6.膀胱软斑病。

【诊断要点】

①膀胱黏膜和黏膜下层有多发的灰黄色结节状斑块，以膀胱三角区多见。②可见病变主要由组织细胞聚集而成，伴淋巴细胞、浆细胞浸润。组织细胞有嗜酸性颗粒状胞浆，在细胞内可见有诊断性Michaelis-Gutmann包涵体，其特点是境界清，直径5～8μm的球形小体，具有靶心或牛眼样形态，PAS染色、铁及钙染色均呈阳性反应。

二、尿道肿瘤和肿瘤样病变

（一）尿道良性肿瘤

1.尿道乳头状瘤　多发生于尿道远端，常与乳头状瘤病毒感染有关，为鳞状上皮或尿路上皮的乳头状增生，而非真性肿瘤。

2.尿道内翻性乳头状瘤　与膀胱内翻性乳头状瘤相似。

3.尿道肉阜　易发生于女性。

【诊断要点】

①尿道口内或外小丘状结节，直径 0.1～3cm，红润质软，触之易出血。②分为 3 种组织学类型：乳头状瘤样型：呈乳头状或分叶状增生，表面被覆尿路上皮或鳞状上皮，上皮脚延长，上皮下为疏松结缔组织，可伴有炎症细胞浸润；血管瘤样型：被覆上皮的结缔组织中，有大量增生扩张的毛细血管；肉芽肿型：被覆的上皮下可见大量肉芽组织及浸润的炎细胞。

(二)尿道恶性肿瘤

上皮性肿瘤包括鳞状细胞癌、尿路上皮癌和腺癌，鳞状细胞癌最多见。肉瘤包括纤维肉瘤、平滑肌肉瘤、恶性纤维性组织细胞瘤，均少见。

三、子宫体肿瘤

(一)子宫内膜恶性肿瘤

1.子宫内膜样腺癌　是子宫体最常见的上皮性恶性肿瘤，与持续性、非拮抗性雌激素刺激有关，属Ⅰ型子宫内膜癌。

【诊断要点】

(1)大体：子宫可增大，内膜增厚，可形成息肉状或不规则隆起的肿物，大部分肿瘤位于子宫体部，子宫后壁多于前壁。当肿瘤浸润肌层时，切面可以观察到灰白色伸入肌层的病灶。

(2)显微镜下：可以呈现多种组织学表现，典型者由类似于增殖期子宫内膜腺体的腺管组成，但是其腺体结构更为复杂。

(3)分型：腺上皮也可以呈现不同的上皮分化及结构，因而可以进一步将其命名为以下几种亚型的子宫内膜样癌：①鳞状上皮分化；②黏液性；③纤毛细胞性；④分泌性；⑤绒毛状管状；⑥其他。

无论何种亚型诊断的依据主要依靠组织学异型性而不是细胞学的异型性，因为这一型肿瘤细胞异型一般仅为轻-中度。组织结构的异型包括：①融合性的筛状生长；②腺体密集、排列紊乱，呈迷路样，之间仅有少量或缺乏间质；③绒毛状管状结构；④非鳞化的实性区域。

(4)肌层浸润是诊断的金指标，但在活检中一般难以见到。

(5)肿瘤分级：依据肿瘤中实性成分所占比例：Ⅰ级(高分化)(实性＜5%)、Ⅱ级(中分化)(实性 6%～50%)和Ⅲ级(低分化)(实性＞50%)。注意：鳞状上皮分化以及桑葚状化生的实性细胞巢不计算在实性区内。

(6)免疫组化：子宫内膜样腺癌显示 Vimentin、ER 和 PR 的阳性，而对 CEA 常呈阴性表达或只有弱阳性表达。此点有助于与子宫颈腺癌鉴别。此外，肿瘤一般不表达 p53。

【鉴别诊断】

(1)在活检标本中，最重要的是与子宫内膜增殖症鉴别。主要依据是组织学异型性；此外，坏死和泡沫细胞的出现提示癌的可能。

(2)与浆液性癌的鉴别，后者细胞学的高度异型性、p53 免疫组化弥漫(＞70%)强阳性同时丢失激素受体的表达高度提示浆液性癌，其他详见后述。

2.子宫浆液性癌　是Ⅱ型子宫内膜癌的主要亚型，缺少非拮抗性雌激素持续性刺激的背景和子宫内膜增殖症的前驱病变，p53 基因的突变为最重要的标志性分子遗传学改变。多见于绝经后的老年女性。

【诊断要点】

①通常子宫增大不如子宫内膜样腺癌明显，甚至有时子宫萎缩变小，难以在宫腔内观察到明确的肿物，有时可见息肉性病变，而肿瘤只位于子宫内膜的表层或息肉的局部。但常常伴有深肌层的浸润以及盆腔的广泛播散和广泛的淋巴结转移。②伴有细胞簇的复杂乳头结构是最常见的形态学特点：乳头轴心宽大，细胞多呈簇状生长，缺乏与基底膜垂直的极向分布，核圆形，位于细胞顶部而非基底部。③常见奇异型和多形性的肿瘤细胞。④除乳头外，实性区域和迷宫样的流产型腺体结构也非常常见。⑤免疫组化：p53 一般总是阳性，ER 和 PR 常常表达丢失。

【鉴别诊断】

(1)由于预后的显著差异，与子宫内膜样癌的鉴别具有重要意义。复杂的乳头状结构、突出的细胞学异型性和 p53 弥漫一致的强阳性以及高龄患者，均是提示浆液性癌的重要因素。

(2)与"表面嗜酸性乳头状合体细胞性化生"鉴别：这是一种修复性改变，细胞的合体性生长方式与其在修复过程中向鳞状上皮分化有关。多见于老年女性的子宫内膜被覆上皮。这种病变的"乳头状"结构，缺乏纤维轴心，为合体状生长的细胞簇，且细胞没有异型性，簇内常可见嗜中性粒细胞的聚集。p53 染色为阴性。

3.子宫透明细胞癌　Ⅱ型子宫内膜癌的另一种主要亚型。缺乏非拮抗性雌激素刺激的背景，多发生于萎缩的子宫内膜背景之上。发病率较浆液性癌低。

【诊断要点】

①大体：无明显特征，肿瘤可以在宫腔内形成明显的肿块，但也可能仅仅表现为息肉状病变，肿瘤仅局限于息肉内。

②显微镜下：肿瘤由透明细胞或鞋钉细胞组成，可排列呈实性、腺管状、乳头状等形态，但最常见的形态是：呈实性的生长方式，管囊状结构中出现鞋钉样细胞，嗜酸性细胞被覆于乳头状结构。

③免疫组化：p53 蛋白虽然也常常阳性，但在同一个肿瘤中的表达具有异质性，常常局灶阳性，且阳性强度不一，ER 和 PR 往往表达丢失。近半数病例表达 p16。

【鉴别诊断】

主要的鉴别诊断是浆液性癌，二者均可见乳头状结构、实性区域和腺样结构，但透明细胞癌的组织学结构更为多样，细胞异型性较浆液性癌要小，p53 的表达不及浆液性癌，多为灶状。需要指出的是，有时透明细胞癌常常与浆液性癌混合存在。

4.子宫体癌肉瘤　也称为恶性 Mullerian 混合瘤，是一种同时具有癌和肉瘤双向分化的恶性肿瘤。两种成分显示单克隆性、支持上皮来源，被视为Ⅱ型子宫内膜癌的一种特殊亚型，为高度恶性肿瘤。

【诊断要点】

①肿瘤较腺癌更具有肉质感，常呈巨大息肉样，并可脱垂于宫颈口外。②“癌”的形态学分化覆盖范围宽广，从子宫内膜样到浆液性或透明细胞样，还可见到奇异的鳞状分化、原始的“胚胎性”腺样和缎带样排列；上皮成分的组织学类型、分级决定预后，高级别、浆液性和透明细胞癌成分提示预后差。③“肉瘤”成分以子宫内膜间质肉瘤和平滑肌肉瘤样（同源性）最常见，也可见到骨骼肌和软骨（异源性）及未分化的间叶成分；但其组织学类型、分级、分裂象、同源/异源与预后无关。④“癌”和“肉瘤”成分的比例差异较大，并可以多种形式混合存在和相互过渡。⑤免疫组化 AE1/AE3 可协助识别癌的区域，癌和肉瘤区域常常不同程度地出现 p53 蛋白的过表达。

【鉴别诊断】

（1）与腺肉瘤鉴别：后者肿瘤中的腺体成分为良性.腺体周围常可见原始的间叶组织呈袖套样生长，生物学行为低度恶性，以局部复发为主。

（2）与伴性索分化的子宫内膜间质肉瘤鉴别：肿瘤中可见缎带样生长的性索结构，联合应用 AE1/AE3、EMA、α-Inhibin、calretinin 和 CD99 可协助鉴别真性上皮分化和性索样结构。此外，间质肉瘤的细胞较一致，内可见大量螺旋小动脉，而癌肉瘤中的肉瘤成分常常多样。

（二）子宫间叶性和间叶与上皮混合型肿瘤

1.子宫平滑肌瘤　是子宫最常见的肿瘤，由肌层内平滑肌克隆性增生而形成的良性肿瘤。

【诊断要点】

①普通的平滑肌瘤界限清楚，切面灰白、漩涡状，质硬韧，切面多因内部张力大而明显隆起。②平滑肌肿瘤还可呈现不同的生长方式，被命名为静脉内平滑肌瘤病、良性转移性平滑肌瘤病、腹膜播散性平滑肌瘤病、弥漫性平滑肌瘤病、分隔性平滑肌瘤病。③根据组织学形态的不同可分为普通型、富于细胞型、富于分裂象型、奇异型、上皮样型、黏液样型和脂肪平滑肌瘤。④典型的平滑肌肿瘤细胞呈长梭形，胞浆丰富粉染，核长钝圆，可见小核仁；间质中常见厚壁血管；可伴有不同程度的玻璃样变、水肿、黏液变性和囊性变。⑤免疫组化：SMA，desmin 和 Caldesmon 阳性，ER 和 PR 总是阳性。

【鉴别诊断】

（1）富于细胞型平滑肌瘤需要与子宫内膜间质肉瘤鉴别，联合应用 SMA、desmin、Caldesmon 和 CD10 免疫组化染色一般能够准确鉴别，网织纤维染色有助于识别成束分 C 布的平滑肌束和单个散在的子宫内膜间质肉瘤细胞。

（2）富于分裂像的子宫平滑肌瘤需要与子宫平滑肌肉瘤鉴别，当分裂象多于 5 个/10HPF 甚至更多时，肿瘤的细胞异型性一定要在中度以下且不可以有病理性核分裂和肿瘤性坏死，否则不能除外肿瘤具有恶性潜能。

（3）奇异型平滑肌瘤虽然可具有弥漫性细胞中-重度异型性，但分裂象少（<5 个/10HPF）或无，且不会有肿瘤性坏死，绝经后女性少见。否则提示具有一定程度的恶性潜能。

(4)上皮样平滑肌瘤最重要的鉴别诊断是子宫的血管周上皮样细胞肿瘤(PEComa),尤其是具有平滑肌母细胞或透明细胞特点的子宫平滑肌瘤,使用 SMA 和 HMB45 有助鉴别。此外,与普通型不同的是,具有上皮样分化特点的子宫平滑肌瘤一旦分裂象>5 个/10HPF,则可能具有恶性潜能。

(5)静脉内平滑肌瘤病和良性转移型平滑肌瘤病均罕见,以组织学良善而生长方式具有侵袭性而著称,近年发现二者可能具有密切相关性,后者可能继发于前者。

2.子宫平滑肌肉瘤　子宫最常见的恶性间叶性肿瘤,显示为平滑肌分化。遗传学上具有高度的基因组不稳定性,与子宫平滑肌瘤具有显著不同,提示二者具有不同的发病机制。这类肿瘤高度恶性,易侵袭性生长、局部复发和远处转移,5 年生存率不足 50%。

【诊断要点】

免疫组化:一般表达平滑肌分化标记,但可有某些标记的丢失,一般具有激素依赖性,约一半病例 p53 蛋白过表达,但其鉴别诊断意义尚没有定论。

【鉴别诊断】

主要与平滑肌瘤、恶性潜能未定平滑肌肿瘤以及特殊类型的平滑肌瘤鉴别,见表 6-1 和表 6-2。

表 6-1　恶性和良性子宫平滑肌肿瘤的鉴别特点

疾病		平滑肌肉瘤	平滑肌瘤
肉眼特点	数量	孤立性	多发
	体积	多>10cm	大小不等
	界限	不清或浸润性生长	清楚,常挤压周围组织
	切面	色斑斓,常见出血坏死,质软鱼肉样	灰白质硬,切面漩涡状,常隆起
坏死	数目	多灶	单个,多位于中心
	形状	不规则,地图样或岛屿状	边界光滑、圆形
	界限	与周围界限清楚	与周围有移行
	残存细胞	可见非典型性的“鬼影”细胞	细胞良善,胞浆嗜酸,界限不清
	修复反应	罕见炎症和纤维化	常见,中央多玻璃样变性

表 6-2　伴有典型梭形细胞分化的平滑肌肿瘤的实用分类

分类	地图状肿瘤坏死	分裂像(个/10HPF)	细胞非典型性
平滑肌肉瘤	有	无需计数	有/无
	无	≥10	弥漫/多灶:中-重度
恶性潜能未定平滑肌肿瘤	可疑	无需计数	有/无
	无	>15	无
	无	5～10	弥漫/多灶;中-重度
非典型性平滑肌瘤	无	≤5	弥漫/多灶;中-重度
富于分裂像的平滑肌瘤	无	≤15	无

3.子宫恶性潜能未定平滑肌肿瘤　部分子宫平滑肌肿瘤的形态学特点介于良性平滑肌瘤和恶性平滑肌肉瘤之间，现有的形态学指标不足以明确指示预后，故归入此类别。

【鉴别诊断】

见表6-2。

4.子宫内膜间质肿瘤　由形态上类似于增殖期子宫内膜间质细胞的肿瘤细胞构成。WHO根据肿瘤边界是否具有浸润和细胞学异型性的大小，将其分为三种亚型：①非浸润性生长且细胞异型性小的良性子宫内膜间质结节；②浸润性生长但细胞异型性小的低度恶性子宫内膜间质肉瘤；③浸润性生长且细胞高度异型，失去子宫内膜间质细胞的特点，具有高度恶性生物学行为的未分化子宫肉瘤。不过，目前逐渐倾向于认为未分化子宫肉瘤在遗传学上与前两者具有本质区别，应该被视为一个独立的病种。

【诊断要点】

(1)子宫内膜间质结节与子宫内膜间质肉瘤在镜下的形态完全一致：肿瘤细胞由一致性的、相似于正常增殖期子宫内膜的间质细胞构成并可见大量螺旋动脉。二者的区别点在于生长方式：间质结节无肌层和脉管内浸润，而间质肉瘤一定会向肌层内浸润性生长，并常常伴有淋巴管内瘤栓。

(2)未分化子宫肉瘤：肿瘤细胞的异型性明显，已经失去增殖期子宫内膜间质细胞的特点，且缺乏典型的生长方式和螺旋小动脉。

(3)免疫组化：间质结节和间质肉瘤均表达CD10，ER和PR，并会不同程度表达SMA，但desmin和h-Caldesmon一般为阴性或局灶弱阳性。

【鉴别诊断】

(1)间质肉瘤应与富于细胞型平滑肌瘤鉴别诊断，详见平滑肌瘤的有关论述；

(2)未分化子宫肉瘤应与癌肉瘤鉴别，应广泛取材，寻找是否含有其他上皮和间叶成分。

5.子宫腺肉瘤　为具有良性上皮成分及肉瘤样间叶成分的双向分化肿瘤。为低度恶性肿瘤，少部分会复发，罕有转移，但转移瘤中多为肉瘤成分，伴有肉瘤过度生长的腺肉瘤预后较差。

【诊断要点】

(1)肿瘤多呈外生性息肉状生长或为多发性乳头状肿物，一般不侵犯子宫肌层，切面常可见小的囊腔。

(2)低倍镜呈分叶状结构，腺体囊状扩张或被挤压成裂隙状，间叶性成分(一般为同源性)穿插生长于其间。

(3)“袖套样结构”是最重要的形态学特点：围绕腺体/裂隙的间质成分细胞更密集，可见细胞非典型性(轻-中度)和分裂活性(通常超过1个/10HPF)。

(4)当肿瘤中肉瘤成分超过整个肿瘤的25%，即可诊断为“肉瘤成分过度生长”。

(5)免疫组化上皮成分广泛表达CK，间叶成分一般CD10阳性，并不同程度地表达SMA和desmin。

【鉴别诊断】

(1)与腺纤维瘤鉴别,过去一直把分裂像(1个/10HPF)作为二者的主要鉴别点,而袖套样结构的出现往往高度提示腺肉瘤。活检标本因取材不够,可能将“腺肉瘤”误诊断为“腺纤维瘤”。

(2)在肉瘤成分的刺激下,腺肉瘤的局灶上皮可出现轻度的非典型性,不能据此诊断为“癌肉瘤”。

6.子宫非典型性息肉状腺肌瘤　是一种上皮和间叶混合分化的肿瘤,由良性的上皮(通常为子宫内膜样腺体)及间叶成分(纤维肌成分)组成。所谓的“非典型性”是指腺体成分出现了复杂性结构,伴/不伴细胞异型性。患者较为年轻,多小于40岁。

【诊断要点】

(1)多为黏膜下息肉样,但偶可为肌壁内或浆膜下病变,多位于子宫下段或宫颈上段。

(2)结构复杂的子宫内膜样腺体周围环绕的不是子宫内膜间质,而是漩涡状增生的平滑肌束。

(3)腺上皮伴/不伴细胞异型性。

(4)腺体出现广泛的鳞化或桑葚样化生是本病变突出的特点之一。

【鉴别诊断】

(1)与子宫内膜癌侵及肌层的鉴别最为重要,腺肌瘤性息肉的腺体周围的平滑肌呈漩涡样增生,而缺乏正常肌层规则的束状排列,腺体常伴有大量桑葚样化生。

(2)子宫内膜息肉中偶见少数平滑肌束,但主要为纤维性间质,腺体结构不复杂,也没有细胞的异型性。

(3)子宫腺肌症常可伴有周围平滑肌的增生,此时应当诊断为子宫腺肌症伴有腺肌瘤样增生,乃子宫内膜异位症的一种特殊表现,与腺肌瘤在发病机制上有本质的区别。

(三)子宫腺瘤样瘤

是一种起源于子宫浆膜间皮,位于浆膜下或肌壁内、形成腺样结构的良性肿瘤。

【诊断要点】

1.肿瘤多为子宫浆膜下或肌层内的界限清楚的肿块,也可界限不清,质地软。

2.子宫肌层内裂隙样、互相吻合的腔隙,衬覆细胞为立方形或扁平状。

3.免疫组化显示间皮分化:HBME-1、calretinin阳性,并同时表达CK和Vimentin。

【鉴别诊断】

1.腺样结构和印戒样细胞容易被误诊为癌,但生长部位、细胞异型性小和免疫组化有助于鉴别诊断。

2.当腔隙囊状扩张时,容易与淋巴管瘤混淆,免疫组化可协助诊断。

（四）滋养细胞肿瘤

1.水泡状胎块　由异常受精所产生的、伴有绒毛水肿及不同程度滋养细胞增生的异常胎盘，根据体细胞遗传学的特点，分为部分性葡萄胎和完全性葡萄胎。当出现子宫肌层和脉管的浸润时，称为侵袭性葡萄胎。

【诊断要点】

见表 6-3。

表 6-3　部分性葡萄胎与完全性葡萄胎的临床病理特点

分类	部分性葡萄胎	完全性葡萄胎
发病机制	3/4 的病例为一个正常卵子与两个精子受精；1/4 的病例精子在有丝分裂过程中染色体未分离，随后与卵子结合	90％的病例为 1 个空卵与 1 个精子受精后染色体随后复制；10％的病例为 1 个空卵与 2 个精子受精
细胞遗传学	双父单母三倍体	双父二倍体
胎儿成分	有/无	无
绒毛	大绒毛及正常绒毛均有，呈扇贝形轮廓	所有绒毛均不同程度增大
	不同程度的中央水池形成	有明显的中央水池形成
	可见有核红细胞	无有核红细胞
滋养细胞	局灶轻度合体滋养细胞增生伴包涵体形成	三种滋养细胞弥漫性增生伴有异型性
辅助检查	流式：三倍体	流式：二倍体
	p57 蛋白阳性	p57 蛋白阴性
预后	完全性葡萄胎转化为侵袭性葡萄胎和绒癌的危险性较部分性葡萄胎大	

【鉴别诊断】

（1）绒癌与葡萄胎最重要的鉴别点是前者没有绒毛，而后者有绒毛结构存在；

（2）绒毛水肿、部分性葡萄胎及完全性葡萄胎的鉴别则需要结合遗传学、免疫组化和形态学特点联合诊断。在妊娠早期阶段，单纯建立于形态学基础上的病理诊断对于葡萄胎的误诊率近 1/3。

（3）从遗传学上讲，葡萄胎是父源性染色体占优势的结果，因此只有双父单母的三倍体和双父的二倍体才会发生葡萄胎，而双母单父的三倍体和双母的二倍体不会发生葡萄胎。

2.子宫中间型滋养细胞结节或斑块　是一种非肿瘤性、非胎块性滋养细胞病变，由数月或数年前既往妊娠残留的绒毛膜型中间滋养细胞结节状增生所致。

【诊断要点】

（1）大体上：部分病例无明显病变，部分病例可在宫腔内看到境界清楚、小的结节或斑块。

（2）显微镜下：部分退变的中间型滋养细胞散在地分布于玻璃样变的间质中；无细胞异型性或分裂像。

（3）免疫组化：CK 和 P63 强阳性，hPL 的表达不定，CD146 阴性，Ki-67 的标记率不超过 10％。

【鉴别诊断】

(1)与胎盘部位滋养细胞肿瘤鉴别:后者来源于种植部位中间滋养细胞,病变范围广泛,常浸润子宫肌层及血管,细胞有异型性,分裂像活跃,免疫组化染色:HPL阳性,Ki-67的标记指数大于10%。

(2)与上皮样滋养细胞肿瘤鉴别:两者均来自绒毛膜中间型滋养细胞,但后者为肿瘤性病变,常形成明显肿物,Ki-67的标记指数大于10%。

(3)与玻璃样变的蜕膜组织鉴别:绒毛膜中间型滋养细胞与蜕膜细胞相比,细胞核大小及形状更为多样,细胞对p63、Inhibin-α及PLAP呈阳性反应;而蜕膜细胞常有更为清楚的胞膜,胞浆嗜碱性,细胞较一致,核淡染,免疫组化对上述抗体呈阴性反应。

3.*胎盘部位滋养细胞肿瘤*　以种植部位中间滋养细胞为主要成分的肿瘤,缺乏绒毛膜癌中的双向结构。曾使用过非典型性绒毛膜癌、合体细胞瘤、滋养叶细胞假瘤等名称。

【诊断要点】

(1)肿物呈息肉状充满宫腔,有时则可侵犯子宫肌层,边界常不清,切面质地柔软,呈灰白色或黄色,有时肿瘤内可见灶状或大片的出血。

(2)肿瘤主要由多角形、圆形或梭形的中间滋养细胞组成。多数为单核,有时可以是双核或多核。肿瘤细胞在子宫肌间浸润生长,并常侵犯血管壁。

(3)免疫组化:CK、hPL以及抑制素呈弥漫阳性反应,而hCG仅呈局灶阳性。

【鉴别诊断】

(1)与胎盘部位过度反应鉴别:两者均来自种植部位中间滋养细胞,后者为一种超常的反应性增生病变,不形成肿块,中间滋养细胞可浸润肌间,但不破坏平滑肌组织,Ki-67指数低(<5%)。

(2)与绒毛膜上皮癌鉴别:后者由细胞滋养细胞、中间滋养细胞及合体滋养细胞等2～3种成分组成,而胎盘部位滋养细胞肿瘤则由一种中间滋养细胞组成。

(3)与上皮样平滑肌肉瘤鉴别:结合临床表现以及肿瘤生长方式来区别。免疫组织化学染色:平滑肌肉瘤desmin阳性,hCG及hPL阴性。

4.*妊娠绒毛膜上皮癌*　与妊娠相关的滋养细胞恶性肿瘤,肿瘤中没有绒毛,有大片双相分化特点。可继发于葡萄胎、流产后以及正常/异位妊娠后。为高度恶性肿瘤,极易转移,对化疗敏感,目前多数可治愈。

【诊断要点】

(1)典型的病变为红色到棕色的伴有广泛出血坏死的瘤块,常侵犯到子宫肌壁。肿瘤表面可以呈息肉状。

(2)肿瘤细胞由合体滋养细胞、细胞滋养细胞和中间滋养细胞混合增生,细胞具有非典型性。

(3)肿瘤细胞单个或成排排列,伴有明显的出血、坏死和血管侵犯。

(4)肿瘤中没有绒毛,无肿瘤性间质,无血管。

(5)免疫组化:各种滋养细胞均呈CK强阳性,合体滋养细胞β-hCG强阳性而hPL弱阳性。

【鉴别诊断】

(1)与妊娠早期鉴别:在妊娠早期时,刮宫标本中有时看不到绒毛结构,易被疑为绒毛膜癌。注意细胞有无异型性,有无出血坏死以及滋养细胞对周围组织有无侵犯。

(2)与胎盘部位滋养细胞肿瘤鉴别。

(李军扩)

第二节 肾细胞癌

【临床概述】

在世界范围内肾细胞癌(RCC)的发病率有性别、地区和人种的差异;男性肾癌发病率高于女性;东欧国家、德国、意大利、北美国家、澳大利亚及新西兰发病率较高,在美国约占所有成人恶性肿瘤的2%~3%,且发病率以每年约2%的比例稳定上升。而多数亚洲、非洲国家及部分南美国家的肾癌发病率较低。我国近年肾癌发病率6.63/10万,呈现逐年上升趋势,各年龄段均可发病,高发年龄为50~70岁。

病因仍不明确。很多环境因素、生活方式以及遗传因素与RCC的发生有关。吸烟与肥胖是RCC发生的危险因素。来自瑞典的一组病例对照研究发现,高水果和蔬菜摄入可降低发生RCC的危险,而用油炸炒的肉和家禽增加发生RCC的危险。

RCC分为遗传性RCC(家族性RCC)和散发性RCC两种。RCC绝大多数都是散发性RCC,遗传性RCC仅占全部RCC的2%~4%。一些遗传性综合征患者易患RCC,目前已经明确了至少4种与RCC相关的遗传性综合征,分别是VHL病、遗传性乳头状肾细胞癌(HPRC)、遗传性平滑肌瘤病与肾癌(HLRCC)和BHD综合征。

这4种遗传性综合征都属于常染色体显性遗传,但每种都是由不同的遗传基因变异造成的。最常见VHL病,一种由VHL基因突变引起的透明细胞癌,这与其染色体3p25上VHL肿瘤抑制基因失活有关。遗传性乳头状RCC似乎与第7号和17号染色体异常有关。HPRC是因MET癌基因的激活突变造成的,HLRCC综合征是1号染色体长臂上的FH基因突变所致,而BHD综合征的病因则是17号染色体短臂上的BHD基因失活。约75%的散发性RCC表现有3号染色体短臂(3p)缺失。

【临床表现】

多数患者RCC初诊时是无症状的,国内文献报告无症状RCC占33%,国外约50%。最常见的症候是肉眼可见的血尿或显微镜下的血尿,其次是侧腹部疼痛、扪及肿块。但典型的“血尿、腹痛、腹胁部包块”三联症仅见于9%左右患者,且强烈提示为局部进展期。

20%~30%的RCC患者已有转移而没有任何症状或体征。RCC的进展常通过直接侵犯、区域淋巴结转移和血源性播散而发生,转移部位包括区域淋巴结、肺、骨和皮肤,进一步进展可出现肝、肾上腺和对侧肾转移。临床上可以以转移灶症状和体征起病,如骨痛、病理性骨折、咳嗽、胸痛、咯血。下腔静脉受累可引起下肢水肿、腹腔积液等症。

其他表现包括:发热、体质量下降、贫血,RCC可通过多种机制导致高血压,包括高肾素血症、肾动静脉瘘、红细胞增多症、输尿管梗阻、高钙血症以及由于颅内转移而导致的颅压增高等。

RCC患者还可以表现多种多样的少见症状和体征。左侧RCC患者可能出现一种少见(2%～3%)表现，即出现左侧精索静脉曲张。肾癌可异位产生如肾素、前列腺素、促红细胞生成素、胰岛素、胰高血糖素、促性腺激素、人绒毛膜生长催乳激素、促肾上腺皮质激素(ACTH)类似物、甲状旁腺素相关蛋白、IL-6等多种激素、蛋白或细胞因子而引起多种全身症状或多种副癌综合征，表现为发热、贫血、恶病质、红细胞增多症、高血糖、高钙血症、非转移性肝功能异常(Stauffer综合征)、淀粉样变性、风湿性多肌痛等。

遗传性RCC患者常常在40岁之前的发病，且病灶多为双侧或多发，而散发性RCC一般发病较晚，且多为单侧、单发。

体格检查可能发现如锁骨上淋巴结肿大、腹部包块、下肢水肿、精索静脉曲张或皮下结节。

【诊断要点】

1.影像学检查　据临床表现应行影像评估确认肾脏肿物，初始检查常用腹部超声或CT扫描。腹部超声敏感性虽然不如CT扫描，但有助于鉴别良性囊肿和实性肿物。CT扫描可提供肿块的密度及淋巴结和静脉受累等信息。在怀疑集合系统、肾静脉或腔静脉受侵时，MRI对于确定病变范围更有优势，也常用于对造影剂过敏或肾功能差不能行增强CT扫描的患者。临床分期检查包括胸部X线或胸部CT检查。放射性核素骨扫描适于合并有碱性磷酸酶升高或伴有骨痛的患者。病史或查体怀疑脑转移时行脑CT或MRI。PET价格昂贵，且对RCC相对不敏感，不作为初始评估的常规检查。肾脏中央型肿块提示可能为移行细胞癌，应行尿细胞学和输尿管镜检查除外。

2.实验室检查　包括血常规、生化(包括血清钙、肝功能、血肌酐、LDH、碱性磷酸酶)、血沉、尿常规等。主要作为对患者术前一般状况以及预后判定的评价指标。

3.病理诊断入路　偶有因转移灶活检而确诊RCC，大多数患者通过部分或全肾切除术明确组织病理诊断并且实施治疗。

对孤立的实性肾脏肿物，由于穿刺活检特异性差，假阴性率高，且存在肿瘤腹膜播散的可能，不推荐穿刺活检作为常规检查，而优先选择部分或全肾切除术进行诊治。

以转移灶起病患者，应在治疗前明确其病理，对考虑减瘤手术患者应在术前明确病理类型，因多项随机试验显示接受减瘤性肾切除术后予干扰素治疗患者获益，而免疫治疗仅对透明细胞癌病理类型有效。

4.病理诊断类型　肾脏肿瘤约90%为RCC，其中85%为透明细胞癌。其他少见类型包括乳头，嫌色细胞和集合管癌。集合管癌占RCC不到1%。髓样RCC是集合管癌的亚型，最早被描述于镰状细胞阳性患者。

【分期和预后分层】

通过1999～2005年间美国SEER数据分析，肾和肾盂癌的5年总生存率为69.4%。RCC预后与TNM分期密切相关，预计5年生存率：Ⅰ期96%，Ⅱ期82%，Ⅲ期64%，Ⅳ期23%。

在具有转移灶的患者中，其预后可根据不良危险因素进一步分层。NCCN指南对于RCC患者不良预后因素进行了定义，即Motzer评分系统，包括以下六项指标：LDH高于正常值上限的1.5倍、血红蛋白小于正常值下限、校正血清钙水平高于10mg/dl、确诊至开始系统治疗的时间间隔小于1年、KPS评分≤70、转移器官数目≥2个；同时具有上述3个或3个以上因素的患者为高危患者，预后不佳，中位生存期仅4个月。根据不良因素的多少将mRCC危险分组修改为低中危(0～2项)和高危(≥3项)两组来指导临床靶向药物的选择。

【治疗原则】

1.基本原则　根治性手术仍是唯一根治RCC的治疗手段，对身体状况好的Ⅰ、Ⅱ、Ⅲ期局限期患者应尽可能行根治性肾切除术。Ⅳ期患者主要采用内科药物治疗，部分可合并减瘤性肾切除手术。

2.外科手术治疗　外科手术是局限性RCC的唯一有效治疗手段。

对于临床诊断为$Ⅰ_A$期患者，2011年NCCN指南推荐进行保留肾单位手术(NSS)；指南还推荐了热消融治疗，主要是考虑其侵袭性更小，同时远处无复发生存与传统手术相似。

预期生存期短或合并症多导致手术风险较大的局限性肾肿瘤患者，应首选密切观察，部分局限性肾肿瘤患者也可考虑接受密切观察而暂缓手术。

对于肿瘤位于肾中部等无法进行NSS的患者应考虑根治性肾切除术(RN)。

无论是NSS还是RN，均为ⅠB期患者的标准治疗推荐。而对于Ⅱ、Ⅲ期患者则一致推荐RN。根治性肾切除包括肾周筋膜、肾周脂肪、区域淋巴结和同侧肾上腺的切除。淋巴结切除并非治疗目的而是提供预后信息，因尽管行受累淋巴结切除，但随后常出现复发或远处转移。同侧肾上腺切除限于肾上极巨大病变和(或)CT肾上腺异常的患者。如肿瘤侵犯下腔静脉首选根治性肾切除，长期生存率约50%。

部分Ⅳ期患者仍可从手术中获益。初诊时发现可切除的原发肾肿瘤合并孤立转移灶的患者、根治性肾切除后出现孤立复发或转移灶的患者都是原发灶和转移灶进行手术切除的适宜人群。对于原发灶可切除同时伴有多发转移灶的患者，指南推荐在全身系统治疗前进行减瘤性肾切除术，仅有肺转移、预后良好、PS评分好的患者最有可能从中获益。而对于伴有原发病灶所致的血尿或其他症状的转移性患者，如有手术可能，可进行姑息性肾切除术。

3.肿瘤内科治疗

(1)肾癌的术后辅助治疗：多项随机研究显示，细胞因子(IL-2、IFN-α)术后辅助治疗并未带来RFS和OS的延长。对于肾切除术后包括原发灶及孤立转移灶完全切除后达到无瘤状态的患者，观察和术后随访仍是这些患者的标准术后选择。

(2)复发或不可切除的透明细胞为主型RCC的一线治疗：IL-2以及IFN-α治疗转移性透明细胞为主型RCC(ccRCC)所报道的客观缓解率(ORR)在5%～27%之间，但具有较高的毒性。高剂量IL-2治疗在一小部分RCC患者中获得了长期CR或PR，而IFN-α获得的持续CR非常少。因此NCCN专家组仍推荐高剂量IL-2作为PS评分好、脏器功能正常的转移性ccRCC患者的一线治疗选择之一。

多项临床研究的进展使分子靶向药物治疗已成为RCC主要的一、二线治疗。

舒尼替尼是多靶点激酶抑制剂，抑制靶点有PDGFRa、PDGFRβ、VEGFR1、VEGFR2、VEGFR3、c-KIT、Flt3、CSF-1R和RET。

舒尼替尼vsIFN-α一线治疗转移性RCC(mRCC)的大型(750例患者)多中心临床试验结

果:舒尼替尼组显著获益,PFS(11个月 vs5个月),ORR(31%vs6%),OS(26.4个月 vs21.8个月)。

AVOREN和CALGB90206研究奠定了贝伐珠单抗+IFN-α一线治疗mRCC的地位,贝伐珠单抗+IFN-α对比单药IFN-α的PFS长(10.2个月 vs5.4个月和8.5个月 vs5.2个月)、ORR高(30.6%vs12.4%和25.5%vs13.1%),提示贝伐珠单抗联合IFN-α具有更好的疗效,尽管OS差异无统计学意义(23.3个月 vs21.3个月和18.3个月 vs17.4个月)。

帕唑帕尼对比安慰剂一线治疗mRCC的国际多中心临床研究中,PFS分别为11.1个月和2.8个月,ORR分别为30%和3%,两者均有显著性差异。

以上三个方案均被NCCN专家组作为mRCC患者一线治疗的1类治疗推荐。

ARCC研究将626例初治的高危mRCC患者随机分为三个治疗组:IFN-α组、替西罗莫司组、替西罗莫司+IFN-α组。结果替西罗莫司组OS比IFN-α组延长(10.9个月 vs7.3个月),两者的PFS分别为5.5个月和3.1个月。而联合治疗组并未提高PFS和OS,而毒性增加。NCCN将mTOR抑制剂替西罗莫司作为mRCC高危患者一线治疗的1类推荐。

(3)复发或不可切除的透明细胞为主型RCC的二线治疗:TARGET研究索拉非尼或安慰剂作为二线治疗选择(绝大多数经细胞因子一线治疗),结果两组的PFS分别为5.9个月和2.8个月。Sternberg等进行的帕唑帕尼对比安慰剂的Ⅲ期研究,部分细胞因子失败后二线治疗患者中,帕唑帕尼组与安慰剂组的PFS分别为7.4个月和4.2个月。Motzer等进行舒尼替尼二线治疗细胞因子失败后的mRCC患者也获得了PFS的获益。故指南将上述TKI类药物均作为细胞因子失败后的后续治疗1类推荐。

RECORD-1 Ⅲ期研究mTOR抑制剂依维莫司二线治疗经TKI一线治疗mRCC的患者,对比了依维莫司与安慰剂治疗舒尼替尼或索拉非尼失败的410例mRCC患者的疗效,两组的PFS分别为4.9个月和1.9个月,因此依维莫司成为一线TKI失败后的二线治疗1类推荐。

我国目前已上市舒尼替尼、索拉非尼、贝伐珠单抗。

(4)复发或不可切除的非透明细胞为主型RCC的治疗:ARCC研究中亚组分析显示替西罗莫司对非透明细胞癌也同样有效,尤其是高危的非透明细胞癌患者。NCCN指南将替西罗莫司作为高危非透明细胞癌患者的1类治疗推荐。

非透明细胞癌患者还能够从舒尼替尼或索拉非尼治疗中获益(2A类推荐)。

美国西南肿瘤协作组(SWOG)Ⅱ期临床研究中厄洛替尼(3类推荐)治疗乳头状RCC获得了11%的ORR和64%的疾病控制率(DCR),且OS达到27个月。

吉西他滨联合多柔比星治疗伴有肉瘤样分化的RCC获得了一定的疗效,也被NCCN指南作为唯一化疗方案的推荐(3类证据)。

支持治疗仍是转移性肾癌的主要治疗手段,包括孤立脑转移灶,脊髓压迫或承重骨骨折的手术;姑息性放疗合并双磷酸盐治疗疼痛性骨转移等。

【随访/监测】

对Ⅰ～Ⅲ期患者应在2年内每半年随访监测,此后5年内每年随访,随访内容包括体格检查、生化检查、胸腹CT或胸片、腹部B超。

(葛　姗)

第三节　膀胱癌

【临床概述】

在美国，膀胱癌发病率居男性恶性肿瘤的第四位，估计2010年有70530例新发患者，同期14680例死亡，男性发病率为女性的3～4倍，中位诊断年龄65岁。我国发病率远低于西方国家，但近年来，我国部分城市肿瘤发病率报告显示膀胱癌发病率有增高趋势。

膀胱癌的发生是多因素、多步骤的病理改变过程。膀胱癌可能与遗传有关。吸烟是目前最为肯定的致癌危险因素，另一重要因素为长期职业接触工业化学品，约20%的膀胱癌是由职业因素引起的。其他可能的致病因素还包括慢性感染(如细菌、血吸虫等)、应用化疗药物环磷酰胺、滥用含有非那西汀的止痛药等。

【临床表现】

血尿是膀胱癌最常见的症状，尤其是间歇全程无痛性血尿，可表现为镜下血尿或肉眼血尿，通常是无痛性血尿，但由于血块堵塞或者肿瘤进展侵犯较深，可引起腹痛。

膀胱癌患者亦有以尿频、尿急、尿痛即膀胱刺激征和盆腔疼痛为首发表现，为膀胱癌另一类常见症状，常与弥漫性原位癌或浸润性膀胱癌有关。进展期疼痛症状比较常见，也可因淋巴回流阻塞而出现下肢水肿。

其他症状还有输尿管梗阻所致腰胁部疼痛、下肢水肿、盆腔包块、尿潴留。有的患者就诊时即表现为体重减轻、肾功能不全、腹痛或骨痛，均为晚期症状。

膀胱癌患者触及盆腔包块多提示肿瘤局部进展。体检还包括双合诊，若发现膀胱壁增厚、肿物可推动或固定有助于判断临床分期已达，T_3 或 T_4。

【诊断要点】

1.*膀胱镜检查和活检*　膀胱镜检查仍然是诊断膀胱癌最可靠的方法。可以发现膀胱肿瘤及明确肿瘤数日、大小、形态和部位，并对肿瘤和可疑病变部位进行活检以明确病理诊断。

2.*尿脱落细胞学检查*　方法简便、无创，是膀胱癌诊断及术后随访的主要方法。尿脱落细胞学检测膀胱癌的敏感性为13%～75%，特异性为85%。100%，尤其对于分级高的膀胱癌，特别是原位癌，敏感性和特异性均较高。

3.*超声检查*　盆腔超声检查不仅可以发现膀胱癌，还有助于病变分期，了解有无局部淋巴结转移及周围脏器侵犯，尤其适用于造影剂过敏者。

4.*其他影像检查*　螺旋CT-U可使输尿管和肾盂很好显影，已广泛用于上尿路检查，静脉肾盂造影已较少用；腹部盆腔MRI可区分非肌层浸润性肿瘤与肌层浸润性肿瘤以及浸润深度，也可发现正常大小淋巴结有无转移征象；胸部X线片或胸部CT可除外肺部转移；对碱性磷酸酶升高或有骨相关症状患者应行骨扫描了解有无骨转移。

5.*经尿道膀胱肿瘤电切术(TURBT)*　有助于对肿瘤进行组织学检查以明确病理诊断、组织病理分级，原发肿瘤的临床分期取决于肿瘤浸润深度，为进一步治疗及预后判断提供依据。

【病理类型和级别】

尿路上皮癌最为常见，占膀胱癌的90%以上。尿路上皮癌是个多起源性肿瘤，90%以上发生于膀胱，8%发生于肾盂，2%发生于输尿管以及尿道（近端2/3）。膀胱鳞状细胞癌比较少见，占膀胱癌的3%～7%。膀胱腺癌更为少见，占膀胱癌的比例<2%。尿路上皮癌常常有混合型，如合并鳞癌或腺癌。还有更少见的小细胞癌和癌肉瘤等。

根据癌细胞分化程度，膀胱癌的组织病理学分级分为高级别或低级别。

【分期和预后】

膀胱癌可分为非肌层浸润性膀胱癌（T_{is}，Ta，T_1）和肌层浸润性膀胱癌（T_2以上）及转移性膀胱癌，分别占75%、20%和5%。非肌层浸润性膀胱癌中，大约70%为Ta期病变，20%为T_1期病变，10%为膀胱原位癌。原位癌虽然也属于非肌层浸润性膀胱癌，但一般分化差，属于高度恶性的肿瘤，5年内复发概率约50%～90%，向肌层浸润性进展的概率高。

各型的生物学行为、治疗原则及预后不同。最重要的预后因素是肿瘤的T分期及组织病理分化类型。高级别分化Ta以及T_1期病变的肿瘤，其复发率高，浸润肌层进展的比例也较高。低级别分化Ta期病变，其患者生存率为95%；低级别分化的T_1期病变，10年生存率约50%。而肿瘤侵犯肌层后5年生存率为20%～50%。

【治疗原则】

根据膀胱癌的临床分期决定肿瘤治疗措施。非肌层浸润性膀胱癌治疗目的是防止肿瘤复发和进展；肌层浸润性膀胱癌治疗提倡多学科综合治疗；全身姑息化疗是转移性膀胱癌的标准治疗。

（一）非肌层浸润膀胱癌

TURBT术是非肌层浸润膀胱癌的主要治疗手段，后续进行膀胱灌注治疗预防复发及进展，并需要泌尿外科长期密切随访。

（二）肌层浸润膀胱癌

只有20%新发膀胱癌病例属肌层浸润膀胱癌，根治性全膀胱切除术+区域淋巴结切除是肌层浸润性膀胱癌标准治疗方法。但即使接受全膀胱切除术，约40%～50%已有远处微小转移，长期生存率低。因此包括泌尿外科、肿瘤内科、放疗科在内的多学科综合治疗模式值得探索和推广。

1.*新辅助化疗或放化疗*　越来越多的数据支持对肌层浸润性膀胱癌进行新辅助化疗，特别是对于T_3期患者（2011NCCN1类推荐）。新辅助治疗的主要目的是控制局部病变，使肿瘤降期，降低手术难度和消除微小转移灶，提高术后远期生存率。2011NCCN指南推荐cT_2、T_3且LN（－）患者，应行新辅助化疗2～3个疗程后行膀胱根治切除术；cT_4，LN（－）患者，全身化疗2～3个疗程，或加同步放疗，评估疗效后，若肿瘤消退，可继续巩固化疗或进行膀胱手术；盆腔淋巴结转移患者：全身化疗2～3个疗程，或加放疗，评估疗效后，若肿瘤消退，可继续巩固化疗或进行膀胱手术。联合放化疗有可能提高保留膀胱的可能性，需前瞻性临床研究进一步探索。

2.*辅助治疗*　现有研究结果已经提示，术后辅助化疗可延长无复发生存期或无病生存期。

对于临床 T_2 或 T_3 期患者，术前未行新辅助化疗，术后病理提示 pT_3、T_4、淋巴结转移的高危患者、部分高危 T_2(P53 突变者)，应行术后辅助化疗，不少于 3 个疗程。若进行膀胱保存手术或部分切除，术后可考虑放疗(顺铂单药或联合 SFU 增敏)或进行术后辅助化疗。

膀胱癌对含顺铂的化疗方案比较敏感，总有效率为 40%～75%，其中 12%～20%的患者局部病灶获得 CR，约 10%～20%的患者可获得长期生存。建议选择基于顺铂的(新)辅助化疗，推荐化疗方案：GC、MVAC。

(三)转移性膀胱癌

建议全身姑息化疗以延长生存，改善生活质量。GC(吉西他滨和顺铂)方案与 MVAC(甲氨蝶呤、长春碱、阿霉素、顺铂)方案治疗膀胱尿路上皮癌随机对照Ⅲ期临床研究的长期随访结果显示，GC 方案与 MVAC 方案疗效相当，两组患者中位 PFS 分别为 7.7 个月和 8.3 个月，中位生存期分别为 14.0 个月和 15.2 个月，均无显著差异。GC 方案与 MVAC 方案都是 1 类推荐，但 GC 方案毒副反应较轻，耐受性更好，因此对于绝大多数患者是更好的选择。紫杉类药物也是对膀胱癌有效的一类药物，包括紫杉醇、多西紫杉醇，但目前尚缺乏大型的Ⅲ期临床研究进一步的证实，可试用于二线化疗方案，也推荐进行新药临床研究。

(葛 姗)

第四节 前列腺癌

前列腺癌在欧美国家发病率较高，在亚洲和非洲发病率较低。近年有发病率升高趋势。

【病因】

综合现有文献报道，前列腺癌发病率的相关危险因素可分为三类：明确的、可能的及潜在的。明确的危险因素包括：①年龄：前列腺癌流行病学的一个显著特点是与年龄呈明显的正相关。50 岁以后，其发病率及死亡率接近呈指数增长。②种族：前列腺癌的发病率在不同人种之间存在显著差异。文献报告显示，前列腺癌的发病率及死亡率由高至低依次为黑人、白人、黄种人。③家族史：早发前列腺癌可能是由一种少见的高危等位基因以常染色体显性遗传的方式遗传的，约占全部前列腺癌患者的 9%，而在小于 55 岁的患者中则占 45%。有家族史或遗传倾向的前列腺癌患者发病年龄较小。可能的危险因素包括高脂肪饮食及激素的影响。潜在的危险因素包括维生素 A、维生素 D、输精管切除术、金属镉等。

【病理】

大多数发生于腺体外周带或后叶的腺泡腺管上皮，病理类型以腺癌为主，占绝大多数，其次为移行细胞癌，极少数为鳞状细胞癌。可经常有多个病灶，但不能肯定是多个原发病灶或是单一原发病灶的播散。前列腺癌的显微镜下诊断是以组织学及细胞学特点的结合为基础，主要有四种形式：筛状、播散性单个细胞浸润、中等腺体及小腺体。其中以小腺体最为常见，其易与良性增生相混淆。

【诊断】

(一)临床表现

早期前列腺癌通常没有症状,但肿瘤侵犯或阻塞尿道、膀胱颈时,则会发生类似下尿路梗阻或刺激症状,严重者可能出现急性尿潴留、血尿、尿失禁。骨转移时会引起骨骼疼痛、病理性骨折、贫血、脊髓压迫导致下肢瘫痪等。

多数前列腺癌早期病变局限无症状,少数可有早期排尿梗阻症状,晚期可出现一些特异性症状。

1.*局部表现*　局部症状包括尿道梗阻和肿瘤局部扩散对周围组织结构的影响。当肿瘤增大至阻塞尿路时,可出现与良性前列腺增生相似的膀胱颈梗阻症状。表现为逐渐加重的尿流缓慢、尿频、尿急、尿流中断、排尿不尽、排尿困难。癌引起排尿困难和血尿常属晚期,局限性病变引起的梗阻常急性发生并不断加重,是由于外腺病变侵入内腺使其在排尿时顺应性下降所致。文献报道约40%的前列腺癌患者以急性尿潴留为首发症状。当病变范围广泛侵犯尿道膜部时可产生尿失禁,侵犯包膜及其附近神经周围淋巴结时,压迫神经可引起局部疼痛,压迫坐骨神经可引起下肢放射性疼痛。直肠受压时可出现排便困难,当肿瘤沿淋巴结转移致输尿管受压阻塞时,可有腰痛、肾积水表现,双侧者可出现少尿、肾衰竭。前列腺导管癌及移行细胞癌常出现无痛血尿伴尿频、排尿困难,当肿瘤侵及精囊时可有血精。

2.*远处转移症状*　骨转移是前列腺癌的常见症状,部分患者是以转移灶的症状就医,而无前列腺局部原发症状。任何骨骼均可被侵犯,骨盆和腰椎骨是早期转移最常见的部位,其次为胸椎、肋骨和股骨。骨转移症状表现为持续性骨痛,静卧时更为明显,可引起病理性骨折甚至截瘫。其他转移症状可有皮下转移结节、肝肿大、淋巴结肿大,下肢淋巴回流受阻时出现下肢浮肿,脑转移时可致神经功能障碍,肺转移时可出现咳嗽、咯血、胸痛等。晚期患者可出现食欲不振、消瘦、乏力及贫血等表现。

(二)特殊检查

可疑前列腺癌通常由前列腺直肠指检或血清前列腺特异性抗原(PSA)检查或经直肠前列腺超声波(TRUS)检查后再确定是否需进行前列腺活检。直肠指检、PSA检查和TRUS是目前公认的早期发现前列腺癌的最佳方法。

1.*直肠指检(DRE)*　大多数前列腺癌起源于前列腺的外周带,DRE对前列腺癌的早期诊断和分期都有重要价值。考虑到DRE可能影响PSA值,应在PSA抽血后进行DRE。

2.*经直肠超声检查(TRUS)*　TRUS可以帮助医生进行前列腺系统的穿刺活检。在TRUS引导下于前列腺以及周围组织结构寻找可疑病灶,并能初步判断肿瘤的体积大小。但TRUS在前列腺癌诊断特异性方面较低,发现一个前列腺低回声病灶要与正常前列腺、BPH、PIN、急性或慢性前列腺炎、前列腺梗死和前列腺萎缩等鉴别。

3.*前列腺穿刺活检*　前列腺系统性穿刺活检是诊断前列腺癌最可靠的检查。

(1)前列腺穿刺时机:因前列腺穿刺出血影响影像学临床分期。因此,前列腺穿刺活检需在MRI之后在B超引导下进行。

(2)前列腺穿刺指征:直肠指检发现结节。PSA＞4ng/ml。B超发现前列腺低回声结节和

(或)MRI发现异常信号。

(3)前列腺穿刺针数：指检或超声发现结节，应在超声引导下直接穿刺活检。没有结节则行系统穿刺活检。研究结果表明：10针以上的阳性率明显高于10针以下，并不明显增加并发症。

(4)重复穿刺：第一次前列腺穿刺阴性结果，在以下情况需重复穿刺。PSA＞4ng/ml，无法排除非癌因素引起。直肠指检和超声检查异常。穿刺结果为高级前列腺上皮内瘤。重复穿刺的时机：2次穿刺间隔时间尚有争议，目前多为1～3个月。

(5)重复穿刺次数：对2次穿刺阴性结果，属上述1～3情况者，推荐进行2次以上穿刺。

4.前列腺癌的其他影像学检查

(1)CT检查：前列腺癌患者进行CT检查的目的主要是协助进行临床分期。对于肿瘤邻近组织和器官的侵犯及盆腔内转移性淋巴结肿大，CT的诊断敏感性与MRI相似。

(2)MRI扫描：MRI检查可以显示前列腺包膜的完整性、是否侵犯前列腺周围组织及器官，MRI还可以显示盆腔淋巴结受侵犯的情况及骨转移的病灶。在临床分期上有较重要的作用。但是MRI检查在鉴别前列腺癌及伴钙化的前列腺炎、较大的良性前列腺增生、前列腺瘢痕、结核等病变时常无法明确诊断。因此影像学检查TRUS、CT、MRI等在前列腺癌的诊断方面都存在局限性，最终明确诊断还需要前列腺穿刺活检取得组织学诊断。

(3)前列腺癌的核素检查(ECT)：前列腺癌的最常见远处转移部位是骨骼。ECT可比常规X线片提前3～6个月发现骨转移灶，敏感性较高但特异性较差。

一旦前列腺癌诊断成立，建议进行全身骨显像检查(特别是在PSA＞20，GS评分＞7等)，有助于判断前列腺癌准确的临床分期。

5.前列腺特异性抗原(PSA)检查　PSA作为单一检测指标，与DRE、TRUS比较，具有更高的前列腺癌阳性诊断预测率，同时可以提高局限性前列腺癌的诊断率和增加前列腺癌根治性治疗的机会。

(1)PSA检查时机：对50岁以上有下尿路症状的男性进行常规PSA和DRE检查，对于有前列腺癌家族史的男性人群，应该从45岁开始定期检查、随访。对DRE异常、有临床征象(如骨痛、骨折等)或影像学异常等应进行PSA检查

PSA检测应在前列腺按摩后1周，直肠指检、膀胱镜检查、导尿等操作48小时后，射精24小时后，前列腺穿刺1个月后进行。PSA检测时应无急性前列腺炎、尿潴留等疾病。

(2)PSA结果的判定：目前国内外比较一致的观点：血清总PSA＞4.0ng/ml为异常。对初次PSA异常者建议复查。当血清总PSA介于4～10ng/ml时，发生前列腺癌的可能性大于25％左右。中国人前列腺癌发病率低，国内一组数据显示血清总PSA4～10ng/ml时，前列腺癌穿刺阳性率为15.9％。这构成了进行前列腺癌判定的灰区，在这一灰区内应参考以下PSA相关变数。

①游离PSA：游离PSA(fPSA)和总PSA(tPSA)作为常规同时检测。游离PSA(fPSA)被多数学者认为是提高PSA水平处于灰区的前列腺癌检出率的有效方法。

当血清tPSA介于4～10ng/ml时，fPSA水平与前列腺癌的发生率可能呈负相关。国外

研究表明如患者 tPSA 在上述范围，fPSA/tPSA＜0.1，则该患者发生前列腺癌的可能性高达 56%；相反，如 fPSA/tPSA＞0.25，发生前列腺癌的可能性只有 8%。国内推荐 fPSA/tPSA＞0.16 为正常值。

②PSA 密度(PSAD)：即血清总 PSA 值与前列腺体积的比值。前列腺体积是经直肠超声测定计算得出。PSAD 正常域值＜0.15，PSAD 可有助于区分前列腺增生症和前列腺癌。当患者 PSA 在正常值高限或轻度增高时，用 PSAD 可指导医生决定是否进行活检或随防。PSA 密度可作为临床参考指标之一。

(3)PSA 升高而前列腺活检结果非恶性的处理：第一次前列腺活检结果不是恶性，则：①如是高分级 PIN 或存在非典型腺体，建议 1～3 个月再做穿刺活检。②如是良性，建议 3 个月后再复查 PSA，如 PSA 异常，建议再做穿刺活检；或存在前列腺增生导致的排尿症状，可行经尿道前列腺切除术，将标本送病理切片检查。如第二次前列腺活检结果仍不是恶性，则：如果 PSA＞10ng/ml，建议 1～3 个月再做穿刺活检。如果 PSA＜10ng/ml，随访并复查 PSA，如 PSAV 超过 0.75ng/ml/年，则再做穿刺活检。

(三)病理分级

在前列腺癌的病理分级方面，目前最常使用 Gleason 评分系统。其分级标准如下：

Gleason 1：癌肿极为罕见。其边界很清楚，膨胀型生长，几乎不侵犯基质，癌腺泡很简单，多为圆形，中度大小，紧密排列在一起，其胞浆和良性上皮细胞胞浆极为相近。

Gleason 2：癌肿很少见，多发生在前列腺移行区，癌肿边界不很清楚，癌腺泡被基质分开，呈简单圆形，大小可不同，可不规则，疏松排列在一起。

Gleason 3：癌肿最常见，多发生在前列腺外周区，最重要的特征是浸润性生长，癌腺泡大小不一，形状各异，核仁大而红，胞浆多呈碱性染色。

Gleason 4：癌肿分化差，浸润性生长，癌腺泡不规则融合在一起，形成微小乳头状或筛状，核仁大而红，胞浆可为碱性或灰色反应。

Gleason 5：癌肿分化极差，边界可为规则圆形或不规则状，伴有浸润性生长，生长型式为片状单一细胞型或者是粉刺状癌型，伴有坏死，癌细胞核大，核仁大而红，胞浆染色可有变化。

(四)分期

前列腺癌分期的目的是指导选择治疗方法和评价预后。通过 DRE、PSA、穿刺活检阳性针数和部位、骨扫描、CT、MRI 以及淋巴结切除来明确分期。

T 分期表示原发肿瘤的局部情况，主要通过 DRE 和 MRI 来确定，前列腺穿刺阳性活检数目和部位、肿瘤病理分级和 PSA 可协助分期；

N 分期表示淋巴结情况，只有通过淋巴结切除才能准确了解淋巴结转移情况。N 分期对准备采用根治性疗法的患者是重要的，分期低于 T_2、PSA＜20ng/ml 和 Gleason 评分＜6 的患者淋巴结转移的机会＜10%，可保留淋巴结切除手术。

M 分期主要针对骨骼转移，骨扫描是最适合的检查。尤其对病理分化较差(Gleason 评分＞7)或 PSA＞20ng/ml 的患者，应常规行骨扫描检查。

前列腺癌 TNM 分期(AJCC,2002 年)

原发肿瘤(T)

临床		病理(pT)	
T_x	原发肿瘤不能评价	pT_2	局限于前列腺
T_0	无原发肿瘤证据	pT_{2a}	肿瘤限于单叶的 1/2
T_1	不能被扪及和影像发现的临床隐匿肿瘤	pT_{2b}	肿瘤超过单叶的 1/2 但限于该单叶
T_{1a}	偶发肿瘤体积＜所切除组织体积的 5％	pT_{2c}	肿瘤侵犯两叶
T_{1b}	偶发肿瘤体积＞所切除组织体积的 5％	pT_3	突破前列腺
T_{1c}	穿刺活检发现的肿瘤(如由于 PSA 升高)	pT_{3a}	突破前列腺
T_2	局限于前列腺内的肿瘤	pT_{3b}	侵犯精囊
T_{2a}	肿瘤限于单叶的 1/2(≤1/2)	pT_4	侵犯膀胱和直肠
T_{2b}	肿瘤超过单叶的 1/2 但限于该单叶(1/2～1)		
T_{2c}	肿瘤侵犯两叶		
T_3	肿瘤突破前列腺包膜		
T_{3a}	肿瘤侵犯包膜(单侧或双侧)		
T_{3b}	肿瘤侵犯精囊		
T_4	肿瘤固定或侵犯除精囊外的其他邻近组织结构,如膀胱颈、尿道外括约肌、直肠、肛提肌和/或盆壁		

区域淋巴结(N)

临床		病理	
N_x	区域淋巴结不能评价	pN_x	无区域淋巴结取材标本
N_0	无区域淋巴结转移	pN_0	无区域淋巴结转移
N_1	区域淋巴结转移	pN_1	区域淋巴结转移

远处转移(M)

M_x	
M_0	
M_1	
M_{1a}	有区域淋巴结以外的淋巴结转移
M_{1b}	骨转移
M_{1c}	其他器官组织转移

(五)前列腺癌危险因素分析

根据血清 PSA、Gleason 评分和临床分期将前列腺癌分为低、中、高危三类,以便指导治疗和判断预后。

【治疗】

(一)等待观察治疗

等待观察指主动监测前列腺癌的进程,在出现肿瘤进展或临床症状明显时给予其他治疗。

1.等待观察治疗的适应证　适合于低危前列腺癌和预期寿命短的患者。晚期前列腺癌患者选择等待观察仅限于治疗伴随的危险和并发症大于延长生命和改善生活质量的情况。

2.等待观察治疗的禁忌证　预期寿命较长的高危肿瘤患者;在等待观察时有进展或转移的证据。

对临床局灶性前列腺癌($T_{1\sim3}$,Nx 或 N_0,Mx 或 M_0)适合根治性治疗的患者,如选择等待观察治疗,患者必须了解并接受局部进展和转移的危险。

对于等待观察的病人密切随访,每 3～6 个月复诊,必要时缩短复诊间隔时间。对于DRE、PSA 检查(每 3～6 个月)和影象学检查进展的患者可考虑转为其他治疗。

(二)前列腺癌根治性手术治疗

(三)前列腺癌外放射治疗(EBRT)

前列腺癌患者的放射治疗具有疗效好、适应证广、并发症少等优点,适用于各期患者。早期患者($T_{1\sim2}N_0M_0$)行根治性放射治疗,其局部控制率和 10 年无病生存率与前列腺癌根治术相似。局部晚期前列腺癌($T_{3\sim4}N_0M_0$)治疗原则以辅助性放疗和内分泌治疗为主。转移性癌可行姑息性放疗,以减轻症状、改善生活质量。近年三维适形放疗(3D-CRT)和调强放疗(IMRT)等技术逐渐应用于前列腺癌治疗并成为放疗的主流技术。

根据 TNM 分期、Gleason 评分、PSA 水平、年龄、放疗方式、照射野大小及剂量不同,其不良反应、疗效等也各不相同。

1.照射范围的界定　先确定肿瘤体积、靶体积和治疗体积。具体方法是通过患者固定系统,应用 MRI 或 CT 影像来确定目标及周边正常器官范围,并用计算机辅助治疗计划系统计算出中央面肿瘤及周边正常组织的剂量分布。

2.照射剂量　前列腺癌局部照射剂量分别为<55Gy、55～60Gy、60～65Gy、65～70Gy 及>70Gy,其复发率依次为 48%、36%、21%、11%和 10%。随着照射剂量的递增,局部复发率明显降低。

3.照射技术　单独照射前列腺及其周围区域时用前、后及两侧野的四野盒式照射技术。照射野下界位于坐骨结节下缘,侧野后界包括直肠前壁。若精囊、周边组织受侵及淋巴结转移需全骨盆照射,分两步:先用前后两野照射全盆腔,照射野的上界在 $L_5\sim S_1$,下界位于坐骨结节下缘,两侧界在真骨盆缘外 1～2cm。常规分割照射每周 5 次,每次剂量为 1.8～2.0Gy,总量为 45Gy。超分割照射每天照射 2 次,每次剂量 1.15～1.3Gy。骨盆放疗结束后再缩小照射范围至前列腺区,总量达 65～80Gy。利用合金铅板保护直肠、肛门括约肌、小肠、膀胱、尿道。

不同分期所需的最小照射剂量:T_{1a} 64～66Gy;$T_{1b}\sim T_2$ 66～70Gy;T_3 70～72Gy;$T_{1\sim3}$肿瘤切除不完全患者:66～70Gy;复发性前列腺癌:70～72Gy;T_4:50～65Gy。

T_{1a}期只需照射前列腺而不需包括精囊。$T_{1\sim3}$期照射靶体积应包括前列腺、精囊及周围 0.5～0.7cm 范围内的组织。照射 50Gy 剂量后,可缩小照射靶体积,仅照射前列腺区。盆腔淋巴结出现转移时建议行盆腔淋巴结照射。

4.*不同分期前列腺癌外放射治疗的疗效*　对于低危(T_{1a}～T_{2a}、Gleason 评分≤6 和 PSA<10ng/ml)前列腺癌的疗效与根治性前列腺切除术相似;中危(T_{2b}或 Gleason 评分=7 或 PSA10～20ng/ml)患者提高照射剂量可提高生存率。高危(T_{2c}或 Gleason 评分>7 分或 PSA>20ng/ml)患者提高照射剂量的同时应用辅助性内分泌治疗可提高疗效。

局部晚期前列腺癌的放疗($T_{3\sim4}N_0M_0$,$T_{1\sim4}N_1M_0$,$pT_3N_0M_0$)常与内分泌治疗联合应用,多采用新辅助内分泌治疗或辅助内分泌治疗。外放疗联合内分泌治疗能明显提高肿瘤控制率和生存率。根治性术后切缘阳性者辅助体外放疗,局部肿瘤控制率可达到 90%～100%。

前列腺癌盆腔扩散或淋巴结转移可导致盆腔疼痛、便秘、下肢肿胀、输尿管堵塞或肾积水等。进行姑息性放疗,能显著改善症状。对前列腺癌骨转移的姑息性放疗可明显缓解疼痛症状和脊髓压迫。

5.*前列腺癌外放疗并发症及预防*　放疗可能出现泌尿系统和肠道系统不良反应及性功能障碍。放疗引起的不良反应因单次剂量和总剂量、放疗方案和照射体积的不同而异。

泌尿系统不良反应包括:尿道狭窄、膀胱瘘、出血性膀胱炎、血尿、尿失禁等;胃肠不良反应包括:暂时性肠炎、直肠炎引起的腹泻、腹部绞痛、直肠不适和直肠出血、小肠梗阻等,需要手术治疗的严重乙状结肠和小肠损伤、会阴部脓肿、肛门狭窄或慢性直肠出血的发生率低于 1%。放射性急性皮肤不良反应为红斑、皮肤干燥和脱屑,主要发生于会阴和臀部的皮肤皱褶处。其他不良反应包括:耻骨和软组织坏死,下肢、阴囊或阴茎水肿等,发生率均低于 1%。放疗后性功能障碍发生率低于根治性手术患者。

(四)前列腺癌近距离治疗

近距离治疗包括腔内照射、组织间照射等,是将放射源密封后直接放入被治疗的组织内或放入人体的天然腔内进行照射。前列腺癌近距离治疗包括短暂插植治疗和永久粒子种植治疗。后者也即放射性粒子的组织间种植治疗,较常用,其目的在于通过三维治疗计划系统的准确定位,将放射性粒子植入到前列腺内,提高前列腺的局部剂量,而减少直肠和膀胱的放射剂量。

永久粒子种植治疗常用^{125}碘(^{125}I)和^{103}钯(^{103}Pd),半衰期分别为 60 天和 17 天。短暂插植治疗常用^{192}铱(^{192}Ir)。

1.*适应证*　推荐参考美国近距离治疗协会(ABS)标准。

(1)同时符合以下 3 个条件为单纯近距离治疗的适应证:①临床分期为 T_1～T_{2a}期;②Gleason 分级为 2～6;③PSA<10ng/ml。

(2)符合以下任一条件为近距离治疗联合外放疗的适应证:①临床分期为 T_{2b},T_{2c};②Gleason 分级 8～10;③PSA>20ng/ml;④周围神经受侵;⑤多点活检病理结果阳性;⑥双侧活检病理结果为阳性;⑦MRI 检查明确有前列腺包膜外侵犯。

多数学者建议先行外放疗再行近距离治疗以减少放疗并发症。

(3)Gleason 分级为 7 或 PSA 为 10～20ng/ml 者则要根据具体情况决定是否联合外放疗。

(4)近距离治疗(或联合外放疗)联合内分泌治疗的适应证:前列腺体积>60ml,可行新辅助内分泌治疗使前列腺缩小。

2.禁忌证

(1)禁忌证:①预计生存期少于5年;②TURP后缺损较大或预后不佳;③一般情况差;④有远处转移。

(2)相对禁忌证:①腺体>60ml;②既往有TURP史;③中叶突出;④严重糖尿病;⑤多次盆腔放疗及手术史。

每个患者行粒子种植后都应进行剂量学评估,通常用CT进行评估。粒子种植后过早进行CT检查会由于前列腺水肿和出血而显示前列腺体积增大,此时作出的剂量评估会低估前列腺所受剂量。有人建议种植后4周行剂量评估最合适。如果发现有低剂量区,则应及时作粒子的补充再植;如果发现大范围的低剂量区,则可以考虑行外放疗。

对单纯近距离治疗的患者,^{125}I的处方剂量为144Gy,^{103}Pd为115～120Gy;联合外放疗者,外放疗的剂量为40～50Gy,而^{125}I和^{103}Pd的照射剂量分别调整为100～110Gy和80～90Gy。

行粒子种植治疗的所有患者在种植前均应制定治疗计划,根据三维治疗计划系统给出预期的剂量分布。通常先用TRUS确定前列腺体积,再根据TRUS所描绘的前列腺轮廓和横断面来制定治疗计划,包括种植针的位置、粒子的数量和活度。术中应再次利用TRUS作计划,根据剂量分布曲线图放置粒子,同时在粒子种植过程中也应利用经直肠实时超声来指导操作,随时调整因植入针的偏差而带来的剂量分布的改变。需要指出的是.前列腺靶区处方剂量所覆盖的范围应包括前列腺及其周边3～8mm的范围。因此前列腺靶区大约是实际前列腺体积的1.75倍。

3.*并发症*　并发症包括短期并发症和长期并发症。通常将一年内发生的并发症定义为短期并发症,而将一年以后发生的并发症定义为长期并发症。这些并发症主要涉及到尿路、直肠和性功能等方面。

(1)短期并发症:尿频、尿急及尿痛等尿路刺激症状,排尿困难和夜尿增多,大便次数增多及里急后重等直肠刺激症状、直肠炎(轻度便血、肠溃疡甚至于前列腺直肠瘘)等。

(2)长期并发症以慢性尿潴留、尿道狭窄、尿失禁为常见。

总之,前列腺癌近距离治疗是继前列腺癌根治术及外放疗以外又一种有望根治局限性前列腺癌的方法,疗效肯定、创伤小,尤其适合于不能耐受前列腺癌根治术的高龄前列腺癌患者。

(五)前列腺癌内分泌治疗

前列腺细胞在无雄激素刺激的状况下将会发生凋亡。任何抑制雄激素活性的治疗均可被称为雄激素去除治疗。雄激素去除主要通过以下策略:①抑制睾酮分泌:手术去势或药物去势(黄体生成素释放激素类似物,LHRH-A);②阻断雄激素与受体结合:应用抗雄激素药物竞争性封闭雄激素与前列腺细胞雄激素受体的结合。两者联合应用可达到最大限度雄激素阻断的目的。其他策略包括抑制肾上腺来源雄激素的合成,以及抑制睾酮转化为双氢睾酮等。

内分泌治疗的目的是降低体内雄激素浓度、抑制肾上腺来源雄激素的合成、抑制睾酮转化为双氢睾酮、或阻断雄激素与其受体的结合,以抑制或控制前列腺癌细胞的生长。

内分泌治疗的方法包括:①去势;②最大限度雄激素阻断;③间歇内分泌治疗;④根治性治疗前新辅助内分泌治疗;⑤辅助内分泌治疗。

1.适应证

(1)晚期前列腺癌，包括 N_1 和 M_1 期(去势、最大限度雄激素阻断、间歇内分泌治疗)。

(2)局限性早期或晚期前列腺癌，但无法行根治性前列腺切除或放射治疗(去势、最大限度雄激素阻断、间歇内分泌治疗)。

(3)根治性前列腺切除术或根治性放疗前的新辅助内分泌治疗(去势、最大限度雄激素阻断)。

(4)配合放射治疗的辅助内分泌治疗(去势、最大限度雄激素阻断)。

(5)治愈性治疗后局部复发，但无法再行局部治疗(去势、最大限度雄激素阻断、间歇内分泌治疗)。

(6)治愈性治疗后远处转移(去势、最大限度雄激素阻断、间歇内分泌治疗)。

(7)间断性内分泌治疗(去势、最大限度雄激素阻断)。

(8)雄激素非依赖期的雄激素持续抑制(去势)。

2.去势治疗

(1)手术去势：手术去势可使睾酮迅速且持续下降至极低水平(去势水平)。主要的不良反应是对患者的心理影响。

(2)药物去势：黄体生成素释放激素类似物(LHRH-A)是人工合成的黄体生成素释放激素，已上市的制品有：亮丙瑞林、戈舍瑞林、曲普瑞林。LHRH-A 已成为雄激素去除的“标准治疗”方法。

(3)雌激素：最常见的雌激素是己烯雌酚。口服己烯雌酚可以达到与去势相同的效果，但心血管方面的不良反应明显增加。雌激素是经典的内分泌治疗方法之一。

3.最大限度雄激素阻断(MAB)　目的是应用手术或药物治疗，同时去除或阻断睾丸来源和肾上腺来源的雄激素。常用的方法为去势加抗雄激素药物。抗雄激素药物主要有两大类：一类是类固醇类药物，其代表为醋酸甲地孕酮；另一类是非类固醇药物，主要有比卡鲁胺和氟他胺。

4.根治术前新辅助内分泌治疗(NHT)　目的是前列腺癌患者在根治性前列腺切除术前，进行一定时间的内分泌治疗，以减少肿瘤体积、降低临床分期、降低前列腺切缘肿瘤阳性率，进而延长生存率。方法：采用 LHRH-A 和抗雄激素的最大限度雄激素阻断(MAB)疗法，也可单用 LHRH-A、抗雄激素药物、或雌二醇氮芥，但 MAB 方法疗效更为可靠。时间 3～9 个月。

5.前列腺癌间歇内分泌治疗(IHT)　指在雄激素缺如或低水平状态下，能够存活的前列腺癌细胞通过补充的雄激素获得抗凋亡潜能而继续生长，从而延长进展到非激素依赖的时间。IHT 的优点：提高患者生活质量，可能延长雄激素依赖时间，可能有生存优势，并降低治疗成本。IHT 适用于 T_3～T_4 期患者；根治术后病理切缘阳性；根治术或局部放疗后复发者。

6.前列腺癌的辅助内分泌治疗(AHT)　是指前列腺癌根治性切除术后或根治性放疗后，辅以内分泌治疗。目的是消灭切缘残余病灶，消灭残余淋巴结，消灭微小转移灶，提高长期存活率。AHT 治疗主要针对切缘阳性，pT_3，pN^+ 及 $\leq pT_2$ 期伴高危因素的患者，多数文献报道能延缓疾病进展时间，但能否提高患者的生存率尚无一致结论。治疗时机及时限的选择应综合考虑患者的病理分期、治疗不良反应和费用等，目前尚无定论。

【预后】

影响前列腺部预后的因素有肿瘤分期、疗前 PSA 水平、淋巴结转移情况、远地转移情况等。

【随访】

前列腺癌有关的临床表现、血清 PSA 水平的检测以及 DRE 是常规随访方法，在治疗后前 2 年之内随访应该每 3 个月进行 1 次，2 年后每 6 个月随访 1 次，5 年后每年随访 1 次。

（杜忠海）

第五节　睾丸肿瘤

睾丸肿瘤相对少见，约占男性恶性肿瘤的 1%～1.5%，但却是 15～34 岁男性最常见的恶性肿瘤。睾丸肿瘤发病有明显的地域性，德国及瑞士发病率最高，亚洲及非洲发病率最低。

【病因】

病因不明，可能与遗传、隐睾、己烯雌酚、克儿费乐特综合征、外伤及感染等因素有关。

【病理】

分为生殖细胞肿瘤和非生殖细胞肿瘤两大类，前者占 95%，后者不到 5%。

【诊断】

（一）临床表现

1.症状　常见表现为阴囊内无痛性睾丸肿大，一般肿物增长缓慢，有沉重或下坠感。部分病人进展快，肿物伴有疼痛、发热、局部红肿。约 20%的病人因迅速肿大的肿瘤内出血会产生剧痛。

2.体征　睾丸肿大，表面光滑，或睾丸内有数个增大的结节，质硬，无弹性。阴囊透光试验阴性，但并发鞘膜积液或肿瘤出血而形成血肿时可为假阳性。

（二）实验室检查

睾丸肿瘤患者应做血生化及肿瘤标志物测定（如 LDH、AFP、p-HCG、FSH、LH 等）。

纯的精原细胞癌 AFP 阴性，但 HCG 可增加。非精原细胞癌 AFP 和 HCG 均可增高。

（三）特殊检查

1.影像学检查　胸部与骨骼 X 线摄片、盆腔 CT、全身骨扫描、B 型超声、肾盂造影。

2.病理学诊断　手术标本送病理检查获取病理学诊断。

（四）诊断与分期

1.诊断要点　典型临床表现、较为特异的生化免疫测定、有关影像学检查及病理组织学检查可明确诊断。

2.临床分期

(1)TNM 分期(UICC2002)

pT　原发肿瘤。

pT_x 原发肿瘤的大小无法估计。

PT_0 无原发肿瘤证据(如睾丸组织学检查为瘢痕)。

pT_{is} 管内生殖细胞肿瘤(原位癌)。

pT_1 肿瘤局限于睾丸和附睾,无血管和淋巴管浸润,肿瘤可侵犯白膜,但未侵及睾丸鞘膜。

pT_2 肿瘤局限于睾丸和附睾,合并血管和淋巴管浸润,或肿瘤穿透白膜,并侵及睾丸鞘膜。

pT_3 肿瘤侵及精索,有或无血管和淋巴管浸润。

pT_4 肿瘤侵及阴囊,有或无血管和淋巴管浸润。

pN 区域淋巴结。

N_x 不能估计局部淋巴结情况。

N_0 无局部淋巴结转移。

N_1 单个局部淋巴结转移,最大直径≤2cm;有≤5 个淋巴结转移,且最大直径均≤2cm。

N_2 单个局部淋巴结转移,最大直径>2cm、且≤5cm,或有>5 个局部淋巴结转移,且其最大直径均≤5cm;或肿瘤侵犯已超出淋巴结包膜。

N_3 淋巴结转移最大直径>5cm。

pM 远处转移。

M_x 不能评估远处转移情况。

M_0 无远处转移。

M_1 有远处转移。

M_{1a} 局部淋巴结之外的淋巴结转移或肺转移。

M_{1b} 其他部位的远处转移。

S 血清肿瘤标志物。

S_x 不能提供或未做血清学肿瘤标志物。

S_0 血清学肿瘤标志物在止常范围内。

S_1 LDH<1.5×N,HCG<5000U/L,AFP<1000μg/L

S_2 LDH1.5～10XN,HCG5000～50000U/L,AFP1000～10000μg/L

S_3 LDH>10XN,HCG>50000U/L,AFP>10000μg/L

N 指 LDH 检测正常值的上限。

分期

0 期 pT_{is},N_0,M_0,S_0;S_x

Ⅰ期 pT_4,N_0,M_0,S:

$Ⅰ_A$ pT_1,N_0,M_0,S_0

$Ⅰ_B$ $pT_{2\sim4}$,N_0,M_0,S_0

$Ⅰ_C$ 任何 pT/T_x,N_0,M_0,$S_{1\sim3}$

Ⅱ期 任何 pT/T_x,$N_{1\sim3}$,M_0,S_x

ⅡA　任何 pT/T_x，N_1，M_0，$S_{0\sim1}$

ⅡB　任何 pT/T_x，N_2，M_0，$S_{0\sim1}$

ⅡC　任何 pT/T_x，N_3，M_0，$S_{0\sim1}$

Ⅲ期　任何 pT/T_x，任何 N，M_1；M_{1a}，S_2

ⅢA　任何 pT/T_x，任何 N，M_1；M_{1a}，$S_{0\sim1}$

ⅢB　任何 pT/T_x，$N_{1\sim3}$，M_0，S_2；任何 pT/T_x，任何 N，M_1；M_{1a}，S_2

ⅢC　任何 pT/T_x，$N_{1\sim3}$，M_0，S_3；任何 pT/T_x，任何 N，M_1；M_{1a}，S_3；任何 pT/T_x，任何 N，M_{1b}，任何 S。

(2)睾丸肿瘤的常用分期方法(RoyalMarsden 医院)

Ⅰ期　肿瘤限于睾丸，无腹膜后淋巴结转移的情况。

Ⅱ期　有腹膜后淋巴结转移。

ⅡA　转移性淋巴结直径＜2cm。

ⅡB　转移性淋巴结直径 2～5cm。

ⅡC　转移性淋巴结直径＞5cm。

Ⅲ期　有膈上淋巴结转移。

0　无腹腔病变。

ⅢA　转移性淋巴结直径 2cm。

ⅢB　转移性淋巴结直径 2～5cm。

ⅢC　转移性淋巴结直径＞5cm。

Ⅳ期　远处转移。

L_1　≤3 个肺转移灶。

L_2　＞3 个肺转移灶，所有病变直径＜2cm。

L_3　＞3 个肺转移灶，1 个或多个病变直径＞2cm。

H＋　肝转移

(五)鉴别诊断

应注意与睾丸结核、鞘膜积液或精液囊肿、睾丸炎或附睾炎、睾丸扭转、腹股沟疝相鉴别。

【治疗】

(一)治疗原则

睾丸肿瘤一旦确诊，无论哪一种类型都要先行经腹股沟做高位睾丸切除术及精索结扎术，再根据术后的病理类型决定处理方案。

(二)治疗方法

1.睾丸精原细胞瘤的治疗

(1)Ⅰ期：国外推荐采用放疗或化疗。放疗应常规包括同侧盆腔和腹主动脉旁淋巴结(20～26Gy)。

(2)ⅡA、ⅡB 期：睾丸切除术后应行腹主动脉旁和同侧髂血管旁淋巴结放疗(30～35Gy)。或接受化疗。

(3)ⅡC、Ⅲ期：先化疗，根据影像学检查是否有肿瘤残存，如有残存考虑手术或放疗，不建议行腹膜后淋巴结清扫。

(4)Ⅰ期、$Ⅱ_A$、$Ⅱ_B$期放疗后复发:给予3周期BEP或4周期EP化疗。

2.化疗在睾丸生殖细胞肿瘤治疗中十分重要。常用化疗方案有EP、BEP、PVB、CEB、IDA(IFO+ACTD+ADM)。

(1)EP方案:VP-16 100mg/m^2静脉滴注,第1～5天;DDP 20mg/m^2静脉滴注,第1～5天;每3周重复。

(2)BEP方案(也称PEB方案):BLM30U/d静脉注射,第2、9、16天;VP-16 100mg/m^2静脉滴注,第1～5天;DDP20mg/m^2静脉滴注,第1～5天;每3周重复。

(3)VIP方案:VP-16 75mg/m^2静脉滴注,第1～5天;或用VLB 0.11mg/kg静脉注射,第1、2天;IFO 1.2g静脉注射,第1～5天;DDP 20mg/m^2静脉注射,第1～5天;每4周重复。

【预后】

LDH是晚期睾丸生殖细胞瘤的重要预后因素。睾丸精原细胞瘤Ⅰ、Ⅱ、Ⅲ期的5年生存率分别为98%～100%、63%～90%、15%～25%。

【随诊】

按一般肿瘤随诊方式随诊。

(庞世杰)

第六节　阴茎癌

阴茎癌占泌尿生殖系统肿瘤的2%,高发年龄在50岁以上。欧美地区的发病率约为1/10万,中国的发病率与欧美相仿。

【病因】

阴茎癌病因不清,与包茎、包皮过长及包皮垢的刺激有密切关系。动物实验证明,包皮垢是致癌物质。临床流行病学证明,大部分阴茎癌发生于未做包皮环切术的病人。

【病理】

阴茎癌前病变包括黏膜白斑、增生性红斑、角质增生、乳头状瘤等。阴茎癌中92%为鳞状细胞癌,其次为乳头状癌、腺癌、移行上皮癌、基底细胞癌等,但均很少见。

【诊断】

(一)临床表现

1.症状　阴茎癌多数从包皮区域发病,可起源于阴茎龟头、冠状沟和包皮。常表现为浸润性溃疡或一个赘生的乳头状病灶,多无疼痛。腹股沟淋巴结是最常见的转移部位。

2.体征　阴茎出现长期不愈合伤口、溃疡或结节,肿瘤增大时可触及,肿瘤大多数集中于阴茎龟头、包皮和冠状沟处。晚期有淋巴结肿大、疼痛、血尿、恶臭等。腹股沟淋巴结可有肿大。

（二）外科活检

可获取直接病理证据确诊。

（三）影像学检查

X 线、B 超对于了解患者是否有肺、肝转移有意义。CT 能明确晚期患者腹股沟及盆腔淋巴是否有转移。对有疼痛的病人应行骨扫描。

（四）诊断与分期

1.诊断要点　依据临床表现、细胞学检查，特别是活检易于确诊。

2.分期

(1)TNM 分期

T　原发肿瘤。

T_x　不能评估原发肿瘤。

T_0　无原发肿瘤证据。

T_{is}　原位癌。

T_a　非浸润性疣状癌。

T_1　肿瘤侵犯皮下结缔组织。

T_2　肿瘤侵犯阴茎海绵体。

T_3　肿瘤侵犯尿道或前列腺。

T_4　肿瘤侵犯其他邻近结构。

N　局部淋巴结。

N_x　不能评估局部淋巴结情况。

N_0　无局部淋巴结转移。

N_1　单个的浅部腹股沟淋巴结转移。

N_2　多个或双侧的浅部腹股沟淋巴结转移。

N_3　深部腹股沟淋巴结或盆腔淋巴结转移。

M　远处转移。

M_x　不能评估远处转移情况。

M_0　无远处转移。

M_1　有远处转移。

分期

0 期　T_{is}，N_0，Mo；Ta，N_0，M_0

Ⅰ期　T_1，N_0，M_0

Ⅱ期　T_1，N_1，M_0；T_2，$N_{0\sim1}$；M_0

Ⅲ期　$T_{1\sim2}$，N_2，M_0；T_3，$N_{0\sim2}$，M_0

Ⅳ期　T_4，任何 N，M_0；任何 T，N_3，M_0；任何 T，任何 N，M_1

(2)Jackson 分期

Ⅰ期　肿瘤局限于阴茎头或包皮部位，最大直径＜2cm，无转移。

Ⅱ期　肿瘤浸润阴茎体或阴茎干，无淋巴结或远处转移。

Ⅲ期 肿瘤累及腹股沟淋巴结,但淋巴结可手术切除。

Ⅳ期 原发肿瘤浸润至阴茎体外,或腹股沟淋巴结已不能切除,或已有远处转移。

（五）鉴别诊断

1.阴茎乳头状瘤 多为青年患者。发生在阴茎的包皮、龟头及冠状沟等处,呈淡红色或红色,肿瘤质软,表面可有溃疡或出血,生长较慢。活检易于确诊。

2.阴茎白斑病 发生于包皮、龟头及尿道外口等处。病变边界清楚,呈灰白色,大小不等,表面可有糜烂等。此病常有癌变。活检易于确诊。

3.阴茎增殖性红斑症 常发生于龟头,生长较慢,呈淡红色圆形斑状,边界清楚,可单发或多发,斑块中常呈乳头状,有鳞屑,也可发生溃疡。易发展成鳞状细胞癌。活检易于确诊。

4.阴茎尖锐湿疣 有性病接触史,病变呈菜花状、乳头状、颗粒状或结节状,紫红色,大小数目不定,可有蒂,表面可糜烂,常发生于龟头、冠状沟及包皮内板处。活检可确诊。

【治疗】

（一）治疗原则

主要治疗方法有手术、放疗、激光治疗、冷冻治疗及化疗等。治疗方法的选择取决于原发肿瘤侵犯范围和淋巴结转移。原发肿瘤的处理主要和肿瘤大小、侵犯深度、肿瘤分级有关。对于肿瘤较小、分期早和高分化的阴茎癌可行保留阴茎治疗,如器官保留性手术、放射治疗或激光治疗。较晚期的肿瘤需采用阴茎部分或阴茎全部切除。对腹股沟淋巴结有明确转移的病人必需行腹股沟淋巴结清扫术。化疗仅为姑息性或辅助性治疗。

（二）治疗方法

1.手术治疗。

2.放射治疗 阴茎癌的放疗是保存器官和功能的重要治疗手段,这对于年轻人,仅于龟头部有小病变的病人尤为重要。早期阴茎癌往往可以根治,90%以上经放疗可保留性功能,55%～86%的病人可以保留器官。晚期阴茎癌放疗起姑息或减轻症状作用。放疗前应行包皮环切术,并局部清洁。剂量:2.5～3Gy/次,总量50～55Gy。另外,^{192}铱组织间插植也是一种近距离放疗方法。

3.其他治疗 早期浅表的阴茎癌激光治疗可取得较好效果。此外,电灼法及冷冻法治疗早期阴茎癌也有一定疗效。化疗疗效大多不够理想,可试用如下方案:CDDP 100mg/m^2 静脉滴注,第1天;5-FU 1000mg/m^2 静脉滴注,第1～5天,每3周重复。

【预后】

阴茎癌的生存率与淋巴结转移情况有关,无淋巴结转移者总生存率为85%～90%;有腹股沟淋巴结转移者5年生存率则为50%以下。盆腔淋巴结受侵仅有20%以下病人能够存活。单纯放疗的5年和10年生存率为65%和59%。

【随诊】

按一般肿瘤复查方式随诊。

（庞世杰）

第七节　宫颈癌

宫颈癌是严重威胁女性健康的疾病，是最常见的恶性肿瘤之一。在我国宫颈癌居女性生殖系统肿瘤首位，死亡率居恶性肿瘤死亡的第7位。由于卫生知识的普及和防癌普查，宫颈癌发病率和病死率已显著降低。

【病因】

宫颈癌的确切病因至今尚未完全弄清楚。通过流行病学调查和实验研究，已证实下列因素与宫颈癌发病明显相关，多因素综合作用对宫颈癌发病有重要意义。

1.婚育及性生活相关因素　宫颈癌的发病与早婚、早育、多产、性生活过早过频、性生活紊乱、性生活不洁等婚育及性生活因素相关。

2.感染因素　现已间接证实人类乳头状瘤病毒（HPV）感染的病人患宫颈癌的危险性增加。疱疹病毒Ⅱ型、人巨细胞病毒、梅毒、滴虫、衣原体、真菌等感染也与宫颈癌发病有关。

3.其他因素　宫颈癌发病还与宫颈糜烂、内分泌、包皮垢、吸烟、精神创伤、家族肿瘤史等因素相关。

【病理】

宫颈浸润癌一般由宫颈上皮内瘤样病变发展而来。少数病人因宫颈上皮质细胞分化较成熟，基底部癌变的细胞可能直接向间质浸润，不经过原位癌阶段。

1.病理类型

(1)宫颈上皮内瘤样病变：宫颈上皮内瘤病变是宫颈不典型增生和原位癌等一组疾病的总称。宫颈上皮内瘤样病变是宫颈浸润癌的癌前病变，病变多始于宫颈的复层扁平上皮与柱状上皮交界处。

(2)宫颈浸润癌：宫颈浸润癌是指癌组织突破宫颈上皮的基底膜，侵犯宫颈间质。宫颈浸润癌的最常见类型是复层扁平上皮细胞癌，其次是腺癌、腺鳞状细胞癌、透明细胞癌。

2.转移扩散　宫颈浸润癌一旦形成，即为不可逆病变，癌细胞将继续浸润扩散。宫颈浸润癌的主要转移途径有局部浸润、淋巴转移、血行转移。宫颈局部浸润可累及阴道、宫腔、主韧带、子宫骶骨韧带等宫颈旁组织。宫颈旁组织扩散可达骨盆壁或压迫输尿管引起输尿管阻塞。晚期病变可向腹腔内扩散，或侵犯直肠和膀胱。淋巴转移是宫颈癌常见的转移途径。宫颈癌早期即可能发生淋巴转移，晚期癌症淋巴转移率明显增加。血行转移少见。血行转移主要发生于晚期病人，可扩散至肺、肝、骨、脑等部位。

【诊断】

（一）临床表现

1.症状　早期宫颈癌患者大多无任何症状，一旦出现症状，癌往往发展到相当的程度，中、晚期患者常出现下列症状：

(1)白带增多:82.3%的宫颈癌病人有不同程度的白带增多症状。白带增多的性状与一般炎症相似,随着肿瘤进展坏死脱落及继发感染,可出现恶臭的脓血性白带。

(2)阴道出血:81.4%宫颈癌患者有不规则阴道出血,可表现为接触性阴道出血、非月经期出血、绝经后阴道出血等。

(3)压迫症状:肿瘤压迫或侵犯输尿管引起肾盂积水,可有腰部钝痛。压迫血管或淋巴管可引起下肢或外阴水肿。压迫膀胱尚可引起尿频、血尿。压迫直肠引起里急后重。

(4)全身症状:体温增高或恶病质。

(5)转移症状:肺转移可有胸痛、咯血。骨转移引起疼痛。

2.体征　早期宫颈癌宫颈局部可出现糜烂、红斑、表浅溃疡,也可能光滑,无任何肉眼可见的新生物。宫颈局部肿瘤进展可出现明显新生物,宫颈原形消失,局部肿瘤肉眼观可表现为糜烂、菜花状、溃疡状、结节状新生物。

(二)特殊检查

1.内镜　用阴道镜观察宫颈上皮及血管,可发现肉眼看不到的早期病变,帮助定位取材活检,提高活检的阳性率。膀胱镜和直肠镜主要用于检查膀胱直肠是否受癌肿侵犯,以明确分期。

2.影像学　宫颈癌患者行影像学检查的主要目的是了解病变范围及合并症。常规检查包括X线胸片,肝、肾、盆腹腔的超声波检查,放射性核素肾图等检查。视病情选择进行静脉肾盂造影、骨扫描、CT、MRI扫描等检查。

3.脱落细胞学检查　宫颈脱落细胞涂片巴氏染色检查是筛查及早期发现宫颈癌的有效方法。宫颈外口及宫颈管同时取样可提高细胞学诊断的准确率。取材不当,合并溃疡、感染、出血等病变可能影响检查结果。细胞学阳性或临床检查有可疑病变的患者应进一步行宫颈活检以明确诊断。

4.组织病理学　钳取宫颈活体组织、宫颈管诊刮术、宫颈锥形切除术标本送病理组织学检查,是确诊宫颈癌最可靠的方法。

5.其他

(1)碘试验:将碘溶液涂于宫颈和阴道,用于识别宫颈病变可疑区,协助确定活检部位。

(2)荧光检查法:肿瘤组织对荧光素具有亲和作用。口服或静脉注射荧光素后,肿瘤病变区荧光强度高于正常组织,该检查可以帮助早期发现癌肿及定位活检。

(三)诊断与分期

1.诊断要点

(1)不规则阴道出血,尤其是绝经后阴道出血,检查发现宫颈新生物,可能伴有阴道及宫旁侵犯。

(2)宫颈脱落细胞发现癌细胞。

(3)活检及阴道镜下取材,组织病理学检查证实为宫颈癌。

组织病理学检查是确诊宫颈癌的标准方法。宫颈癌除病理学检查确定病变性质外,还应该进行临床分期。

2.临床分期

国际妇产联盟(FIGO)宫颈癌临床分期标准：

0期　原位癌或上皮内癌(0期病例不能列入浸润癌治疗效果统计中)。

Ⅰ期　癌局限于宫颈(癌扩展到子宫体，分期中不予考虑)。

$Ⅰ_a$期　宫颈临床前癌，即肉眼未见病变在显微镜检查下才能做出诊断，又称为早期浸润癌、镜下早期浸润癌、原位早期浸润癌等。

$Ⅰ_{a1}$期　微灶间质浸润癌，即显微镜下见轻度间质浸润。其浸润间质的深度为从上皮或间质的基底膜下不超过3mm，其水平播散范围不超过7mm。

$Ⅰ_{a2}$期　显微镜下可测量的微小癌。其浸润间质的深度为从上皮或间质的基底膜下超过3mm，但不超过5mm，其水平播散范围不超过7mm。

$Ⅰ_b$期　病变范围镜下癌组织浸润超过$Ⅰ_{a1}$期/$Ⅰ_{a2}$期，或临床检查肉眼可见宫颈肿瘤病变。血管间隙浸润，血管内或淋巴管内有瘤栓不改变分期，但应注明，以便将来判断是否影响治疗效果。

$Ⅰ_{b1}$期　临床检查肉眼可见宫颈肿瘤病变直径＜4cm。

$Ⅰ_{b2}$期　临床检查肉眼可见宫颈肿瘤病变直径＞4cm。

Ⅱ期　癌灶超过宫颈，但阴道浸润未达下1/3，宫旁浸润未达盆壁。

$Ⅱ_a$期　癌累及阴道为主，无明显宫旁浸润。

$Ⅱ_b$期　癌浸润宫旁为主，未达盆壁

Ⅲ期　癌灶超过宫颈，阴道浸润已达下1/3，宫旁浸润已达盆壁。有肾盂积水或肾无功能者均列入Ⅲ期，但非癌所致的肾盂积水及肾无功能者除外。

$Ⅲ_a$期　癌累及阴道为主，已达阴道下1/3。

$Ⅲ_b$期　癌浸润宫旁为主，已达盆壁，或肾盂积水或肾无功能者。

Ⅳ期　癌播散超出真骨盆或癌浸润膀胱黏膜或直肠黏膜。

$Ⅳ_a$期　癌浸润膀胱黏膜和(或)直肠黏膜。

$Ⅳ_b$期　癌浸润超出真骨盆，有远处转移。

(四)鉴别诊断

晚期宫颈癌患者，因宫颈局部肿瘤及宫旁受累明显，活检取材大多不难，容易确诊。早期宫颈癌因局部病变不典型，容易误诊。早期宫颈癌应注意与感染性阴道炎、老年性阴道炎、宫颈糜烂、宫颈息肉、宫腔黏膜下肌瘤、宫颈黏膜下肌瘤、宫颈结核等良性病变相鉴别。这些病变都可表现为不规则阴道出血及宫颈糜烂或新生物，初步筛查的主要方法是宫颈刮片细胞学检查。而鉴别诊断的可靠方法是宫颈新生物活体组织病理学检查。阴道镜等辅助检查方法可提高活检取材部位的准确性。

【治疗】

(一)治疗原则

手术治疗原则上限于0～$Ⅱ_a$期的患者，不宜手术者则采用放疗。放疗可用于各期宫颈癌治疗，$Ⅱ_b$～$Ⅳ_a$期宫颈癌以放疗为主。采用放疗与手术相结合，或手术与化疗相结合，放疗与化疗结合，或多种方法相结合的综合性根治疗法，可能提高部分预后不良的患者疗效，但应注意出现避免过度治疗所致的不良反应及增加经济负担加重等负面影响。

（二）治疗方法

1.*手术治疗* 手术治疗是宫颈上皮内瘤样病变和早期宫颈癌的主要治疗方法。

2.*放射治疗* 放疗是宫颈癌的主要治疗手段。放疗可用于各期宫颈浸润性癌的治疗，早期宫颈癌放疗的效果与手术治疗相当，部分Ⅳ期及术后复发的宫颈癌接受放疗仍可取得一定的治疗效果。最新临床随机对照研究结果显示，以铂类为基础的化疗与放疗同时进行，可明显降低宫颈癌复发率和死亡率。因此，放、化疗技术已成为$Ⅱ_b$～$Ⅳ_a$期及高危早期宫颈癌治疗的标准治疗方法，放、化疗方案中的化疗用药详见下述。

(1)放疗原则：①照射区包罗整个靶区；②腔内照射与体外照射结合；③有效控制癌肿，保护正常组织；④个体化治疗。

(2)放疗技术

①体外照射：体外照射是宫颈癌放疗的重要组成部分，除极早期原位癌和$Ⅰ_a$期患者可以单独用腔内照射外，其他各期宫颈癌均应配合体外照射。体外照射使用高能射线治疗机，如^{60}Co治疗机或加速器。体外照射的靶区是盆腔，包括宫颈、子宫、宫旁、阴道上段、盆腔组织及盆腔淋巴区。

②腔内照射：宫颈癌腔内照射的靶区是宫颈、子宫体、阴道及邻近的宫颈及子宫旁浸润癌灶。

③其他放疗技术：组织间插植：经行阴道组织间插植照射用于部分盆腔内残留或复发肿瘤的治疗。术中放疗：主要用于腹主动脉旁淋巴结转移的病人。术中放疗需要一定的设备和技术条件，临床应用不多。

(3)治疗方案及选择

①高剂量率(HDR)腔内后装治疗＋体外照射：HDR腔内后装照射＋全盆照射＋盆腔四野照射由中国抗癌协会推荐。具体方如下。

A.全盆照射：每周5次，每次1.8～2Gy，盆腔中心总剂量20～25Gy/3周左右。

B.腔内后装：每周1次，宫腔及阴道治疗可同时或分别进行。每次A点剂量5～6Gy，总剂量30～36Gy。

C.盆腔四野照射：每周4次，每次1.8～2Gy，宫旁总剂量20～25Gy/3周左右。

②中剂量率腔内后装治疗＋体外照射：中国抗癌协会推荐的方案是，MDR腔内后装放疗＋全盆照射＋盆腔四野照射，即先做全盆照射，照射完后开始腔内后装放疗。后者可和盆腔四野照射同时进行(腔内后装治疗当日不行体外照射)。

A.全盆照射：每周5次，每次1.8～2Gy，盆腔中心总剂量20～25Gy/3周左右。

B.腔内后装：每周1次，每次A点剂量5～6Gy，宫腔、阴道可同时或分别进行，A点总剂量20～25Gy。

C.若不做全盆照射，而改用腔内后装放疗＋盆腔四野照射方式，体外照射给予宫旁组织总剂量40～50Gy，腔内后装治疗给予A点总剂量50Gy。

③低剂量率腔内后装治疗加体外照射：其治疗方法类似于传统腔内镭疗法，即腔内治疗＋盆腔四野照射。腔内后装治疗与体外照射可同期进行。

A.腔内后装：每周1次，每次A点剂量12～16Gy。宫腔与阴道可同时进行。A点总剂量52～65Gy。

B.体外照射：每周4～5次(腔内治疗当日不进行体外照射)，每次1.8～2Gy，宫旁总剂量40～50Gy。

④美国NCCN宫颈癌诊断治疗指南(2001年)，不同临床分期的放射治疗方案如下：

A.$Ⅰ_{a2}$期：腔内照射+盆腔体外照射，A点总剂量75～80GY；或宫颈癌根治性手术。

B.$Ⅰ_{b1}$期和$Ⅱ_a$期(宫颈局部肿瘤≤4cm)：盆腔体外照射+腔内照射。A点总剂量80～85Gy；或宫颈癌根治性手术。

C.$Ⅰ_{b2}$期和$Ⅱ_a$期(宫颈局部肿瘤直径>4cm)：盆腔体外照射+同时给予含铂类药物化疗+腔内照射。A点总剂量≥85Gy。也有选择A点总剂量75～80Gy+辅助性子宫切除术，该方案尚存有争议。或选择宫颈癌根治性手术+新辅助化疗(有争议)。

D.$Ⅱ_b$期，$Ⅲ_a$期，$Ⅲ_b$期，$Ⅳ_a$期：盆腔体外照射+同时化疗+腔内照射。腔内照射十盆腔体外照射。A点总剂量≥85Gy。伴腹主动脉旁淋巴结转移者的放疗：盆腔体外照射+腹主动脉旁淋巴结体外照射同时给予含铂类药物化疗+腔内照射。A点总剂量≥85Gy。

为减少腹主动脉旁淋巴结体外照射的放射治疗并发症，腹主动脉旁淋巴结体外照射可选择超分割放射治疗技术。该照射技术分次剂量1.2Gy，每日2次，2次间隔4～6小时，每周照射5次。

(4)放疗的特殊问题：要注意特殊情况的放疗及特殊情况的处理，如阴道狭窄、宫颈残端癌、合并子宫脱垂、合并妊娠、腹主动脉旁淋巴结转移、宫颈腺癌、桶状肿瘤、宫颈局部巨大肿瘤、止血、肥胖、子宫倾斜、阴道浸润、合并盆腔感染。

(5)放疗并发症及处理：宫颈癌放疗并发症的发生率除与总剂量相关外，还与剂量率、分次剂量、照射体积、局部解剖条件等诸多因素密切相关。某些放疗并发症可能被临床误认为癌肿复发或转移，如将放射性直肠炎或放射性膀胱炎误诊为癌症转移至直肠或膀胱。

(三)化疗

目前宫颈癌单纯化疗尚不能达到完全根治的效果。化疗对晚期宫颈癌及复发患者有一定姑息性治疗作用，对于用单纯放疗或手术治疗预后较差的患者，化疗作为综合性治疗的一部分具有积极的治疗作用。

1.宫颈癌化疗常用药物　顺铂、卡铂、紫杉醇类、异环磷酰胺、环磷酰胺、氟尿嘧啶、吉西他滨、甲氨蝶呤、多柔比星、博莱霉素、长春碱类等。在这些化疗药物中，顺铂是治疗宫颈癌有效的常用药物。近年试用于宫颈癌化疗，并初步取得较好效果的新药有异环磷酰胺、紫杉醇类、长春瑞滨、吉西他滨等。然而，这些化疗药单一药物治疗的有效率仅11%～31%。多数研究表明，联合化疗治疗宫颈癌的疗效优于单一药物化疗，其中尤以含有顺铂的联合化疗方案疗效较好。

2.宫颈癌常用化疗方案如下

(1)DDP单药化疗：DDP 50～100mg/m^2静脉注射，第1天；每3周重复。

(2)IFO单药化疗：IFO 1200～1500mg/m^2静脉注射，第1～5天；或5000mg/m^2静脉滴注(24小时)，第1天；同时给予美司钠，每3周重复。

(3)PF 方案:DDP 100mg/m² 静脉注射,第 1 天;5-FU 1000mg/m² 静脉注射,第 1～5 天;每 3 周重复。

(4)PI 方案:DDP 50mg/m² 静脉注射,第 1 天;IFO 5000mg/m² 静脉滴注(24 小时),第 1～5 天;同时给予美司钠,每 3 周重复,最多 6 周期。

(5)CI 方案:CBF 300mg/m² 静脉注射,第 1 天;IFO 5000mg/m² 静脉滴注(24 小时),第 1～5 天;同时给予美司钠,每 4 周重复。

(6)BIC 方案:BLM 30mg 静脉注射(24 小时),第 1 天;IFO 2000mg/m² 静脉滴注,第 1～3 天;美司钠 400mg/m² 静脉注射,IFO 前 15 分钟、给药后第 4 小时、第 8 小时,继后 800mg/m² 用药时间同上;CBP 200mg/m² 静脉注射,第 1 天;每 3 周重复。

(7)TP 方案:TAX 135mg/m² 静脉滴注(3 小时),第 1 天;DDP 50～75mg/m² 静脉注射,第 2 天;每 3 周重复。

(8)TIP 方案:TAX 175mg/m² 静脉滴注(3 小时),第 1 天;DDP 50mg/m² 静脉注射,第 2 天;IFO 5000mg/m² 静脉滴注(24 小时),第 2 天;同时给予美司钠,每 4 周重复。

(9)BM 方案:BLM 10mg 静脉注射,第 1～7 天;MMC 10mg 静脉注射,第 8 天;每 3 周重复 1 周期。

(10)FAOC 方案:5-FU 500mg/m² 静脉注射,第 1、8 天;ADM 45mg/m² 静脉注射,第 1 天;VCR 1mg/m² 静脉注射,第 1、8 天;CTX 100mg/m² 口服,第 1～14 天;每 4 周重复。

(11)CAP 方案:CTX 600mg/m² 静脉注射,第 1 天;ADM 40mg/m² 静脉注射,第 1 天;DDP 50mg/m² 静脉注射,第 1 天;每 4 周重复 1 周期。

3.放疗前或手术前化疗　又称为新辅助化疗,新辅助化疗的效果比放疗后补救性化疗的效果好。放疗前化疗的优点是使局部肿瘤体积缩小,癌肿对放射线的敏感性相对提高,同时减少癌肿远处转移的危险。放疗前化疗的作用争议较大,主要用于预后不良的部分晚期宫颈癌患者。一般给予以 DDP 为主的联合化疗方案,给药 1～2 个周期。化疗结束后 2～3 周开始进行常规放疗。

4.放疗期化疗　即放疗与化疗同时进行。放化疗同时治疗技术称为同期放化疗。该方法除具有放疗前化疗的优点外,还具有不延长总治疗疗程的优点,这可能更有助于提高局部癌肿控制率并减少远处转移的危险。研究发现,除顺铂和羟基脲之外,氟尿嘧啶、紫杉醇和吉西他滨等细胞毒类化疗药物具有放射增敏作用,或与放射治疗同时应用可产生较好的协同作用。目前,以铂类为基础的化疗与放疗同时进行治疗的技术已成为中、晚期宫颈癌的标准治疗方法。目前常用放、化疗方案如下:

(1)DDP 单药物化疗＋放疗:DDP 20～40mg/m² 静脉注射,每周给药 1 次,与放疗同时进行,共用 6 周。

(2)DF 方案化疗＋放疗:DDP 75mg/m² 静脉注射(4 小时),第 1 天;5-FU 4000mg/m² 静脉注射持续 96 小时;放疗第 1 天同时开始化疗,每 3 周重复,共化疗 2 个周期。

【预后】

宫颈癌 5 年生存率一般在 60%左右。早期宫颈癌的 5 年生存率达 90%，晚期仅为 10%。影响宫颈癌预后的因素有组织学类型及间质反应、年龄、肿瘤体积及生长类型、淋巴结转移、肿瘤浸润深度、贫血、感染。

【随诊】

随诊时间每月 1 次，每两月 1 次，每 3 个月 1 次，各连续 3 次；继后每半年 1 次，连续 7 次；再继后每年 1 次，应长期随诊。如在随诊间隔期出现任何不适，应及时就诊。随诊时必须进行妇科检查及直肠指检。疑放射性直肠炎或放射性膀胱炎时，慎行直肠活检和膀胱活检，以避免发生直肠阴道瘘和膀胱阴道瘘。

（王广宏）

第八节　子宫内膜癌

子宫内膜癌又称子宫体癌，是指发生于子宫内膜的一组恶性肿瘤。在我国是居于宫颈癌和卵巢癌之后的第三种常见妇科恶性肿瘤。占女性恶性肿瘤的 7%。发病高峰年龄为 50～59 岁，中位发病年龄为 61 岁。

【病因】

子宫内膜癌的病因尚未完全明了。流行病学及研究发现下列因素与子宫内膜癌发病有关。

1.年龄：发病高峰年龄为 50～59 岁。

2.不育症：子宫内膜癌患者不育史占 26.7%。

3.绝经期：子宫内膜癌 50 岁以上绝经者占 57.6%。

4.多囊卵巢及分泌激素的卵巢囊肿。

5.糖尿病、高血压。

6.外源性雌激素。

【病理】

1.病理类型　子宫内膜癌组织学类型分为腺癌、腺棘癌、腺鳞状细胞癌、透明细胞癌、乳头状浆液腺癌、鳞状细胞癌、未分化癌。腺癌是子宫内膜癌常见的组织学类型，约占 90%。子宫内膜鳞状细胞癌罕见，应与子宫颈鳞状细胞癌宫腔内侵犯相鉴别。腺鳞恶性度高，预后差。癌组织细胞分化程度分 3 级，G_1：高度分化型癌；G_2：中度分化型癌；G_3：未分化型癌。

2.转移扩散途径

(1)直接扩散：经子宫腔直接扩散到宫颈，或沿输卵管转移到卵巢及腹膜腔内。癌肿浸润子宫体肌层组织，可穿透子宫浆膜层扩散累及子宫旁组织。

(2)淋巴道转移：经盆腔淋巴结扩散到腹主动脉旁淋巴结，或直接转移至腹主动脉旁淋巴结。

(3)血行转移:血行转移不常见,血行转移的常见部位是肺、骨、肝、脑等器官。

【诊断】

(一)临床表现

1.症状

(1)阴道出血:阴道出血是子宫内膜癌最常见的症状。就诊时约75%的病人有绝经后阴道出血的病史,早期病变也可能出现绝经后阴道出血的症状。虽然阴道出血不是子宫内膜癌的特异性症状,但绝经后妇女一旦出现阴道出血或血性白带,应进一步检查。

(2)阴道排液:约有1/3出现此症状,有的单纯排液,有的伴阴道出血。

(3)疼痛:少数患者下腹坠痛。晚期癌压迫或侵犯输尿管或神经丛可出现腰腿疼。

其他:贫血、体重减轻、恶病质等。

2.体征 妇科检查发现子宫体增大是子宫内膜癌患者的主要体征。早期患者妇科检查可能无明显异常体征。中、晚期患者子宫体增大常见,晚期患者还可能有子宫旁受累的体征。

(二)特殊检查

1.影像学检查

(1)超声波:超声波检查常用于子宫内膜癌的筛查,检查可发现子宫内膜占位性病变,子宫腔增大,晚期患者可发现子宫体及宫旁受累病灶。

(2)CT、和MRI检查:行CT或MRI扫描检查可发现子宫内膜占位性病变。该类检查还能检查子宫肌层、子宫旁等部位受累情况,以便更确切反映病变的部位及范围。

2.宫腔内镜检查 宫腔内镜检查能早期发现子宫内膜癌。宫腔内镜检查可定位活检,还可了解宫腔内病变范围,有助于分期。

3.脱落细胞学检查 脱落细胞学检查是筛查子宫内膜癌的有效方法。子宫内膜脱落细胞学取材方式可能影响检查结果。自阴道后穹部取材的阳性率及准确性低于宫腔内吸取法、宫腔加压液洗法等取材检查。

4.组织病理学检查 诊断性刮宫或子宫内镜下取材送组织病理学检查,是确诊子宫内膜癌最可靠的诊断方法。分段诊断性刮宫是诊断子宫内膜癌的常规诊断方法。

(三)实验室检查

肿瘤标志物:血清及宫腔冲洗液CEA、CA125、CA199水平增高,对子宫内膜癌患者的诊断有帮助。

(四)诊断与分期

1.诊断要点 绝经期或绝经后不规则阴道出血、阴道排液不能以炎症解释,妇科检查发现子宫增大应疑为子宫内膜癌。分段诊断性刮宫取材及组织病理学检查是确诊子宫内膜癌的可靠方法。

2.临床分期

国际抗癌联盟(UICC)子宫内膜癌分期标准:

0期　原位癌。

Ⅰ期　癌局限在子宫。

$Ⅰ_a$　癌局限在子宫内膜组织。

I_b　癌侵犯子宫肌层<1/2。

I_c　癌侵犯子宫肌层≥1/2。

Ⅱ期　癌侵犯子宫体和宫颈。

II_a　宫颈内腺体受侵犯。

II_b　宫颈间质受侵犯。

Ⅲ期　癌扩展至子宫以外，但未超出真盆腔。

III_a　癌侵犯浆膜，直接侵犯或转移至附件，腹水及腹腔清洗液发现癌细胞。

III_b　癌直接或转移至阴道。

III_c　癌转移至盆腔和(或)腹主动脉旁淋巴结。

Ⅳ期　癌转移超出真骨盆，或明显侵犯膀胱或肠黏膜，但黏膜的大泡型水肿除外。

IV_a　癌转移到膀胱或肠黏膜。

IV_b　癌远处转移。

（五）鉴别诊断

子宫内膜癌无明显特异性临床表现，如阴道出血是多种女性生殖器病变的常见症状。因此，诊断子宫内膜癌应与下列病变鉴别：

1.月经失调　尤其应注意与更年期功能紊乱性阴道出血相鉴别。诊断性刮宫组织病理学检查是鉴别该病的主要方法。

2.子宫肌瘤　子宫肌瘤可表现为阴道出血及子宫增大。其阴道出血多表现为月经期出血量多或经期延长。超声波检查是鉴别检查的主要方法，必要时行诊断性刮宫检查。

3.老年性阴道炎　该病发生于绝经后的妇女，可表现为阴道分泌物增多、不规则阴道出血等症状。鉴别要点：妇科检查发现阴道黏膜萎缩、充血或散在点状渗血，子宫正常大小或缩小，诊断性刮宫结果阴性。

4.宫颈癌　宫颈癌侵犯宫腔容易与子宫内膜癌侵犯宫颈相混淆。鉴别要点：一是详细了解发病过程；二是分段诊断性刮宫；三是组织病理学检查。例如，患者的首发症状为接触性阴道出血，组织病理学检查为鳞状细胞癌，诊断首先考虑为宫颈癌。

【治疗】

（一）治疗原则

子宫内膜癌治疗以手术治疗为主，辅助放射治疗和内分泌及化疗的综合治疗。对子宫不大，宫腔不深，细胞分化好，可手术治疗；对子宫不大，宫腔不深，细胞分化差，可手术与放疗综合治疗；子宫外侵，病变局限于盆腔，可手术与放疗综合治疗；子宫外侵，病变超出于盆腔，可放疗与化疗相结合。

各临床分期治疗方案选择：

I_a期G_1及G_2：根治性手术治疗，必要时术后行阴道腔内放疗。

I_b期、I_c期，或II_a期G_3：根治性手术＋放射治疗。

Ⅱ期：根治性手术＋放射治疗。

Ⅲ期：放射治疗＋内分泌治疗，必要时配合手术。

Ⅳ期：姑息性治疗，根据病情选择姑息性手术、放射治疗、内分泌治疗及化疗。

（二）治疗方法

1.*手术治疗*　手术是子宫内膜癌的主要治疗手段。

2.*放射治疗*　子宫内膜癌的放射治疗方式包括：配合手术的综合治疗、单纯放射治疗（根治性及姑息性放疗）。除 I_a 期分化程度好、无肌层受累、无淋巴结转移及预后好的病例外，其他早期和中期的子宫内膜癌，手术配合放射治疗可取得更好的治疗效果，对于有手术禁忌证或晚期病例，以放射治疗为主。放疗与手术的综合治疗方法中，放疗可选用术前或术后放疗。术前放疗可降低癌细胞浸润及增殖能力，缩小肿瘤，减少手术操作促癌转移的危险，降低阴道复发率。术后放疗主要用于补充手术之不足以及肿瘤浸润子宫深肌层、子宫颈、子宫旁、阴道及盆腔淋巴结等。手术切除范围不足等应考虑给予盆腔照射及阴道腔内照射。术后放射治疗的范围技术包括盆腔体外放射治疗和阴道腔内放射治疗。有手术禁忌证及晚期病例可给予单纯根治性放射治疗。根治性放疗技术包括盆腔体外放疗和子宫及阴道腔内放射治疗。体外放疗剂量：全盆照射 45Gy 后开始腔内治疗。

3.*内分泌治疗*　内分泌治疗是子宫内膜癌的姑息性治疗方法。用于辅助治疗的价值未得到肯定。

（1）孕激素：子宫内膜癌内分泌治疗主要用孕激素类药物，子宫内膜癌复发和转移接受内分泌治疗的总有效率为 15％～25％。孕激素治疗选择甲羟孕酮或甲地孕酮口服用药。用药剂量：甲羟孕酮 200～400mg/d 口服，或甲地孕酮 160mg/d 口服。研究显示，超过此剂量用药，不能提高治疗疗效。孕激素可以抑制子宫内膜癌细胞增殖。

（2）他莫昔芬：他莫昔芬等雌激素拮抗药对雌激素受体阳性的患者有效。他莫昔芬用药剂量为 20～40mg/d 口服。他莫昔芬作为一线药物治疗的有效率为 0％～13％，用于孕激素治疗失败者的二线治疗无明显疗效。孕激素与他莫昔芬合用并不优于单用孕激素。

4.*化疗药物治疗*　常用化疗药物：多柔比星、环磷酰胺、顺铂、氟尿嘧啶等。子宫内膜癌的常用联合化疗方案：

（1）AP 方案：ADM 60mg/m^2 静脉注射，第 1 天；DDP50～60mg/m^2 静脉注射，第 1 天；每 3 周重复。

（2）PC 方案：紫杉醇 175mg/m^2 静脉注射（3 小时），第 1 天；卡铂 AUC5～7 静脉注射（30 分钟），第 1 天；每 4 周重复。

（3）PPA 方案：ADM 45mg/m^2 静脉注射，第 1 天；紫杉醇 160mg/m^2 静脉注射（3 小时），第 1 天；顺铂 60mg/m^2 静脉注射（1 小时），第 1 天；每 4 周重复。

（4）CAP 方案：ADM 50mg/m^2 静脉注射，第 1 天；DDP 50mg/m^2 静脉注射，第 1 天；CTX 500mg/m^2 静脉注射，第 1 天；每 4 周重复。

【预后】

5 年总生存率为 67％。影响子宫内膜癌预后的因素有临床分期、组织学类型、组织学分级、淋巴结转移、肌层浸润深度、激素受体、治疗方法等。

【随诊】

随诊检查包括妇科检查、超声波及影像学检查，CA125、CEA 等肿瘤相关性标志物检测。复诊时间：结束治疗第 1 年每 3 个月复诊 1 次，第 2、3 年每半年 1 次，第 4 年每年 1 次。

（王广宏）

第九节　卵巢恶性肿瘤

卵巢癌是指发生于卵巢的恶性肿瘤。卵巢癌可发生于女性的任何年龄时期，发病率随年龄增加而上升，诊断时中位年龄为63岁。卵巢癌的发病率不高，占妇女常见恶性肿瘤的第7位。然而，卵巢癌的死亡率高，居女性生殖器恶性肿瘤死亡率的首位，占女性恶性肿瘤死亡率的第4位。

【病因】

卵巢癌的发病原因不明。流行病学调查结果显示下列因素与卵巢癌的发病有关：

1.*内分泌因素*　初潮年龄早、未婚、不孕症、未育、分娩次数少等妇女，都较自然对照组发生卵巢癌的危险增加。怀孕及初产年龄轻(25岁及以下)、使用口服避孕药、和(或)母乳喂养可使患卵巢癌风险下降30%～60%。未产妇或初产年龄较大者(超过35岁)患病风险增加。

2.*遗传和家族因素*　家族史(原发肿瘤患者一级亲属中有两人或两人以上患卵巢癌)，包括携带BRCA1和BRCA2基因型或遗传性非息肉病性结直肠癌(HNPCC)家族史的人群往往与早发性卵巢癌有关，占卵巢癌的5%。

3.*其他因素*　环境因素如放射线、化学致癌物、病毒感染(尤其是腮腺炎病毒感染)可能与卵巢癌发病有关。经济发达国家、经济收入高及动物脂肪摄入量高的妇女，较其他人群易患卵巢癌。

【病理】

原发性卵巢肿瘤可起源于卵巢的各种细胞，包括上皮细胞、生殖细胞和间质细胞。卵巢肿瘤分为良性、交界性和恶性三大类。卵巢肿瘤在进行组织学分型时，需反映细胞学来源、良恶性及分级等因素。卵巢肿瘤的组织学分级是根据细胞学和组织学中最恶性部分而判断。

卵巢肿瘤分类

(一)上皮细胞来源

1.浆液性肿瘤：腺癌；表面乳头状腺癌；恶性腺纤维瘤。

2.黏液性肿瘤：腺癌；恶性腺纤维瘤。

3.宫内膜样肿瘤(包括鳞状细胞变异性)：腺癌，非特殊型；恶性腺纤维瘤；癌肉瘤；肉瘤；子宫内膜样间质肉瘤；未分化肉瘤。

4.透明细胞性肿瘤：腺癌；恶性腺纤维瘤。

5.移行细胞肿瘤：移行细胞癌(非勃勒纳瘤)；勃勒纳瘤。

6.鳞状细胞肿瘤：鳞状细胞癌、；表皮样囊肿。

7.混合性上皮细胞性肿瘤。

8.未分类上皮细胞性肿瘤。

(二)性索间质肿瘤

颗粒细胞-间质细胞肿瘤；纤维肉瘤。

(三)生殖细胞肿瘤

无性细胞瘤;卵黄囊瘤;胚胎癌;多胚瘤;绒毛膜癌;混合性生殖细胞瘤。

(四)卵巢转移性肿瘤

可来自消化道、乳腺及其他生殖器肿瘤。其中来自消化道的转移性癌最为常见。大约10%的卵巢癌是转移性癌。卵巢转移性癌大多为双侧性受累。

【诊断】

(一)临床表现

卵巢肿瘤早期大多无任何症状和体征,即使出现有关症状和体征也因缺乏特异性,而易被忽视或误诊。

1.症状 卵巢癌的常见症状有下腹坠胀、疼痛、不适感,腹围增加,月经紊乱,病变晚期可能出现体重减轻、乏力、贫血、大小便排便困难等转移扩散及全身衰竭的症状。

2.体征 妇科检查发现附件肿块,应该进一步检查。对于绝经后的老年妇女,即使妇科检查发现卵巢与绝经前卵巢大小相仿时,也需进一步检查。当卵巢肿瘤体积增大超出盆腔时,可能在下腹部触及肿块,膀胱充盈时易触及。出现癌性腹腔积液的卵巢癌患者,尤其是晚期肿瘤,腹水征检查阳性。

(二)实验室检查

肿瘤标志物检查是人们长期探求早期诊断卵巢癌的方法。已发现某些肿瘤相关性标志物可用于监测卵巢癌的病情变化及评估治疗效果,然而,其特异性和敏感性还不能满足卵巢癌的诊断,尤其是早期诊断的需要。常用于卵巢癌辅助诊断的肿瘤相关性标志物:癌抗原125(CA125)、癌胚抗原(CEA)、甲胎蛋白(AFP)、人绒毛膜促性腺激素(HCG)等。不同的肿瘤标记物对不同组织学类型的卵巢恶性肿瘤有监测意义。

(三)特殊检查

1.影像学检查 在卵巢癌诊断、分期及治疗后疗效评估中,影像学检查具有重要价值。常用的方法是超声波、CT或MRI检查。超声波检查是卵巢癌影像学检查的首选方法。该方法常作为卵巢癌的筛选诊断手段,判断盆腔有无肿块、肿块部位、大小、质地、与邻近器官的关系、肝脏及盆腹腔内有无转移、有无腹腔积液等。超声波检查准确性较高,且简便经济。CT或MRI检查在影像成像好,图像清晰,能够准确显示盆腔的正常和异常解剖结构。

2.腹腔镜检查 通过腹腔镜检查能直接观察盆腔肿块,鉴别肿块性质,并可活检,还可观察盆腔及腹腔内有无转移。因此,腹腔内镜可用于可疑卵巢癌的进一步检查诊断及分期,或选择性用于卵巢癌治疗后再次盆腹腔内探查及疗效评估。

3.细胞学检查 对于有腹水的患者,脱落细胞学检查可明确部分患者的诊断。术中腹腔积液及腹腔灌洗液查找癌细胞,对卵巢癌的分期有价值。在影像学或内镜检查介导下,细针穿刺吸取细胞学检查可使部分患者确诊。穿刺细胞学检查常用于浅表淋巴结转移性病灶的确诊。

4.剖腹探查及病理学 是确诊卵巢癌及分期的最可靠方法。剖腹探查包括探查原发肿瘤部位是否为双侧卵巢受累、肿瘤包膜是否完整、有无粘连,探查其他生殖器官、肠、膀胱、肝脏、大网膜、膈肌、腹膜、盆腔及腹主动脉旁淋巴结等有无侵犯,腹腔积液冲洗液是否阳性。

5.其他 放射免疫显像检查、流式细胞仪检查、细胞染色体及基因分析等检查对于鉴别诊断及预后分析有帮助。

(四)诊断与分期

1.诊断要点

(1)卵巢肿块,尤其是实质性肿块,可能伴有腹腔积液等症状。

(2)影像学或腹腔内镜检查发现卵巢肿块。

(3)肿瘤标志物如CA125阳性。

(4)剖腹探查及组织病理学检查证实卵巢恶性肿瘤。

卵巢癌诊断除确定肿瘤性质外,应进一步做全面检查,并进行手术分期。

2.分期

手术分期是卵巢癌的标准分期方法。

美国癌症联合委员会(AJCC)卵巢癌TNM和FIGO分期系统:

原发肿瘤

TNM		FIGO
T_x	原发肿瘤不能评估	
T_0	无原发肿瘤证据	
T_{is}	原位癌(局限于输卵管黏膜层)	
T_1	肿瘤局限于卵巢(单侧或双侧)	Ⅰ
T_{1a}	肿瘤局限于单侧卵巢,包膜完整,卵巢表面无肿瘤;腹水或腹腔冲洗液未找到恶性细胞	$Ⅰ_A$
T_{1b}	肿瘤局限于双侧卵巢,包膜完整,卵巢表面无肿瘤;腹水或腹腔冲洗液未找到恶性细胞	$Ⅰ_B$
T_{1c}	肿瘤局限于单或双侧卵巢,并伴有如下任何一项:包膜破裂;卵巢表面有肿瘤;腹水或腹腔冲洗液找到恶性细胞	$Ⅰ_C$
T_2	肿瘤累及单侧或双侧卵巢,并伴有盆腔播散	Ⅱ
T_{2a}	蔓延和(或)转移到子宫和(或)输卵管;腹水或腹腔冲洗液未找到恶性细胞	$Ⅱ_A$
T_{2b}	病变扩展到其他盆腔组织;腹水或腹腔冲洗液无恶性细胞	$Ⅱ_B$
T_{2c}	肿瘤盆腔扩散(ⅡA或ⅡB期肿瘤),腹水或腹腔冲洗液找到恶性细胞	$Ⅱ_C$
T_3	肿瘤侵犯单侧或双侧卵巢,并有镜下证实的盆腔外腹膜微转移	Ⅲ
T_{3a}	盆腔外腹膜内镜下微转移	$Ⅲ_A$
T_{3b}	盆腔外腹膜内肉眼可见转移,但转移灶最大径线不超过2cm	$Ⅲ_B$
T_{3c}	盆腔外腹膜内肉眼可见转移,但转移灶最大径线超过2cm,和(或)区域淋巴结转移	$Ⅲ_C$
N_1	区域淋巴结转移	$Ⅲ_C$
M_1	腹膜腔外的远处转移(腹膜转移除外)	Ⅳ
N	区域淋巴结	

N_x 区域淋巴结不能评估

N_0 区域淋巴结没有转移

N_1 区域淋巴结有转移

M 远处转移

M_x 远处转移不能评估

M_0 没有远处转移

M_1 有腹膜腔外的远处转移

肝包膜转移为 T_3/Ⅲ期；肝实质转移为 M_1 或Ⅳ期。出现胸膜渗出液必须有阳性细胞才能分为 M_1 或Ⅳ期。

【鉴别诊断】

卵巢恶性肿瘤出现盆腔占位性病变，无明显特异性病变，需与盆腔其他器官组织的良性肿瘤和炎性病变相鉴别。

1.卵巢囊肿及良性肿瘤　卵巢功能性囊肿、卵巢宫内膜样囊肿、卵巢良性肿瘤也可表现为卵巢肿块。卵巢良性肿瘤多发生在生育年龄期，肿瘤多为单侧、表面光滑、生长缓慢，B超检查多为囊性，血清 CA125 阴性或低水平升高。

2.子宫病变　子宫肌瘤、子宫腺肌瘤、子宫内膜异位、子宫内膜癌等子宫病变都可引起子宫增大，表面不规则及盆腔肿块。

3.输卵管病变　包括输卵管炎性肿块、输卵管妊娠、原发性输卵管癌等。

4.非生殖器病变　包括盆腔炎性肿块、肠及肠系膜肿瘤、腹膜后肿瘤、肝硬化腹腔积液等。

【治疗】

(一)治疗原则

卵巢癌上皮癌治疗的原则是采用以手术治疗为主的综合治疗。

对怀疑为卵巢癌的患者的初始治疗包括合理的手术分期、肿瘤减灭术以及术后化疗(大部分患者)。初次手术必须是经腹的全面分期手术。对于年轻的希望保留生育功能的患者，如果是Ⅰ期和(或)低危的肿瘤(即早期浸润癌或低度恶性肿瘤)，可能仅需行单侧附件切除术(保留子宫和对侧附件)。对一些有选择的Ⅰ期病例，可以考虑由有经验的妇科肿瘤医生采用微创技术进行手术治疗。Ⅱ、Ⅲ、Ⅳ期的卵巢癌，初始治疗仍推荐细胞减灭术，在合适情况下最大程度的减火肿瘤细胞，使残存肿瘤最大径小于 1cm。大多数上皮性卵巢癌患者均接受术后全身化疗，但对 $Ⅰ_A$ 或 $Ⅰ_B$ 期、G_1 的卵巢癌患者建议在术后仅予观察随访，对 $Ⅰ_A$ 或 $Ⅰ_B$ 期、C_2 的卵巢癌患者术后如考虑仅给予观察随访，则推荐先进行全面的手术分期。

(二)治疗方法

1.手术　手术治疗是卵巢癌治疗手段中最有效的方法卵巢癌手术也是实现组织病理学确诊，准确分期的主要方法对早期和中期卵巢癌患者，应强调首次手术的彻底性。卵巢癌常规手术切除范围包括全子宫、双侧附件、大网膜切除术、腹膜多点活检、盆腔淋巴结及腹膜后淋巴结清扫术。有保留生育功能要求者，在经选择的患者中可考虑仅行患侧附件切除术。对于晚期患者也应考虑行手术或减瘤手术，并尽可能切除原发病灶和转移病灶，如不能完全切除最好使残留灶的直径减小到＜2cm。二次探查手术是用卵巢癌诊治的一种特殊方法。二次探查手术的目的是确定治疗效果和评估预后。当根治性综合治疗后一段时间，临床无症状，就应考虑行二次探查手术。二次探查手术多采用剖腹探查术方法。腹腔内镜探查及或单行影像学检查尚不能完全取代剖腹探查的二次探查术。二次探查术发现残留瘤灶应尽可能手术清除。

2.化疗　化疗是卵巢癌常规综合治疗中的重要治疗方法。化疗及其方案的选择取决于肿瘤的临床期别、分化程度等因素。大多数上皮性卵巢癌均需接受术后化疗，新辅助化疗目前仍存在争议，对于肿瘤较大的，无法手术的Ⅱ～Ⅳ期患者可考虑新辅助化疗，但是化疗之前必须取得病理依据。化疗方式包括静脉化疗或腹腔化疗。不同分期的患者推荐给予的化疗周期数不同，早期患者推荐给予3～6周期，晚期患者（Ⅱ～Ⅳ期）推荐给予6～8周期。

(1)上皮性癌常用的化疗方案

1)TC方案：

TAX　175mg/m^2 静脉滴注(3小时)，第1天；

CBP　AUC 5～7.5静脉滴注(1小时)，第1天；

每3周重复，共6周期。

2)DC方案：

DTX　60～75mg/m^2 静脉滴注(1小时)，第1天；

CBP　AUC 5～6静脉滴注(1小时)，第1天；

每3周重复，共6周期。

3)剂量密集型化疗：

TAX　80mg/m^2 静脉滴注(1小时)，第1,8,15天；

CBP　AUC 6静脉滴注(1小时)，第1天；

每3周重复，共6周期。

4)腹腔化疗方案：

TAX　135mg/m^2 持续静脉滴注24小时，第1天；

DDP　75～100mg/m^2 腹腔化疗，第2天；

TAX　60mg/m^2 腹腔化疗，第8天；

每3周重复，共6周期。

(2)卵巢上皮恶性肿瘤复发病例化疗：①铂类敏感型，如果用铂类化疗后疗效明确，停用化疗6个月以上复发，其无病间隔越长，再次铂类化疗有效率越高，可考虑再次用含铂类药物的化疗方案治，如卡铂/紫杉醇，卡铂/多西他赛，吉西他滨/卡铂，顺铂/吉西他滨、奥沙利铂/多西他赛。②铂类耐药型(初始化疗有效，但完成化疗后6月内复发)和难治型(经过连续两种化疗方案，没有持续性临床获益)，预后很差，可参加临床试验或采用非铂方案，可选择的化疗药物包括多西他赛、口服依托泊苷、吉西他滨、多柔比星脂质体、紫杉醇周疗、培美曲塞、拓扑替康等。

(3)生殖细胞恶性肿瘤化疗方案

1)BEP方案：

BLM　30mg/m^2 静脉注射或肌内注射，第1、8、15天；

VP-16　100mg/m^2 静脉滴注(1小时)，第1～5天；

DDP　20mg/m^2 静脉滴注(1 小时),第 1～5 天;

每 3 周重复,3～4 周期。

2)EC 方案(用于无性细胞瘤):

VP-16　120mg/m^2 静脉滴注,第 1～3 天;

CBP　400mg/m^2(AUC 5～6)静脉滴注,第 1 天;

每 4 周重复,3 周期。

3.*放射治疗*　对于低肿瘤负荷的Ⅲ期卵巢癌患者,全腹腔放疗已经不再作为初次治疗或巩固治疗的治疗选择。对于复发患者,仍可将姑息性局部放疗作为一种控制症状的手段。性索-间质肿瘤对放疗较敏感,对于Ⅱ～Ⅳ期的局限性病灶可以考虑放疗。

4.*其他*　抗血管生成药物贝伐单抗,与化疗联合治疗晚期上皮性卵巢癌可能延长疾病进展时间。

【预后】

卵巢癌是妇科常见恶性肿瘤中疗效较差者,5 年生存率交界性肿瘤 87.3%,恶性 49.70%。影响卵巢癌预后的因素如下。

1.分期:分期是影Ⅱ向卵巢癌预后的重要因素。各期卵巢癌的 5 年生存率有显著性差异:$Ⅰ_A$ 期 89.60h,Ⅰ B 期 86.1%,$Ⅰ_C$ 期 83.4%,$Ⅱ_A$ 期 70.7%,$Ⅱ_B$ 期 65.5%,$Ⅱ_C$ 期 71.4%,$Ⅲ_A$ 期 46.7%,$Ⅲ_B$ 期 41.5%,$Ⅲ_C$ 期 32.5%,Ⅳ期 18.6%。尽管早期卵巢癌的治疗效果好,但因初次诊治的卵巢癌患者大多为晚期病例,因此卵巢癌总的治疗效果不佳。

2.组织病理学类型及分级,组织学类型是影响卵巢癌预后的另一重要因素。5 年生存率浆液性癌 15%～30%,黏液性囊腺癌 40%～50%,子宫内膜样癌 40%～55%,胚胎性癌 13%,未成熟畸胎瘤 63%。

3.其他:包括手术残留瘤灶大小,术后化疗疗程数,年龄等。

【随诊】

卵巢癌治疗后应长期定时随诊,前 5 年每 3～6 个月 1 次,以后则每年 1 次。随访内容包括体格检查、盆腔 B 超等。如果初治时 CA125 升高,则以后每次随访都应监测 CA125。

(葛　姗)

第十节　恶性滋养细胞肿瘤

恶性滋养细胞肿瘤是指发生于胚胎滋养细胞的恶性肿瘤,主要包括侵蚀性葡萄胎和绒毛膜癌,而胎盘部位的滋养细胞肿瘤非常少见。恶性滋养细胞肿瘤的恶性程度高,但联合化疗效果好,95%以上的早期病变能获得根治。晚期及耐药患者的疗效尚不满意。

【病因】

恶性滋养细胞肿瘤的发病原因不明,大多数绒毛膜癌继发于葡萄胎、自发流产或异位妊娠,但是仍有 1/4 的绒毛膜癌发生于正常足月产后。恶性滋养细胞肿瘤的发病与卵巢功能紊乱、病毒感染、遗传因素、营养不良等因素有关。

【病理】

恶性滋养细胞肿瘤组织病理学类型分为两大类。

1.侵蚀性葡萄胎　特点表现为葡萄胎样组织侵入子宫肌层及其他组织，或远处转移。

2.绒毛膜癌　特点表现为增生的滋养细胞大量侵入子宫肌层、血管及远处转移。

【转移途径】

恶性滋养细胞肿瘤具有较强的侵袭性和远处转移习性。该肿瘤容易在早期发生浸润扩散，并发生远处转移。远处转移的主要途径是血道转移，有时也发生淋巴道转移。血行转移最容易受累的器官是肺，其次脑、肝、盆腔、阴道、脾、肠道、肾等。

【诊断】

(一)临床表现

1.症状　阴道出血是恶性滋养细胞肿瘤最常见的症状：患者表现为葡萄胎流产后、流产后、足月产后等孕产史后阴道出血。

2.体征　卵巢黄素囊肿、子宫不规则增大、质软是恶性滋养细胞肿瘤的常见体征。

3.区域浸润及转移征　恶性滋养细胞肿瘤容易发生区域浸润及远处转移，因此在询问病史及体检时应注意全面考虑肿瘤浸润子宫旁组织，破溃出血时，可出现腹痛等症状。少数病例就诊时症状以转移灶病变为主，如阴道转移表现为阴道结节及出血；肺转移表现为咯血、胸痛、呼吸困难；脑转移可表现为头痛、呕吐、偏瘫等症状体征。

(二)实验室检查

绒毛膜促性腺激素(HCC)测定：检测 HCG 的水平是诊断恶性滋养细胞肿瘤的有效方法，也是判断治疗效果的可靠指标。HCC 的β亚单位即β-HCG，检测的灵敏度和特异性较高足月产一般在 1 月内，葡萄胎清宫术后一般在 2 个月内β-HCC 会恢复正常，如果持续升高，或降低后又升高应警惕恶性滋养细胞肿瘤。

(三)特殊检查

1.影像学检查　胸部 X 线片、腹腔及盆腔超声波、头颅 CT/MRI 扫描等影像学检查可了解病变范围及有无远外转移。

2.组织病理学检查　诊断性刮宫取材，或阴道等转移结节活检取材送病理学检查可确诊恶性滋养细胞肿瘤。

(四)诊断与分期

1.诊断要点

(1)根据组织病理学检查结果，诊断恶性滋养细胞肿瘤。

(2)无病理学诊断时，如在葡萄胎、流产、宫外孕、足月产等孕产史后，HCG 持续升高，或 HCC 降至正常水平后，又再次升高或出现肺转移等病变时，可考虑诊断为恶性滋养细胞肿瘤。侵蚀性葡萄胎发生在葡萄胎后半年内，病理学有绒毛结构，绒毛膜癌发病时间更晚，可以发生在葡萄胎、流产、异位妊娠或足月产后，病理学无绒毛结构。

2.临床分期

FIGO 分期：

Ⅰ期 肿瘤局限于子宫体

Ⅱ期 肿瘤超出子宫体，但局限于生殖器官(附件、阴道、阔韧带)

Ⅲ期 转移至肺，有或无生殖道受累

Ⅳ期 转移到远处其他部位

(五)鉴别诊断

恶性滋养细胞肿瘤应与良性葡萄胎、流产、前置胎盘等妊娠相关性阴道出血相鉴别。鉴别的要点是详细了解孕产史、动态监测 HCG 水平及活组织病理学检查。

【治疗】

(一)治疗原则

恶性滋养细胞肿瘤治疗原则：以全身化疗为主，配合手术、放疗及免疫等综合性治疗。早期患者单纯全身化疗；晚期及化疗耐药的患者，全身化疗配合放疗或手术等局部治疗。

(二)治疗方法

1.化疗 恶性滋养细胞肿瘤可以通过单纯全身化疗达到根治，这是人类对实体性肿瘤化疗取得突破性进展的第一种实体性肿瘤。恶性滋养细胞肿瘤细胞增殖活跃，对细胞毒性化疗药敏感性好，增殖周期短，因此对该类肿瘤使用强效细胞毒性药物、短间隔周期及多周期化疗，一般可达到根治的目的。

抗代谢类细胞毒化疗药是恶性滋养细胞肿瘤的最常用的化疗药物，如甲氨蝶呤、氟尿嘧啶，其他化疗药物包括抗生素类、烷化剂类、生物碱类及铂类化疗药。一般按肿瘤患者的预后评估选择化疗方案。通常低危组单药化疗即可，高危组需联合化疗。常用化疗方案如下。

(1)低度危险性

1)MTX 方案：

MTX 0.4～0.6mg/kg 肌内注射或静脉注射，第 1～5 天；

每 12 天重复。

2)MTX-CF 方案：MTX 1mg/kg 肌内注射，第 1、3、5、7 天；

CF 0.1mg/kg 肌内注射，第 2、4、6、8 天(用 MTX 后 24 小时开始)；

每 2 周重复。

3)单用 ACD 方案：

ACD 10～12μg/kg 静脉注射，第 1～5 天；

每 2 周重复。

(2)高度危险性

EMA/CO 方案：

VP-16 100mg/m^2 静脉滴注，第 1、2 天；

ACD 0.5mg 静脉注射，第 1、2 天；

MTX 300mg/m^2 静脉注射，持续 12 小时，第 1 天；

CF 15mg 口服或肌内注射，每 12 小时，共 4 次(用 MTX 后 24 小时开始)；

CTX 600mg/m^2 静脉注射,第 8 天;

VCR 0.8～1.0mg/m^2(最大剂量 2mg)静脉注射,第 8 天;

每 2 周重复,直到转移灶消失,血清 β-HCG 恢复正常,再维持 3～4 周期。

(3)解救治疗:方案中可能包括的药物有:DDP、VP-16、博来霉素、异环磷酰胺、紫杉醇等。

2.放射治疗　放疗配合用于控制恶性滋养细胞肿瘤的某些急症及局部病变。例如,外阴、阴道、宫颈转移灶大出血;脑转移;盆腔转移灶;化疗后残留瘤灶。脑转移患者行全脑放疗(DT 30Gy)可获得较好的疗效。

3.手术治疗　由于恶性滋养细胞肿瘤易发生浸润及血行转移,因此,单纯手术治疗效果差。手术治疗仅选择性用于部分患者配合化疗,手术范围主要是切除原发灶及子宫。手术主要用于:子宫明显增大,病灶大出血,单个转移病灶,化疗耐药的局限性病灶。对于希望保留生育能力的患者,应考虑先行化疗,争取保留其生育功能。

【疗效标准与预后】

1.疗效评价　恶性滋养细胞肿瘤疗效评定,除根据肿瘤大小外,另一个更重要的指标是血和尿液中 β-HCG 水平的测定。

2.预后　恶性滋养细胞肿瘤总体 5 年生存率约 92.7%,其中Ⅰ期 97.3%,Ⅱ期 85.70),Ⅲ期 82.8%,Ⅳ期 61.9%。低危患者总体 5 年生存率 97.3%,高危患者 79.5%。

【随诊】

恶性滋养细胞肿瘤治疗后,应长期随诊,停止治疗后 1 年内需至少每月随诊 1 次。随诊检查项目除肿瘤随诊常规检查外,特别应强调定期检测 β-HCG 及胸片。1 年后可每 3 个月随访 1 次,3 年后每年随访 1 次。肿瘤完全缓解及保留子宫成功的患者,应至少在 2 年后才开始考虑妊娠问题。

(代　艳)

第十一节　外阴癌

发生于女性外阴(包括阴阜、阴唇、阴蒂、前庭大腺和会阴)的恶性肿瘤称为外阴癌。外阴癌占女性生殖道恶性肿瘤的 3%～5%,主要发生于绝经后妇女,大多数发生于大阴唇,也可发生于小阴唇、阴蒂和会阴。

【病因】

外阴癌的病因至今尚未完全弄清,发病相关因素如下。

1.人乳头瘤病毒(HPV)感染:约 40.4%的外阴癌患者可检测出 HPV-DNA,其中以 HPV16、33、18 型多见。

2.外阴的慢性营养障碍,如外阴硬化性苔癣、外阴增生性营养障碍等被认为是外阴癌的高危因素。

3.性传播疾病:国外报道有50%以上的外阴癌患者曾患有梅毒和淋巴肉芽肿。

4.生殖道其他部位的癌前病变、恶性肿瘤及外阴的上皮内瘤变(VIN)同外阴癌发生有关。

5.吸烟、酗酒、性生活早也可能与外阴癌的发生有一定关系,但不是外阴癌发生的独立危险因子。

6.肥胖、高血压、糖尿病也可能与外阴癌有相关联。

【病理】

90%为鳞状细胞癌,其余为恶性黑色素瘤、Peget病、基底细胞癌、疣状癌、肉瘤及巴氏腺癌等。此外,尚有为数不少的转移癌。

【转移途径】

直接浸润、淋巴转移、血行转移。其中以直接浸润及淋巴道转移为主。直接浸润包括有阴道、尿道和肛门。淋巴转移途径依次为腹股沟浅淋巴结、腹股沟深淋巴结、髂外淋巴结、髂总淋巴结、腹主动脉旁淋巴结。约有30%的可手术的外阴癌患者有淋巴结转移。

【诊断】

(一)临床表现

1.*症状*　外阴瘙痒、外阴结节及肿块、外阴溃疡等症状是外阴癌的常见症状。

2.*妇科检查*　外阴可见新生物。病变可发生于外阴的任何部位,多位于阴唇部。

(二)特殊检查

1.细胞学检查:脱落细胞学刮片及印片是检查筛查外阴癌的简易方法。

2.组织病理学检查:活体组织病理学检查是确诊外阴癌的可靠方法。阴道镜检查指导下活检取材,可提高取材的准确性。

3.必要时行膀胱镜,直肠镜,肺部X片检查及静脉尿路造影术判断有无膀胱直肠累及以及肺部转移。可疑的膀胱或直肠病变需行活检明确病理性质。

(三)诊断与分期

1.*诊断要点*

(1)外阴肿块,可伴有瘙痒症状。

(2)妇科检查发现外阴新生物。

(3)细胞学检查找到癌细胞。

(4)外阴新生物活体组织病理学检查证实为外阴癌。外阴癌的诊断必须根据活体组织病理切片检查。

2.*临床分期*

外阴癌分期(不适用于外阴黑色素瘤)

Ⅰ期　肿瘤局限于外阴,无淋巴结转移

$Ⅰ_A$期　直径≤2cm,间质浸润≤1mm

$Ⅰ_B$期　直径>2cm或间质浸润>1mm

Ⅱ期　肿瘤任意大小,侵犯到会阴旁组织(下1/3尿道,下1/3阴道,肛门),淋巴结无转移

Ⅲ期　腹股沟-股淋巴结阳性,不管肿瘤大小或是否侵犯到会阴旁组织(下1/3尿道,下1/

3 阴道，肛门）

$Ⅲ_A$ 期　(i)1 个淋巴结(≥5mm)或(ii)1～2 个淋巴结(＜5mm)

$Ⅲ_B$ 期　(i)≥2 个淋巴结(≥5mm)或(ii)≥3 个淋巴结(＜5mm)

$Ⅲ_C$ 期　淋巴结包膜外侵犯

Ⅳ期　肿瘤侵犯其他区域(上 2/3 尿道，上 2/3 阴道)，或远处转移

$Ⅳ_A$ 期　肿瘤侵犯：(i)上尿道和(或)阴道黏膜，膀胱黏膜，直肠黏膜，或固定于骨盆骨，或(ii)腹股沟-股淋巴结固定或溃疡形成

$Ⅳ_B$ 期　远处转移(包括盆腔淋巴结)

G：G_x 未能分级；G_1 高分化；G_2 中分化；G_3 低分化；G_4 未分化

注：间质浸润深度是指肿瘤附近最浅表的真皮乳头的上皮-基质交界处到肿瘤浸润最深处两点间的距离。

（四）鉴别诊断

外阴癌应与外阴营养不良、感染及某些性传播性疾病相鉴别。

外阴癌可能与宫颈癌、阴道癌等恶性肿瘤合并存在，即多中心性原发癌。诊断时应注意癌转移与多中心性原发癌的鉴别。

【治疗】

（一）治疗原则

手术治疗为主，必要时配合放射治疗；不能手术者可单行放射治疗。

（二）治疗方法

1.*手术治疗*　外阴癌的治疗以手术为主，Taussig(1940)和 Way(1948)提出的外阴根治性切除＋腹股沟淋巴结切除术一直成为外阴癌的标准术式。采用这种术式的 5 年生存率约为 70%，但皮损大，缝合张力高，切口易感染，术后易并发下肢水肿、性功能下降、大小便失禁等，患者术后的生活质量明显下降。近 20 年随着对外阴癌及淋巴结转移规律的不断研究，传统术式几经演变，已形成广泛局部切除、局部外阴根治术、半外阴根治术等多种新术式。目前的趋势：一是，在不降低生存率的前提下，对早期病例缩小手术范围，最大限度地保留外阴的生理结构；二是，对晚期患者重视手术与放化疗的结合，减少手术创伤，提高患者生活质量。

2.*放射治疗*　下列高危因素是术后辅助性放疗指征：手术切缘距肿瘤边缘＜8mm，淋巴脉管受累，肿瘤浸润深度＞5mm，术后病理证实腹股沟淋巴结转移(具备下列条件之一：1 处转移直径＞10mm；淋巴结包膜外侵；2 处或以上微转移)。一般腹股沟淋巴结转移者，放疗剂量 50Gy。有多个淋巴结阳性或者有膜外扩散者，剂量为 60Gy。有大块残余病灶，剂量需要 60～70Gy。对于肿瘤范围大且无法手术切除或合并严重并发症无法耐受手术的晚期患者，根治性放疗也可以取得一定的疗效。同步放化疗可能取得更好疗效。针对大病灶的新辅助放疗或放化疗可能会增加手术机会。需注意，对于早期患者而言，腹股沟及盆腔淋巴结放射治疗是否能达到与手术切除相同的疗效目前尚未得到肯定。

3.*化疗*　外阴癌化疗选择用于部分预后不良或复发的患者。外阴鳞状细胞癌的化疗可参考选择宫颈鳞状细胞癌的化疗方案。目前常用的化疗药物包括 5-FU，顺铂，丝裂霉素和博来霉素。术前新辅助放化疗疗效未受到肯定。

【疗效标准与预后】

1.疗效评价　RECIST 标准。

2.预后　外阴癌的预后与临床分期、组织学类型(腺癌最差)、淋巴结转移、是否累积临近器官等因素密切相关,与之相比,肿瘤大小并不是决定因素。国际妇产科联盟 2006 年报道,外阴鳞状上皮细胞癌 5 年总生存率为 54.8%,外阴前庭大腺癌的 5 年总生存率为 65.4%,外阴腺癌的 5 年总生存率为 32.5%。外阴鳞状细胞癌各临床分期的 5 年生存率分别为:Ⅰ期 78.5%,Ⅱ期 58.8%,Ⅲ期 43.2%,Ⅳ期 13.0%。

【随诊】

外阴癌患者治疗后需长期定时随诊。随诊时,应注意检查外阴部、阴道、尿道口、肛门、直肠、双侧腹股沟区及盆腔,

(代　艳)

第十二节　阴道癌

阴道癌是指原发于阴道的恶性肿瘤。原发性阴道癌仅占妇科恶性肿瘤的 2%,诊断阴道癌应首先排除来源于生殖器官或生殖道外的阴道继发性肿瘤,肿瘤生长或扩散到宫颈外口应属宫颈癌,累及外阴属外阴癌。

【病因】

阴道癌的发病原因不明。人乳头瘤病毒感染可能与阴道癌发病相关,其他可能的相关因素还包括长期阴道异物对黏膜的刺激或损伤,如使用子宫托;年轻女性患阴道腺癌,可能与母亲在妊娠期服用雌激素有关;既往生殖道肿瘤病史,以宫颈癌病史最多见,FICO 指南指出,近 30%的阴道癌患者至少 5 年前有宫颈原位癌或浸润癌治疗史;免疫抑制治疗、吸烟、多个性伴侣、性生活开始早及宫颈放射治疗史,可能与阴道癌的发生有一定关系。

【病理】

阴道癌的常见病理类型是鳞状上皮细胞癌,占 85%～95%,其次为腺癌,阴道黑色素瘤和肉瘤等更为少见。

【转移途径】

阴道癌转移途径包括直接浸润、淋巴道转移及血行转移。其中鳞状细胞癌的主要转移途径是淋巴道转移。阴道上段鳞状细胞癌淋巴转移途径类似宫颈癌,阴道下段鳞状细胞癌淋巴转移类似外阴癌。阴道肉瘤及恶性黑色素瘤,易发生血行转移。

【诊断】

(一)临床表现

1.症状　阴道出血及阴道分泌物增多是阴道恶性肿瘤最常见的症状。阴道出血可表现为不规则阴道出血、接触性阴道出血、绝经后阴道出血等。肿瘤向邻近器官组织扩散可引起相应的症状,如压迫直肠引起排便困难、里急后重、便血,压迫尿道及膀胱引起尿路刺激症状。晚期病例可能出现体重减轻、恶病质等症状。

2.体征　妇科检查阴道视诊及触诊可发现阴道新生物。中晚期病例可发现肿瘤侵犯邻近组织及盆壁。

（二）特殊检查

1.阴道细胞学　阴道脱落细胞刮片检查可找到癌细胞。

2.组织病理学　活体组织病理学检查是确诊阴道癌及组织细胞学类型的可靠方法。

【鉴别诊断】

原发性阴道癌发病率低，在确诊本病时应首先应仔细检查，排除原发性宫颈癌、子宫内膜癌、外阴癌等恶性肿瘤阴道转移。阴道癌还需要与性传播性感染性疾病、子宫内膜异位、阴道腺病等非肿瘤性疾病相鉴别。

【临床分期】

国际妇产联盟(FICO)阴道癌的分期标准如下：

0期　原位癌、上皮内瘤变3级

Ⅰ期　肿瘤局限于阴道壁

Ⅱ期　肿瘤侵犯阴道壁下组织，但未达盆壁

Ⅲ期　肿瘤扩散达盆壁

Ⅳ期　肿瘤扩散超出真骨盆或侵犯膀胱或直肠黏膜，黏膜泡状水肿除外

$Ⅳ_A$期　肿瘤侵犯膀胱和(或)直肠黏膜和(或)超出真骨盆

$Ⅳ_B$期　远处转移

【治疗】

由于解剖上的原因，阴道膀胱间隔及阴道直肠间隔不过5mm，使手术及放疗均有一定困难。本病发病率低，治疗经验有限，患者应集中在有经验的肿瘤中心治疗。阴道癌的治疗强调个体化，根据患者的年龄、病变的分期和阴道受累部位确定治疗方案。阴道上段癌可参照宫颈癌的治疗原则，阴道下段癌可参照外阴癌的治疗原则。

1.阴道上皮内瘤变(VAIN)的治疗

(1)对阴道HPV感染或VAIN1级的患者一般不需给予特殊治疗，此类病变多能自行消退。

(2)局部药物治疗：用5-FU软膏涂于阴道病灶表面，连续5～6次为一疗程，副作用小。对病变范围大者，为避免广泛手术切除，尤应首先考虑应用局部药物治疗。

(3)激光治疗对VAIN有较好的疗效，也适用于局部药物治疗失败的病例。

(4)放射治疗：对年老、体弱、无性生活要求的VAIN 3级患者，可采用腔内放射治疗。

(5)电切或手术切除治疗：对单个病灶可采用局部或部分阴道切除术，尤其是位于穹窿部的病灶；病灶广泛或多发者，可采用全阴道切除术，并行人工阴道重建。

2.阴道浸润癌的治疗　应根据病变的范围、部位和患者的情况实行个体化的治疗。放射治疗或手术切除时，要考虑到阴道与尿道、膀胱、直肠的毗邻关系，这些结构的损伤可能形成瘘管，特别是对以前有放疗史的患者。

(1)放射治疗：放射治疗适用于Ⅰ～Ⅳ期所有的病例，对大多数患者放疗是首选的治疗方法，应用范围广，掌握得好并发症较少，还能保全脏器功能。早期患者可行单纯放疗，晚期患者

可行放疗加化疗。

1)病灶表浅的Ⅰ期患者可单用腔内放疗。

2)对大病灶及Ⅲ期患者,可以先行盆腔外照射 50Gy,然后加腔内放疗,总剂量不少于 70Gy。有条件者推荐用适形调强放疗。

3)病灶累及阴道下 1/3 者,还应行腹股沟淋巴结区放疗或手术。

4)手术治疗后,若病理提示手术切缘阳性、盆腔淋巴结或腹主动脉旁淋巴结阳性,或脉管内有癌栓者,应补充术后放疗,根据具体情况选择外照射和(或)腔内放疗。

5)放化疗联合对阴道癌的作用还不明了。加顺铂或 5-FU 的同期放化疗可能有一定益处。

(2)手术治疗:由于阴道浸润癌与周围器官的间隙小,如保留其周围的器官(膀胱、尿道和直肠),切除肿瘤周围组织的安全范围很小,很难达到根治性切除的目的。因此,阴道浸润癌的手术治疗的应用受到限制。以下情况可考虑选择手术:

1)对病灶位于阴道上段的Ⅰ期患者,可行根治性全子宫和阴道上段切除术,阴道切缘距病灶至少 1cm,也可行盆腔淋巴结切除术。如果以前已切除子宫,行根治性阴道上段切除术和盆腔淋巴结切除术。

2)对年轻患者在根治性放疗前,可行腹腔镜下双侧卵巢移位,同时全面探查盆腹腔,切除肿大、可疑的淋巴结。

3)对$Ⅳ_A$期患者,尤其是出现直肠阴道瘘或膀胱阴道瘘者,可行盆腔脏器去除术,以及盆腔和(或)腹股沟淋巴结清扫术。

4)放疗后中央型复发者,多数需要行盆腔脏器去除术。

3.特殊类型的阴道肿瘤

(1)阴道腺癌:约 9%的原发阴道癌为腺癌,发病年龄较轻。一般来说,腺癌治疗与鳞癌相似。对于年轻患者,应该尽力保护阴道和卵巢功能。因此也许需要重建阴道或者放疗前卵巢移位。透明细胞癌的预后较好,而非透明细胞腺癌的生存率明显低于鳞状细胞癌。

(2)阴道黑色素瘤:阴道黑色素瘤非常少见,大多数发牛在阴道远端的前壁,多为深部浸润,易发生远处转移,预后极差,5 年生存率仅为 5%～21%。根治性手术切除是主要的治疗方法,也可行较为保守的肿瘤局部广泛切除术,生存率似无筹别。放疗对某些病例有效。化疗的作用十分有限。术后应用大剂量干扰素可能有助于改善预后。

(3)阴道葡萄状肉瘤:阴道葡萄状肉瘤是来源于横纹肌母细胞的高度恶性肿瘤,常见于婴幼儿。临床表现为阴道排液、出血或阴道口肿物。对病变较小能完整切除、并能保留器官者,首选手术治疗;若肿瘤较大,应在术前给予放疗或化疗,化疗可选用 VAC 方案(长春新碱、放线菌素、环磷酰胺)。放疗范围不宜扩大,因为放疗会严重影响骨盆的发育。

【预后和随访】

FIGO 2006 年年报统计阴道癌总体 5 年生存率约 53.6%,其中Ⅰ期 77.6%,Ⅱ期 52.2%,Ⅲ期 42.5%,$Ⅳ_A$期 20.5,$Ⅳ_B$期 12.9%。随访第 1 年,每 1～3 个月 1 次;第 2、3 年,每 3～6 个月 1 次;3 年后,每年 1 次。

(代　艳)

第十三节 外阴癌和阴道癌的放射治疗

一、外阴癌

外阴癌的治疗以手术为主，一般采用外阴根治术及双侧腹股沟淋巴结清扫，放射治疗和化学药物治疗是辅助治疗手段。

1.外阴原发灶放疗 外阴原发灶一般不首选放射治疗，仅在下列情况下可采用外阴单纯放疗：患者一般情况差，有重要器官严重病变，不适宜行全麻及手术；病人拒绝手术治疗；局部肿瘤已超过外阴手术范围或已有远处转移者。放疗方法目前多采用6～18MV的X线外阴部垂直照射，病灶较大且外突明显者可采用切线照射，放射野应超过肿瘤2cm。同时设野时要注意在外阴与腹股沟无缝隙遗漏并尽可能避开肛门和尿道口。放射能量应根据肿瘤大小和浸润深度选择，总量通常为6～8周50～60Gy，可先照射3周30Gy，若有明显皮肤反应可停止放疗，休息2周左右继续照射完成总剂量。放疗时应尽量保持局部皮肤干燥。

2.区域淋巴结放疗 对因岁数大、重要器官严重病变的病例未行淋巴结清扫可先给予活检，或淋巴清扫术后发现多于一个淋巴结转移的病例，可行腹股沟淋巴结区域照射，照射野采用左右两个腹股沟野，野中轴相当腹股沟韧带，上下野平行该韧带，内至耻骨结节，二野间隔1cm，野大小(8～10)cm×(12～14)cm，总剂量6周60Gy，如采用加速器则先采用高能X线(6～10MV)，完成4周40Gy后再采用电子线照射，主要依据腹股沟浅淋巴结皮下脂肪厚度，一般给予2周20Gy。如有淋巴结转移，最好放疗前给予切除，同时对该部位缩野加1周10Gy，总剂量达70Gy。对需要照射盆腔淋巴结区的病例，可将野上缘适当上调，在完成腹股沟区照射后再利用盆腔四野(8cm×15cm)追加照射，盆腔中点剂量2周10Gy。也可采用按子宫颈癌的高能X线适形盆腔放疗，然后增强腹股沟区的剂量。

3.组织间插植放疗 主要用于晚期复发病灶较大的患者并在体外照射结束后施行。

二、阴道癌

原发阴道癌多为年老患者，由于解剖原因，绝大多数患者均选择放射治疗，其治疗原则应强调个别对待，阴道癌上段病变可参照宫颈癌，下端病变参照外阴癌，由于解剖部位特殊，应特别注意减少直肠及膀胱的放射损伤。

1.体外放疗 病变位于阴道上1/3者，盆腔照射范围基本同宫颈癌，若肿瘤侵犯达中1/3，外照射下界可随肿瘤下缘有所变动，可下移1～2cm，盆腔中心剂量40～45Gy(30Gy后中央挡铅)；若肿瘤侵犯整个阴道，体外照射前野应包括双侧腹股沟向外扩展至髂前上棘，宽5～7cm，下界则到阴道口，即包括全阴道，野中心剂量仍为40～45Gy(30Gy后仍需中央挡铅)，然后增加双侧腹股沟剂量，设常规双侧腹股沟野[(7～8cm)×(10～12cm)]，腹股沟剂量增加15～

20Gy，而后野位置同常规盆腔外野照射，腹股沟淋巴结总剂量6周60Gy；如果肿瘤仅位于阴道下1/3，则应设常规腹股沟放射野[(7～8cm)×(10～12cm)]，采用加速器先高能X线(6～10MV)完成4周40Gy，后再改用不同能量电子线给予2周20Gy。如果肿瘤位于阴道下1/3，同时有盆腔淋巴结转移，则按宫颈癌盆腔前后野体外照射，盆腔中心剂量40～45Gy，然后设双侧腹股沟照射野，高能X线或电子线3周Dm20Gy。对于盆腔淋巴结转移者，也可采用调强适形技术增加盆腔淋巴结剂量，减少靶区周围正常组织的受量。

2.*腔内放射治疗*　目前仍采用高剂量率的后装适用器，可用2～3cm直径的有机玻璃圆柱体，中心置管状后装施源器(阴道塞子)，布近源照射，控制放射源的驻留时间及位置，得到适合阴道肿瘤范围的剂量分布，其布源长度一般应超过肿瘤长度1cm，适用柱行的等剂量分布，若不需要照射阴道部位(无肿瘤部位)，应在相应塞子表面贴敷一个半价层的铅片防护，特别保护直肠黏膜。如果是巨块局限病灶，可先采用组织间插植1～2次(源旁1cm剂量10～20Gy)，使肿瘤有所缩小，再用阴道塞子。腔内治疗参考点，如病变表浅，一般采用阴道黏膜下0.5cm，如阴道肿瘤突出明显或浸润深，则采用阴道黏膜下1～1.5cm，布源长度则依肿瘤侵犯阴道长度有所不同，腔内总剂量为5～6周30～40Gy(肿瘤基底总剂量70～80Gy)，如果肿瘤位于阴道前壁或阴道后壁，特别是后壁，参考点的设置应特别小心，以避免膀胱三角区和尿道及直肠黏膜受到过量照射剂量，也可将腔内治疗每周1次，每次7Gy改为5Gy，以延长腔内治疗时间。

Ⅰ期病变病灶较为表浅，如肿瘤仅为2～3cm，可单纯采用腔内治疗，无需增加体外放疗，其黏膜表面积剂量应为≥60～80Gy。Perez等报道Ⅱ期应首选放疗，无论是单纯腔内放疗或腔内与体外放疗结合均可获得高的生存率。

（白晋阳）

第十四节　子宫颈癌的放射治疗

子宫颈癌放疗已有90多年的历史。1903年放射性核素镭首次用于治疗宫颈癌。20世纪30年代腔内镭疗已形成3个主要的流派即斯德哥尔摩、巴黎和曼彻斯特治疗方法。各种方法各有其特点。以往称斯特哥尔摩法为高剂量分次治疗，巴黎法为低剂量连续治疗，而曼彻斯特法则是在巴黎法基础上的改良，提出了A点、B点为子宫颈癌放疗的剂量参考点。20世纪50年代宫颈癌放疗方法逐渐趋于完善，腔内镭疗主要针对宫颈及其周围局部病灶，体外放射针对盆腔淋巴结，以补充镭疗的不足。20世纪60年代由于^{60}钴、电子加速器的应用，减少了盆腔淋巴转移的可能性，提高了疗效。60年代末^{177}铯取代了镭。20世纪80年代放疗设备随高科技发展而更新换代，使放疗成为治疗宫颈癌的主要手段。

宫颈癌放疗的优势在于：无论鳞癌或腺癌均有一定的敏感性；宫颈癌病变多局限于盆腔内；达到宫颈癌根治剂量时，直肠、膀胱受量基本在耐受量以内；有自然腔道便于腔内放疗。

宫颈癌放疗的适应证：宫颈癌放疗适应证较广，各期浸润癌及不适合手术的早期宫颈癌均可采用放射治疗。病变晚期不易行根治性放疗者，亦可行姑息性放疗改善症状，延长生命。

宫颈癌放疗的禁忌证：外周血白细胞＜3×10^9/L，血小板＜7×10^9/L；未控制的盆腔炎症；肿瘤广泛转移、恶病质或有尿毒症者；急性肝炎、精神病发作期、严重心血管疾病未控制者。

照射范围：宫颈癌的放疗采用腔内照射配合体外照射。体外照射主要照射宫颈癌的盆腔蔓延和转移区域，照射范围包括子宫旁、宫颈旁、阴道旁、盆壁组织和盆腔淋巴结。腔内照射主要照射宫颈癌的原发区域，照射范围包括宫颈、阴道、宫体和宫旁三角。

一、放射治疗原则

恶性肿瘤的放射治疗原则与其他治疗手段一样，要最大限度地杀灭癌细胞、保护正常组织和重要器官，尽量提高治疗效果，降低并发症。为此，放射治疗应达到以下要求。

1.适当的治疗工具　目前，可提供临床使用的放射治疗工具很多，包括近距离及远距离治疗设备。近距离治疗包括腔内照射、管道内照射、组织间照射等；远距离治疗包括深部X线治疗机、^{60}钴治疗机、加速器等。不同的肿瘤情况应选择不同的照射工具，如宫颈癌的原发肿瘤区选用近距离腔内照射最为适宜，由于近距离照射剂量衰减快，对周围组织和器官的辐射损伤较小；局部为大菜花状宫颈癌时可选用组织间插植照射，先将局部肿瘤缩小后，再行常规的腔内放射；对宫旁、宫颈旁、阴道旁、盆腔淋巴区或体表局部病灶则须采用远距离的体外照射，根据肿瘤部位及深度，选用^{60}钴治疗机、能量不同的加速器治疗。工具选择是否适当，是影响治疗效果的因素之一。

2.适宜的照射范围　除早期宫颈癌可以对其蔓延转移区不作处理外，其他期别的治疗均需包括肿瘤原发区及其蔓延转移区。照射范围的确定主要是以肿瘤的恶性程度、侵犯周围组织的范围及区域淋巴转移的可能性等方面来考虑的。照射野既要够大，但又不能过大，不够大，肿瘤照射不全，疗效不好；过大，会增加或加重放射治疗的并发症，影响病人生活质量，所以照射范围一定要合适。通常恶性肿瘤周边区域的细胞对放射线的敏感性较肿瘤中心为高，因此照射野应在照射到适当时间后，可随肿瘤的缩小而缩小，以提高肿瘤的照射剂量，减少并发症，还可根据肿瘤期别的早晚适当调整其照射范围。

3.足够的照射剂量　在一定的时间内给足一定的照射剂量，也是放射治疗效果的重要保证。由于肿瘤的组织类型、细胞成分、生长部位、体积大小及患者全身情况等因素不同，肿瘤对放射线的敏感性各异，其所需放射剂量也不尽相同，如宫颈鳞癌，它生长在以纤维组织为主的宫颈上，导致其瘤床对放射线有很高的耐受性，受量可达100～200Gy或以上。肿瘤的放射剂量必须足够，但也不能超量，如果剂量不足，肿瘤必然复发；剂量过高，则造成瘤床组织坏死，影响组织的修复功能。照射剂量的计算应有专业人员负责确定。

(1)均匀的剂量分布：体外照射在治疗体积内使剂量分布均匀是较易做到的，而近距离照射在治疗体积内均匀分布则很难，放射剂量随着与放射源距离的增加，按反平方比定律下降。这种近距离照射的剂量分布特点，既有其不利的一面，又有有利的一面。宫颈癌常用的腔内照射就是利用其有利一面的范例。近距离照射可以通过合理布置照射源达到减少治疗体积内剂量分布不均匀的程度。宫颈癌放疗中常用体外照射联合腔内照射的方法，配合恰当可以弥补一部分近距离照射剂量分布不均匀的弊端。

(2)合理的照射体积：靶体积确定后，就要利用一切可能使靶体积内的照射剂量最高，而正常组织和器官的辐射剂量最低。宫颈癌的腔内放疗就明显优于体外照射，其关键就是腔内放射的照射体积小于体外照射的照射体积；而对盆腔淋巴区的体外照射，前、后野对穿照射就优于侧野照射，因为前者照射距离近、体积小、辐射损伤少，后者则反之。

(3)个别对待的治疗原则：由于个体差异及肿瘤的多样性，肿瘤治疗不可能有标准模式。如果按某一标准模式治疗，可能只有适合这一标准模式的患者获益，其他患者就很难获益了。因此，对肿瘤的治疗必须正确运用个别对待的治疗原则，以取得最佳效果。

个别对待的治疗原则在治疗方案设计上的体现就是治疗方针、照射范围、照射剂量、分次方法和治疗工具的选择上，尽量符合每位患者及肿瘤的情况。菜花状宫颈癌者可先行消除治疗，合并盆腔炎者可先行体外照射，子宫明显偏斜者四野外照射的位置向子宫偏斜方向适当外移。治疗过程中必须对病人定期进行仔细全面的检查，根据肿瘤及患者的全身和局部反应，对照射野的大小、照射野的位置、照射剂量及疗程等进行必要的调整。个别对待的治疗原则要贯穿在整个治疗过程中，如患者治疗前计划行根治性放射治疗，但在治疗过程中出现远处转移，或在治疗过程中肿瘤未得到控制，甚至发展，表明放疗无效，或因放疗不良反应严重而不能完成根治计划时，应酌情况改变治疗手段及原则，甚至姑息治疗，反之，原计划姑息性放疗者，肿瘤对放射治疗的反应好，在全身情况允许下，也可改为根治性治疗。

二、治疗计划的制定与实施

(一)治疗计划的制定

1.治疗方针的决定　宫颈癌的治疗目前主要是手术、放疗及化疗。在制订治疗计划前要根据恶性肿瘤的类型、病变范围及病人全身情况等决定采用哪种治疗手段。对于决定采用单纯放射治疗者，还必须决定是根治性治疗还是姑息性治疗。

(1)根治性放射治疗：目的是在放射治疗后可望病人获得长期生存。行根治性放射治疗时，对存在肿瘤的全部组织给予根治剂量的照射，由于照射范围较大，照射剂量也高，对肿瘤附近的正常组织和器官，特别是一些对放射线敏感的组织和器官的防护，就成为治疗中的一个重要问题。如果放射治疗方案设计不当，很容易引起严重的并发症和后遗症。

(2)姑息性放射治疗：其目的是为了减轻病人痛苦，延长病人的生存时间。姑息性放射治疗时，照射范围较小，甚至可以不包括全部肿瘤，而仅照射引发症状的部位，如引起梗阻或压迫症状的部分肿瘤，照射剂量也较低，因此，所需的照射技术就比较简单。姑息性放射虽较简单，但不能滥用，要以不增加病人痛苦为前提。根治性治疗与姑息性治疗是相对的，在治疗过程中可根据肿瘤及病人情况而互相转换。

若放疗作为手术的配合治疗，则要根据情况决定是术前放疗还是术后放疗。

(3)术前放疗：常是计划性的，其目的是通过术前放疗降低癌细胞活力或减少种植和扩散的概率；缩小肿瘤范围，提高手术切除率；杀伤亚临床病灶，降低局部复发率。

(4)术后放射治疗：常是根据手术情况决定的，若手术切除范围不够广泛，手术可疑有局部残存肿瘤，该肿瘤对放射线有一定的敏感性，可行术后放射治疗，以提高疗效。

2.*确定肿瘤位置、范围及周围正常组织和器官的关系*　放射计划设计的基础，在于准确定出肿瘤的位置、范围及周围正常组织和器官的关系，在条件允许的情况下，尽可能精确地画出肿瘤体积，然后根据肿瘤的位置及其生物学行为确定靶体积。

(1)肿瘤体积：肿瘤侵犯的组织体积、位置及范围可通过临床检查、X线、放射性核素显像、电子计算机断层扫描(CT)、磁共振、超声扫描及病理组织学检查等来确定。

(2)靶体积：包括肿瘤体积和其他可能受侵犯的组织。靶体积的确定主要是从肿瘤的恶性程度、侵犯周围组织的范围及区域淋巴结转移的可能性等方面考虑。所以，靶体积必须是有一定临床经验的医师确定。

(3)治疗体积：由于每次摆位时产生的体位差异、呼吸运动的影响、治疗过程中靶体积内组织的肿胀或皱缩造成靶体积的变化等因素，照射野必须包括靶体积以外的一部分组织，以保证靶体积内组织无遗漏的获得需要照射的剂量，这个范围就叫作治疗体积，治疗体积在治疗过程中可随肿瘤体积缩小而适当地缩小。

3.*解剖横截面图*　该图用于设计照射剂量计划。横截面图应包括：病人躯体轮廓、参考点、肿瘤体积、靶体积及重要器官。制定剂量计划时，肿瘤体积与周围组织和重要器官相互关系，可以在一个或几个有代表性的解剖横截面图上显示出来。这种解剖横截面图，必须在治疗位置上按实际大小画出。所选横截面图能最好的显示治疗体积的立体状态及与病人躯体轮廓的关系。一般情况下，可以采用靶体积中心部分的横截面图，宫颈癌一般以“A”点水平的截面为准。为了获得横截面所需资料，最简单的方法是在治疗位置上摄取互相垂直的正、侧位X线片，通过在入射点和出射点中间的体表皮肤上放置标尺校正照相放大率后，即可得到肿瘤体积、位置及与周围正常组织的关系。可通过CT及超声等获得精确的横截面图。

4.*制定放疗剂量计划*　通过所得到的横截面图，结合治疗方针及其他有关因素，可以制定出一个适合其具体情况的放射治疗剂量计划。剂量计划可以通过手工计算，把不同照射的剂量相加，给予相应的校正而获得；也可以用电子计算机进行，如腔内与体外联合照射，则把腔内与体外照射的剂量相加。使用电子计算机的优点是速度快、准确性高。如要对不均匀性组织进行校正，则计算机是为得到准确剂量的唯一可行的方法。

5.*治疗计划的选择*　同一病人，可以由于选用的治疗工具、治疗方法、照射途径等因素的不同，制订出几个不同的治疗计划。治疗计划制订以后，可以从中选出最理想的方案执行。最理想的放射治疗计划应该还是最符合放射治疗原则的，即对靶区的照射剂量足够而且均匀，对癌组织起到最大的杀灭作用，以提高治愈率，而对正常组织和器官的照射剂量愈低愈好，照射体积愈小愈好，对正常组织和器官最大限度的保护，以降低并发症。宫颈癌肿瘤原发区(宫颈、阴道、宫体及宫旁三角区)的治疗，以腔内照射为主。盆腔转移区(子宫旁组织、宫颈旁组织、阴道旁组织、及盆腔淋巴区)以体外照射为主。腔内照射与体外照射相互配合，在盆腔范围形成一个以宫颈为中心的有效放射区。

(二)放射治疗计划的实施

1.*治疗前的准备*

(1)做好对病人的解释工作：说明治疗情况，解除顾虑，建立信心，取得密切配合。

(2)并发症的处理：肿瘤病人常并发有其他疾病，如果并发疾病不影响肿瘤治疗，则应先治疗肿瘤。如果并发症影响肿瘤的治疗或疗效，则应尽快对并发症给予积极处理，以使患者能在全身于最良好的状态下进行放射治疗。例如，合并贫血、感染及营养不良等，应纠正贫血、控制感染、补充营养后再进行放射治疗。如果并发心、肝、肾等重要器官的疾病，在急性发作期时，应待病情稍微稳定后再进行放射治疗。

(3)治疗前的肿瘤处理：有些情况宜在正式放射治疗前对肿瘤进行处置后，再行放射治疗。例如，大菜花状的宫颈癌，可以先行局部肿瘤组织间照射或局部照射，待肿瘤缩小后再行正规的放射治疗。

2.放射治疗计划的执行

(1)仔细检查，认真记录：放射治疗前要仔细查阅各种实验室检查、影像资料，尤其注意病理组织学检查结果。妇科检查对肿瘤的大小、范围、类型与周围组织器官的关系等也要认真记录并绘图示意，以备治疗过程中及随诊检查时对照之用。

(2)治疗体位：治疗的准确与否很大程度上与病人的体位及其重复性有关，故应选择病人感到舒适而重复性好的体位，某些情况下还应采用特殊装置固定体位，以确保病人在最少变动的位置上进行治疗，避免因体位的变动致内脏相对位置的改变而影响治疗的准确性。宫颈癌放射治疗，体外照射一般均取仰卧及俯卧位，俯卧位更好些，因为俯卧位时的前后径最小，而且小肠向头部方向移动，可以减少腹腔脏器的辐射损伤。腔内照射均取截石位。

(3)体外照射：在实际进行治疗前，均应按照治疗体位在模拟定位机上，透视下按照剂量计划的要求，核对不同照射野和治疗体积及参考点，最后确定照射野的位置，然后开始治疗。每个照射野在体表的具体部位均应在治疗单上标明，以便在需要时可以重新画出，这对研究照射野与放射治疗疗效的关系是很有帮助的。对再次放疗者应按照原照射野的标志，重新画出照射野，以避免因照射野重叠而超量照射引起的放射损伤。尽量利用体表的骨性解剖标志作为照射标志，如剑突、肋骨、脊柱、髂嵴、髂前上棘、耻骨、坐骨结节等，并应注明照射野每边的具体尺寸、体位等，便于复制。

(4)腔内照射：腔内治疗要严格无菌操作。根据宫腔深度、阴道宽窄及肿瘤的具体情况，决定选用容器的大小，将容器放好后填塞固定。有条件时可利用计算机计算出剂量分布曲线，如剂量分布不理想，可以调整放射源的组合至理想为止，然后送入放射源进行治疗。如无计算机设备，也需要在治疗前测出各种组合的主要参考点"A"点与"B"点(阴道穹垂直向上 2cm，与子宫中轴线外 2cm 交叉处为"A"点，解剖上相当于子宫动脉与输尿管交叉处。自"A"点水平向外延伸 3cm 处为"B"点，图 6-1)、肠道及膀胱照射剂量的比例关系，以便在治疗中参考，避免出现严重的放射损伤。

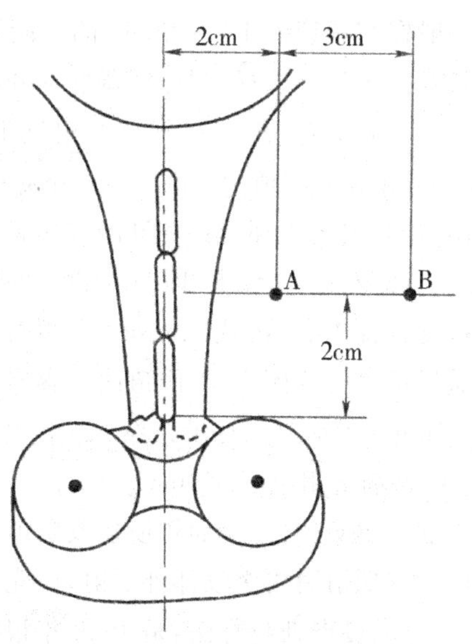

图 6-1 A 点、B 点位置

(5)有关人员的配合：在放射治疗过程中，放射治疗医师与放射物理师和技术员间必须密切配合，共同负责放射治疗计划的制定与实施。放疗医师除了必须具备一般临床知识外，还要熟悉和掌握有关放射物理、放射生物、照射技术及肿瘤学方面的知识。放疗医生的主要任务是精确确定出要照射的范围，决定照射的剂量及分次方法。放疗技术员是放射治疗计划的具体执行者，其工作好坏直接影响到治疗效果。因此，对放疗技术员必须进行严格的训练。

放射治疗医师也应与其他有关科室的医师密切配合，有计划地进行综合治疗。

3.保证放射治疗计划准确执行的措施

(1)腔内照射：有条件时应每次均行放射剂量曲线的计算，并应与体外照射相配合。腔内治疗时对直肠所受照射进行剂量监测。

(2)体外照射：第一次照射时主管医师应亲自参加摆位，并核对照射野位置是否正确。

三、照射方法与适用范围

(一)近距离照射

将密封的放射源直接放入人体的天然管腔内(如子宫腔、阴道等)为腔内照射。放射源直接放入肿瘤组织间进行照射为组织间照射，二者统称为近距离照射。宫颈癌的腔内放疗有其有利条件，宫颈、宫体及阴道对放射线耐量高、放射源距肿瘤近、以小的放射体积剂量可取最大的放疗效果。

1.腔内照射的放射源　1898 年 Curie 夫妇首次提炼出天然放射元素镭之后，1903 年 Margaret Cleaves 报道用腔内镭疗治愈 2 例宫颈癌。镭作为腔内放射治疗的放射源达半世纪之后，才相继被^{60}钴、^{137}铯、^{192}铱所取代。在 1952 年 Fniwetok island 热核反应堆中，用强力中子照射将铀的原子序数提高，产生了^{252}锎这一腔内放射性核素源。

2.传统的腔内照射法

(1)斯德哥摩尔方法：这是 1914 年建立的宫颈癌镭疗法，根据宫腔深度可置镭 23～74mg，一般在宫颈管内 1.5～2.0cm 的一段布置放射源。阴道容器有不同大小和形状，可根据肿瘤形状及大小进行选择，阴道容器置镭 60～80mg。本法腔内镭疗一般分 2 次进行，每次 24～28h，2 次间隔 3 周，宫腔及阴道照射同时进行，总量 7000～8000mg·h，其中宫腔内为 2400～3000mg·h，阴道为 3600～4500mg·h，"A"点剂量相当于 7500～8500cGy。如宫颈旁组织受累，颈管内癌或怀疑盆腔淋巴转移者，则增加宫腔内照射量，相应减少阴道内照射量。

(2)巴黎方法：是 1919 年建立的宫颈癌镭疗法，根据宫腔深度不同，可置宫腔管 2～4 支，每支含镭 13.3mg 或 6.6mg。阴道容器为橡胶制成的圆柱状体，以钢制弹簧片连接，使两个容器尽量撑向两侧穹窿，阴道两个容器各置镭 13.3mg，阴道宽松时可在中间增加一个容器，置镭 6.6mg。置镭时间尽量持续 5d(120h)，总量为 8000mg·h，其中宫腔及阴道各 4000mg·h，"A"点剂量相当于 8000cGy 左右。一般宫腔内放射治疗完成后 48h 内即可进行体外照射，由于盆腔感染、宫颈大面积溃疡或阴道广泛浸润，可先行体外照射适当时间后，再行腔内镭疗，完成腔内照射后再继续体外照射，以完成整个治疗。

(3)曼彻斯特方法：是 1938 年根据巴黎方法演变而成，它的阴道容器为两个卵圆形容器，两球间以橡皮块支撑和固定，宫腔管置镭 25～35mg，阴道置镭 35～45mg，每次置镭 72h，分 2

～3 次进行，间隔 1 周。宫腔及阴道同时照射，总剂量 8640～11520mg·h，"A"点剂量相当于 8000cGy。本法特点是根据容器大小的不同组合，可以计算出各组"A"点的剂量。

(4)北京方法：此法是中国医学科学院肿瘤医院 1958 年根据斯德哥摩尔方法的原则设计的，其阴道容器是排管式可以任意组装的，并带有防护装置，故也称排管法。宫腔管分长、中、短 3 种，各装放射源为 60mg，40mg，20mg 镭当量，阴道容器每管内装放射源 10mg 镭当量，可以根据肿瘤大小及阻道宽窄任意组合 2～6 个放射源。宫腔及阴道同时照射，一般 4～5 次，多者可达 7～8 次。一般每次间隔 1 周，每次照射 20～22h，总剂量一般在 6000～9000mg·h，个别可超过 10000mg·h，其中宫腔量在 3000～4500mg·h，"A"点剂量相当于 7000cGy 左右。本法的特点是容器可组合，可适应各种不同局部病灶变化的治疗需要。

(5)Fleteher 方法：宫腔容器根据宫腔深度布镭，一般是 15mg，10mg，10mg 或 15mg，10mg，10mg，10mg，颈管内癌时则将末端的镭改为 15mg。阴道布镭根据阴道宽窄而定，阴道宽度为 2cm，2.5cm 及 3cm 时各布镭 15mg，20mg 及 25mg，分 2 次进行，间隔时间为 2 周，置镭时间总计 120～140h，原发肿瘤区剂量在 7000cGy 以上。布镭方法、剂量等亦是根据肿瘤及患者的具体情况而个别对待。本方法与传统腔内照射方法的主要不同在于：宫腔照射剂量高于阴道照射剂量；调强盆腔大野体外照射在宫颈癌放射治疗中的作用。

经过几十年实践证明了的几个经典的宫颈癌腔内放疗方法具两个共同特点：①阴道照射剂量不低于宫腔照射量，因而都能形成宫颈癌需要的理想的扁梨形放射曲线；②在治疗上运用个别对待的原则，才能取得好的疗效。

3.组织间照射 由针状容器内置放射源直接插入组织间或肿瘤间进行照射，次数不宜过多，操作在麻醉下进行，应尽量减少创伤。巴黎方法被认为在大多数情况下，能较好地进行组织间照射。Pierpuir 1978 年叙述巴黎方法的基本原则为：①放射源为平行的直线源；②放射源长度相等；③放射源中点位于垂直放射源轴的同一平面；④插植面中的每条直线源活性长度相同；⑤插植时放射源间距相等，依插植体积大小的不等，其间距亦不同，可在 5～20mm；⑥立体插植时中心平面源排列成等边三角形或正方形。按上述原则行组织间治疗时，剂量计算以各源间中心点剂量之和的平均值为基础剂量，参照剂量为基础剂量的 85%。本法适用于病灶清楚、插植部位无感染，插植部位不影响重要器官的肿瘤，如宫颈癌局部大菜花状肿瘤在正规治疗前为缩小局部肿瘤可采用，又如其他的孤立性肿瘤，一般放疗效果不显著者也可选用组织间照射。

4.后装腔内放射治疗

(1)发展过程：自 1903 年 Margaret Cleaves 用镭治疗宫颈癌后，1914 年及 1919 年相继建立了腔内治疗宫颈癌的斯德哥尔摩及巴黎方法。一直到后装腔内治疗机出现之前，宫颈癌的腔内放射治疗，一直是医护人员带着放射源进行操作，医护人员受放射线的辐射问题一直未得到很好的解决，同时由于传统腔内治疗时间长，对病人的身心压力大，治疗期间难以保持放射器的准确位置。因此，1960 年 Henschne 及其同事提出了远程低剂量率后装技术，即先将空载的放射容器置于腔内病变部位，然后在有防护屏蔽的条件下远距离的将放射源通过管道传输到容器内进行治疗。该技术的应用很好地解决了医务人员的辐射防护问题。但由于低剂量率后装治疗时间仍然很长，传统治疗的另外两个问题仍然存在。Henschne 等(1964)及 O'connel

(1967)开始应用远距离高剂量率后装技术,使得传统腔内放疗的三大缺点得以纠正。此后各国都有不同的后装机出现,经过多年的临床应用,优胜略汰,到20世纪90年代,后装腔内治疗机Selectron得到多数学者的认同。我国目前应用最多的后装机除Selectron外,国产大都是仿Selectron机。

(2)后装腔内治疗机的分类:根据其对“A”点放射剂量率的高低可分为3类。

①低剂量率后装腔内治疗机:“A”点剂量率在0.667～3.33cGy/min的后装腔内治疗机。其优点是与传统的腔内放疗极其相似,治疗上完全可以借助传统腔内放疗的原则和经验,如法国的Curietron及荷兰的LDR-Selectron等。由于治疗时间长,每台后装机只能治疗1～2人次,经济负担重,防护要求高,需要放射防护病房,所以应用很受限制。

②中剂量率后装腔内治疗机:“A”点剂量率在3.33～20cGy/min的后装腔内治疗机。如法国的Cynetron。由于它既无低剂量率的优点,又无高剂量率的长处,也无自己突出的特点,所以未得到广泛的应用。

③高剂量率后装腔内治疗机:“A”点剂量率在20cGy/min以上的后装腔内治疗机,是宫颈癌腔内放疗应用最广泛的一种。HDR-Selectron就是高剂量率后装机的代表,北京型^{192}铱后装机及多数国产后装机也属此类。高剂量率后装机的优点:有防护屏蔽远距离的后装放射源,医师可以根据治疗需要,精心进行摆位和固定而不受幅射影响,这样可以更有效的发挥治疗作用,减少对直肠、膀胱的辐射量;治疗时间短,病人痛苦少,避免放射容器移位,减少了护理工作,增加了病人的治疗量,降低了感染率,不需要防护条件很高的防护病房。

(3)高剂量率后装腔内治疗机的容器:经过半个多世纪的实践,目前大家所公认的传统腔内放疗应为:宫腔与阴道的照射剂量要有适当的比例,以形成宫颈癌腔内放疗所需要的理想的剂量曲线;要遵守个别对待的治疗原则。这些特点和经验在高剂量率后装治疗中也完全适用,只是高剂量率与低剂量率的放射剂量的计算上略有差别,需要适当的转换(校正系数0.5～0.8)。宫颈癌除早期病变较局限外,中、晚期的局部变化均较大,可以蔓延至穹窿、阴道,甚至广泛浸润。后装治疗机仅仅是放疗工具,其放射源排列是否合理,即放射容器特别是阴道容器是否理想,能否形成临床需要的各种放射剂量分布,以满足宫颈局部复杂的病变需要,会与临床治疗效果密切相关,这是评价后装治疗质量的关键所在。

宫腔容器:一般后装的宫腔管是4.5～7mm直径的金属管,有直管及略弯的两种。靠放射源摆动的长度与速度的不同,可形成各种不同的剂量曲线。

阴道容器:形状很多,不管外形如何,基本都是能使阴道放射源与宫腔放射源呈垂直方向的不同有效长度的线源排列,形成宫颈癌放疗所需的放疗剂量曲线。国产后装机的容器设计一般均较合理,其中北京型后装容器更为理想。北京型后装容器的特点是宫腔管外径仅4.5mm,不需扩张宫颈即可顺利置入,宫腔放射源可行线性或非线性摆动,形成正梨、倒梨、柱状及梭形等不同形状及大小的各种剂量分布曲线。阴道容器是以1,2,3个排管为基础,可以任意组合成1～6个排管容器。放射源在阴道容器内自动直立90°,形成剂量分布较均匀的椭圆形剂量曲线。宫腔源与阴道源联合使用,可组成宫颈癌放射治疗需要的较理想的多种扁梨形剂量分布。还有特殊型容器,以适应特殊治疗需要。阴道容器本身带有防护装置,以减少对直肠等正常组织的放射损伤。

后装腔内放疗的方法：后装腔内治疗技术的发展历史较短，至今还没有形成为人们所公认的宫颈癌腔内治疗方法。后装腔内治疗的方法很多，综合如下：一般每周1次，个别的每周2～3次或每2周1次，每次"A"点剂量在300～1000cGy，"A"点每周剂量一般均在1000cGy以内。整个疗程腔内照射的"A"点总量因体外照射方法和剂量的不同而异，一般体外照射与腔内照射给"A"点剂量的总和为7000cGy左右。

(4)腔内放疗剂量的计算：传统的腔内放疗的剂量是以mg·h表示，这只是经验剂量，不能确切反应肿瘤剂量。后装腔内放疗剂量是以"A"点为参考点计算的。由于每次治疗时放射源的位置不可能完全相同，肿瘤体积亦经常在变化，理论上的"A"点剂量与实际剂量相差甚远，肿瘤是立体的，只用一点的剂量来表示也同样不能反应出肿瘤的真正受量。后装腔内治疗机的电脑可以设计出较理想的、立体的放射治疗剂量曲线，这比"A"点参考剂量更有意义。"A"点作为参考点只用于宫颈癌的腔内放疗，对宫体癌及阴道癌则不适用。

（二）体外照射

1.*盆腔大野照射*　根据肿瘤范围而定。一般包括下腹及盆腔，前后各一野相对垂直照射，野上缘在髂嵴(第4及5腰椎)水平、下缘在耻骨联合下缘(盆底)，两侧缘在髂前上棘(股骨头内1/3)附近，包括髂总1/2，髂外、髂内、闭孔、骶前等淋巴区，照射野大小在(16～20)cm×(14～15)cm，照射野的形状可有多种，每次"B"点照射180～200cGy，每周5次。单纯盆腔大野照射"B"点剂量可给到5周4500～5000cGy，如果配合腔内照射时，其剂量根据设计安排，一般是"B"点剂量每周800～1000cGy。

2.*盆腔四野照射*　一般采用8cm×15cm的前后各二野垂直照射，即10cm×15cm的前后两个大野，前野中间用4cm×15cm铅块遮挡，后野中央(4～6)cm×15cm的区域以铅块遮挡(用直线加速器照射时，铅块的两侧缘应为坡形，以防止体外照射与腔内照射交叉部位剂量低谷区的形成)。照射野上缘髂嵴水平附近，下缘在耻骨联合下缘水平，照射野外缘在股骨头内1/3，照射野形状可以多种。每次180～200cGy，每周5次，"B"点剂量一般为4000～5000cGy，部分患者可在缩小照射野后增加到550～6000cGy。体外照射野的大小、位置、剂量和疗程也要根据患者的身体条件、子宫位置、肿瘤情况以及腔内照射剂量的高低等因素进行调整。

3.*盆腔盒式照射*　即盆腔大野照射加两个侧野照射，前后野上缘达第5腰椎水平(以覆盖髂总淋巴结)，下缘在闭孔下缘(达阴道上1/2)，前后野侧缘在骨盆边缘旁开1.5～2cm，大小为16cm×16cm。两侧野前达耻骨联合(包括髂外淋巴结)，后在第2～3骶椎交界水平(包括骶前淋巴结)，如宫颈原发灶大，宫骶韧带受侵，后缘应达第3～4骶椎水平，两侧野为(10～12)cm×16cm。侧野照射要对小肠进行防护。每次照射量为175～180cGy。

4.*旋转照射*　照射野为8cm×15cm。旋转照射分两个方式进行，一种是以宫颈为中心作300°旋转避开直肠部分的60°，每周照射5次，每次300cGy：宫颈剂量为7000～8000cGy。另一种是以两侧"B"点为各自旋转中心，各旋转160°(前后各避开10°，以减少对膀胱及直肠的损伤)，每周照射5次，每次两侧各200cGy，宫颈区域总量为5900～6700cGy。两种照射方式的"B"点剂量均在6000cGy以上，疗程为8周左右。旋转照射的患者中，近80%都补充了腔内照射，放疗并发症明显增高而且严重。任何方式的体外照射都不能取代宫颈癌治疗的腔内照射，但对个别腔内照射有困难的晚期病例，可以采用旋转体外照射治疗。

5.盆腔延伸野　在盆腔野中央以8cm左右的宽度向上延伸至膈下,此野包括盆腔及腹主动脉旁淋巴区。照射剂量在4000cGy左右5周左右完成。对腹主动脉旁淋巴区的照射,有的学者主张用四野交叉照射。照射时要注意保护肾。

6.局部照射　是指对肿瘤残余或转移病灶进行小面积的照射。照射范围和剂量则根据不同需要而定。如对盆腔照射后的残留病灶,可用小野补充照射,剂量可加1000～2000cGy。如锁骨上淋巴转移灶,可以给6000cGy左右。如因骨转移剧痛,可局部照射2000～3000cGy。

7.体外照射剂量参考点　多年以来均以"B"点为宫颈癌体外照射量的计算点。1980年Fletcher提出了淋巴区梯形定位法,即从耻骨联合上缘中点至1～2骶骨之间连线,在此线中点平行向两侧延伸6cm,此为髂外淋巴区域。在第4腰椎中点平行向两侧延伸2cm,此点为腹主动脉旁下方淋巴区域。髂外区与腹主动脉旁区连线的中点为髂总淋巴区。Chassagne等提出:以髋臼上缘最高点作一平行线与髋臼内缘的垂直线交叉为盆壁参考点,代表宫旁组织盆壁及闭孔淋巴结的区域。

8.射线选择　射线能量越高穿透能力越强,需要的防护条件就越高,因此,一般前后二野照射选择15～18MV X线,多野照射可以选择6～10MV X线。

(三)腔内照射与体外照射的组合

除少数早期宫颈癌只行腔内照射外,均需腔内及体外联合照射,在宫颈癌的靶区内组成剂量分布较均匀的有效治疗。

1.传统腔内照射与体外照射的组合　体外照射一般均为盆腔四野照射,Fletcher方法以盆腔大野为主。腔内照射与体外照射交替进行,6～8周完成最理想。个别因盆腔感染不宜腔内治疗者可先行体外照射,适当时间加腔内治疗;肿瘤局部出血或巨大者,可先行阴道腔内照射达到止血或消除肿瘤的目的。

2.后装腔内照射与体外照射的组合

(1)北京型^{192}铱后装腔内外联合治疗方案:高剂量率后装治疗,每周1次,"A"点剂量每次700cGy,总量4000cGy左右(5～6次),宫腔与阴道剂量比为1∶1左右;体外照射为盆腔四野垂直照射,每日1次,每次"B"点剂量为200cGy,总剂量5周4500～5000cGy,腔内与体外照射交替进行。10年的临床实践证明,北京型后装腔内放疗容器效果满意。

3.宫颈癌放射治疗时体外放射野的选择　宫颈癌的原发灶以腔内照射为主(宫腔及阴道是天然的放射治疗容器,是特有的近距离照射的优越条件),宫旁组织及盆腔淋巴区则以体外照射为主。体外照射有3种选择:盆腔四野照射、盆腔四野照射加部分盆腔大野照射、全盆大野照射。不同体外照射与腔内照射组成的剂量曲线有明显不同,体外盆腔大野照射的剂量越高,膀胱(膀胱全部及部分输尿管)及直肠(全部直肠及部分乙状结肠)的受量也越高,说明宫颈癌的放射治疗以体外照射代替或减少腔内照射的做法是不符合放射治疗原则的,不应随意替代。

(四)治疗中及治疗后的处理

由于放射敏感性的差异及其他因素影响,如照射剂量、照射范围等,放射反应可不相同。放疗反应主要表现在消化系统和造血系统,多表现为食欲缺乏、恶心、呕吐、腹泻、白细胞减少、血小板减少等,应积极处理,保证按计划完成放疗。治疗过程中应每周查血常规1次,疗程中间、疗程结束及随诊时均应做全面体检、血、尿常规,其他检查根据需要进行。发现并发症应及时处理,以免影响疗效。自治疗开始起即应坚持阴道冲洗,每日或隔日 1 次,直至治疗后 6 个月改为每周冲洗 1～2 次,坚持 2 年以上,以减少感染及阴道粘连、促进上皮愈合。按计划完成治疗后 2～3 周行第 1 次随诊检查,6～8 周行第 2 次随诊检查,并决定是否需要补充治疗,检查局部肿瘤消失、宫颈原形恢复、质地均匀、硬度正常、宫旁组织硬结消失、质地变软则可认为治疗效果满意,可以结束治疗。以后根据检查情况 3～6 个月随诊 1 次。

四、放射治疗结果

尽管放射物理学、肿瘤放射生物学的临床应用及临床经验的积累和治疗技术的改进,宫颈癌的放射治疗效果有所提高,但晚期宫颈癌的疗效仍差,仍需继续努力。

(一)生存率

从治疗方法上看,以腔内加四野体外照射为最好,腔内照射是以小强度放射源,距肿瘤最近的位置进行照射,可以使肿瘤得到最大限度的照射,正常组织和器官得到最大限度的保护。中国医学科学院肿瘤医院的宫颈癌放疗疗效明显高于其他报道,原因有二:一是在治疗上精心,能够较好的运用个别对待的治疗原则,治疗后的随诊率高;二是收治的病例可能存在分期标准的尺度过宽问题,可能使部分早期病人列入了晚期中进行统计。据统计结果显示,早一个期别,其 5 年生存率可提高 20%左右,说明宫颈癌早期发现,早期治疗是当前提高疗效最有效的途径。从治疗结果上看,宫颈癌的放疗能在精心处理的基础上,充分体现个别对待的治疗原则,强调适当充分的首次治疗,在可能范围内可以得到最好的疗效,晚期病人也不应放弃。

中国医科院肿瘤医院的统计表明,宫颈癌放疗失败的患者中,70%是盆腔复发,30%为远处转移,盆腔内复发者中 60%是宫旁复发,40%局部复发。远处转移以首先发现的部位计算,依次为肺、锁骨上淋巴结、腹主动脉旁淋巴结、脊柱、肝等。

中国医科院肿瘤医院统计的各种原因未行治疗的 854 例宫颈癌资料表明,自症状出现开始计算,平均生存时间为 22 个月。Ⅲ期患者自确诊后自然生存时间平均为 8 个月,生存时间最长者不超过 3 年,未见有宫颈癌自然消退的报道。

(二)放射治疗并发症

由于放射源种类、放射方法、照射面积、照射部位、单位剂量、总剂量、分割次数及总治疗时间等因素的不同,以及病人对放射线敏感性的差异,放射治疗并发症的发生概率及严重程度也各不相同。放疗医生应充分了解放疗并发症,熟悉腹、盆腔器官对放射线的耐受剂量,最大限度地减少放射治疗的并发症。

1.腹部、盆腔器官对放射线的耐受剂量　由照射部位、照射体积、总剂量及总疗程的不同,各脏器对放射线的耐受剂量也不相同。

2.放射治疗的并发症

(1)早期并发症:包括治疗中及治疗后不久发生的并发症。

①感染:宫颈癌常合并肿瘤局部感染及潜在盆腔感染,且放疗可加重感染,尤以腔内照射明显,也有由于腔内治疗时无菌操作不严而引起感染者。感染对放疗效果产生影响,因此必须

积极预防和治疗,除非感染不能控制,否则应在感染控制后再行放疗。

②阴道炎:放疗过程中阴道处在放射区域内,特别是腔内照射时,故可引起阴道物理性炎症反应,也可合并感染,表现为阴道黏膜水肿、充血、疼痛及白带增多。此期间应加强阴道冲洗,保持局部清洁;局部应用抗生素,控制感染;促进上皮愈合,避免阴道粘连。

③外阴炎:外阴是较潮湿的部位,由于阴道分泌物的刺激和辐射影响,较易出现不同程度的外阴放射反应。表现为局部充血、肿胀、疼痛,严重时可出现溃疡、感染。应保持局部清洁干燥、保护创面、促进愈合。如在治疗过程中出现,则在不影响治疗的情况下适当调整照射的位置,减少对外阴的辐射影响。

④胃肠反应:多发生在体外照射时,腹部照射对胃肠影响较多,可出现食欲减退、恶心、呕吐、腹痛及腹泻等。如有以上症状,轻者对症处理,重者调整放射治疗计划。

⑤直肠反应:是腔内照射较常见的早期并发症。腔内照射的放射源距直肠很近,虽然可以设法减少其对直肠的辐射,但完全避免是不可能的。直肠反应主要表现为里急后重、排便疼痛、黏液便等;直肠镜检查可见在宫颈水平附近的直肠前壁黏膜充血、水肿。有直肠反应者应减少对直肠的刺激、避免便秘、预防感染。直肠反应在治疗期间很少出现,如出现则应暂缓放射治疗,积极处理,待症状好转后再恢复照射,必要时修改照射计划。

⑥机械损伤:主要发生在腔内照射的操作过程中,最多见的是子宫穿孔及阴道撕裂。如宫颈局部肿瘤较大或溃疡较深时,造成宫颈口显示不清,在探测宫腔或向宫腔内放置宫腔管时,可引起子宫穿孔。在宫腔操作时发现患者突然下腹痛或探宫已超过正常深度而无宫底感时,应考虑为子宫穿孔,此时应立即停止操作、严密观察、预防感染、严禁反复试探宫腔,如有内出血,应及时手术处理。行阴道腔内照射时,阴道狭窄或阴道弹性不佳者,由于阴道容器过大、操作粗暴,均可造成阴道裂伤。操作过程中如发现有突然出血或剧痛,应检查有无阴道损伤,如有裂伤应即刻终止治疗,充分冲洗阴道、局部用消炎药物、避免感染、促进愈合;如裂伤较深或有活动性出血,应及时缝合。

(2)晚期并发症

①皮肤及皮下组织的改变:体外照射者最先影响的是皮肤及皮下组织。由于放射物理条件、照射部位、照射剂量及个体差异等不同,并发症的程度也有较大不同。会阴及腹股沟区的皮肤比腹背部皮肤对放射线的耐受量低;皮肤及皮下组织的并发症出现较晚,常表现为照射区的皮肤特别是皮下组织甚至肌肉纤维化挛缩,缺血造成组织坏死、溃疡者罕见。由于现代体外照射多采用高能射线如加速器的高能 X 线或电子束,并有剂量建成区,皮肤剂量较低,而且多采用 2 个以上照射野,因此严重的皮肤及皮下组织损伤已很少见。如果发生,则治疗极其困难,重要的在于预防:要选择合适的放射源;正确掌握时间、剂量;照射范围要适当;在照射一定剂量后要根据肿瘤消退情况缩小照射野;避免照射的重叠而形成的超量区;注意保护照射区的皮肤,避免外伤及刺激。

②生殖器官的改变:盆腔部的体外照射和腔内照射对生殖器官都有影响。子宫颈、子宫体及阴道对放射线的高度耐受为放射治疗子宫颈癌、子宫体癌及阴道癌提供了极有利的条件,但也会出现不同的放射反应,最多的是放射治疗后的纤维化,表现在阴道壁弹性消失、阴道变窄,在宫颈及宫体则表现为萎缩变小。若全子宫照射 10000cGy,则有不到 5%的病人 5 年内出现

子宫组织坏死和穿孔，宫腔内发生溃疡。宫颈管引流不畅时，则有可引起宫腔积液，并发感染后可造成宫腔积脓。卵巢受照射后可使卵巢功能消失而出现绝经期症状。盆腔纤维化严重者，可引起循环障碍或压迫神经导致下肢水肿或疼痛。

③肠道的改变：盆腹腔放疗受影响最多的肠道是小肠（主要是回肠）、乙状结肠及直肠。小肠是对放射线耐受量较低的器官之一，小肠在100cm范围内照射4500cGy，则在5年内有不到5%的病人发生小肠溃疡、狭窄。但由于小肠的活动性较好，所以减少了局部小肠所受的辐射剂量，因此，盆腔照射一般给予4500cGy是安全，给至5000cGy一般也未发现严重并发症。小肠的放射损伤使肠道纤维化，可引起肠粘连、溃疡、狭窄甚至梗阻，临床表现为腹痛、腹泻、血便等。乙状结肠及直肠虽然对放射线的耐受量略高，但由于其活动受到限制，是易受放射（尤其是腔内照射）损伤的器官，常表现为里急后重、肛门疼痛、黏液血便，直肠镜检可见肠黏膜水肿、充血、溃疡甚至形成阴道直肠瘘。放射性直肠炎80%在完成放射治疗后6个月至2年间出现，大部分在3年内可望恢复。肠道的放射损伤很难治疗，主要是对症处理，重在预防，因此在设计放疗计划时即应慎重，如有肠粘连史，或腹、盆腔手术后就不能用过高的剂量，以防肠道的严重损伤。

④泌尿系统的改变：腹、盆腔的放射治疗对泌尿系统器官都有不同程度的影响。妇科放射治疗中，盆腔放疗居多，所以对膀胱及输尿管的影响较大。最多见的是放射性膀胱炎，由于其对放射线的耐受较直肠为高，所以其放射损伤的发生率大大低于放射性直肠炎，仅为3%左右。出现的时间也较放射性直肠炎为晚，2/3患者在放疗后1～6年出现，大部分在4年内恢复。主要表现为尿频、尿急、尿血甚至排尿困难。膀胱镜检查可见：膀胱黏膜充血、水肿、弹性减弱或消失、毛细血管扩张，甚至出现溃疡。处理也只能对症、预防感染、止血、大量补充液体等，出血严重者需要在膀胱镜下电灼止血，需手术止血者罕见。放疗对宫旁组织及输尿管的影响均可导致对输尿管不同程度的梗阻，进而出现肾盂积水及输尿管积水。肾盂积水病人常主诉腰痛，检查为患肾区叩痛，B超、放射性核素肾图或肾盂造影即可确诊。

⑤对骨骼的影响：宫颈癌放射治疗中盆腔体外照射可以影响骨盆及股骨上段。过去体外照射用低能射线时可见放射性骨炎，严重时可致股骨头坏死或股骨颈骨折等。体外照射改用高能照射后，基本上不存在严重的骨损伤。

⑥放射致癌：放射线治癌也致癌，这已为大家公认。宫颈癌的治疗，主要是放射治疗，由于治疗效果的不断提高，长期生存的患者逐年增加，因而得以观察到放射治疗的远期并发症：放射癌。于国瑞报道的宫颈癌放射治疗后发生恶性肿瘤的发生率为0.52%，潜伏期为5～27年，平均为14.4年，发生部位最多是子宫体，其次为直肠、膀胱、卵巢软组织及骨骼，这与该器官所受的放射剂量成正相关。因为放射癌在组织学上没有任何特征，所以诊断比较困难，推荐的诊断标准是：有放射治疗史；在原放射区域内发生的恶性肿瘤，并能排除原肿瘤的复发、转移；组织学证实与原发癌不同；有相当长的潜伏期。因此，凡恶性肿瘤经放射治疗的患者应终身随诊，除及时发现原肿瘤复发或转移外，还可早期发现放射癌。

高剂量率后装腔内照射初期阶段放疗并发症明显高于传统腔内放疗，20世纪80年代以后，由于个体化治疗的应用，放射并发症逐渐下降，从镭疗与后装治疗的并发症看，两者已无明显差别。

（三）影响预后的因素

除临床分期对疗效有明显影响外，还有一些因素也不同程度地影响预后。

1.贫血　宫颈癌的长期慢性失血或急性大出血，均可导致贫血，血红蛋白的高低与放射治疗疗效直接相关。中国医科院肿瘤医院的宫颈癌Ⅱ期、Ⅲ期患者，放射治疗前血红蛋白在80g/L以下者，比120g/L以上者5年内生存率各低30%左右。文献也有类似报道，说明宫颈癌并发贫血确实影响放疗效果，贫血愈重，影响愈大。因此治疗前应积极纠正贫血。

2.宫腔积脓　宫体被肿瘤侵犯或宫腔局部放射反应产生的分泌物，因肿瘤或放射造成宫颈管阻塞引流不畅致宫腔积脓，其中肿瘤原因占多数。于国瑞报道，宫腔积脓占宫颈癌放疗总数的2.5%。宫腔积脓合并内膜癌率为55.6%，宫颈癌合并宫腔积脓的5年生存率比无宫腔积脓者低10%左右，合并高热及子宫增大者预后不佳。宫腔积脓在宫颈癌放疗后仍持续不愈或放射治疗后出现者，宫颈癌局部未控或复发的可能性极大，放疗后出现宫腔积脓者77.8%为子宫内膜癌，预后更差。放射治疗后如发现阴道排出物增多、发热、腹痛及子宫增大者均应考虑宫腔积脓的可能，必要时适当扩宫引流，行子宫内膜及宫颈管刮取活体组织检查，明确诊断。在放疗前或放疗中活检发现有癌则应适当增加宫腔或颈管的放射剂量。最后1次腔内治疗时取子宫内膜活检阳性或放射治疗后取子宫内膜阳性者，均应考虑手术治疗。

3.盆腔感染　癌破坏宫颈及阴道的生理防御机制，加之盆腔检查、宫腔操作、较大压力的阴道冲洗、阴道内异物残留及阴道引流受阻等因素，均可导致上行性盆腔感染。在宫颈癌放疗前及治疗中并发盆腔感染率为6.3%。盆腔感染是影响宫颈癌放射治疗效果的重要因素之一，晚期癌尤为明显，Ⅲ期、Ⅳ期宫颈癌合并盆腔感染者比无盆腔感染的放疗5年生存率低18%，盆腔感染者体温增高持续的时间愈长、生存率愈低。

4.输尿管梗阻　宫颈癌向宫旁扩展可压迫输尿管造成输尿管梗阻，继而发生输尿管或肾盂积水。宫颈癌愈晚，肾盂积水的发生率愈高，总的发生率为19%。宫颈癌合并肾盂积水者预后较差，其5年生存率比无肾盂积水者低13%，而病例最多的Ⅲ期、Ⅳ期宫颈癌合并与不合并肾盂积水者，5年内生存率相差6%。

5.组织类别　宫颈鳞癌与宫颈腺癌对放射线的敏感性及疗效有无差异，意见不一。一般认为腺癌对放射线的敏感性低于鳞癌，但有学者认为宫颈腺癌对放射线的不敏感主要是因为癌细胞侵犯肌层，距放射源较远，多数并非真正的不敏感；由于宫颈腺癌常在颈管内形成较大肿块并易向子宫下段及宫旁蔓延，放疗后常易残存，以致影响效果。中国医科院肿瘤医院宫颈癌的治疗统计表明，腔内放疗在10000mg·h以上，腺癌占治疗总数的18%，鳞癌只占5.5%；但腺癌的5年生存率比鳞癌低20%左右，支持腺癌对放射敏感性低、疗效低的观点。因而有学者主张宫颈腺癌在放疗后再手术切除病灶以提高疗效。

6.剂量和疗程　适当的剂量和疗程可以提高“治疗效果”。剂量过小或疗程过长，达不到对肿瘤的最大破坏作用，影响疗效；剂量过大或疗程过短，破坏肿瘤的同时其周围的屏障和组织修复能力也受到影响，也可降低治愈率。临床实践表明，宫颈癌放疗的适当剂量和疗程是：腔内照射剂量6000～10000mg·h（“A”点剂量腔内加体外照射共7000～8000cGy）。体外照射“B”点剂量不应低于4000～5000cGy，在附件区组织和器官能耐受的范围内尽量提高宫旁的照射量，总疗程以6～8周较为理想。

（杨汶川）

第十五节 子宫内膜癌的放射治疗

放射治疗是宫内膜癌有效的治疗手段之一,可以单独使用,也可以配合手术治疗。

一、单纯放射治疗

适用于各期宫内膜癌的治疗,放射治疗包括腔内照射及体外照射两部分。

(一)腔内照射

用于原发区宫腔、宫颈及阴道的治疗,重点在宫腔。腔内照射方法如下。

1.传统的腔内照射方法

(1)传统的宫颈癌照射方法:最早期对宫内膜癌的腔内放疗是采用宫颈癌传统的腔内照射方法,如斯德哥尔摩法、巴黎方法等,只是减少阴道照射剂量,增加宫颈照射剂量而已。由于不能形成宫内膜癌所需要的倒梨形剂量分布,治疗效果不很满意。

(2)传统的黑曼(Heymen)宫腔填塞法:一般宫腔管照射不能使瘤床受到均匀有效剂量。1941 年瑞典的 Heymen 等报道了 695 例宫内膜癌患者用宫腔填充法腔内放疗的疗效,5 年生存率从原来的 45%提高到 65%,此后,宫腔填充法被推广应用。其特点是以囊状放射器将宫腔填满,放射源与肿瘤的间距短,放射源分散,剂量分布均匀。子宫腔内填满放射容器而被撑大、变薄,肌层浸润瘤床可得到有效的照射,较一般常用的单管优越。Heymen 式填充治疗分 2 次进行,间隔 3 周,其中 1 次并用阴道照射。每次照射时间 15~36h。镭囊数目与大小可根据宫腔容积调整,宫腔总剂量是 3000mg・h,子宫浆膜面剂量达到 2600cGy,符合距放射源 1.5cm 处的剂量为 3000cGy。该法的主要缺点是防护要求高,宫腔置囊操作时间长、工作人员接受的放射剂量大。

(3)其他宫腔容器:为使放射源贴近癌瘤并达到剂量均匀,曾有人试行用 T 形、Y 形或倒三角形等宫腔内器,也有用滚珠样、弹簧式者,甚至液体放射源也曾被考虑,但皆不理想。

2.后装腔内放射治疗

(1)后装宫腔单管照射:将宫腔容器置于宫腔内,根据宫腔深度及治疗需要决定宫腔放射源移动的长度,放射源在宫腔容器内根据计划在不同位置上停留不同时间,则形成治疗宫内膜癌需要的与子宫形态相近似的倒梨形剂量分布曲线。宫内膜癌灶的位置、范围和深度均无法准确判断,肿瘤剂量就更无法计算。因此,固定某一个点作为宫内膜癌剂量计算点是不全面的,应该以实际不同大小的子宫肌层为剂量参考点可能更合理。可以用治疗计划系统计算出子宫肌层的剂量外,还可计算出膀胱、直肠及各主要区域的剂量分布情况,如不理想可进行调整。子宫肌层剂量争取达到 50Gy 以上为好,每周 1 次,每次 10Gy,分 4~5 次进行,同时适当补充阴道剂量减少阴道复发。如阴道内有明显转移灶时,局部应按阴道癌进行照射。

(2)后装黑曼式宫腔填塞技术:Rotle 设计了 Micro-slectrom HDR 遥控后装源囊填充技术。^{192}依源直径 1.1mm。有效长 0.6nm,源囊外径分别为 4mm,5mm,6mm 及 8mm。依据宫腔大小充填不同数目的源囊，一般可填6～10个(宫颈管置一个，使剂量分布更合理)。治疗前用B超检查源囊位置的正确性，治疗计划系统计算出参考体积及参考点剂量。参考点My：从剂量分布中轴也就是宫腔中轴顶点向下2cm，旁开2cm，参考体积表面基本代表宫体浆膜层。治疗方法：每次参考剂量10Gy，共6次。每次直肠、膀胱最高剂量不超过7Gy(一般3～5Gy)，包括体外照射总量6周不超过60Gy。因直肠、膀胱距宫腔容器较远，与宫颈癌治疗相比超过此剂量者较少。

(3)其他后装宫腔容器：有学者发明了双管技术、伞装技术等，但均不如宫腔填充技术。

(二)体外照射

子宫内膜癌的体外照射主要负责蔓延及转移区的治疗。由于未行手术，无法判断其蔓延和转移的确切情况，故照射只能凭理论和经验进行。除Ⅰa期、Ⅰb期G_1～G_2者外均应辅以体外照射。宫内膜癌体外照射的范围除盆腔淋巴区外，腹主动脉旁淋巴区是否需要照射意见不一。如按宫内膜癌转移途径来看，体外照射就应包括腹主动脉旁淋巴区。

1.*盆腔照射*　应根据肿瘤的范围而定。一般包括下腹及盆腔，前后各一野相对垂直照射，照射野的上缘在腰5水平，下界在闭孔下缘，两侧缘在髂前上棘附近(骨盆最大外径2cm左右)。单纯大野照射"B"点剂量5周可达50Gy。大野中间前后用41/2半价层的铅块遮挡4cm左右即成为盆腔四野照射，"B"点剂量4～5周一般给予40～50Gy。各种形状的照射野都是为了减少照射体积，增加剂量分布的均匀度，可以根据病情合理选择照射野。

2.*腹主动脉旁及盆腔照射*　照射野是由盆腔大野上缘中央8cm宽向上延伸至膈下。照射范围包括腹主动脉旁、髂总及盆腔淋巴区。腹主动脉旁的照射剂量5～6周在40～50Gy。

3.*盒式技术*　由前后两野及两个侧野组成。前后两侧缘达第5腰椎上缘，以覆盖髂总淋巴结，下达阴道上1/2闭孔下缘。照射野大小一般为16cm×16cm。两侧缘前达耻骨联合，包括髂外淋巴结，后达骶2～3交界处水平，包括髂前淋巴结，照射野一般为(10～12)cm×16cm。

4.*局部照射及适形照射*　前者是指对肿瘤转移灶局部进行照射，照射范围和剂量根据不同需要而定，如因癌的骨转移而剧痛，可对转移灶进行局部照射，剂量为20～30Gy。后者对某些局部病灶或复发病灶适形放疗，有时剂量可达根治量，正常组织受照射剂量小，减少并发症的发生。

二、术前放射治疗

术前放射治疗的目的是：降低癌细胞的活性，减少癌细胞种植和转移的概率；缩小肿瘤范围，提高手术切除率。术前放疗的适用范围如下。

1.*Ⅰ期、Ⅱ期宫内膜癌*　术前给半量腔内照射(包括阴道腔内照射)，照射后2周内手术。也有学者主张术前行全量放射治疗，6～8周后再行子宫切除，这种全量放疗后手术治疗的方式增加并发症概率，并不提高疗效，故多不主张。

2.*Ⅲ期、Ⅳa期宫内膜癌*　能直接手术则尽量不做术前放疗。部分病人可酌情给予全量照射，8～10周后仍有肿瘤残存有手术可能者可行手术，争取根治切除或减瘤术。

三、术后放射治疗

其目的是：给可能潜在的亚临床病变区域进行预防照射，从而提高疗效；对有残留的病灶区域进行照射，以减少复发。宫内膜癌Ⅰa期 G_1，G_2，G_3 及Ⅰb期 G_1，G_2 者术后不需附加放射治疗。Ⅰb期 G_3 及Ⅱ期、盆腔淋巴结阴性者可行盆腔大野照射45～50Gy。也有主张Ⅰa期 G_3 也加盆腔放疗的。腹主动脉旁淋巴结阳性者应另加腹主动脉旁照射。Ⅱ期患者阴道切除不足2cm者应加阴道腔内照射、局部剂量不低于30Gy。Ⅳ期患者则酌情姑息放疗。

（庞世杰）

第十六节　卵巢癌的放射治疗

放射治疗作为卵巢癌治疗中的辅助治疗已有50余年的历史，虽然目前铂类和紫杉醇联合化疗已成为卵巢癌病人术后的标准治疗，但对放射线敏感的无性细胞瘤、颗粒细胞癌等患者而言，放疗仍可取得良好的效果。

一、放射治疗的剂量和方法

1.盆腔照射　多采用腹部照射和（或）化疗综合应用。照射范围包括下腹和盆腔，前后对穿垂直照射，肿瘤量4000～5000cGy，6～8周完成。Schray等采用下腹照射（第4～5腰椎至盆底）治疗Ⅰ期、Ⅱ期和选择性Ⅲ期病人（残存肿瘤小）共82例，肿瘤量4000～6000cGy，多数病人达5000～5500cGy，每周900～1250cGy，4～7周完成，疗效较好，10年Ⅰ期、Ⅱ期和Ⅲ期无瘤生存率各为78％，60％，和24％。

2.全腹加盆腔照射　卵巢癌无论病期早晚，术后都可采用全腹加盆腔照射，其原因是①病人多有盆、腹腔内广泛种植和（或）腹水，癌细胞残存的可能性大；②即使Ⅰ期、Ⅱ期病人仍不排除上腹部潜在播散或腹膜后淋巴结转移的可能；③晚期病人常肿瘤残存。

全腹照射自膈上1cm至盆腔闭孔下缘，包括腹膜在内的整个盆腹腔。照射均采用全腹开放大野照射，曾一度应用的腹部移动条形野技术经临床检验证实，其并发症率较全腹开放大野照射为高，肿瘤控制率相同，因此目前多采用腹部照射开放大野技术。照射剂量一般全腹肿瘤量6～8周为22～28Gy，前后垂直照射。为减少肝肾损伤，从后方挡肾，剂量限于15～18Gy；从前方挡肝，剂量限于22～25Gy。增加盆腔野照射剂量，使盆腔野总量达45～50Gy。

全腹加盆腔照射的疗效受很多因素影响，为取得较好的疗效，Dembo等（1992年）对选择盆腹腔放疗作为术后唯一辅助治疗的病人，制定了以下原则：①上腹部无肉眼可见肿瘤，且盆腔肿瘤＜2～3cm或无肉眼见肿瘤；②整个腹腔必须包括在照射野内，放疗前模拟定位；③肝不予遮挡，但上腹部剂量因此限制在2500～2800cGy，每日量100～120cGy；④肾采用部分遮挡保护，使其受量不超过1800～2000cGy；⑤盆腔野每日照射量180～220cGy，总量达4500cGy；

⑥前、后野对穿照射，确保前、后剂量相差不超过 5%；⑦照射野必须在髂嵴外；⑧照射野必须达腹膜外；⑨上缘应在呼气时横膈上 1～2cm。

全腹照射的病人放疗反应较大，可有恶心、呕吐、腹泻、白细胞减少、血小板减少及不同程度的肝肾损伤，甚至放疗可能因此被迫中断。肠粘连和肠梗阻是主要的晚期放疗反应，据报道肠梗阻的发生率在 4%～12%，大多数为 10%左右，需手术解除的肠梗阻则相对少见，晚期并发症还有放射性膀胱炎、严重的吸收不良等。

3.腹腔内放射性核素的应用　腹腔内灌注胶体^{198}金或胶体^{32}磷治疗卵巢癌已有 30 余年的历史。因放射性物质在腹腔内常分布不均，引起严重的肠道并发症，并对腹膜后淋巴结无作用，因此现多被腹腔化疗所代替。但腹腔内放射性核素治疗有其独特的优点，在它接触到的体腔表面有限的深度内可受到高剂量的照射，同时也有给药简便、治疗时间短的优点。胶体^{198}金的 β 线能量为 0.32MeV，射程≤4mm，其 γ 线易引起肠损伤。近年来多使用胶体^{32}磷，发射纯的 β 线，平均能量为 0.69MeV，射程约 8mm，半衰期较长为 14.3d，肠道损伤小。

放射性核素的腹腔灌注主要用于早期有肿瘤破裂、腹水及腹腔内有小的散在的残存肿瘤的术后治疗。这些射线穿透软组织的深度＜1～2mm，因此对有较大的残存肿瘤患者并不适合。如腹腔内有粘连，影响^{32}P 灌注液体的流动，既影响疗效，又增加并发症。在腹腔灌注^{32}P 之前，最好先用^{99m}Tc-sulfurcolloid 腹腔扫描了解腹腔情况，如分布良好，则用 10～20mCi 的^{32}P 加生理盐水稀释灌入腹腔，并改变体位，使其分布均匀。给腹膜表面 20～40Gy 的治疗，如分布不均时，局部浓度差异可相差 10 倍以上。^{32}P 腹腔治疗最常见的并发症是腹痛，发生率为 15%～20%，化学性或感染性腹膜炎为 2%～3%。最严重的晚期并发症是小肠梗阻为 5%～10%。

4.其他方法　Adelson 等报道，采用高剂量单次分割照射治疗晚期卵巢癌，取得姑息疗效。治疗的 42 例病人肿瘤主要限于盆腔，盆腔照射肿瘤量 1000cGy，1d 完成，每月 1 次。认为照射 1～2 次是安全的，超过 2 次有严重放射反应。25/34 人肿瘤缩小，15/21 人阴道出血减少或停止，11/20 人疼痛缓解。中国医科院肿瘤学院采用此法治疗几例晚期病人，也取得了短期姑息疗效。

膈及腹主动脉旁是卵巢癌常见的转移部位，Sehray 等提出在全腹放射治疗时增加腹主动脉旁和膈下区照射野。腹腔、膈区、腹主动脉旁区及盆腔剂量分别增至 3000cGy，4200cGy，4200cGy，5100cGy。Morgon 等采用高分割全腹照射技术治疗Ⅲ期手术后和多疗程化疗的卵巢癌病人，后经 2～3 次剖腹探查证实无或仅有小的残存肿瘤。放疗采用全腹大野前后垂直照射，每日上下午各照射 1 次，每次肿瘤量 80cGy，总量 3040cGy/19d，并加盆腔照射，认为近期及远期的放疗反应小，优于一般全腹照射方法。中国医科院肿瘤医院采用此法治疗 6 例晚期经手术化疗后，2 次剖腹探查残存肿瘤＜2cm 的病人，2 年后 2/6 人仍无癌生存。

二、放射治疗在卵巢癌综合治疗中的应用

（一）卵巢上皮癌

1.治疗适应证　主要为术前术后的辅助治疗及晚期、复发病人的姑息治疗。放疗部位为

盆腔、全腹、腹主动脉旁、局限性复发和转移灶。随着化疗的不断进展，目前术前放疗多被化疗代替，但仍可用于孤立的、限于盆腔手术切除困难的肿瘤，特别是不宜化疗的病人。术前放疗如给肿瘤量2000cGy，休息2周后可手术；如给予4000cGy，应等放疗反应过后，即休息6～8周后再手术。术后放疗可用于手术后<2cm残存肿瘤以及二探阴性病人的术后巩固治疗和二探阳性病人的术后挽救治疗，一般始于术后7～10d。

2.*治疗方法*　术后放疗多与化疗联合应用，多为全腹加盆腔放疗。至于^{32}P腹腔灌注，主要用于具高危因素的早期癌患者，但疗效和应用仍有争议。晚期患者的放疗主要用于减瘤满意者(残瘤≤2cm)或晚期癌的姑息性放疗。治疗效果与残瘤大小、分期及分化程度有关。

(1)术后单纯辅助放疗：仅在一些特定的卵巢癌病人中有一定疗效。Dembo等(1985年)报道1971～1981年PMH医院全腹和盆腔放疗作为术后唯一的辅助方法治疗Ⅰ～Ⅲ期患者，根据分期、残存肿瘤的大小和分级，将病人分为高、中、低危3个组，结果中危组的5年、10年生存率分别为75%和68%，高危组则为32%和19%。Reinfuss等1992年报道345例Ⅰ～Ⅲ期卵巢癌患者，术后盆腔放疗的结果为总的5年无瘤生存率为41.7%，$Ⅰ_A$～$Ⅱ_C$期与Dembo等的结果相同，但Ⅲ期的仅为8.2%，残瘤>3cm者，5年无瘤生存率仅为2.7%，还有4组回顾性分析亦表明，残存肿瘤<2cm和>2cm的术后放疗，其10年生存率分别为38%～62%和0～14%。另有资料表明，全腹加盆腔放疗可治愈一些残存肿瘤<2cm的Ⅱ～Ⅲ期病人，10～15年无瘤生存或生存率达40%～60%。2005年瑞典报道卵巢上皮癌术后放射治疗疗效和毒性的长期随访结果。1979～1993年共收治$Ⅰ_A$～$Ⅱ_C$期251人，采用全腹照射或下腹盆腔照射，上腹照射剂量为20Gy，下腹和盆腔40Gy，其中210人完成治疗。放疗后79人(38%)复发，盆腔是最常见的复发部位(22%)。5年、10年生存分别为60%和41%。多变量分析表明，期别、组织学形态和分级是主要影响复发的因素。放疗晚期严重并发症占12%，5%需手术处理。

综上所述，全盆腹放疗对细心选择的"中危组"卵巢癌而言仍不失为一种有效的治疗方法，且全盆腹放疗疗效较单纯盆腔放疗效果好。

(2)术后放、化疗联合应用：其主要问题在于联合应用放、化疗是否优于单纯术后放疗和化疗，其副作用能否耐受，放、化疗如何联合应用等。从已有文献可以看出，术后放、化疗联合应用及疗效仍有争议。一些作者认为，术后联合放、化疗较单纯放疗或化疗疗效好，但副作用大，肠梗阻的并发症在10%左右，且一些患者需手术解除肠梗阻，另外骨髓抑制亦较常见。也有研究表明，术后放、化疗联合应用，虽然副作用可以接受，但并未改善生存率。Pickel等(1999)前瞻性随机研究了64例$Ⅰ_C$～Ⅳ期卵巢癌患者的治疗，均接受根治性切除术及术后卡铂+表柔比星+松龙苯芥化疗，32例被随机分组接受全腹放疗(30Gy)，并增加盆腔放射51.6Gy，腹主动脉旁40Gy。结果总的5年生存率为：单纯化疗组为26%，化疗加放疗组59%，差异显著，副作用均可接受。而Wong等研究发现，全腹放疗加化疗并没有较术后单纯全腹腔放疗改善总的生存率，综合分析后认为分类是唯一影响无瘤生存的因素。

(3)复发卵巢癌的放疗：主要应用于以下两方面：①经过初次手术、足够的术后化疗及二探查术阳性的患者的挽救治疗；②术后化疗后局部肿瘤进展或复发患者的姑息治疗。

复发卵巢癌的挽救治疗：Sorbe等(1996)报道，Ⅲ～Ⅳ期二次探查术满意减瘤者172例，前瞻性多中心研究结果表明，二探阴性者放、化疗组较不治疗组可延长复发时间，但长期生存率无区别；二探有镜下癌者，放、化疗疗效相似，治疗副作用可接受。Mychalczak 等总结文献报道的Ⅲ期接受二探治疗的 365 例病人，采用全腹照射，统计其 2～5 年的生存率，结果表明，生存与放疗前肿瘤大小有关：无或仅有镜下癌者生存率为 45%，肿瘤＜1cm 为 25%，肿瘤＞1cm 仅 4%。2006 年 Petit 等报道法国 4 个研究所为增加晚期卵巢上皮癌病人的疗效，采用放疗作为巩固治疗的长期结果，1983～1993 年共治疗 106 例Ⅲ期术后顺铂联合化疗后达到完全缓解、经过 2 次剖腹探查，术后残肿瘤＜1cm 病人，接受放疗作为巩固治疗。盆腹腔照射剂量为 22.5Gy，其中 71 人加 22Gy 的盆腔照射，33 人加 12Gy 主动脉旁照射。中位随访 14 年，5 年和 10 年生存率分别为 53%和 36%。11 人因放疗副作用中断放疗，长期主要不良反应是放射性肠炎 21 人，9 人需要手术处理肠梗阻，4 人因肠并发症死亡。这些文献表明，放射治疗对耐药肿瘤有效，但仅限于二次减瘤术后有小残存肿瘤病人，放疗后肠道并发症是限制应用的主要原因。一些作者主张在残瘤＜0.5cm 或仅有镜下癌的病人采用放射治疗，对此也有不同结果和看法，认为这些肿瘤一线化疗无效，说明肿瘤更具侵袭性；同时放疗也常受以前大剂量化疗后骨髓耐受性差的影响，使放射中断，进而降低了放疗杀灭肿瘤的可能性。

卵巢癌的姑息性放疗：对化疗进展的患者，放疗可起到姑息性治疗的作用。2006 年 Quon 等报道加拿大采用放疗作为复发或晚期有明显症状病人的姑息治疗，1990～2003 年共收治 53 人，主要症状是出血(40%)，疼痛(37%)和其他症状(23%)，局部放射剂量 10 次为 30Gy[从 5Gy(1 次)→52.5Gy(20 次)]。总症状控制率为 100%，68%达到完全缓解，对出血、疼痛和其他症状的完全缓解率分别达 85%，65%和 36%。中位有效时间 4.8 个月。常见毒性反应为胃肠反应。本研究表明，放射治疗对控制症状明显有效。在距末次治疗 6 个月以上的复发患者，如为广泛转移化疗仍是首选，但对孤立较小的病灶放疗也可以取得较好的效果。

如果肿瘤对铂类或紫杉类耐药，常对放疗也同样不敏感。但一些临床资料表明，体外放疗对顺铂耐药的卵巢癌患者仍能起到有效的姑息治疗作用。Corn 等(1994)治疗 33 例复发卵巢癌 47 个部位，采用高分割治疗方案，总症状改善率为 90%，但中位生存时间仅 4 个月。Celblum 等(1998)报道 47 例顺铂耐药的病人姑息性放疗结果。33 例(70%)可评价疗效，23 例(69.7%)症状完全缓解，8 例(24%)部分缓解，另 2 例因其他原因未评价，平均反应时间是 11 个月，39%(13/33)的病人症状缓解期＞12 个月，仅 30%(10 例)缓解期≤6 个月。另有资料显示，在极少数病例高剂量姑息放疗可以获得长期生存，甚至治愈。

姑息治疗盆腔较大肿块时，为增加疗效，减少放射损伤，可针对肿瘤缩小照射野，追加剂量至总剂量 5000～6000cGy。近年来放射治疗技术有明显进展，特别是三维适形和调强放射治疗的临床应用，明显提高了靶区剂量强度，减少了周围正常组织损伤，对卵巢癌的放疗、特别是局部肿瘤复发将提供有希望的治疗前景。

（二）卵巢无性细胞瘤

卵巢无性细胞瘤(单纯型)对放射治疗高度敏感，常采用手术及术后放疗，疗效好，生存率达 83%。放疗方法和剂量基本同卵巢上皮癌。一般有术后单纯盆腔放疗或全腹盆放疗等，单纯盆腔放疗剂量 40～50Gy，全腹 22～26Gy 且盆腔加至 40～50Gy。近年来，大量的临床研究表明，单纯型无性细胞瘤对顺铂为基础的联合化疗高度敏感，在晚期和复发性患者中，亦取得了较高的治疗率。中国医科院肿瘤医院 1959～1992 年共收治卵巢无性细胞瘤（单纯型）60 例，除 1 例单纯手术治疗外，其中 39 例接受手术加化疗，5 年生存率为 76.9％，而 20 例接受手术加放疗患者 5 年生存率为 95.0％。因为放射治疗只是一种局部治疗，对病变广泛的晚期和复发患者疗效不佳，且全盆放射治疗使患者永久性丧失生育功能。因此，目前临床上无性细胞瘤术后首选 BEP 或 BVP 方案化疗，化疗耐药者仍可选用放疗。

（庞世杰）

第七章 神经系统肿瘤

第一节 胶质瘤

【概述】

神经系统肿瘤年发生率约为每年14.8/10万，患病率130.8/10万。在颅内肿瘤中以神经上皮肿瘤发生率最高，约占颅内肿瘤中的40%。其中最常见的是胶质瘤。胶质瘤是一组具有向胶质细胞分化特征的神经上皮肿瘤的总称。根据WHO(2007)的分类，神经胶质瘤分为7类：

1.星形细胞来源肿瘤。

2.少突胶质细胞瘤。

3.混合性胶质瘤。

4.室管膜肿瘤。

5.脉络丛肿瘤。

6.其他神经上皮来源肿瘤(包括星形母细胞瘤，三脑室脊索样胶质瘤)。

7.神经元及混合性神经元-神经胶质起源肿瘤(包括小脑发育不良性神经节细胞瘤，婴儿促纤维增生性星形细胞瘤/神经节细胞胶质瘤，胚胎发育不良神经上皮肿瘤，神经节细胞胶质瘤，神经节细胞瘤，中枢神经细胞瘤，脑室外神经细胞瘤，小脑脂肪神经细胞瘤，乳头状胶质神经元肿瘤，四脑室形成菊形团的胶质神经元肿瘤，副节瘤)。

在判断肿瘤的恶性程度方面，以下7项是胶质瘤分级的基本原则，已被广大神经病理医师所接受。①瘤细胞密度；②瘤细胞的多形性或非典型性；③瘤细胞核的高度异形性；④具有高度的核分裂活性；⑤血管内皮增生；⑥坏死(假栅状坏死)；⑦ki-67增殖指数升高。如判定WHO Ⅳ级则需具备以上六项，MIB-1增殖指数>10%。一般将WHO Ⅲ级及WHO Ⅳ级胶质瘤称为高级别胶质瘤，或恶性胶质瘤；而将WHO Ⅰ级，WHO Ⅱ级胶质瘤称为低级别胶质瘤；结合其患者年龄，病理类型，病灶累及范围大小，是否存在神经系统功能障碍等将低级别胶质瘤分为高风险组和低风险组。在下列5项中，如果符合三项则认为属于高风险组，年龄≥40岁，病理诊断为星形细胞瘤，病灶最大径大于等于6cm，影像学提示病灶侵袭范围过中线，术前存在神经功能障碍。

【影像学诊断原则】

高级别脑肿瘤通常会在增强 MRI 上有异常发现，因此增强 MRI 应成为诊断金标准；MRS 能够评价肿瘤及正常组织的代谢，其最佳用途是区分放射性坏死抑或肿瘤复发，另外利用 MRS 对肿瘤分级或评价治疗效果可能有帮助，MRS 显示最异常的区域是进行活检的最佳靶点。为磁共振灌注成像(PWI)能够测量肿瘤内脑血流容积，对肿瘤分级确定、区分肿瘤复发及放射性坏死有价值；灌注最强部位作为指导临床。活检的最佳靶点。如存在幽闭恐惧症及体内植入物则利用增强 CT；PET 或 SPECT 扫描能够评估肿瘤及正常组织代谢情况，其最佳用途是区分放射性坏死抑或肿瘤复发，亦有助于肿瘤分级以及提供肿瘤活检的最佳靶区。鉴别肿瘤放射性坏死还是有肿瘤生长，多采用 MRS、PWI、PET。推荐在胶质瘤切除术后 24～72 小时之内进行 MRI 增强术后复查。

【手术原则】

恶性胶质瘤首选治疗策略为手术切除，循证医学证据表明：在患者神经系统功能不损害的前提下，最大可能地切除肿瘤，是患者具有相对较好预后的因素(循证医学Ⅱc 证据)。在恰当情况下进行最大范围的肿瘤切除，最大化地保留神经系统功能；不能实施最大范围安全切除肿瘤者，酌情采用肿瘤部分切除术，开颅活检术或立体定向(或导航下)穿刺活检术，以明确肿瘤的组织病理学诊断。手术方式包括：对可切除的区域做病灶大块全切除，立体定向活检，开放活检以及肿瘤的大部切除。影响手术疗效因素包括：年龄大小；临床表现的轻重；手术是否减轻了肿瘤占位效应；肿瘤是否具有可切除性[包括病灶数目、病灶位置以及距前次手术的时间(在复发患者)]；肿瘤是新发抑或复发肿瘤等。由于神经系统肿瘤存在异质性，为做出准确的病理诊断，除了进行病理诊断的医生应具有较丰富的经验，神经外科医生应为病理诊断医生提供尽可能多的病变组织。为明确了解手术切除范围，应在术后 24～72 小时内进行 MRI 检查。

【放射治疗原则】

局部分割放射治疗(总剂量 60Gy，每次分割剂量 1.8～2Gy，30～33 分割)是胶质瘤术后或活检术后标准放疗方案(循证医学 I，A 证据)。在放射剂量已达 60Gy 后增加放射剂量并未显示出其优势。对于老年患者或一般条件不好的患者，快速低分割方案(如放射剂量 40Gy，15 次分割)是经常考虑采用的(循证医学Ⅱ，B 证据)。随机对照的Ⅲ期临床试验(循证医学Ⅱ，B 级证据)证实给予 70 岁以上患者放射治疗(总剂量 50Gy，每次分割剂量 1.8Gy，共 28 分割)要优于单纯支持治疗。

低级别胶质瘤(Ⅰ/Ⅱ级)：利用术前及术后 MRI 的 FLAIR 及 T_2 像所显示的异常区域勾画出放疗中的大体肿瘤 GTV，然后将 GTV 放大成临床靶区 CTV(GTV 并加其边界以外 1～2cm)，在放射治疗中应对 CTV 给以 45～54Gy 放射量，每分割量 1.8～2.0Gy。

室管膜瘤：局部照射：利用术前及术后 MRI 的 T_1 增强像，FLAIR/T_2 像确定肿瘤病灶。利用术前肿瘤体积加上术后 MRI 的异常信号确定病灶所在解剖区域的 GTV。临床靶区 CTV(GTV 加 1～2cm 的边界)应接受给以 54～59.5Gy 放射量，每分割量 1.8～2.0Gy。

全脑全脊柱：整个全脑和脊柱(至骶管硬膜囊底)给以 36Gy 放射量，每分割量 1.8Gy，之后给以脊柱病灶 45Gy 局部照射。脑原发灶应接受放疗处方为 54～59.5Gy/每分割量 1.8～2.0Gy。

高级别胶质瘤(Ⅲ/Ⅳ级):利用术前及术后 MRI 的 T_1 增强像,FLAIR/T_2 像确定肿瘤病灶大小。注意应包括可能含有肿瘤的解剖扩展区域。以肿瘤切除后残腔＋MRI 的 T_1 增强像所勾画的 GTV 以及外缘 3cm 为放射靶区 CTV,另外利用"收缩野 shrinking field"技术确定 GTV_1(FLAIR 相及 T_2 像所显示的病灶区域),GTV_2(手术切除后残腔＋T_1 增强像所显示病灶区域)。GTV_2 应接受放射治疗处方为 54～60Gy/每分割量 1.8～2.0Gy。

【胶质瘤化疗原则】

新诊断的多形性胶母细胞瘤(GBM,WHO Ⅳ级):

1.强烈推荐替莫唑胺(TMZ)同步放疗联合辅助化疗方案:化疗的整个疗程应同步化疗,口服 TMZ 75mg/m^2,疗程 42 天。放疗结束后,辅助 TMZ 治疗,150mg/m^2,连续用药 5 天,28 天为一个疗程,若耐受良好,则在以后化疗疗程中增量至 200mg/m^2,推荐辅助 TMZ 化疗 6 个疗程。

2.无条件用 TMZ 的胶母细胞瘤患者建议尼莫司汀(ACNU)[或其他烷化剂药物 BCNU(卡莫司汀),CCNU(洛莫司汀)]90mg/m^2,D1,VM26 60mg/m^2,D1～3,1～6 周/1 周期,建议 4～6 周期。化疗失败者,推荐改变化疗方案和(或)包括分子靶向治疗的研究性治疗。

新诊断的间变性胶质瘤(WHOⅢ级):

1.推荐放疗联合 TMZ(同多形性胶母细胞瘤)或应用亚硝脲类化疗药物:

2.PCV(洛莫司汀＋丙卡巴肼＋长春新碱)。

3.ACNU 方案。化疗失败者,推荐改变化疗方案和(或)包括分子靶向治疗的研究性治疗。

对于新诊断的低级别胶质瘤的高风险人群,辅助化疗可以使得患者受益。化疗方案:对新诊断低级别胶质瘤患者以 5/28 标准替莫唑胺(TMZ)方案进行化疗。对于复发或进展性低级别胶质瘤:

1.一线化疗方案:对未用过 TMZ 者,用 5/28 替莫唑胺(TMZ)标准方案治疗。

2.二线化疗方案

(1)亚硝脲类药物单药化疗:卡莫司汀(BCNU)210mg/m^2,静脉滴注,每 6 周一疗程;或每天 80mg/m^2×3 天,每 6 周一疗程。罗莫司汀(CCNU)110mg/m^2 静脉滴注,每 6 周一疗程。

(2)PCV 联合治疗方案:罗莫司汀(CCNU)＋丙卡巴肼＋长春新碱。

(3)铂类药物化疗。

一、星形细胞来源肿瘤

【定义】

星形细胞来源肿瘤是由星形细胞衍化、分化比较成熟的肿瘤。

【概述】

星形细胞来源肿瘤是原发性颅内肿瘤中最常见的组织学类型,将近 75%的肿瘤属于恶性程度比较高的间变性星形细胞瘤或多形性胶母细胞瘤。根据 WHO 关于神经系统肿瘤的分类，星形细胞来源肿瘤通常分为星形细胞瘤，间变性星形细胞瘤，多形性胶母细胞瘤，毛细胞性星形细胞瘤，多形性黄色星形细胞瘤和室管膜下巨细胞星形细胞瘤。

二、低级别(低度恶性)星形细胞肿瘤

【定义】

低级别(低度恶性)星形细胞瘤包括一组星形细胞肿瘤，其组织学上表现为肿瘤细胞具有较好的分化程度(Ⅰ～Ⅱ级)。

【概述】

占全部星形细胞来源肿瘤的 10%～15%。低级别星形细胞肿瘤包括：弥散性星形细胞瘤，毛细胞性星形细胞瘤，多形性黄色星形细胞瘤和室管膜下巨细胞星形细胞瘤，有时亦把混合有少突胶质细胞-星形细胞瘤的肿瘤划入此类。

【病理】

大体标本：就实质性星形细胞瘤而言，纤维性星形细胞瘤色泽为白色；肿瘤质地较硬或呈橡皮样，甚至质地呈软骨样，纤维型星形细胞瘤在肿瘤中央常发生囊性变；而肥胖细胞性和原浆性星形细胞瘤的质地则较软，可呈半透明胶冻状，也可发生囊性变。从肿瘤大体外观看，有些肿瘤边界清楚，而另一些则为弥漫浸润性生长。

镜下细胞分化较好，异型核细胞较少，有丝分裂少，血管内皮增生和出血坏死罕见。

【诊断依据】

1.临床表现　20～40 岁为发病高峰，也可见于儿童，但老年少见。病程长短不等，1～10 年。患者就诊时所表现的症状和体征取决于肿瘤的部位和肿瘤的大小。幕上低级别星形细胞瘤如在大脑半球，其最常见的症状是癫痫，多数患者服用抗癫痫药物能够控制癫痫发作，患者还可能出现头痛，视力视野改变，精神改变和运动感觉障碍；发生于中线者早期可引起颅内压增高；发生于脑干者主要症状为头晕、复视、后组脑神经和锥体束损害引起的声音嘶哑、吞咽困难、眼球外展麻痹、角膜发射消失和肌力减退等症状；小脑低级别星形细胞瘤容易使脑脊液循环受阻，从而出现颅内压增高的相关症状，同时也常发生小脑症状和视功能障碍。

2.辅助检查

(1)X 线平片：可存在颅内压增高征象，部分病例有肿瘤钙化和松果体钙化移位。

(2)CT：典型的低级别星形细胞瘤 CT 平扫常表现为低密度为主的混合病灶，亦可表现为等密度病灶，与脑实质分界不清，肿瘤质地大多不均匀，肿瘤的占位效应及瘤周水肿多为轻至中度。CT 增强扫描时可增强亦可不增强，而毛细胞性星形细胞瘤边界清楚，增强扫描时均匀强化。

(3)MRI：病灶呈圆形和椭圆形，多表现为低和等 T_1 信号，T_2 高信号，多数病例边缘不清，少数轮廓清楚；肿瘤内囊性变时，T_1 加权像上为与脑脊液相似的低信号；肿瘤出血时表现为与出血时相一致的信号变化，一般为高信号多见；瘤内钙化影 T_1 加权像呈极低的信号。病灶中

囊性变多见而出血坏死较少见。T_2 加权像显示瘤周水肿和占位效应较 T_1 加权像更明显，但多为轻至中度。增强扫描后，多数低级别星形细胞瘤无或轻度强化，仅少数可见中度强化。若肿瘤信号强度极不均匀，增强明显，应考虑到可能有恶性变。

【鉴别诊断】

低级别星形细胞瘤应与其他脑肿瘤如脑膜瘤、肉瘤、少数转移瘤相鉴别。如临床症状不典型，应与胆脂瘤、脑穿通畸形、脑软化灶等影像学上与低级别星形细胞瘤类似的疾病相鉴别。

【治疗原则】

1.手术治疗：手术是治疗低级别星形细胞瘤的最主要的手段，其治疗原则是在保存神经功能的前提下尽可能地争取全切除。

(1)如肿瘤较小，特别是位于非功能区者应争取行显微外科全切除。

(2)位于额极、颞极、枕极者可行肿瘤包括部分脑叶切除。

(3)肿瘤较大、浸润范围较广时，尽量多切除肿瘤，减少肿瘤残留，为有效地进行放疗及化疗打下基础。

(4)肿瘤位于功能区者而尚无偏瘫失语者，应注意保存神经功能，选择非功能区脑皮质切开达到肿瘤并行分块适当切除，以免发生严重并发症。

(5)脑室肿瘤可从非功能区皮质切开进入脑室，妥善保护脑室内结构，尽可能切除肿瘤解除脑室梗阻。

(6)位于丘脑、脑干的肿瘤，病灶较小呈结节性或囊性者可行显微外科切除。

(7)对侵犯一侧大脑多个脑叶致该侧功能完全丧失者，若未侵及中线及对侧，可考虑行大脑半球切除术。

2.对于典型低级别星形细胞瘤行手术全切除者，术后放疗仍是有益的；手术未能全切除者，应尽早实施放疗。放疗剂量 45～54Gy，每分割剂量 1.8～2.0Gy。

3.对于手术不能切除的低级别星形细胞瘤或低级别星形细胞瘤的高风险人群可以考虑替莫唑胺化疗：替莫唑胺以 5/28 周期辅助化疗，TMZ 150～200mg/m^2。对于复发或进展性病例：未用 TMZ 治疗者，(5/28)TMZ 标准方案治疗；亚硝脲类药物化疗：PCV 联合方案[(丙卡巴肼)＋CCNU(洛莫司汀)＋(长春新碱)]；基于铂类药物的化疗。

4.预后：低级别星形细胞瘤患者的预后根据肿瘤的位置和组织学的不同而不同。除了幕上和幕下等位置关系外，毛细胞性星形细胞瘤的预后最好，国外文献报道，对于幕上者其 5 年和 20 年的生存率分别为 85%～86%和 79%～82%，幕下者也达到 66%和 69%。典型的低级别星形细胞瘤的预后并不乐观，国外文献报道，幕上肿瘤 5 年和 10 年生存率分别为 51%～56%和 23%～39%；小脑的星形细胞瘤预后较差，5 年生存率仅为 7%。

三、多形性胶母细胞瘤

【定义】

多形性胶母细胞瘤是分化程度最低和恶性程度最高的星形细胞瘤。在所有的原发性脑内肿瘤中占15%～23%，多形性胶母细胞瘤占胶质瘤的35%，占高度恶性星形细胞瘤的55%～87%，同时占所有星形细胞瘤的50%。新诊断的多形性胶母细胞瘤患者的中位年龄是64岁，本病年轻人少见，儿童罕见。大脑半球是最常见的好发部位，约2.3%～9%的患者表现为多发病变。

【病理】

肿瘤切面呈灰白色，广泛出血、坏死为最突出的特征，呈棕红色或黄色地图状。大多数病例中，肿瘤与正常脑组织界限不清。显微镜下为明显的细胞密度增大、多形性、核异型性和有丝分裂；肿瘤细胞坏死、内皮增生和坏死灶内假栅状细胞排列。肿瘤细胞坏死和内皮增生常用来鉴别多形性胶母细胞瘤和其他低级别星形细胞瘤。认为在血管内皮增生的情况下，是否合并肿瘤细胞坏死是判断预后的重要因素。

【诊断依据】

1.临床表现　多形性胶母细胞瘤起病较急，症状发展较快，早期即可出现头痛、恶心、呕吐等颅内压增高的症状，而局灶性症状体征因肿瘤所在部位不同而有所差异。

2.辅助检查

(1)CT：平扫表现为略高或混杂密度病灶，边缘不规则，占位表现及瘤周水肿更为明显。增强扫描显示病灶较低级别星形细胞瘤及间变性星形细胞瘤增强更为明显，形态更不规则。

(2)MRI：平扫 T_1 加权像显示多为不规则形态，少数为圆形或椭圆形，边界不清，多数呈不均匀信号(以低、等、混合信号为主)肿瘤内部坏死、囊变和出血多见，瘤周水肿多为中重度，占位征象明显。肿瘤可穿越中线，侵犯胼胝体和对侧半球，也可形成多发的病灶。平扫 T_2 加权像较 T_1 像能更明显地显示瘤周水肿，肿瘤侵犯范围及多发病灶。Gd-GTPA增强后显示病灶呈不均匀强化，其强化形式多样。但影像与病理对照观察发现增强后强化的边缘并非肿瘤真正的边界。在非增强区、水肿区甚至MRI显示的正常脑组织内显微镜下均可见成簇或孤立的肿瘤细胞浸润。

【鉴别诊断】

需要进行鉴别诊断的肿瘤和非肿瘤性疾病同间变性星形细胞瘤。

肿瘤复发与假性进展的鉴别：恶性胶质瘤患者在放疗后很快出现原有影像学增强病灶面积变大的现象，甚至出现新的影像学增强病变，但未经任何进一步治疗即可逐渐减退，这一表现酷似肿瘤进展，被称为假性进展。假性进展是亚急性放射反应和治疗相关性坏死的过渡；由明显的局部组织反应(包括炎性组分、水肿和血管渗透性异常)所致，引起影像学增强区域的出血和扩大。目前主要依靠密切临床观察及影像学随访来鉴别假性进展，若放化疗停止后异常增强灶逐渐消退，可不予处理，若增强灶进行性增大甚至出现颅内高压症状，则需要再次手术以明确病理。另外，目前已有较多报道提出用PET、MRS等影像学手段进行鉴别，但仍有一定的假阳性和假阴性。

【治疗原则】

治疗原则：以手术为主，辅以放疗、化疗在内的综合治疗。

1.手术　多数作者目前主张扩大切除。肿瘤全切除者较次全切除和仅行活检者能够获得较高的生存率,因此术中应尽可能在保障神经系统功能前提下多切除肿瘤。有时因患者一般情况差或治疗累及重要结构,如运动区、基底节、下丘脑和脑干等,此时需调整手术策略。对于复发的多形性胶母细胞瘤,如果首次手术疗效好和病变局限于原发部位可以考虑再次手术。

2.放射治疗 根据术前/后 T_1 增强像,FLAIR/T_2 像确定肿瘤病灶大小。以肿瘤切除后残腔+MRI 的 T_1 增强像所勾画的 GTV 以及外缘 3cm 为放射靶区 CTV,CTV2 应接受放射治疗处方为 54~60Gy/每分割 1.8~2.0Gy。

3.化疗 对于初治胶母细胞患者:应用 Stupp 标准方案,先行放疗+同步化疗:TMZ 75mg/m^2(放疗期间每日),然后行辅助化疗,以 5/28 标准方案进行,TMZ 150~200mg/m^2。

复发/补救治疗:美国 FDA 批准对于 GBM 复发者可采用贝伐单抗单药化疗;贝伐单抗+细胞毒化疗药物联合化疗[(伊立替康),BCNU(卡莫司汀),TMZ(替莫唑胺)];替莫唑胺(TMZ);亚硝脲;PCV 联合治疗方案;环磷酰胺铂类化疗药(二线或三线疗法)。

4.预后 与预后相关的因素包括患者年龄、KPS 评分、肿瘤部位和大小、手术时是否完全切除肿瘤。O_6-甲基鸟嘌呤-DNA-甲基转移酶(MGMT)启动子甲基化的病例对烷化剂类化疗药物的敏感性较高因而预后较好。另有报道指出,GBM 出现 EGFR 扩增伴 PTEN 完整,则可能对 EGFR 抑制剂有效,有望获得较好的预后。应用 Stupp 方案治疗,GBM 的中位生存期为 14.6 个月,5 年生存率为 9.8%。最常见的死亡原因是肿瘤原发部位复发。

四、间变性星形细胞瘤

【概述】

间变性星形细胞瘤占脑肿瘤的 4%,占全部星形细胞肿瘤的 35%,占高度恶性星形细胞瘤的 12%~34%,其发病高峰在 40~50 岁,其恶性程度介于低级别星形细胞瘤和多形性胶母细胞瘤之间,2007 年 WHO 分级将其归为Ⅲ级。将Ⅲ~Ⅳ级星形细胞瘤称为高度恶性星形细胞瘤。

【病理】

肿瘤多位于大脑半球内,好发于额叶、颞叶、额顶及颞顶的脑白质区,有时也累及顶叶、下丘脑和脑桥,累及小脑者罕见。瘤体较大,有时侵犯几个脑叶或越过中线侵犯对侧大脑半球,肿瘤色灰红,质地较软,有囊性变和小灶性出血坏死灶。一般来说,良性肿瘤多半界限清楚,有包膜;而恶性肿瘤多半边界不清,无包膜。然而,这一规律在脑肿瘤的肉眼病理学中却不尽然如此。如低级别星形细胞瘤(尤其是纤维型和毛细胞性星形细胞瘤)界限多不清楚,无包膜,而间变性星形细胞瘤的边界却较低级别星形细胞瘤明显,甚至有假包膜,但实际上这种边界是不可靠的,因为肿瘤细胞已经浸润到周边组织中。在组织学上,间变性星形细胞瘤介于低级别星形细胞瘤和多形性胶母细胞瘤之间。比低级别星形细胞瘤细胞密度大,核异型性和有丝分裂程度高;又缺少多形性胶母细胞瘤的血管内皮细胞增生和坏死的特点。在瘤周水肿区及正常脑组织内仍可见孤立或成簇肿瘤细胞散在分布。

【诊断依据】

1.临床表现　主要表现为癫痫发作和所累及区域出现的局部神经元损害或刺激症状，病程进展快。

2.辅助检查

(1)X线平片：可显示颅压高征象，但间变性星形细胞瘤的钙化率较低。

(2)CT：平扫显示病灶较大，形态可不规则，多以低密度为主或以等密度为主的低、等混杂密度病灶，并有不少病灶含高密度成分(与肿瘤内出血有关)，但出现钙化者少见；绝大多数病灶存在中、重度瘤周水肿，占位效应明显。CT增强扫描见边界较清楚的不均匀增强病灶，部分病灶呈不规则环形或花圈形增强，累及胼胝体及其附近脑白质的肿瘤常侵及两侧，呈蝴蝶状生长，具有特征性。

(3)MRI：在平扫 T_1 加权像上，肿瘤边界不清，但较低级别星形细胞瘤明显，肿瘤多呈低、等混杂信号；T_2 加权像为等、高混杂信号，肿瘤中心常为高信号区周围绕以等信号环，环周可见高信号的指样水肿征象。肿瘤高信号区在病理学上为肿瘤坏死和囊性变，T_2 加权像上两者不能区分，但质子密度像可能有所鉴别。瘤周中重度水肿，占位效应明显。增强后间变性星形细胞瘤多呈不规则环形或花圈形强化，回见附壁结节。肿瘤可沿白质放射纤维、联合纤维发展及沿着联络纤维扩展，以及沿室管膜、软脑膜和脑脊液种植。增强后可见这些沿白质纤维或室管膜、软脑膜种植的异常强化区。对于间变性星形细胞瘤进行放疗/同步放化疗后，亦可出现影像学假性进展，诊断同胶母细胞瘤。

【鉴别诊断】

与脑肿瘤性疾病如转移瘤、不典型的脑膜瘤，肉瘤、多形性胶母细胞瘤等相鉴别，特别是后者，有时只能通过病理检查才能相鉴别。与非肿瘤疾病如脑脓肿、结核球反应性胶质增生、血管瘤，血肿环状强化等相鉴别。

【治疗原则】

1.手术治疗　星形细胞瘤的手术治疗适用于间变性星形细胞瘤，肿瘤全切除者较次全切除和仅行活检者能够获得较高的生存率，因此术中应尽可能在保障神经系统功能前提下多切除肿瘤。

2.放射治疗　同胶母细胞瘤。

3.化疗　新诊断间变性星形细胞瘤。

推荐1：应用Stupp标准方案，先行放疗＋同步化疗：TMZ $75mg/m^2$(放疗期间每日)，然后行辅助化疗，以5/28标准方案进行，TMZ 150～$200mg/m^2$。

推荐2：应用亚硝脲类化疗药物。

(1)PCV(洛莫司汀＋甲基苄肼＋长春新碱)。

(2)ACNU方案：复发/补救治疗：替莫唑胺[TMZ]；亚硝脲；PCV联合治疗方案；美国FDA批准对于复发间变性星形细胞病患者可进行贝伐单抗单药化疗；贝伐单抗＋细胞毒化疗药物联合化疗[(伊立替康)，BCNU(卡莫司汀)，TMZ]]；伊立替康；环磷酰胺；铂类化疗药(二线或三线疗法)；依托泊苷。

4.预后　间变性星形细胞瘤确诊后平均生存时间是15～28个月,1年、2年、5年生存率分别为60%～80%、38%～64%、35%～46%。与其他星形细胞瘤一样,最常见的致死原因是原发部位肿瘤复发。

五、少突胶质细胞瘤

【定义】

是由少突胶质细胞衍化、分化比较成熟的肿瘤。少突胶质细胞瘤占所有原发性脑内肿瘤的4%～5%,占所有胶质瘤的5%～10%。中年人多见,成人与儿童之比为8∶1。

【病理】

大体标本:肿瘤开始生长于皮质灰质内,部位表浅,局部脑回扁平而弥漫性肿大,脑沟变浅,切面见肿瘤与周围脑组织界限不清,较正常脑灰质更加灰暗或灰红。

镜下:瘤细胞呈特征样的"煎鸡蛋样"改变,中心为细胞核,周边为清亮的胞质,同时见到鸡蛋丝样的微血管生长方式。间变性(恶性)少突胶质细胞瘤内钙化较少突胶质细胞瘤少见,镜下可见多形细胞核和丰富的有丝分裂相。

【诊断依据】

1.临床表现　本病好发部位为额叶和顶叶,次之为颞叶和枕叶。由于肿瘤生长缓慢,病程较长,可达数年之久;临床症状取决于肿瘤部位。约50%～80%患者的首发症状为癫痫,其他症状颅内压增高症状晚期出现,并可逐步发展为病灶所在区域神经功能受损症状,如偏瘫及偏身感觉障碍。间变性(恶性)少突胶质细胞瘤则起病较急,病程发展迅速。

2.辅助检查

(1)X线平片:可显示肿瘤病灶异常钙化影及慢性颅内压增高征象。

(2)CT平扫:表现为幕上略高密度肿块,如囊性变则出现边界清楚的低密度区。钙化发生率为50%～80%,常见弯曲条带状钙化,具特征性。瘤周水肿及占位效应较轻。增强扫描病变呈轻度强化,边界清楚,轮廓不规则。

(3)MRI平扫:T_1加权像显示肿瘤为低或等信号,肿瘤边界多清楚,瘤周水肿及占位效应较轻,具有少突胶质细胞瘤的条带状、斑片状钙化在T_1加权像上呈低信号。平扫T_2加权像显示肿瘤为高信号,信号不均匀,钙化在T_2加权像也呈低信号。增强后少突胶质细胞瘤多数强化不明显,少数有不均匀强化。发生在脑室的少突胶质细胞瘤多有较明显强化。

间变性(恶性)少突胶质细胞瘤的MRI表现特点主要为特征性的钙化不多见,瘤周水肿较重,水肿带与肿瘤组织之间边界不清,常有明显占位征象;因肿瘤血脑屏障破坏较严重,增强扫描多呈明显均匀或不均匀强化,该类型肿瘤常与间变性星形细胞瘤难以区分。

【鉴别诊断】

无明显钙化的少突胶质细胞瘤与星形细胞瘤相鉴别,而有钙化的肿瘤则要与动静脉畸形相鉴别。

【治疗原则】

1.以手术治疗为主，术中应尽量切除肿瘤，如果肿瘤呈弥漫性生长，累及重要结构，可行肿瘤部分切除或大部切除。其他原则同星形细胞瘤手术治疗原则。

2.少突胶质细胞瘤的放疗及化疗原则同低级别星形细胞瘤，间变性少突胶质瘤的放化疗原则同间变性星形细胞瘤。

3.预后：少突胶质细胞瘤的5年生存率在34%～83%之间，通常在50%～65%。与预后好有关的因素有肿瘤恶性程度低，第一次手术全切除率高和早期诊断。而间变性（恶性）少突胶质细胞瘤的5年生存率为41%，10年生存率为20%。近年来大量的分子病理学研究证实，少突胶质细胞瘤或间变性少突胶质细胞瘤的异柠檬酸脱氢酶1及异柠檬酸脱氢酶2（IDH1/2）突变及染色体1p和19q的杂合性缺失与较好的预后相关。

六、室管膜瘤

【定义】

室管膜瘤是由室管膜上皮细胞发生的肿瘤。室管膜瘤和间变性室管膜瘤是脑室内的肿瘤，占颅内肿瘤的2%～9%，约占神经上皮肿瘤的18%。肿瘤3/4位于幕下，1/4位于幕上，位于幕下者多见于青年人。本病主要在儿童期发病，占儿童颅内肿瘤的10%，排在星形细胞瘤和髓母细胞瘤之后居第三位。本病好发部位是第四脑室，其次为侧脑室和第三脑室。

【病理】

大体标本：肿瘤多呈结节状、分叶状或绒毛状，肿瘤呈淡红色，较脆软，触之易碎，瘤内血管及纤维组织较多，较硬。

镜下检查：室管膜瘤有三种组织学类型：①乳头型和黏液乳头型；②上皮型；③多细胞型。肿瘤分型与预后关系不大。组织学上室管膜瘤的特点是包绕在血管周围形成"假玫瑰状"或"真玫瑰状"改变，电子显微镜可见血管周围包绕着无细胞区。间变性室管膜瘤细胞表现为多形性、细胞密度增大和有丝分裂相增多。

【诊断依据】

1.临床表现　肿瘤的病程和临床表现与肿瘤的部位不同而异。常见的症状为平衡障碍、恶心、呕吐、头痛等。常见的体征为共济失调和眼球震颤。发生于第四脑室的肿瘤病程较短，早期可出现颅内压增高，也可造成第四脑室底部脑神经损害，如耳鸣、视力减退、吞咽困难、声音嘶哑等；发生于侧脑室者，病程较长，因病变位于静区，肿瘤较小时可无任何症状，当肿瘤增大阻塞孟氏孔时可出现梗阻性脑积水、颅压高等症状。肿瘤侵犯相邻脑组织，可出现相应症状，如偏瘫、偏身感觉障碍、癫痫等。

2.辅助检查

（1）CT：平扫示病变位于脑室周围或脑室内，呈分叶状等或略高密度病灶，肿瘤内囊性变表现为小的低密度；增强扫描显示肿瘤多呈均一强化，强化后边界清楚，囊性变区不强化。

（2）MRI：平扫T_1加权像显示肿瘤呈等信号分叶状，边界清楚，囊性变区域为低信号，肿瘤位于脑室内，肿瘤一般不伴有瘤周水肿，如肿瘤位于脑实质的室管膜可伴有轻度水肿。平扫 T_2 加权像显示肿瘤以高信号为主，但 MRI 对钙化不甚敏感。增强后肿瘤常呈不均匀强化，其中以环形增强最常见。

【鉴别诊断】

与脑室系统其他常见肿瘤性疾病相鉴别，如脉络丛乳头状瘤、脑室星形细胞瘤、脑膜瘤以及髓母细胞瘤。

【治疗原则】

手术切除肿瘤和术后放疗是治疗室管膜瘤的主要方法。

1.*手术治疗*　为肿瘤治疗的主要手段。位于第四脑室者，肿瘤是否能够全切取决于肿瘤与脑干粘连程度。经颅后窝中线入路，保护枕大池后，切开小脑下蚓部显露肿瘤，保护好四脑室底部后分块切除肿瘤；如肿瘤从第四脑室底部长出者，则在切除时，可在四脑室底留一薄层以保安全。四脑室底避免放置明胶海绵，以免引起术后脑室通路梗阻和长时间发热。位于侧脑室者，选邻近肿瘤的非功能区，切开皮质进入脑室切除肿瘤，若肿瘤较大，可部分切除皮质以利肿瘤显露及切除。注意点：①术中勿损伤丘脑、中脑、延髓及大脑内静脉；②切除肿瘤同时尽量解除脑脊液循环障碍。

2.*放疗*　室管膜瘤是中度敏感的肿瘤，关于术后放疗方案尚存在争议，应在术后 2～3 周进行腰穿了解脑脊液细胞学情况，如果没有蛛网膜下腔播散而仅有局部残留，则低级别室管膜瘤术后可行局部放疗；如果已有脊髓播散或幕下间变性室管膜瘤患者都应行全脑全脊髓放疗及局部照射：术前/后 T_1 增强像，FIAIR/T_2 像确定病灶。确定病灶所在解剖区域的 GTV。临床靶区 CTV(GTV 加 1～2cm 的边界)应接受给以 54～59.4Gy，每分割量 1.8～2.0Gy。全脑全脊柱：整个全脑和脊柱（至骶管硬膜囊底）给以 36Gy 放射。婴幼儿进行脑部放疗时可有较多的并发症，可以考虑应用其他方法如化疗等治疗。

3.*化疗*　对于手术＋放疗治疗后复发患者可采用：①铂类单药或联合化疗；②依托泊苷；③亚硝脲类化疗药物；④贝伐单抗（美国 FDA 推荐）。

4.*预后*　5 年生存率为 37％～69％。分化较好的室管膜瘤、手术全切除均能提高生存率；而间变性室管膜瘤和手术后影像学仍显示肿瘤残余者易复发。

（刘瑞宝）

第二节　脑膜瘤

一、概述

脑膜瘤是成人常见的颅内良性肿瘤，占颅内原发肿瘤的 14.3％～19％，发病率仅次于胶质瘤。发病的年龄高峰为 45 岁左右，男女比例约为 1∶1.8。19％～24％的青少年脑膜瘤发生于神经纤维瘤病Ⅰ型。

脑膜瘤的发生与蛛网膜有关，可发生于任何有蛛网膜细胞的部位（脑与颅骨之间、脑室内、沿脊髓），特别是与蛛网膜颗粒集中分布的区域相一致。脑膜瘤多与硬脑膜相粘连，但亦可与硬脑膜无关联，如发生在脑室内的脑膜瘤。

脑膜瘤通常为生长缓慢、边界清楚（非侵袭性）的良性病变。少数可呈恶性和（或）快速生长。8%的患者多发，在神经纤维瘤病患者中尤为多见。偶尔肿瘤呈大片匍匐状生长（斑块状脑膜瘤）。

【诊断标准】

1.临床表现

(1)病史：脑膜瘤因属良性肿瘤，生长慢，病程长。因肿瘤呈膨胀性生长，患者往往以头疼和癫痫为首发症状。

(2)颅内压增高症状：可不明显。许多患者仅有轻微的头痛，甚至经CT扫描偶然发现脑膜瘤。因肿瘤生长缓慢，所以肿瘤往往长得很大，而临床症状还不严重。有时，患者眼底视乳头水肿已相当明显，甚至出现继发视神经萎缩，而头痛并不剧烈，无呕吐。值得注意的是，当“哑区”的肿瘤长得很大，无法代偿而出现颅内压增高时，病情会突然恶化，甚至会在短期内出现脑疝。

(3)局部神经功能障碍：根据肿瘤生长的部位及临近神经血管结构不同，可有不同的局部神经功能障碍。如蝶骨翼（或嵴）脑膜瘤外侧型（或翼点型）的表现与大脑凸面脑膜瘤类似；内侧型（床突型）多因包绕颈内动脉（ICA）、大脑中动脉（MCA）、眶上裂部位的脑神经和视神经而出现相应的脑缺血表现和脑神经功能障碍。嗅沟脑膜瘤多长到很大时才出现症状，包括Foster-Kennedy综合征（同侧视神经萎缩，对侧视乳头水肿）；精神改变，如压迫视路导致视野缺损等。

(4)颅骨变化：脑膜瘤常可造成临近颅骨骨质的变化，表现为骨板受压变薄、破坏，甚至穿破骨板侵蚀至帽状腱膜下，头皮局部可见隆起。有时，肿瘤也可使颅骨内板增厚，增厚的颅骨内可含肿瘤组织。

(5)癫痫：位于额部或顶部的脑膜瘤易产生刺激症状，引起限局性癫痫或全身发作。

2.辅助检查

(1)脑电图：因脑膜瘤发展缓慢，并呈限局性膨胀生长，脑电图检查时一般无明显慢波。但当肿瘤生长相当大时，压迫脑组织，引起脑水肿，此时脑电图可呈现慢波，多为局限性异常Q波，δ波为主，背景脑电图的改变较轻微。脑膜瘤的血管越丰富，δ波越明显。大脑半球凸面或矢状窦旁脑膜瘤的患者可有癫痫病史，脑电图可辅助诊断。

(2)头部X线片：由于脑膜瘤与颅骨关系密切，以及共同的供血途径，容易引起颅骨的改变，头部平片的定位征出现率可达30%～60%，颅内压增高症可达70%以上。主要表现如下几种。①局限性骨质改变：可出现内板增厚，骨板弥漫增生，外板骨质呈针状放射增生。②颅板的血管压迹增多：可见脑膜动脉沟增粗扭曲，最常见于脑膜中动脉沟。局部颅骨板障静脉异常增多。

(3)头部CT：可见病变密度均匀，增强后强化明显，基底宽附着于硬脑膜上。一般无明显脑水肿，少数也可伴有明显的瘤周水肿，有时范围可达整个大脑半球。脑室内脑膜瘤半数可出现脑室外水肿。CT检查的优点在于可明确显示肿瘤的钙化和骨质改变(增生或破坏)。

(4)头部MRI:一般表现为等或稍长T_1、T_2信号,T_1相上60%的肿瘤与灰质等信号,30%的肿瘤为低于灰质的低信号。在T_2相上,50%为等信号或高信号,40%为中度高信号,也可能为混杂信号。肿瘤边界清楚,呈圆形或类圆形,多数边缘有一条低信号带,呈弧形或环形,为残存蛛网膜下隙(脑脊液)。肿瘤实质部分经静脉增强后呈均匀、明显强化。肿瘤基底硬脑膜强化可形成特征性的表现——"脑膜尾征",对于脑膜瘤的诊断有特殊意义。MRI检查的优点在于可清晰地显示肿瘤与周围软组织的关系。脑膜瘤与脑之间的蛛网膜下隙界面消失,说明肿瘤呈侵袭性生长,手术全切除较困难。

肿瘤基底硬脑膜强化可形成"脑膜尾征",是脑膜瘤较为特征性的表现,但并不是脑膜瘤所特有的影像表现。邻近硬脑膜的其他病变,如转移癌和胶质瘤等也可有类似影像特点。

同时进行CT和MRI增强扫描,对比分析,能得到较正确的定位及定性诊断。

(5)脑血管造影:可了解肿瘤供血,肿瘤与重要血管的关系,以及硬脑膜静脉窦的情况(决定手术中是否可以结扎)。同时,脑血管造影也为手术前栓塞提供了条件。约一半左右的脑膜瘤,脑血管造影可显示肿瘤阴影。通常脑膜瘤在脑血管造影像上有特征性表现。①脑膜血管呈粗细均匀,排列整齐的小动脉网,轮廓清楚呈包绕状。②肿瘤同时接受来自颈外、颈内动脉或椎动脉系统的双重供血。位于颅前窝底的脑膜瘤可接受眼动脉,筛动脉和大脑前动脉分支供血;位于颅中窝底的脑膜瘤可接受脑膜中动脉、咽升动脉供血;颅后窝底的脑膜瘤可由枕动脉、椎动脉脑膜前支、脑膜后动脉供血。③血管造影还可显示硬脑膜窦的受阻情况,尤其是矢状窦/大脑镰旁脑膜瘤。根据斜位片评估上矢状窦通畅程度较可靠。④肿瘤的循环速度比脑血流速度慢,造影剂常在肿瘤中滞留。在脑血管造影的静脉期,甚至窦期,仍可见到肿瘤染色,即迟发染色。肿瘤血管明显且均匀一致延迟充盈的特点有助于确诊。⑤脑膜瘤周围脑血管呈包绕状移位。

上述特点在脑膜瘤的脑血管造影中可同时出现,亦可能部分出现。

【治疗原则】

1.手术治疗

(1)手术切除脑膜瘤是最有效的治疗手段。随着显微手术技术的发展,脑膜瘤手术效果也随之提高,大多数患者治愈,但并不能排除复发可能性。

(2)手术原则:①体位:根据肿瘤的部位选择体位。侧卧位、仰卧位、俯卧位都是常使用的体位。②切口:影像学的进展和导航技术的出现,使肿瘤的定位十分精确,手术入路应尽量选择到达肿瘤距离最近的路径,同时应避开重要神经和血管;颅底肿瘤的入路还应考虑到对脑组织的最小牵拉。切口设计的关键是将肿瘤恰位于骨窗的中心。③手术显微镜的应用:手术显微镜下分离肿瘤,使操作更细致,保护周围脑组织。④对富于血运的肿瘤,术前可栓塞供应动脉或术中结扎供应肿瘤的血管。⑤对受肿瘤侵蚀的硬脑膜、颅骨应一并切除,以防术后复发。经造影并在术中证实已闭塞的静脉窦也可以切除。以筋膜或人工硬脑膜、颅骨代用品修补硬脑膜和颅骨。⑥术后处理控制颅内压,抗感染、抗癫痫治疗,注意预防脑脊液漏。

2.非手术治疗

(1)放射治疗:对于不能全切的脑膜瘤和少数恶性脑膜瘤,手术切除后需放射治疗。

(2)其他治疗:激素治疗对减慢肿瘤的生长是否有效尚不能肯定,对复发又不宜再手术的脑膜瘤可做姑息疗法。

3.术后处理

(1)手术后应将患者送往重症加强护理病房(ICU)监护24～48小时。

(2)手术前脑水肿严重者术后应静脉给予脱水药、甲泼尼龙或地塞米松。

(3)患者麻醉苏醒后,立即进行神经功能评估,并作好记录。如出现神经功能缺损,须进一步分析原因。疑为颅内血肿形成者,须立即行CT检查或直接送手术室开颅探查,清除血肿。

(4)抗癫痫治疗:肿瘤累及运动、感觉皮层时或手术前患者有癫痫发作史,手术中和手术当天,需静脉应用抗痫药物,预防癫痫发作。手术后第一日患者可于进食后恢复手术前的(口服)抗癫痫治疗方案。手术后抗癫痫治疗至少3个月,无癫痫发作者可逐渐减少药量,直到停止用药。手术前有癫痫病史的患者,抗癫痫治疗时间应适当延长,一般建议1～2年。

(5)预防下肢血栓和肺栓塞:若患者术后有肢体运动障碍或老年患者,短期内不能下床,必要时应给予药物(如注射用低分子肝素钙,0.3ml,脐旁皮下注射)和弹力袜。

(6)脑脊液漏:术后有脑脊液漏可能者,可取头高位,腰椎穿刺持续引流2～3日,出现脑脊液漏时可持续5～7日,一般可自愈。若脑脊液漏仍不缓解,应考虑一次手术修补漏口。

4.脑膜瘤切除分级　目前,国际应用较多的脑膜瘤切除分级法为Simpson分级法。这一分类法对统一切除标准、评定脑膜瘤的手术效果有重要的参考价值。但有人认为此分类法对于凸面脑膜瘤较为适用,对脑室内和颅底脑膜瘤未必适用,如侧脑室三角区脑膜瘤,无硬脑膜和颅骨的附着,颅底脑膜瘤手术多难做到受累颅骨,甚至硬脑膜的切除。故有人提出了针对颅底脑膜瘤的切除分级,因目前尚未得到广泛认同,在此不作详细介绍。

二、脑膜瘤的复发及处理

与任何肿瘤一样,脑膜瘤首次手术后,如在原发部位有少许残留,则很可能发生肿瘤再生长并复发。恶性和非典型脑膜瘤的5年复发率分别为38%和78%。造成良性脑膜瘤复发的原因有两个,一是由于肿瘤侵犯或包裹重要神经和血管组织时未能完全切除而残留,如海绵窦脑膜瘤;二是由于肿瘤局部侵润生长,靠近原发灶周边或多或少残存一些瘤细胞。脑膜瘤术后复发多见于被肿瘤侵犯的硬脑膜。

【治疗原则】

1.放射治疗　放射治疗可能有效,可使平均复发时间延长。考虑到放射治疗可能引起的放射性损伤和坏死等副作用,对肿瘤可能复发的患者也可先行CT或MRI随访,发现明确复发迹象时再行放射治疗。

2.手术切除　根据患者年龄、身体状况、症状和体征,以及影像学资料等,决定是否再次手术。再手术的结果不仅仅取决患者年龄和一般状态,还取决于肿瘤的部位,如蝶骨嵴脑膜瘤,复发时若已长入海绵窦,再次手术的困难会更多;但复发的上矢状窦旁脑膜瘤,如已侵犯并阻塞上矢状窦,二次手术可将肿瘤及闭塞的上矢状窦一并切除而获得治愈。

三、矢状窦旁脑膜瘤

矢状窦旁脑膜瘤是指肿瘤基底附着在上矢状窦壁并充满上矢状窦角的脑膜瘤。有时肿瘤可侵入窦内甚至造成上矢状窦闭塞。

【诊断标准】

1.临床表现

(1)颅高压症状和体征:造成颅内压增高的原因,除了肿瘤本身的占位效应外,瘤体压迫上矢状窦及静脉,造成回流受阻也是原因之一。

(2)癫痫:较为常见的首发症状,尤其是在中央区的窦旁脑膜瘤。

(3)局部神经功能障碍:前1/3矢状窦旁脑膜瘤因侵犯额叶而常见精神方面的改变;中1/3型最常见的症状为癫痫和对侧肢体渐进性瘫痪;后1/3型最常见的症状为视野缺损。

2.辅助检查

(1)头部CT和MRI:根据脑膜瘤的典型影像特点和部位可明确诊断。CT的骨窗像可以提供与肿瘤相邻的颅骨受侵犯破坏情况。MRI检查可显示肿瘤与大脑前动脉的关系、引流静脉的方向,了解矢状窦的受累程度及是否闭塞。

(2)脑血管造影:脑血管造影对矢状窦旁脑膜瘤的诊断价值在于以下几点。①了解肿瘤的供血动脉和肿瘤内的血运情况。②脑血管造影的静脉期和窦期可见肿瘤将静脉挤压移位,有的上矢状窦会被肿瘤阻塞中断。

【治疗原则】

1.手术前评估　根据患者的病史、年龄、影像学资料和患者对治疗结果的期盼,应评估手术的风险和手术对患者的益处,再决定是否手术。

2.头皮切口设计　通常采用马蹄形,骨瓣要足够大,必须能完全暴露需切除的肿瘤及受累的颅骨、硬脑膜。

3.手术操作

(1)在中线附近作钻孔时,应小心下方的上矢状窦。为防止导板穿过困难,可沿上矢状窦两侧多钻一孔。

(2)锯开颅骨后,用剥离子将颅骨与硬脑膜分开,上矢状窦部分要最后分离(高龄患者硬脑膜不易剥离)。

(3)翻开并取下游离骨瓣后,要立即处理颅骨板障出血,骨缘封以骨蜡。

(4)硬脑膜表面上的出血可电灼或压以明胶海绵,硬脑膜中动脉如参与供血,则可将其缝扎。上矢状窦表面的出血,压以明胶海绵和棉条,数分钟即可止血。骨窗四周悬吊硬脑膜。

(5)如果肿瘤累及颅骨内板,可用高速颅钻将受累的颅骨磨去。如颅骨侵蚀范围较大,特别是肿瘤已穿透颅骨时,可将其与肿瘤一并切除。

(6)中央静脉的保留:位于中央区的大脑上静脉(中央沟静脉)被损伤后,术后患者往往出现严重的对侧肢体瘫痪。尽量保存该静脉。肿瘤较大时,应先做被膜内切除肿瘤。

4.手术后处理　上矢状窦旁脑膜瘤手术后应严密观察,发现并发症(如手术后也壁塑脑水肿)并及时处理。

5.复发及处理

(1)侵犯上矢状窦,而又未能全切的肿瘤,术后易复发。

(2)复发后可再次手术,特别是首次手术时,矢状窦尚未闭塞,再次手术前矢状窦已闭塞者,可将矢状窦连同肿瘤一并切除。

(3)对未能全切的肿瘤术后应辅以放射治疗。

四、大脑凸面脑膜瘤

大脑凸面脑膜瘤是指肿瘤基底与颅底硬脑膜或硬脑膜窦无关系的脑膜瘤,可发生在大脑凸面硬脑膜的任何部位,最常见于额顶叶交界处、冠状缝附近。大脑凸面脑膜瘤占脑膜瘤的15%。女性与男性患病比例为1.17∶1。

【诊断标准】

1.部位分类 通常将凸面脑膜瘤分为4个部位。

(1)前区:指额叶。

(2)中央区:包括中央前后回感觉运动区。

(3)后区:指顶后叶和枕叶。

(4)颞区:以前区、中央区发生率最高,约占2/3。

2.临床表现

(1)大脑凸面脑膜瘤病史一般较长。主要表现为不同程度的头痛、精神障碍,半数以上的患者发病半年后可逐渐出现颅内压增高。

(2)局部神经功能缺失:以肢体运动感觉障碍多见,肿瘤位于颞区或后区时因视路受压出现视野改变。优势半球的肿瘤还可导致语言障碍。

(3)癫痫:以局限运动性发作常见,其肿瘤多位于皮层运动区,表现为面部和手脚抽搐。

(4)有些患者因为头外伤或其他不适,经行头部CT扫描偶然发现。

3.辅助检查

(1)脑电图:脑电图检查曾经是凸面脑膜瘤的辅助诊断方法之一,近年来已被CT和MRI检查所代替。目前脑电图的作用在于手术前、后对患者癫痫状况的估价,以及应用抗癫痫药物的疗效评定。

(2)头部X线:可能发现颅骨骨质针状增生、内板增厚或颅外骨性骨板。

(3)头部CT和MRI:根据脑膜瘤的典型表现,对此病多可及时作出明确诊断。MRI检查可以准确地反映大脑凸面脑膜瘤的大小、结构、邻近脑组织的水肿程度、肿瘤与重要脑血管的关系。MRI增强图像上,60%~70%的大脑凸面脑膜瘤,其基底部硬脑膜会出现条形增强带,即"脑膜尾征",为脑膜瘤较为特异性的影像特点。目前认为,这一结构多数为反应性增高的结缔组织或血管组织,少数为肿瘤侵润,手术时应显露并切除,以达到全切肿瘤。

(4)脑血管造影:对诊断大脑凸面脑膜瘤,脑血管造影并非必需。如手术前怀疑肿瘤与上矢状窦有关,需行脑血管造影或MRI加以证实。脑血管造影还可以了解肿瘤的血运情况和供血动脉的来源(颈内或颈外动脉)。

【治疗原则】

1.手术前评估　大脑凸面脑膜瘤手术全切后，复发率很低。手术后主要并发症是肢体功能障碍、癫痫和术区血肿。针对每个患者的病史、化验结果、影像学检查特点，综合判断手术的风险代价和对患者的益处，然后决定是否手术。

2.手术操作

(1)可将皮瓣及骨瓣一起翻开，也可钻孔后取下骨瓣。如颅骨被肿瘤侵犯并穿破，可咬除或用锉刀锉平被侵蚀部分；单纯内板受侵蚀，用颅钻磨除受累的内板。

(2)由颈外动脉供血的大脑凸面脑膜瘤，开颅翻开骨瓣是整个手术出血最多的阶段，应立即采用电凝、缝扎或沿肿瘤切开硬脑膜等方法止血。

(3)用手指轻轻触摸硬脑膜可确定肿瘤的边界。环绕肿瘤外界剪开硬脑膜。应尽可能减少脑组织的外露。被肿瘤侵蚀的硬脑膜应去除，用人工硬脑膜或筋膜修补。

(4)分离和切除肿瘤。切除和暴露肿瘤可交替进行。在脑组织表面的蛛网膜与肿瘤之间逐渐分离，边分离边用棉条保护脑组织。肿瘤较小时可将肿瘤分离后完整切除。肿瘤较大时，可用超声吸引器(CUSA)将瘤内容逐渐吸除，然后再从瘤表面分离，以避免过度牵拉脑组织。有些软脑膜血管向肿瘤供血，可在分离肿瘤与瘤床之间电凝后剪断，并垫以棉条，直至肿瘤从脑内分离开。注意相邻血管(包括动脉和静脉)及功能区皮层的保护，必要时借助神经导航系统确定重要结构(如中央沟)的位置。

(5)止血后关颅：彻底止血后待血压恢复到手术前水平，手术野无活动性出血方可关颅。严密(不透水)缝合或修补硬脑膜，骨瓣复位固定，常规缝合头皮，在通常情况下可不必放置引流。

3.手术后处理

(1)患者术后应在ICU或麻醉康复室观察，直到麻醉清醒。

(2)如术后患者不清醒、出现癫痫发作、清醒后再度意识障碍或出现新的神经功能障碍，均应及时行脑CT扫描，除外术后(水肿)血肿。

(3)抗癫痫药物的应用术后应常规给予抗癫痫药，防止癫痫发作。应保持血中抗癫痫药的有效浓度，通常给予丙戊酸钠缓释片持续泵入1mg/(kg·h)，患者完全清醒后改为口服。

(4)如患者有肢体运动障碍，术后应被动活动患者的肢体，防止关节废用性僵直和深部静脉血栓形成。为防止深部静脉血栓形成，可给患者穿着弹力袜。

五、脑室内脑膜瘤

脑室内脑膜瘤发生于脑室脉络丛的蛛网膜细胞，较少见，约占颅内脑膜瘤的2%。

【诊断标准】

1.临床表现

(1)颅高压症状：侧脑室脑膜瘤早期症状不明显，就诊时肿瘤多已较大，患者已出现颅内压增高的表现，如阵发性头痛、呕吐、视乳头水肿。变换体往时肿瘤压迫室间孔，可引起急性颅内压增高。第三、第四脑室内脑膜瘤早期即可引起脑脊液循环障碍导致梗阻性脑积水，因此颅内压增高症状出现较早。

(2)局部神经功能障碍:肿瘤侵及内囊时可出现对侧肢体偏瘫。肿瘤位于优势半球时,还可以出现感觉性或运动性失语。其他还包括同向性偏盲。癫痫少见。

2.辅助检查

(1)头部CT和MRI:根据脑膜瘤的典型影像学表现(除外"脑膜尾征"),CT和MRI是诊断脑室内脑膜瘤最可靠的方法。

(2)脑血管造影:可以显示肿瘤的供血动脉。侧脑室脑膜瘤的供血动脉为脉络膜前动脉和脉络膜后动脉。脑血管造影片上可见上述动脉增粗迂曲,远端分支呈引入肿瘤的小动脉网,随后出现典型的脑膜瘤循环。

【治疗原则】

1.手术前评估　脑室内脑膜瘤被发现时往往较大,应及早确诊尽快手术治疗。根据CT和MRI检查了解肿瘤位于脑室的位置,与室间孔和导水管的关系,以及是否合并脑积水,同时选择适当的手术入路。不典型的脑室内脑膜瘤须与脑室内室管膜瘤、脉络丛乳头状瘤、胶质瘤及生殖细胞瘤相鉴别。

2.手术入路

(1)侧脑室脑膜瘤手术入路的选择原则:①到达肿瘤路径较近。②可早期处理肿瘤的供血。③尽量避免视放射的损伤。

(2)常用手术入路包括以下几种。

①三角区入路:较常用于侧脑室三角区脑膜瘤,可以减少患者手术后肢体无力和视野缺损的发生。有条件时应用神经导航技术可以准确确定三角区脑膜瘤的位置,仅用2～3cm的脑沟切口即可深入脑室分块切除肿瘤。手术安全,手术后并发症低;但早期处理肿瘤血供稍差。

②颞中回入路:可用于肿瘤位于侧脑室颞角者,但该入路易造成视放射损伤,优势半球手术可导致语言功能障碍。

③纵裂胼胝体入路:多被用来切除位置更靠近侧脑室前部的肿瘤。皮质损伤可引发癫痫。

④枕下正中入路:适用于第四脑室脑膜瘤。

⑤Poppen入路:适用于第三脑室脑膜瘤。

3.手术操作

(1)在距离肿瘤最近或非功能区的皮层处选择适当的脑沟(如顶间沟),避开视放射纤维,将脑沟分开2～3cm,进入侧脑室三角区。枕下正中入路显露第四脑室脑膜瘤时,可通过分离两侧的小脑延髓裂隙,抬起两侧的小脑扁桃体显露第四脑室,而不必切开小脑下蚓部。

(2)尽早暴露阻断肿瘤的供血动脉(如脉络膜前动脉)。

(3)肿瘤小于3.0cm时可分离后完整切除。肿瘤较大时,应先于肿瘤内分块切除,待体积缩小后再将残存瘤壁翻出。不可勉强完整切除,以免损伤肿瘤周围的脑组织,尤其是侧脑室壁。

(4)避免出血流入对侧脑室或第三脑室。止血要彻底。

(5)严密缝合硬脑膜,脑室内可不必放置引流管。若放置引流,一般不超过3～5日。

六、嗅沟脑膜瘤

嗅沟脑膜瘤是指基底位于颅前窝底筛板(硬脑膜)的一类颅底脑膜瘤,约占颅内脑膜瘤的8%~13%,女性发病多于男性,男女比例约为1∶1.2。嗅沟脑膜瘤的瘤体可向两侧或偏一侧膨胀性生长。

【诊断标准】

1.临床表现

(1)颅内高压症状和体征出现较晚,出现症状时肿瘤体积多已很大。

(2)神经功能障碍:①嗅觉障碍嗅沟脑膜瘤早期即可有单侧嗅觉逐渐丧失,但不易觉察。②视力障碍:可因颅内压增高或肿瘤压迫视神经所造成。③精神症状:额叶底面受累的结果,表现为性格改变、记忆力减退和个性消失,也可出现兴奋、幻觉和妄想。老年患者可表现为抑郁。④癫痫和震颤:少数患者可有癫痫发作。肿瘤晚期,压迫内囊或基底节,患者出现锥体束征或肢体震颤。⑤其他:肿瘤向鼻腔生长,患者可因鼻出血而就诊。

2.辅助检查

(1)头部X线:可见颅前窝底包括筛板和眶顶骨质吸收变薄或消蚀而轮廓模糊。也可为筛板和眶顶骨质增生。

(2)头部CT和MRI:MRI可清晰地显示肿瘤与周围神经血管组织(如视神经、额叶、大脑前动脉等)的关系。CT能比MRI更好地反映颅底的骨性改变。

(3)脑血管造影:侧位像示大脑前动脉垂直段弧形向后移位。大部分患侧筛动脉、眼动脉增粗,远端分支增多或呈栅栏状向颅前窝供血。

【治疗原则】

1.手术前评估

(1)需对患者的年龄、一般状况及心肺、肝肾功能等全身情况进行评估。

(2)根据影像学分析肿瘤的范围、瘤周脑水肿程度、肿瘤与视神经和大脑前动脉等主要结构的关系,以及肿瘤是否突入筛窦、额窦等情况,进而制定适合的手术方案,包括手术入路的选择、手术中的难点和相应的处置,以及术后可能的并发症。并将以上告知患者和家属。

(3)手术后无法恢复和避免嗅觉障碍。术前视力极差(如眼前指动)或已丧失者,手术后视力恢复的可能性不大,甚至反而加重。

2.手术操作

(1)手术入路:单侧额部开颅和双侧额部开颅两种手术入路,经硬脑膜内切除肿瘤。①需最大程度地暴露颅前窝底的中线部分。患者仰卧位,头部后仰30°,有利于额叶底面从颅前窝底自然下垂,减少术中对脑组织牵拉。②骨窗前缘应尽量靠近颅前窝底。③如额窦开放应仔细封闭,以防术后脑脊液鼻漏。④为保护上矢状窦,可在窦两侧分别钻孔,钻孔后用剥离子尽可能剥离骨孔周围的硬脑膜,用铣刀铣开骨瓣。骨瓣翻起时仔细剥离骨板下的上矢状窦,将骨瓣游离取下。⑤硬脑膜和上矢状窦上的出血可压以明胶海绵。⑥切开硬脑膜时如遇见桥静脉应尽可能游离保护,必要时可用双极电凝烧断。

(2)脑脊液漏与颅底重建:①筛板处不可过分的搔刮,以防硬脑膜和筛板被破坏,造成手术后脑脊液鼻漏。但若该处硬脑膜甚至骨质已被肿瘤侵犯,应将之切除后用适当材料修补。②颅底骨缺损处用钛板等修补。硬脑膜缺损用自体筋膜或其他材料修复。

3.术后并发症及处理

(1)脑脊液鼻漏和颅内感染:①严密封闭开放的额窦。②筛窦开放后行颅底重建。③抗炎治疗。

(2)手术后癫痫抗癫痫治疗。

4.脑动脉损伤

(1)若动脉周围的蛛网膜尚完整可在显微镜下仔细分离。

(2)直视下分离肿瘤周边,尽量避免盲目牵拉肿瘤,以防粘连动脉或其分支被撕断。

(3)如粘连紧密,必要时残留部分肿瘤。

5.视力视野障碍

(1)避免牵拉等操作直接损伤视神经、视交叉。

(2)尽可能保护视交叉和视神经的供血血管,这甚至比保护视路的解剖完整更重要。

七、鞍区脑膜瘤

鞍区脑膜瘤又称鞍上脑膜瘤,包括起源于鞍结节、前床突、鞍隔和蝶骨平台的脑膜瘤。

【诊断标准】

1.临床表现

(1)头痛:多以额部为主,也可以表现为眼眶、双颞部疼痛。

(2)视力视野障碍:鞍旁脑膜瘤患者几乎都有不同程度的视力视野障碍,其中约80%以上的患者以此为首发症状。视野障碍以双颞侧偏盲或单眼失明伴另一眼颞侧偏盲多见。眼底检查可见Foster-Kennedy综合征。原发视神经萎缩可高达80%,严重时双侧萎缩。

(3)精神障碍:可表现为嗜睡、记忆力减退、焦虑等,可能与肿瘤压迫额叶底面有关。

(4)内分泌功能障碍:如性欲减退、阳痿和闭经。

(5)其他:个别患者以嗅觉丧失、癫痫、动眼神经麻痹为主诉就诊。

2.辅助检查

(1)头部X线:可见鞍结节及其附近的蝶骨平台骨质呈结节样增生,有时还可见鞍背骨质吸收,偶尔可见垂体窝变大,类似垂体腺瘤的表现。

(2)脑CT和MRI:①鞍旁脑膜瘤在CT片上可见蝶鞍部等密度或高密度区,注射对比剂后肿瘤影像明显增强,骨窗像可见鞍结节骨质密度增高或疏松。②对可疑鞍区病变者,多首先采用MRI检查。MRI检查可更清晰地显示肿瘤与视神经、颈内动脉及颅骨之间的关系。矢状、冠状扫描可以判断肿瘤与蝶鞍、视交叉的关系。③对鞍上高密度病变,应注意经脑血管造影与动脉瘤相鉴别,以防术中意外。

(3)脑血管造影典型征象:正位像显示大脑前动脉抬高,双侧前动脉起始段合成半圆形。通常眼动脉可增粗并有分支向肿瘤供血,肿瘤染色明显。

【治疗原则】

1.手术入路

(1)经额底入路。

(2)翼点入路。

(3)经半球间(前纵裂)入路。

2.肿瘤切除

(1)先处理肿瘤基底,切断肿瘤的供应动脉。

(2)对于较大的肿瘤,不可企图完整切除,应先做瘤内分块切除,以减小肿瘤体积。

(3)边分离便切除肿瘤壁,一般先分离对侧视神经和视交叉,再分离同侧视神经和视交叉,包绕颈内动脉或其分支的脑膜瘤不必勉强切除,以免损伤而造成严重后果。

(4)肿瘤较大时,其后方常与下丘脑和前动脉(包括其分支和前交通动脉)粘连,分离时应注意小心保护。

(5)手术能全切肿瘤是最理想的,但有时因肿瘤大,与视神经和颈内动脉粘连紧密,若存在患者高龄等不利因素,全切鞍旁脑膜瘤常有困难。在这种情况下,不应勉强全切,可尽量被膜内切除肿瘤,达到视神经充分减压的目的。

3.手术后并发症

(1)视神经损伤:手术前视力越差,视神经耐受手术创伤的能力就越弱。手术中不要勉强切除紧贴在视神经上的残存肿瘤。但即使如此,难免造成原已很差的视力进一步恶化。

(2)嗅神经损伤。

(3)血管损伤:肿瘤较大时可压迫甚至包裹颈内动脉、前交通动脉、大脑前和大脑中动脉及其穿支等。手术中分离被肿瘤包裹的血管或大块切除肿瘤时,可能发生血管的损伤。一旦发生重要动脉的损伤,要尽量显微手术修复。另外,手术中的操作还可能造成脑血管痉挛,同样可以引发手术后脑梗死。

(4)下丘脑和垂体柄损伤:表现为意识障碍、高热和电解质紊乱,后果严重,患者可有生命危险。常因肿瘤较大,侵犯下丘脑和垂体柄或其供血动脉,分离肿瘤时造成直接或间接(血管损伤或痉挛)损伤。每日至少2次电解质检查,调节电解质紊乱;记录24小时尿量,若患者每小时尿量超过200ml,持续2～3小时,应给予鞣酸加压素注射液或弥凝治疗(应注意从小剂量开始,防止出现尿闭);高热患者给予冰毯降温;激素替代治疗等。

(5)脑脊液鼻漏:多见于术中额窦或筛窦蝶窦开放,可继发感染(脑膜炎)而造成严重后果。术中需严密封闭额窦,仔细修复颅底硬脑膜和颅骨的缺损。一旦出现可给予预防性抗炎治疗,同时行短期腰椎穿刺脑脊液引流,多数可自愈。不能自愈者应设法修补。

(杨汶川)

第三节　垂体腺瘤

一、垂体腺瘤各论

（一）垂体泌乳素腺瘤

垂体泌乳素腺瘤是激素分泌性垂体腺瘤中最常见的一种，约占分泌性垂体腺瘤的40%～60%。

【诊断依据】

1.临床表现

(1)女性患者出现泌乳素增高，雌激素减少所致的闭经、泌乳、不育(又称Forbis-Albright综合征)。女性高泌乳素血症中PRL腺瘤占35.7%，而不孕患者中约1/3为高泌乳素血症所致。

(2)男性患者出现性欲减低、阳痿、男性乳房发育、溢乳、胡须稀少、生殖器萎缩、精子减少、活力低下、男性不育。

(3)泌乳素大腺瘤或侵袭性腺瘤压迫周围组织产生相应症状，见垂体腺瘤总论。

2.内分泌学检查　如泌乳素大于100ng/ml则可能为垂体腺瘤所致；如大于200ng/ml则诊断泌乳素瘤较肯定。对于无功能腺瘤、GH腺瘤、ACTH腺瘤、TSH腺瘤，血清PRL30～100ng/ml不能轻易诊断为泌乳素腺瘤或混合性腺瘤。溴隐亭泌乳素抑制试验可用来判断肿瘤是否对溴隐亭敏感。

3.影像学检查　见垂体腺瘤总论。

【治疗原则】

1.药物治疗　所有垂体泌乳素腺瘤都可首选多巴胺激动剂药物治疗。溴隐亭泌乳素抑制试验提示对溴隐亭敏感者，可首选溴隐亭治疗。部分对溴隐亭不敏感的患者也可选用卡麦角林等其他多巴胺激动剂治疗。约10%病例对溴隐亭不敏感或者难以耐受药物的副作用。

2.手术治疗　以下泌乳腺瘤患者可首选手术治疗：垂体PRL微腺瘤、囊性PRL腺瘤、局限于鞍内的PRL腺瘤和肿瘤形态规则的非侵袭型PRL大腺瘤。对多巴胺激动剂不敏感或者因为药物副作用大、难以坚持药物治疗者，也可选择手术治疗。手术治疗方法首选经蝶手术。

3.放射治疗(包括伽马刀)　原则上不作为垂体泌乳素腺瘤的一级治疗方法，详见垂体腺瘤总论。

综合文献报道和北京协和医院神经外科的治疗经验，在有经验的神经外科医师，垂体PRL微腺瘤、囊性PRL腺瘤和局限于鞍内的PRL腺瘤经蝶手术治疗后的长期治愈缓解率可高达80%～92%，非侵袭型垂体PRL腺瘤经蝶手术治疗后的治愈缓解率可达85.5%，因垂体PRL腺瘤而致不育的女性，手术后只要血PRL恢复正常，其怀孕生育的几率可达90%。女性垂体PRL大腺瘤患者在受孕前如果接受了手术治疗，其怀孕期间引起临床意义肿瘤体积显著增大的几率可由30%降为5%。男性垂体PRL腺瘤单纯经蝶手术治疗后的长期治愈缓解率仅为23%～35%，侵袭型垂体PRL腺瘤单纯手术治疗难以达到内分泌学治愈。泌乳素腺瘤术后5年复发率为7%～50%。

（二）垂体生长激素腺瘤

垂体生长激素腺瘤是激素分泌性垂体腺瘤中常见的一种，约占激素分泌性垂体腺瘤的20%～30%。在男性和女性的发病率相似，多见于40～50岁患者。

【诊断依据】

1.临床表现

(1)肢端肥大：临床上表现为骨骼和软组织的过度生长，面部皮肤粗糙，嘴唇变厚，鼻唇肥大，鼻部肉质肥厚，头皮高度起皱，形成沟槽。额部隆起，下颌前突，腭骨变宽，牙齿咬合不正。

(2)代谢改变：主要表现在GH过多对糖代谢的影响和对胰岛素的拮抗作用，导致糖耐量异常、糖尿病；高甘油三酯血症，骨质增生、骨密度高、血钙、血磷增多，尿钙增高。

(3)呼吸道改变：出现呼吸睡眠暂停综合征、气道狭窄等。

(4)心血管改变：左心室肥大，心脏扩大，高血压等。

(5)垂体功能低下表现：疾病晚期出现垂体功能低下表现，其中以性腺功能受损明显。

(6)垂体腺瘤增大导致压迫症状：见垂体腺瘤总论。

2.辅助检查

(1)内分泌学检查：应检测GH基础值和葡萄糖抑制试验。GH基础水平正常值2～4ng/ml，GH葡萄糖抑制试验GH应被抑制到1ng/ml以下；约90%GH腺瘤患者GH基础值高于10ng/ml，葡萄糖抑制试验提示GH分泌不被抑制。血浆胰岛素样生长因子(IGF-1)浓度测定可反映24小时GH的分泌情况和GH腺瘤的活动性。

(2)影像学检查：见垂体腺瘤总论。

【鉴别诊断】

血GH升高者中99%以上来源于垂体生长激素腺瘤，由分泌性下丘脑肿瘤(分泌GHRH)和异位GH分泌的肿瘤所致者不足1%，前者如神经节细胞瘤，后者如支气管类癌、小细胞肺癌、胃肠道肿瘤、肾上腺肿瘤等。

【治疗原则】

1.手术治疗　对多数出现肢端肥大症的患者来说，首选手术切除。手术方式主要是经蝶窦手术。手术的有效性取决于下列因素：肿瘤大小，侵袭程度，术前患者的生长激素水平。蝶鞍内非侵袭性微腺瘤，若基础生长激素水平小于50ng/mL，单纯手术可以治愈。在其他的情况下，例如某些侵袭性大腺瘤和术前生长激素水平超过50ng/mL的垂体生长激素腺瘤，仍把手术完整切除作为目标，必要时需要进行其他辅助治疗。在最复杂的情况是肿瘤的体积非常大，侵袭明显，手术切除的主要目的是减小肿瘤的占位效应，同时减少瘤负荷，可增加辅助性药物治疗及放射治疗的效果。

2.放射治疗　放疗仅作为术后复发或术后效果不佳的辅助治疗。生长激素腺瘤的放疗疗效较为稳定。在等待放疗起效时，可使用生长抑素类似物和多巴胺激动剂，间断控制生长激素分泌过多。在多数病例中，放疗可有效阻断肿瘤的进展。手术后3～6个月的GH仍大于

10ng/ml,症状不缓解者应行放疗。放射治疗剂量40～50Gy/4～5周。

3.药物治疗　两类可用来降低肢端肥大症的生长激素水平:生长抑素类似物和多巴胺激动剂。生长抑素类似物有兰瑞坦、奥曲肽等。若手术治疗效果不佳,奥曲肽是辅助治疗的首选。多巴胺激动剂也已经被用作肢端肥大症的首选和辅助治疗,但是最佳的治疗效果也只是中度的。只有很少患者用药后生长激素水平正常,肿瘤体积缩小的则更少。有人报道溴隐亭治疗肢端肥大症,只有20%的患者的生长激素<5ng/mL,只有10%患者IGF-1正常。对单药反应不佳的患者而言,联合应用生长抑素类似物和多巴胺激动剂可能效果更好。

(三)垂体促肾上腺皮质激素(ACTH)腺瘤

库欣病是垂体ACTH腺瘤或ACTH细胞增生所致,分泌过多ACTH及有关的多肽,引起肾上腺皮质增生,而导致血皮质醇含量增多,造成体内多种物质代谢紊乱而表现出来的一组综合征。

【诊断依据】

1.临床表现

(1)女性多于男性,青壮年起病较多。

(2)脂肪代谢紊乱、蛋白质代谢紊乱、糖代谢紊乱、水代谢紊乱,表现为向心性肥胖、多血质、满月脸、水牛背、锁骨上脂肪垫、痤疮、紫纹、多毛、皮肤变黑、多饮多尿、类固醇性糖尿病、糖耐量降低等。

(3)骨质疏松,常合并骨折,低钙引起抽搐。

(4)内分泌紊乱症状:性欲下降、月经紊乱、闭经、泌乳、不孕、阳痿,女性长胡须及喉结。

(5)邻近结构受压表现:少见,包括视力下降、视野缺损、视神经萎缩、海绵窦神经麻痹症状。

(6)电解质紊乱:可表现为低血钾、低氯、高血钠、低钙等。

(7)糖尿病、高血压、精神障碍。

(8)高血压。

(9)精神症状:失眠、情绪不稳、记忆力减退。

(10)抵抗力下降。

2.辅助检查

(1)内分泌检查:血皮质醇、24小时尿游离皮质醇(UFC)及血ACTH水平增高;地塞米松抑制试验测血或UFC,小剂量不能抑制,大剂量能抑制;血浆皮质醇昼夜节律消失。

(2)血清学检查:肝肾功能、血钙、血糖等。

(3)头颅X线片:蝶鞍大小多数正常,少数增大。

(4)鞍区MRI:微腺瘤占多数,少数为大腺瘤或巨大腺瘤,应作鞍区平扫和增强,必要时行动态增强扫描。

(5)岩下窦静脉取血测ACTH,需经过导管取血,为有创检查,技术难度大,仅在库欣综合征患者定位诊断困难时采用。

(6)PET:有助于发现影像学不典型的或异位的ACTH腺瘤,但不作为必须检查。

【鉴别诊断】

本病需与引起库欣综合征的其他病变如异位 ACTH 腺瘤、肾上腺腺瘤鉴别。

【治疗原则】

1.手术治疗　经蝶窦垂体腺瘤切除是首选治疗，治愈率可达 90%左右。

2.放射治疗　因不能完全避免放射性损伤和垂体功能破坏，一般作为辅助治疗，可采用普通放疗、X 刀、γ 刀等。

3.药物治疗　效果不理想，多作为辅助治疗，可选用的药物包括丙戊酸钠、赛庚啶、溴隐亭、氨鲁米特、生长抑素等。

4.肾上腺切除术　适用于术后复发，放疗后临床和内分泌学检查皮质醇增多症状仍未能缓解的病例。

（四）Nelson 综合征

Nelson 综合征是垂体依赖性库欣综合征（库欣病）行双侧肾上腺切除后，由于缺乏皮质醇对下丘脑 CRF（ACTH 释放激素）的负反馈作用，导致 CRF 分泌过多，长期刺激原来存在的垂体 ACTH 腺瘤所致的综合征。

【诊断依据】

1.临床表现

(1)有垂体依赖性库欣综合征经双侧肾上腺切除或一侧肾上腺全切，一侧大部切除的病史。

(2)肾上腺皮质功能低下症状，包括消化系统症状（食欲减退、体重减轻、恶心、呕吐等）、神经系统症状（乏力、淡漠、嗜睡、精神失常等），代谢障碍（稀释性低钠血症、空腹低血糖等）。

(3)皮肤黏膜色素加深，主要表现为黏膜、齿龈、皮肤掌纹和关节皱褶处色素沉着。

(4)大腺瘤或巨大腺瘤可出现肿瘤占位症状：视力下降、视野缺损、海绵窦神经受累症状等。

2.辅助检查

(1)蝶鞍平片、CT 或 MRI 既可有垂体肿瘤征象，亦可正常。

(2)血 ACTH 水平绝大多数显著升高，少数亦可正常。

（五）垂体无功能腺瘤

垂体无功能腺瘤约占垂体腺瘤的 30%。由于这类肿瘤没有激素过多导致的临床表现，加之病程隐匿，因此常常是肿瘤长大引起神经损害症状，尤其是视力障碍时，才会引起患者注意。无功能垂体腺瘤包括裸细胞腺瘤，嗜酸细胞瘤，静止促皮质激素细胞腺瘤亚型 1、2、3 和罕见的静止促生长激素细胞腺瘤。习惯上为方便起见将促性腺激素细胞腺瘤也归为此类。尽管后者实际上是激素分泌性病变，可以使促性腺激素分泌增高，但是这种分泌与临床明确的高分泌状态无关。多数裸细胞腺瘤患者在中年或以后发病；男性似乎更易发病。

【诊断依据】

1.临床表现　无明显内分泌相关症状，常继发于肿瘤实质压迫邻近组织，表现为视力障碍、头痛和垂体功能低下。由于没有内分泌功能，垂体无功能腺瘤的早期症状常不明显。因此多数垂体无功能腺瘤被诊断时体积已经较大，常超出蝶鞍以外，按其生长方向不同，可以分别压迫到垂体周围正常垂体组织、视交叉、视束、下丘脑、第三脑室，一些肿瘤还可以浸润性生长，侵犯颅内、筛窦、蝶窦和海绵窦，从而导致相临床症状。视力、视野障碍最常见。垂体功能低下的相关症状也较常见，并可由内分泌检查证实。垂体柄受压导致的中度高泌乳素血症也可出现。

2.内分泌学及影像学检查。

【鉴别诊断】

需要与①与激素分泌性垂体腺瘤相鉴别；②与颅咽管瘤、鞍区脑膜瘤、Rathke 囊肿、皮样囊肿、上皮样囊肿、畸胎瘤、蛛网膜囊肿、异位松果体瘤、胶质瘤、转移瘤、脊索瘤等鞍区非垂体病变相鉴别；③与少见病如垂体脓肿、结核球、淋巴细胞垂体炎、真菌性炎症相鉴别。

【治疗原则】

1.*手术治疗*　无功能垂体腺瘤的首选治疗。手术目标包括降低占位效应，重获神经和视力功能，及保留或重获垂体功能。

(1)显微外科手术：治疗垂体腺瘤的主要手段，主要为经蝶窦入路手术。除了可以彻底切除肿瘤外，还具有明显降低了术中对脑组织、脑神经和血管的损伤，耗时短、不影响外貌，患者容易接受以及并发症少，死亡率低等优点。

(2)经颅入路手术：常用的是经额下入路和经翼点入路。优点是肿瘤及周围结构显露清楚，缺点是完全切除肿瘤困难，而且手术并发症及死亡率相对较高，患者难以接受。对于那些肿瘤质地坚硬、血运丰富或呈哑铃状生长的肿瘤以及鞍外扩展明显的巨大肿瘤常需要经颅入路手术治疗。

2.*放射治疗*　无功能垂体腺瘤由于发现较晚，常侵袭周围组织，手术很难全切除，术后易复发。放疗可以抑制肿瘤细胞生长，同时减少分泌性肿瘤激素的分泌。

(1)常规放射治疗：用线性加速器产生的光子外照射实现。垂体腺瘤实施分次放射治疗，每日一次，一周五次，45Gy 分割 25～30 次。更高剂量的辐射在控制肿瘤以及提高生存率方面没有更多效果，相反带来更多的副作用。

(2)立体定向放射外科治疗：应用立体定向三维定位方法，把高能射线准确地汇聚在颅内靶灶上，可以在较短时间和有限范围内使辐射线达最大剂量，一次性或分次毁损靶灶组织，而对靶灶周围正常组织影响很小。常用的方法是 γ-刀和 X.刀。由于 X.刀是直线加速器作放射源，其准确性和疗效较 γ-刀差。放疗一般起效慢，治疗后至少 1～2 年才能达到满意效果，对那些需要迅速解除对邻近组织结构压迫方面效果不满意。副作用有：急性脑水肿、脑组织放射性坏死、肿瘤出血、脱发和垂体功能减退等。尽管曾普遍对所有不能完全切除的肿瘤患者施行术前放疗，现在这一做法作为常规策略已被废除。目前放疗适应证的选择严格得多，通常用于明确存在肿瘤快速进展的患者。对于较为缓和，生长较慢的病变，症状复发可能发生在数年以后，再次手术通常比放疗更可取。对于更为恶性，看起来注定要快速再生长的肿瘤类型，推荐应用辅助放疗。在这种情况下立体定向放射线手术可能有效。

3.*药物治疗*　无功能垂体腺瘤细胞膜上有和生长激素腺瘤和泌乳素腺瘤相似的生长抑素

受体和多巴胺受体。生长抑素和多巴胺激动剂有治疗无功能垂体腺瘤的作用，能够使患者改善视野缺损和肿瘤体积缩小。生长抑素主要有奥曲肽等。多巴胺激动剂有溴隐亭、培高利特、卡麦角林等。此外，生长抑素类似物治疗、促性腺激素释放激素（GnRH）类似物、GnRH 拮抗剂可能有一定的效果。

（六）垂体促甲状腺激素（TSH）腺瘤

垂体 TSH 腺瘤是由于垂体肿瘤分泌过多 TSH 所致的中枢性甲亢。

【诊断依据】

1.临床表现

（1）不同程度的甲状腺增大和甲亢症状，如怕热、多汗、心悸、手抖、多食、消瘦、脾气急躁、大便次数增加或腹泻等。

（2）视功能障碍症状，表现为视力下降、视野缺损、眼外肌麻痹等。

（3）其他症状包括性欲下降、头痛、低钾血症、精神症状等。

2.内分泌学检查　有血浆游离 T_3、游离 T_4、总 T_3、总 T_4 增高，多数 TSH 增高，但也可在正常范围。甲状腺球蛋白抗体和甲状腺受体抗体正常。

3.影像学检查　多为垂体大腺瘤或巨大腺瘤侵袭性腺瘤比例较高。甲状腺彩超显示甲状腺弥漫性肿大。

【治疗原则】

治疗目的是切除肿瘤，抑制 TSH 分泌，建立正常的甲状腺功能。

1.手术　为首选治疗，根据肿瘤大小、位置选择经蝶入路或经额开颅手术。由于 TSH 腺瘤多为大腺瘤，易复发，故多提倡综合治疗。放疗可作为手术的辅助治疗，当手术未能完全切除肿瘤，或术后影像学未见肿瘤残留，但是甲亢仍存在时，应尽早放疗。

2.药物治疗　由于患者存在甲亢，术前常短期使用抗甲状腺药物使基础代谢率正常。抗甲状腺药物治疗易使肿瘤呈侵袭性生长，因此，长期使用抗甲状腺药物，以及甲状腺手术或同位素治疗是有害的。奥曲肽为生长抑素类似物，可抑制垂体 TSH 和 α-TSH 水平，长期治疗可降低甲状腺素水平。其副作用为腹部不适、腹泻，长期治疗可产生胆囊结石。奥曲肽非常昂贵，且需长期使用，尚难广泛采用，它可被作为术前准备以及手术和放疗后甲状腺功能仍不正常患者的首选药物治疗。

（七）垂体卒中

1.定义　垂体卒中即垂体腺瘤卒中，是指垂体腺瘤生长过程中突发瘤内出血或坏死致瘤体突然膨大引起的并发症，多急性起病；垂体卒中典型的临床表现主要为突发性鞍旁压迫综合征和（或）脑膜刺激征。轻者于数日后自行缓解，重者可迅速出现严重的神经系统症状，昏迷、甚至死亡。

2.发病机理　垂体卒中的确切原因尚不清楚，目前认为可能与以下因素有关。

（1）缺血因素

1）当垂体腺瘤的生长速度超过血液供应能力时，瘤组织内出现缺血坏死区，继而发生出血。

2)垂体有独特的血管供应。当垂体腺瘤向鞍上生长时,可以嵌入鞍膈切迹和垂体柄的中间狭窄部位,阻断了肿瘤的营养血管,导致肿瘤缺血、坏死和出血;垂体腺瘤向侧方生长压迫海绵窦,外因使海绵窦压力增加,引起肿瘤内静脉压增高,使肿瘤供应动脉受损而梗死。

(2)血管因素:垂体腺瘤内血管丰富,形成不规则血窦,血窦壁菲薄,肿瘤体积增大引起局部压力增高导致血管破裂出血。

(3)肿瘤类型:文献报道认为泌乳素腺瘤多见。以往认为垂体卒中多见于体积较大的腺瘤,但目前认为小腺瘤亦可发生,许多微小腺瘤卒中后,临床症状不显著,称为亚临床垂体卒中。

(4)诱发因素

1)外伤:在患垂体腺瘤时,若头部受到外力作用,由于头颅与脑运动速度不一致,肿瘤与脑颅在运动的瞬间发生挤压或牵拉,导致或促进供瘤血管出血,尤其是肿瘤病理血管。

2)放疗:垂体腺瘤放射治疗可以使得瘤体内血管增加,增加出血的机会。

3)雌激素:有实验表明,雌激素能导致垂体充血,易出现垂体卒中。

4)上呼吸道感染、喷嚏使海绵窦内压力增高,如腺瘤长入海绵窦内,则瘤内静脉回流压力剧增,引起瘤内血供不足或动脉栓塞。

5)其他:如溴隐亭、氯丙嗪、抗凝治疗、酗酒、血管造影、垂体功能动态检查、外科手术后以及蝶窦炎、动脉粥样硬化栓塞、血小板减少等也能诱发垂体卒中。

3.临床表现　根据垂体腺瘤卒中出血量的不同,患者的临床表现亦不同。垂体卒中主要表现为严重的出血所致的脑膜刺激症状,及对周围组织的压迫症状。患者可能的症状为:突然头痛,恶心,呕吐,复视,视力下降甚至失明、视野缺损,查体发现单个或多个海绵状窦内脑神经功能障碍,可为单侧或双侧。

根据肿瘤卒中后对周围结构的影响和病情缓急及严重程度,将垂体卒中分为四种类型。

1)暴发性垂体卒中(Ⅰ型):指出血迅猛,出血量大,直接影响下丘脑,此时患者均伴有脑水肿及明显颅内压增高,出血后 3 小时内即出现明显视力视野障碍,意识障碍进行性加重,直至昏迷甚至死亡。

2)急性垂体卒中(Ⅱ型):指出血比较迅猛,出血量较大,已累及周围结构,但未影响下丘脑,也无明显脑水肿及颅内压增高,临床表现为头痛,视力视野障碍,眼肌麻痹或意识障碍,在出血后 24 小时达到高峰,在观察治疗期间症状和体征无继续加重倾向,但占位效应明确。

3)亚急性垂体卒中(Ⅲ型):出血较缓慢,患者出现视力障碍或眼肌麻痹,原有垂体腺瘤症状轻度加重,无脑膜刺激征及意识障碍,常被患者忽略。

4)慢性垂体卒中(Ⅳ型):出血量少,无周围组织结构受压表现,临床上除原有垂体腺瘤的表现外,无其他任何症状,往往是 CT、MRI 或手术时才发现。

4.诊断依据及鉴别诊断　对于垂体卒中前即存在垂体腺瘤症状的患者较易诊断,对于以前无症状的患者易被误诊为动脉瘤、脑膜炎或球后视神经炎。

诊断标准:

(1)突然头痛并伴有呕吐和脑膜刺激征。

(2)有鞍内肿瘤证据,伴有或不伴有鞍上侵犯。

(3)突然视力下降、视野障碍。

(4)眼肌麻痹。

如果仅符合前两点,出血来源不明确时,应行血管造影排除颅内动脉瘤。

鉴别诊断包括脑动脉瘤破裂、脑膜炎、中脑梗死和/或出血等、其他鞍区肿瘤的出血等。

5.辅助检查

(1)X 线检查:蝶鞍扩大,前床突消失,鞍底骨质破坏。

(2)CT:蝶鞍区呈圆形,边界清楚的高密度病变,有时为低密度影,增强扫描强化不明显。

(3)MRI:能较好显示鞍区周围的结构,分辨出垂体腺瘤、梗死灶和出血灶。

(4)脑血管造影或磁共振脑血管重建:不是必需的检查,可用以鉴别鞍上动脉瘤;血管造影可观察鞍区病变对海绵窦段血管的影响,可为术者判断手术风险提供重要的信息。

(5)腰穿检查:一般可根据影像学检查确诊,若需鉴别严重脑膜炎可行腰穿,垂体卒中患者脑脊液可为清亮或血性,早期可发现颅压及脑脊液蛋白增高。

6.治疗原则

(1)不同类型患者的处理原则:Ⅰ型患者在确诊后应立即给予脱水药物及激素治疗,并尽早手术以减轻对下丘脑及视神经、视交叉的压迫;Ⅱ型患者可首先采用保守治疗措施,等患者一般状况好转后,限期手术治疗;对Ⅲ、Ⅳ型患者,如已有视力视野障碍,观察治疗一段时间无好转,应手术治疗。如无视力视野障碍,可以在严密观察、定期随访的基础上采取保守疗法,适当补充激素。在此期间如果占位效应明确,应考虑手术治疗。手术治疗方式可为经鼻-蝶显微手术或神经内镜手术,若肿瘤明显侵犯鞍上,可行根据肿瘤部位行开颅手术治疗。

(2)激素替代治疗:垂体卒中患者一经确诊可及时行激素替代治疗,以增强应激能力和减轻视神经、视丘下部的急性水肿,使临床症状趋于稳定,降低手术病死率;所有患者均应监测卒中急性期和恢复的垂体前叶功能检查,若出现垂体前叶功能低减,应根据检查结果进行相应的激素替代,并规律随访。

(3)严密监测患者出入量及血电解质,维持水电解质平衡。

(4)其他药物治疗:少数症状轻微的泌乳素腺瘤患者可不采用手术治疗,而应用溴隐亭或卡麦角林药物治疗。

(杜忠海)

第四节　听神经鞘瘤

【定义】

听神经鞘瘤多起源于第Ⅷ对脑神经的前庭支 Schwann 细胞,又称前庭神经鞘瘤,少数起自耳蜗部。多数为单侧性,少数为双侧性,本病为良性肿瘤,不会发生恶变和转移。

【诊断依据】

1.临床表现

(1)前庭及耳蜗神经的症状：眩晕、耳鸣、耳聋、听力减退和听力丧失。

(2)头痛：主要表现为额枕部。

(3)邻近神经受损症状：三叉神经、后组脑神经及面神经受累症状，患侧面部麻木、声音嘶哑、咳嗽、疼痛、面肌抽搐、感觉迟钝、周围性面瘫。

(4)脑干和小脑受累症状：肢体共济失调、肢体力弱、动作不协调。

(5)晚期症状如吞咽困难、饮食呛咳，出现梗阻性脑积水症状，脑干受压症状和对侧脑神经症状，有些患者出现精神和意识障碍如淡漠、嗜睡、痴呆、昏迷。肿瘤巨大的晚期患者有时被误认为小脑、脑干肿瘤。

2.辅助检查

(1)听力试验：普通听力检查和电测听、听觉诱发电位等，听力减退常常为感音性耳聋。

(2)前庭功能试验：冷热水试验，患侧可部分或完全消失。

(3)头颅 X 线片(汤氏位或斯氏位)：患侧内听道口扩大、骨质吸收或破坏。

(4)脑脊液检查：蛋白含量增高。

(5)脑血管造影：较大的肿瘤在患侧椎动脉造影可见小脑上动脉和小脑前下动脉移位和肿瘤染色。

(6)头颅 CT：小脑脑桥角区局限性低密度、等密度或高密度病灶，增强扫描后肿瘤强化，头颅骨窗位 CT 显示内听道扩大。

(7)MRI：可显示肿瘤大小，与脑干的关系。肿瘤突入内听道内，可与脑膜瘤相鉴别。

【鉴别诊断】

听神经鞘瘤需与该部位的其他肿瘤如脑膜瘤、上皮样囊肿、蛛网膜囊肿、三叉神经鞘瘤、小脑和脑桥的胶质瘤等相鉴别。

【治疗原则】

1.手术治疗　听神经鞘瘤是良性肿瘤，应用显微外科技术力争全切除，但肿瘤巨大，特别是包膜与脑干或主要供血动脉粘连紧密以及高龄患者，也可次全切除或包膜内切除。大型肿瘤力争保留面神经功能，小型肿瘤同时保留听神经功能。术中应用神经电生理监测技术有助于保留面神经功能。

主要手术入路：经枕下乙状窦后入路、经颅中窝入路、经迷路入路、经耳入路、经岩骨乙状窦后入路、经岩骨部分迷路切除入路、经岩骨乙状窦前入路等。

主要手术并发症：面瘫、饮水呛咳、吞咽困难。脑干损伤或缺血性损害是术后死亡的主要原因。

2.放疗　包括 γ 刀及 X 刀等治疗。对于年老体弱，或者全身其他器官系统功能较差、难以耐受手术者也可选择伽马刀治疗。伽马刀治疗只适用于直径 3cm 以下的听神经瘤，其起效时间较慢，需 1～2 年。

(杜忠海)

第五节 其他肿瘤

一、原发性中枢神经系统淋巴瘤

【定义】

是指局限于中枢神经系统的淋巴瘤(包括眼部的视神经、视网膜、脉络膜、硬脑膜、软脑膜、脊髓、脑神经和脊髓神经根等部位)。本病约占原发性颅内肿瘤的1～5%,本病发病率有逐步增高的趋势。先天性、后天获得性(如AIDS)或医源性(如器官移植)免疫系统缺陷患者是原发性中枢神经系统淋巴瘤的好发人群。原发性中枢神经系统淋巴瘤占先天性免疫抑制患者肿瘤约4%,占艾滋病患者的3%。

【病理】

大体标本:肿瘤质地软,呈实体肿块或片状生长,以细胞位于血管周围、浸润瘤旁脑组织以及边界不清为特征。很少看到肿瘤出血、囊变及坏死。

显微镜下:特征性地以血管为中心生长,肿瘤细胞浸润小动脉、微动脉和小静脉。病理特点有:新生肿瘤细胞的淋巴样表现、血管周围的淋巴渗透、新生细胞位于血管壁内及网硬蛋白的出现。血管壁内新生的肿瘤细胞具有独特的叠片结构,在其他颅内恶性肿瘤中不具备此现象。有90%的PCNSL为弥散性B细胞性淋巴瘤。约一半为多中心病灶,可同时出现在脑的不同部位。

【诊断依据】

1.临床表现 近10年原发性中枢神经系统淋巴瘤的发病率增加3倍多。本病任何年龄均可发病,60岁以上老年人常见,免疫系统正常者发病高峰为50～60岁,免疫系统缺陷者好发年龄为30岁左右。好发部位为额顶叶深部、基底节、脑室周围和胼胝体;另外软脑膜、眼球及脊髓也是常见的PCNSL累及部位。患者主要表现为头痛、癫痫、局灶运动功能障碍,偏瘫等。出现脑膜刺激症状和视力改变往往预示着软脑膜受侵犯。

2.辅助检查

(1)CT:表现为局灶性或弥漫性的等密度到高密度肿物,可以单发或多发;瘤周轻度水肿。增强CT扫描可出现较均一的病灶增强。

(2)MRI:T_1加权像多呈等或略低信号,肿瘤可侵犯胼胝体并穿过中线进入对侧半球。T_2加权像呈等或略高信号。瘤周轻度水肿及中度占位效应。弥漫浸润性淋巴瘤可累及深部灰质核团和白质通道,T_2加权像上可显示脑桥、小脑、大脑白质,基底节广泛高信号,边界不清。此淋巴瘤表现与大脑胶质瘤病难以区别,有时需要活检才能证实。增强后,病灶明显强化,在强化图像上出现特征性"握拳征"、"缺口征"、"尖角征",这在其他脑肿瘤中很少出现;肿瘤一般无坏死、出血、钙化和囊性变,这也是与其他颅内肿瘤的鉴别点之一。

【诊断与鉴别诊断】

影像学检查能够提示 PCNSL,但可靠的诊断依据组织病理学检查。要与脑膜瘤、多形性胶质母细胞瘤、室管膜瘤、髓母细胞瘤、转移瘤和局灶性感染疾病如弓形虫以及进行性多病灶脑白质病相鉴别。

【治疗原则】

手术:如仅采用支持治疗,患者生存期限为 1.8～3.3 个月。手术治疗能稍微改善预后,多达不到根治目的。手术对于 PCNSL 的主要价值在于诊断,可进行立体定向活检,如病灶占位效应明显出现脑疝时可以行减压手术。单纯切除肿瘤的患者中位生存期仅 4.6 个月。

放疗:原发性中枢神经系统淋巴瘤对放疗敏感,因此放疗是主要治疗手段。目前多推荐全脑放射,对于脑脊液播散者还需要行全脊髓放射,全脑放射剂量多在 40～50Gy;也可在放疗前进行化疗。放疗患者生存期限约 11.5～42 个月,中位生存时间 17 个月。

化疗:化疗是 PCNSL 的主要治疗措施。大样本的临床资料表明,化疗能够显著提高 PCNSL 的中位生存期至 40 个月。甲氨蝶呤(MTX)是目前公认 PCNSL 的治疗首选用药。大剂量 MTX($2\sim8G/m^2$)静脉滴注后,以甲酰四氢叶酸进行解救,可明显拮抗 MTX 对骨髓和黏膜的毒性作用,而很少影响 MTX 对 PCNSL 的疗效。亦可以 MTX 联合其他化疗药物进行治疗(长春新碱,丙卡巴肼,美罗华)。对于复发者,可以再次进行大剂量 MTX 治疗,亦可以使用替莫唑胺,或美罗华＋替莫唑胺,或拓扑替康,或大剂量阿糖胞苷。另外可以进行大剂量化疗后自体骨髓移植。

类固醇激素应用:由于淋巴瘤存在糖皮质醇激素受体,因此 PCNSL 对类固醇激素敏感。应用皮质醇激素后数天肿瘤溶解和肿瘤缩小,但肿瘤体积缩小是暂时的,几个月后或停药后病灶很快复发。类固醇激素可在活检前停药,在获取组织病理后尽快应用,以减少神经系统症状。

【预后】

WHO 中枢神经系统肿瘤分类中将原发性中枢神经系统恶性淋巴瘤归为Ⅲ或Ⅳ级。对预后有利的因素:年龄小于等于 60 岁和一般状态良好(ECOG 评分 PSO-1)。全身化疗、鞘内化疗加全脑放疗的综合治疗方案是目前最常采用的模式,有效率达 80%～90%,中位生存期达 30～40 个月,约 1/4 患者可以治愈。PCNSL 复发率 40%～60%,复发患者治疗较为棘手。

二、颅咽管瘤

【定义】

颅咽管瘤为发生于原始口腔外胚层形成的颅咽管(或称 Rathke 囊)或内胚层 Seessel 囊残余上皮细胞的肿瘤,属先天性肿瘤。本病可在任何年龄发病,但 70%发生于 15 岁以下的儿童和少年;儿童中的发病高峰约在 5～10 岁,成人中发病高峰约在 50～60 岁。颅咽管瘤占颅内肿瘤的 5%～6%;约占儿童颅内肿瘤的 5%～10%。

【病理】

大体标本:肿瘤表明光滑或呈轻度凹凸结节状,肿瘤多为囊性或多囊性,完全实质者少,囊液呈黄色或黄褐色、咖啡色黏稠液体，内容物复杂，包括胆固醇结晶、普通蛋白、角蛋白和钙化沉着。囊壁多有钙化斑点。

镜下检查：分为牙釉质型和鳞状上皮型。

【诊断依据】

1.临床表现可出现不同程度的三组症状：

(1)内分泌功能障碍：为肿瘤累及垂体和下丘脑所致，包括生长发育障碍，性功能障碍，脂肪、水、电解质代谢障碍、精神障碍，表现为尿崩和垂体功能低下症状和体征。

(2)肿瘤压迫症状：出现头痛、视力视野障碍，肿瘤向鞍旁生长引起海绵窦综合征，向颅前窝生长产生精神症状、记忆力减退、嗅觉障碍，向颅中窝生长产生颞叶癫痫，向蝶窦、筛窦生长引起鼻出血、脑脊液鼻漏，向脑干方向生长产生锥体束征等。

(3)颅内压增高症状：肿瘤增大长入第三脑室引起室间孔阻塞，或肿瘤压迫中脑导水管出现脑脊液循环障碍，颅压升高。

2.辅助检查

(1)X线平片：多数出现鞍内或鞍上异常钙化以及部分患者出现颅内压增高征象；蝶鞍扩大。

(2)CT：平扫示鞍内或鞍上低密度囊性或囊实性肿块，病变边界清楚，呈圆或卵圆形，或分叶状。囊壁钙化呈弧线状，实质钙化则呈点片状。鞍上池部分或完全封闭，可有梗阻性脑积水征象。增强后如为囊性颅咽管瘤，其囊壁呈薄的环形强化，而中心低密度囊液无强化。少数颅咽管瘤不强化或呈均一强化。

(3)MRI：T_1 加权像示肿瘤囊内容物多呈高信号，肿瘤的实质部呈等、低信号。T_2 加权像示囊性成分为高信号，钙化在 T_2 加权像上几乎都为低或极低信号。增强后肿瘤的实质部分和囊壁可以强化，但有相当一部分颅咽管瘤不增强。

(4)内分泌检查：术前测垂体功能，如果出现皮质醇或甲状腺功能低下，应补充激素。

【鉴别诊断】

与垂体腺瘤、鞍结节脑膜瘤、视神经及第三脑室前部胶质瘤、生殖细胞瘤、脊索瘤、鞍区表皮样囊肿、上皮样囊肿及颈内动脉虹吸段动脉瘤等相鉴别。

【治疗及预后】

1.手术治疗　患者一般情况良好，首选治疗为肿瘤全切除。如肿瘤与颈内动脉、视神经等周围组织密切粘连以及肿瘤较大浸润下丘脑时，即使勉强切除，其效果不一定满意。手术入路有多种，如经额下入路，经翼点入路，终板入路，经胼胝体或经皮质侧脑室入路，经蝶窦入路，联合入路等。肿瘤同时侵犯鞍内和鞍上者为经蝶手术切除的适应证。

如患者下丘脑症状严重，已有意识障碍，卧床不起，不能耐受开颅手术，可行囊腔穿刺或用立体定向技术抽吸囊液，减低肿瘤对周围结构压迫，可同时注入同位素进行内照射治疗。

2.放疗　可分为普通放疗后或立体定向穿刺抽吸囊液后注入放射性核素的内放疗。颅咽管瘤对放疗有一定敏感性，许多学者认为放疗能增加术后生存率又能降低肿瘤复发。一般放疗剂量为50～60Gy。

3.化疗　一般不应用全身化疗药物，但可经过 Ommaya 囊向瘤腔内注入化疗药物（如博莱霉素）。

4.激素替代疗法　应用于垂体功能低下的患者，一般补充泼尼松和甲状腺激素，根据低下情况来决定剂量。

5.预后　单纯手术 5 年生存率为 64.9％，加用放疗者 5 年生存率在 82.5％；术后加放疗肿瘤复发率为 0～30％，单纯手术者复发为 75％～78％。

三、下丘脑错构瘤

【定义】

下丘脑错构瘤是少见的先天性肿瘤，是先天性残余组织或正常组织生长在异常部位。

【病理】

大体标本：位于灰结节附近有蒂或无蒂与垂体柄相连的白色、边界清楚肿物。

镜下检查：由分化良好的类似下丘脑成分的神经元、细胞和有髓神经纤维等成分构成。

【诊断依据】

1.临床表现

(1)小儿真性性早熟。

(2)痴笑性癫痫。

(3)少数可有尿崩症及精神障碍。

2.辅助检查　MRI 示鞍上、垂体柄后、乳头体区边界清楚占位，T_1、T_2 加权像均为等信号，增强后未见增强。根据 MRI 可将下丘脑错构瘤分为：①下丘脑周围型；②下丘脑脑内型。

如患者有性早熟或(和)痴笑性癫痫发作，同时 MRI 显示灰结节、垂体柄后或鞍上等部位有等信号占位，不增强，要考虑下丘脑错构瘤诊断。

【鉴别诊断】

需与颅咽管瘤、鞍上胶质瘤或生殖细胞瘤鉴别。

【治疗】

1.对合并痴笑性癫痫和性早熟的患者，可采用手术治疗，术中行全切或大部切除。单纯性早熟起病的小儿患者，以药物治疗为主。

2.放射治疗：已有利用 γ 刀进行放射外科治疗成功的个案报道。病变中心给予 36Gy，周边部给予 18Gy。

3.药物治疗：主要是利用药物控制性早熟症状。

(1)甲羟孕酮及氯地孕酮：两药可在下丘脑水平抑制促性腺激素分泌，可减少雄激素分泌，并能拮抗其在末梢细胞的作用；但上述两药在应用过程中发现其能影响患儿骨骼的成熟发育，故在国外现已停止使用。

(2)GnRH 拮抗剂：可使 GnRH 处在较低水平，随之过度分泌的促性腺激素及性激素如 LH、FSH、E_2、T 等得到抑制。

四、脊索瘤

【定义】

脊索瘤来源于胚胎脊索结构的残余组织，是一种少见的破坏性肿瘤。脊索在胚胎3个月开始退化成椎间盘的髓核，沿神经轴的任何部位脊索组织残余，都可能发生脊索瘤。位于颅内者多见于蝶骨和枕骨交界处如斜坡、鞍区等；位于脊柱者，多见于骶尾部。脊索瘤多数为良性，少数为恶性，有浸润性生长的特点。

【诊断依据】

1.临床表现　病程较长，平均在3年以上。

发病高峰在30～40岁，男性比女性多见，男∶女为3∶2。

早期症状主要是头痛，颅内压增高症状较少见。

脊索瘤的临床表现随肿瘤侵袭和发展的方向不同而表现各异。

鞍区的脊索瘤主要表现为：视力下降、视野缺损、原发性视神经萎缩、垂体功能低下、下丘脑受累表现如肥胖、多饮多尿、嗜睡。

鞍旁脊索瘤主要表现为：同侧第Ⅲ至Ⅺ脑神经损害症状，其中以动眼神经、展神经、视神经损害症状多见，少数有锥体束征；突入眶内者可有眼球突出、失明和眼肌麻痹。

斜坡脊索瘤可导致脑干、小脑受压，出现锥体束征和Ⅵ、Ⅶ脑神经障碍。

向桥小脑角发展的脊索瘤可导致Ⅶ、Ⅷ脑神经障碍、后组脑神经症状和小脑症状。

位于鼻咽侧壁的脊索瘤可导致为鼻塞、疼痛、鼻腔血性或脓性分泌物，鼻部包块、吞咽困难等症状。

脊柱脊索瘤：不同节段脊柱的相应局部症状及所累及的脊髓和神经根症状。

2.辅助检查

(1)头颅X线片：肿瘤所在部位的骨质破坏和肿瘤钙化灶和软组织影。

(2)头颅CT：低密度区和结节状钙化，肿瘤边缘强化。

(3)头颅MRI：信号高低不一致，一般在T_1加权像上为低信号，T_2加权像上为高信号，瘤体内可有钙化和囊性变。

(4)脑血管造影：位于鞍区的肿瘤见颈内动脉虹吸部向外侧移位，A_1段向上抬高。鞍旁的肿瘤见颈内动脉海绵窦段上移，M_1、M_2上抬。斜坡的肿瘤见基底动脉向后或向侧方移位。静脉期可见肿瘤染色。

【鉴别诊断】

本病需与鼻咽癌、侵袭性垂体腺瘤、颅咽管瘤、脑膜瘤等鉴别。

【治疗原则】

1.手术治疗　根据肿瘤所在的具体部位，采用不同的入路，但由于肿瘤深在，全切除难度大。

(1)鞍区型：采用额颞入路、经口鼻蝶窦入路、经下鼻中隔入路等。

(2)颅中窝型：采用经颞下硬膜外入路。

(3)斜坡型:采用经口咽部入路。

2.放射治疗 采用普通放疗,X 刀或 γ 刀等,因肿瘤主要位于颅底,放疗时应注意保护脑干。

3.预后 经手术全切除者可长期不复发,但按照目前的治疗方法,手术全切除比例较低,易复发,肿瘤因颅底广泛侵犯而预后较差。

五、三叉神经鞘瘤

【定义】

三叉神经鞘瘤起源于三叉神经的半月神经节或神经根,病理改变是由神经鞘膜或束膜的梭形细胞组成,为良性肿瘤,有包膜,可有囊性变,生长缓慢。根据肿瘤的生长方向和所在部位分为中窝颅型、后窝颅型和混合型。

【诊断依据】

1.临床表现

(1)最早出现的症状首发症状常常为三叉神经受累症状,包括相应分布区的持续性烧灼痛或刺痛,痛觉和触觉减退,角膜反射减退或消失,咀嚼肌无力及萎缩。

(2)肿瘤起源于半月神经节,位于中窝颅硬膜外,侵犯海绵窦可出现展神经、动眼神经和滑车神经受累症状如复视、眼球运动障碍、对光反射减弱或消失,颞叶受压者可出现颞叶癫痫。眶内受累可出现突眼,视力减退和视神经萎缩。

(3)肿瘤起源于三叉神经根,向后生长,位于后颅窝,可导致Ⅶ、Ⅷ、Ⅸ、Ⅹ、Ⅺ脑神经症状如听力下降、耳鸣、面肌痉挛或面瘫,吞咽困难、声音嘶哑、呛咳、咽反射消失、软腭麻痹、胸锁乳突肌及斜方肌无力,小脑性共济失调、脑干受累者可出现交叉性偏瘫及长束体征。

(4)混合型:结合了中后颅窝两型的临床特点,肿瘤多为哑铃形生长。

(5)上述各型都可有颅内压增高的症状如剧烈头痛、恶心、呕吐、视神经乳头水肿等表现。晚期肿瘤压迫三脑室和中脑水管可导致梗阻性脑积水。

2.辅助检查

(1)脑脊液检查:蛋白质含量增高,细胞数正常,有蛋白细胞分离现象。

(2)头颅 X 线片:颅中窝型可见卵圆孔区有边界清楚的骨质缺损区,眶上裂和视神经孔也可有骨质稀疏或破坏。较大的肿瘤可有鞍底和鞍背的骨质破坏。颅后窝型可见岩骨尖骨质吸收,但内听道正常。

(3)脑血管造影:颅中窝型可见颈内动脉海绵窦段移位,虹吸部张开;大脑中动脉水平段向上抬高。颅后窝型椎动脉造影见小脑上动脉近侧段向内上移位,基底动脉远段向对侧移位。

(4)头颅 CT:可见颅中窝或颅后窝的卵圆形或哑铃形肿块,等密度或低密度,周边脑水肿不明显,增强扫描可均匀强化,囊性变者可环形强化。

(5)MRI:显示为实质性肿瘤,呈等信号或低信号,均匀强化。

【鉴别诊断】

三叉神经鞘瘤需与原发性三叉神经痛、颈内动脉海绵窦段的动脉瘤、听神经鞘瘤、鼻咽癌等鉴别。

【治疗原则】

1.手术治疗　应争取全切除，对巨大肿瘤或包膜与周围血管、神经粘连者，只能大部切除。手术入路应根据肿瘤所在位置及生长方向而定。

2.放疗　包括γ刀及X刀等治疗。

（杜忠海）

第八章 骨及软组织肿瘤

第一节 软骨性肿瘤

一、骨软骨瘤

骨软骨瘤是最常见的良性骨肿瘤，约占原发良性骨肿瘤的35%，占所有骨肿瘤的8%。骨软骨瘤表现为表面覆盖着纤维包膜和软骨帽的骨突起，多见于年轻患者，但可持续至成年才被偶然发现或出现症状。单发性骨软骨瘤亦称作孤立性骨软骨瘤，占骨软骨瘤的85%，多见于生长最活跃的干骺端，如股骨远端、胫骨近端和肱骨近端。多发性骨软骨瘤病患者多有家族史，好发部位仍以膝踝附近的长管状骨为多见，常呈双侧对称性生长。

这种病损往往向偏离最近骺板的方向生长，它的结构包括正常骨，上有软骨帽。在生长年龄内，骨软骨瘤本身有其自己的骨骺板，所以到生长年龄结束时，骨软骨瘤的生长也停止。在骨软骨瘤与周围组织之间，可因摩擦而产生滑囊。骨软骨瘤可以很长，并有一个狭窄的基底；或很短，有一个宽阔的基底。仅有1%的单发性骨软骨瘤可发生恶变，多发性骨软骨瘤发生恶变的机会要比单发的为多。

1.病理特征　肿瘤为软骨内成骨方式生长，内含骨、软骨以及纤维结缔组织3种结构。肿瘤由骨性基底、软骨帽和纤维包膜3层构成。骨性基底是干骺端骨组织的延续，含有正常的骨松质，其与母体的连接可以是带蒂型或广基型。带蒂型常呈细管状或圆锥状，表面光滑或呈结节状。广基型可呈半球形、菜花状、蝶状等。中间的软骨帽的厚度随年龄而异，年龄越小，软骨帽越厚，成年人因软骨组织骨化和周围结构的压力摩擦，软骨帽变薄，一般多在1～5mm，甚至缺如。表层的纤维包膜很薄，与周围骨膜相连。软骨帽的软骨为透明软骨，软骨细胞排列与正常骺软骨相似。但软骨基质内可见钙化和崩解的碎屑，表明软骨内化骨的过程发生局限性紊乱。

2.临床表现　骨软骨瘤本身无症状，局部可扪及坚硬的无痛性肿块，肿块表面有滑囊形成。但可因压迫周围组织，如肌腱、神经、血管等而影响功能。患者往往在无意中发现骨性肿块，或由于受伤摄片时偶然发现而前来就诊。

3.影像学检查　骨软骨瘤的X线图像是很具有特征性的，不论其形态如何，其生长方向远离骨骺指向骨干，与肌肉牵拉方向一致。而软骨帽的表现很不相同，这与钙化的形态和程度有关，从X线片上很难估计出软骨帽的厚度。但如软骨帽出现广泛不规则斑点状钙化，应考虑恶性变的可能性。

4.治疗及预后　对没有症状的骨软骨瘤，特别是年龄较小者，可以仅行随访观察。对有明显症状者，则应考虑予以切除。在切除骨软骨瘤时，应包括肿瘤基底部周围的部分正常骨组织一起切除，确保不残留任何软骨帽或软骨膜，否则容易复发。

术后局部复发率为2%～5%，有研究表明复发率高与骨骼发育不成熟有关，因此最好在骨骼发育成熟后行切除手术。若骨软骨瘤迅速增大，并有疼痛者，成年人的骨软骨瘤直径超过8～10cm，软骨帽厚度超过1cm，X线摄片见肿瘤的骨性部分出现不规则溶骨性破坏区，可见放射状骨针及骨膜反应，软骨帽突然出现大量不规则钙化影，或周围软组织内出现厚叶状软骨钙化块应考虑有恶性变倾向。单发性骨软骨瘤的恶性变机会较小，在1%。恶性变主要是转变为软骨肉瘤，但个别病例也会转变为骨肉瘤。多发性骨软骨瘤病，尤其是骨盆部位的病灶，恶变的概率大大增高，约达20%，但近来的报道称其恶变率被高估，应为3%～5%。

有文献报道，单发性骨软骨瘤在骨骼发育未成熟前，有些病例可发生自行消退。Purandare等研究了全身FDG PET-CT在评估骨软骨瘤发生肉瘤样恶变过程中的应用价值。12例患者中，7例经组织病理学证实发生恶变转化为Ⅱ级软骨肉瘤的病灶表现为中度至高度FDG摄取。1例未分化软骨肉瘤具有非常强烈的FDG摄取，4例经组织病理学或临床诊断为良性骨软骨病变的病灶表现为较低的FDG摄取。

二、软骨瘤

软骨瘤是一种常见的良性肿瘤，它只发生于软骨起源的骨骼，一般由成熟的透明软骨组成，偶尔肿瘤内亦可含有少量分化较差的软骨。根据病灶的部位可分为内生软骨瘤和骨膜软骨瘤。前者又由于病灶的单发和多发分为孤立性内生软骨瘤和多发性内生软骨瘤病。内生软骨瘤位于髓腔内，是最常见的发病部位。骨膜软骨瘤位于骨膜下，又称为皮质旁软骨瘤，较为少见。多发性内生软骨瘤是指体内多处管状骨内出现界限清楚的软骨瘤病灶。病变局限于一侧上下肢的称为Ollier病。合并多发性血管瘤同时有静脉扩张、静脉石形成的又称为Maffucci综合征。

1.病理特征　大体上为多面性，蓝白色，坚实或略呈黏液样变的透明软骨，有些含有暗淡的白色和黄色的沙砾样组织，系高度钙化或骨化的软骨。

2.临床表现　一般无症状。局部肿胀或病理性骨折时才引起重视。内生软骨瘤好发于手和足的短管状骨，是手部最常见的骨肿瘤，很少表现出侵袭行为，一般靠近骨端，较少见于长管状骨。多发性内生软骨瘤病的发病率较低，但出现临床症状、体征早，还有可能出现骨关节发育畸形。骨膜软骨瘤生长缓慢。最常见部位为肱骨近端的干骺端。

3.X线表现　内生软骨瘤在X线片上表现为骨干内有一椭圆形骨质透亮缺损灶，与周围骨有明显界线，无骨膜反应，病灶内有散在的沙砾样钙化点。若发生于手足短管状骨，可见膨胀性改变。骨膜软骨瘤表现为骨表面的薄层骨壳,局部皮质有表浅压迹,相邻面轻度硬化,无骨膜反应。肿瘤较大时,骨皮质压迹较深,皮质变薄,但肿瘤不会侵入骨髓腔。病灶一般不大于4cm,否则应考虑软骨肉瘤的可能性。

4.*治疗及预后* 彻底刮除和局部用骨松质填塞。对长管状骨的巨大内生软骨瘤,在病理证实为恶变时,可节段性切除及大块植骨,或行假体置换治疗。一般短管状骨的病变极少出现恶变,但长管状骨、躯干和扁骨的病变的恶变可高达10%~25%。所以长管状骨病变,无外伤因素突发疼痛或躯干骨、扁平骨的病灶超过5cm都提示恶性变的可能。一项研究表明,对内生软骨瘤和软骨肉瘤Ⅰ级采用刮除和冷冻技术可以获得较为满意的效果,123位患者的130个病灶经治疗后均至少3年未复发。

三、软骨母细胞瘤

软骨母细胞瘤,又称成软骨细胞瘤,最早是由Codman于1931年首先描述,他认为这些发生在肱骨近端的病变是巨细胞瘤一个软骨瘤性的变型,称之为软骨瘤性巨细胞瘤,因此本病变又称为Codman瘤。Jaffe和Lichtenstein于1942年将其更名为良性软骨母细胞瘤,强调其软骨母细胞的组织学来源,并将它与经典的巨细胞瘤区分开。然而最近的病理研究对此仍有很大争议,Mii等认为软骨母细胞瘤起源于软骨,但Aigner等发现在肿瘤组织中存在Ⅰ型胶原,并且缺少真正的软骨基质成分,认为应将其重新归类为成骨性肿瘤。

本疾病比较少见,90%患者的发病年龄在5~25岁。男女比为3∶2。几乎所有的骨骼均可发病,易发生于骨骼未成熟者的长管骨骨骺处,膝、髋及肩部是最常见的发病部位,其中股骨远端骨骺和胫骨近端骨骺占50%,肱骨近端也是常见发病部位,约占18%。在美国,软骨母细胞瘤约占所有骨肿瘤的1%。

1.*病理特征* 大体标本可见肿瘤软而脆,呈灰黄或灰棕色沙砾样组织,有时可见组织内出血。在完整标本的中央区域可见软骨样的病变,其内有分界清楚的囊肿。肿瘤与周围组织分界清楚。

世界卫生组织(WHO)对软骨母细胞瘤的描述是:有较多的细胞和相对未分化的组织,由圆形或多边形的软骨母细胞样细胞组成,细胞边界清楚,还有破骨细胞类型的多核巨细胞,单独存在或成团聚集。在软骨样细胞间基质中存在局部的钙化灶是软骨母细胞瘤的特征性表现。有10%~15%的病例合并具有较大而充满液体的空腔,提示有继发性动脉瘤性骨囊肿的成分。

2.*临床表现* 症状无特异性,疼痛常为首发症状,通常为中度疼痛并逐渐加重,可以放射到邻近部位。如果肿瘤靠近关节,患者可能会主诉关节肿胀以及关节活动受限。体检常可发现局部压痛,约20%的病例中会出现关节积液、软组织肿胀等体征。本病多为良性,约30%的病例表现出侵袭性,尽管这些病例仍保持着病理学上的良性特征,却可以变得很大,并能够转移至肺部或软组织。在罕见的情况下,某些病例即使没经过放射治疗,也会发生恶变。恶性软骨母细胞瘤是指那些继续生长和散播的肿瘤,而不是那些仅发生转移的病变。

3.*影像学检查* X线表现有特征性,肿瘤局限于骨骺处,极少穿透骨骺软骨到达干骺端。

一般在骨端中央或偏心部位，呈卵圆形或圆形的破坏病灶，常有一界限清晰的硬化边缘。为排除可能发生的肺部转移，应常规拍摄胸部 X 线平片，必要时可以加做胸部 CT 以明确。MRI 检查有助于进一步明确诊断及确定病变的范围，包括软组织是否被累及等。

4.治疗　治疗方法以手术为主，最常用的方法是肿瘤组织的病灶内彻底刮除，可以采用液氮冷冻或化学烧灼(酚酞等)来降低复发率，刮除后空腔可植骨或不植骨。植骨可以采用自体或异体骨，还有人使用骨水泥或脂肪来代替植骨填充空腔。若肿瘤小，偏心生长，可做包括周围正常骨的肿瘤局部切除术。肿瘤大而生长速度快者，应考虑为侵袭性，宜做大块切除术。复发性肿瘤可再次行刮除植骨术，也可进行边缘切除，有恶变者应考虑做广泛切除。对于肺部或软组织内的转移病灶应尽可能予以切除。

近年来，Rybak 等采用射频消融方法治疗软骨母细胞瘤，认为对于经过选择的病例，可以应用经皮射频消融来替代手术，但对于负重区下方的较大病例，必须注意可能会增加关节面塌陷以及复发的风险。

5.预后　多数病例在刮除术后常能得到治愈。文献报道病灶刮除术后的复发率为 10%～35%，发生在扁平骨的病变复发率相对较高。Sailhan 等研究了 87 例软骨母细胞瘤儿童患者，发现骨骺处病变的复发率更高。Springfield 认为骨骺未闭患者的复发率高，是由于手术医师在手术时为避免患者今后出现骨骺生长阻滞而刮除不够彻底所致。不少学者反对对软骨母细胞瘤患者应用放疗，原因是该肿瘤患者多为未成年人，放疗有促使肿瘤恶变的可能性。恶性软骨母细胞瘤手术效果不佳，对放疗和化疗不敏感，预后不良。

四、软骨黏液样纤维瘤

软骨黏液样纤维瘤为一种罕见的良性肿瘤。肿瘤发展缓慢，表现为良性过程。由于较为少见，其组织学来源不清，有些学者认为与软骨母细胞瘤有关，但软骨黏液样纤维瘤的侵袭性很小，应该有其他的组织学来源。

1.病理特征　肿瘤大体上为灰白色，质硬，呈分叶状或假分叶状，边界较清楚，具有软骨、黏液样及纤维组织 3 种成分。病变可破坏骨小梁，也可侵及骨皮质，使其变薄。很多软骨黏液样纤维瘤表现出软骨形成过程中不同时期的形态学特征。光镜下，纤维间隔分叶状，丰富的黏液样或软骨样基质中疏松分布着梭形、星形细胞，特点是小叶中心细胞稀疏，周边细胞密集，主要有梭形细胞、多核巨细胞和软骨母细胞。

2.临床表现　好发于 20～30 岁人群，很多报道认为男性和女性的发病率无明显差异，但一些报道认为男性较女性常见。多见于下肢，尤以胫骨上端、股骨和骨盆常见。脊柱和骶骨处少见，但如果发生，则肿瘤的侵袭性相对较高。临床症状轻微，主要为局部疼痛、肿胀，病理性骨折少见。有些患者原无不适，可在外伤后，经 X 线摄片偶然发现。

3.影像学检查　发生在长管骨病变的典型表现是位于干骺端的偏心性透亮区，常为圆形或椭圆形，长轴与骨干平行，外周轮廓不规则，病损边缘与髓腔骨松质之间有明显的反应性硬化带，成不规则的扇贝形，与正常骨组织分界清楚。病灶内可有斑点状钙化，但并不常见。局部骨皮质膨隆变薄，无骨膜反应，亦无软组织肿块。儿童的病灶直接毗连骺板，所以 X 线检查显示出病灶透亮区与骺板自身的透亮区融合在一起。年长的青少年和成年人X线检查显示出骺板线与肿瘤病灶之间有一个骨松质间隙。发生在脊柱的肿瘤可能表现为皮质破坏和侵及软组织，显示出较强的侵袭性。

4.治疗 治疗的选择包括病灶内刮除和大块切除。经典的方法是肿瘤彻底刮除加植骨术，但复发率大约为25%，年轻患者或肿瘤中主要成分是黏液的患者复发可能性更大。复发性肿瘤易于恶变，但很少有远处转移。大块切除可以降低复发率，但这可能会损伤骺板，导致不必要的损害。目前尚没有证据表明，局部应用酚酞、异丁烯酸甲酯或液氮会有助于降低复发率。对于无法切除的肿瘤可以进行放射治疗。

五、滑膜软骨瘤病

滑膜软骨瘤病最初是由Leanacc于1833年首次描述的，但直至1958年才被正式命名。这是一种起源于滑膜的良性少见疾病，以发生在关节内的滑膜、腱鞘或滑囊的滑膜内软骨结节性增生为特征。一般都是单关节发病，很少累及多关节。常见发病年龄为21～50岁，儿童少见。男性发病率约为女性的2倍。最常被累及的关节是膝关节，其次是髋关节、肘关节和肩关节。

1.临床表现 患者的主诉通常为关节疼痛、交锁感和肿胀，体检可见关节压痛、渗液和软组织肿块。上述临床表现均不是特异性改变。

2.影像学检查 X线检查的表现取决于软骨结节的钙化程度，典型的表现为多发的不透光关节内游离体，而且这些游离体的大小一致。CT平扫和关节造影可证明游离体位于关节内，关节造影还可以显示未钙化的游离体。MRI检查可显示关节渗液和关节内、滑囊内里面有结节的软组织包块。MRI还可以观察骨质的侵蚀情况，排除病变是否侵犯髓腔，后者可能是恶性的一种表现。显微镜下滑膜软骨瘤病表现为包含有软骨结节的软组织肿块，这些软骨结节富于细胞，细胞本身可呈中度异形性。软骨结节可脱落形成游离体，游离体可以继续吸收滑液的营养，因而游离体的体积可增大，但不再发生骨化。

滑膜软骨瘤病需要同骨关节病所引起的继发性滑膜软骨瘤病、Ⅰ级滑膜软骨肉瘤相鉴别，其中与滑膜软骨肉瘤的鉴别非常困难，即使在病理组织学上也难以鉴别。

3.治疗及预后 以手术治疗为主，包括游离体摘除术，滑膜切除术，很少的情况下对于关节破坏严重的患者需要进行关节置换术。游离体摘除可以在关节镜下进行，也可以切开取出。文献报道游离体摘除术后可能复发而需要再次手术。目前更推荐的手术方式是在取出游离体的同时进行滑膜切除术，有证据表明可以降低复发率。有些学者已开始在关节镜下进行滑膜切除，但对于病变累及后方关节囊的病例，关节镜下滑膜切除能否彻底仍有争议。

总的来说，滑膜软骨瘤病是一种良性病变，通常被认为是自限性的，但仍有少数病例在长时间病史的前提下发生恶变，转化为滑膜软骨肉瘤。滑膜软骨瘤病恶变的概念还有争议，文献报道的病例数也并不多。Manivel等认为只有发现相当于Ⅱ级或Ⅲ级软骨肉瘤的组织学表现时，才能认为滑膜软骨瘤病发生恶变；组织学表现仅是Ⅰ级软骨肉瘤时，不能作为是其发生恶变的证据。

（王广宏）

第二节　成骨性肿瘤

一、骨样骨瘤

（一）概述

骨样骨瘤系骨内病变，1935 年由 Jaffe 首次报道，是一种良性成骨性疾患，其发病率占骨肿瘤的 2%～3%。多发生于长管状骨，其中 50%～60%发生在股骨和胫骨，少数发生在全身其他骨，肿瘤直径一般不超过 1.5cm，接近 2/3 的病例以持续疼痛为主要症状，具有界限清晰的局灶性病灶，周围可有较大的骨反应区。特点：生长缓慢，骨样组织代替了正常组织，周围的骨组织呈现结构均匀的硬化，大小固定，服水杨酸制剂可镇痛。本病是一具有特点的常见骨肿瘤。

（二）病因学

病因不清楚，有学者认为是炎症，或可能与病毒感染有关，还有的认为是血管来源或与动静脉发育异常有关，或为代偿过程。

（三）病理学

1.大体分型　肿瘤与周围骨组织分界相对清楚，呈圆形或椭圆形，直径一般在 1cm 左右，很少超过 2cm。肿瘤与周围骨组织有一狭窄的、环状的充血带分隔。周围骨组织一般有反应性骨质硬化现象，尤其是肿瘤发生于骨皮质者最明显。周围组织发生反应性硬化，肿瘤位于其中心。肿瘤的色泽和坚度，随其构成成分而异。当骨样组织占优势时，核心呈棕红色，间或夹杂有黄色或白色斑点，质地为颗粒状或沙砾状。当核心为密集的骨小梁构成时，则呈红白色，质地坚硬而致密。

2.组织学分型　骨样骨瘤巢穴中可有不同成熟阶段的骨质，并有丰富的血管结缔组织基质，有不同比例的骨样组织及新生骨小梁。核心在肉眼检查外表致密而坚实时，镜下则表现为紧密排列的不典型的新生骨小梁，小梁间有扩大的血窦。新形成的骨小梁没有骨母细胞覆衬，并常有少数破骨细胞。

（四）诊断

1.临床表现　主要表现为疼痛，而且疼痛出现较早，往往于 X 线片上出现阳性病损前几个月就已存在，病初为间歇性疼痛，疼痛的性质常为钝痛或刺痛。夜间加重，服用镇痛药可以减轻。后期则疼痛加重，呈持续性，药物不能缓解。疼痛多局限软组织可肿胀，但受累区很少。有的病人也可没有疼痛症状。

好发年龄为 10～30 岁，但也可见于 1 岁以下的婴儿或 60 岁以上的老年人。男性、女性发病率比为 2∶1。下肢的发病率约为上肢的 3 倍，发生于躯干骨者较少见。胫骨和股骨最多见，约占病例的 50%。其次为腓骨、肱骨和脊柱等。

其他临床表现可与患者发病年龄,所侵犯骨的部位有关。在骨未成熟时,可以出现肌肉萎缩、骨骼畸形。如骨样骨瘤位于脊柱则可出现斜颈、脊柱僵硬、脊柱侧弯,而位于关节内的骨样骨瘤则可出现关节局部压痛、滑膜肿胀、活动受限等症状。

2.实验室检查　骨样骨瘤可以有各种临床表现,但实验室检查一般均为正常。

3.影像学检查

(1)X线检查:典型的X线表现为一个直径<1cm的椭圆形或圆形的中心X线透明区,周围被一均匀的硬化带所包绕的病变。在脊柱、腕骨、足骨部位骨样骨瘤与长管状骨上骨样骨瘤的表现可以不一样。同时病变可发生在骨干、髓腔或骨松质中,或发生在骨膜下,而造成不同的X线征象。

1)长管状骨:在骨皮质内有一放射性透明阴影,这一阴影称之为巢穴,巢穴内可以有不同程度钙化灶。巢穴周围由硬化骨质包绕并伴有骨皮质增厚。同一骨可以有几个骨样骨瘤,但极罕见,每一个骨样骨瘤都有着自己的巢穴。骨样骨瘤周围硬化带的反应范围不一,有时可以将巢穴完全充满。另外,在骨皮质增厚并有透光区的部位,应注意与应力骨折相鉴别。

2)腕、跗骨及骨骺:在腕、跗骨以及长管状骨的骨骺部位的骨样骨瘤,常发生在骨松质中,X线表现为部分或全部钙化的圆形病变。而周围缺少反应性骨硬化,这种表现与骨皮质上骨样骨瘤的表现完全不同,在诊断上较为困难。如发生在儿童骨骼尚未成熟者,骨骺部位骨样骨瘤可以造成骨骼发育畸形。

3)手、足部的小骨:在掌骨、跖骨、指骨内骨样骨瘤,如位于骨皮质中,其表现与长管状骨所见相同。如果位于骨膜下,则可见到周围骨皮质产生"扇贝"样改变。

4)关节内:如骨样骨瘤发生在关节内,可以造成疼痛、软组织肿胀、关节积液及关节活动受限。常易误诊为关节疾患。检查中应特别注意。

5)脊柱:脊柱上骨样骨瘤特点是位于脊柱侧弯的凹侧面,靠近侧弯的顶点。可在椎弓根、椎板、关节突,偶有在横突上见到一硬化区。在普通X线片上发现放射线透明的巢穴非常困难,需借助断层或CT检查的帮助。在脊柱的后部结构上如果发现有一硬化性骨病灶,往往是骨样骨瘤的诊断重要征象,但是骨转移癌、感染、脊柱炎等也可有这种表现,应注意鉴别诊断。

(2)CT:一般骨样骨瘤采用普通断层检查可明确诊断,在脊柱、骨盆、股骨颈等特殊部位对诊断有较大价值。薄层CT扫描是目前显示骨样骨瘤的最佳方法,比X线平片和MRI能更准确地显示瘤巢。能够确诊平片上所不能诊断的可疑病例,尤其适用于关节囊内、脊柱等解剖结构复杂的部位。

(3)MRI:能够更有利于观察巢穴及周围反应带。

(4)核素扫描:核素扫描对病变部位检查敏感、可靠。应用核素扫描可使骨样骨瘤出现双密度征:即在骨样骨瘤的巢穴闪烁活性增强,而在周围硬化区放射性核素集聚得较少。这一征象对骨样骨瘤的诊断有帮助。

(五)鉴别诊断

1.*皮质骨样骨瘤*　有小的透射线区域,周围是致密骨,病灶位于皮质内,硬化环更明显。骨膜反应或是成层或是实质同源性的。在疾病后期,病灶可以完全被隐蔽。

2.*骨松质骨样骨瘤*　最常见于股骨颈,其次是手足的小骨和椎体。病灶周围常无很多新骨形成，但有密度增加的骨环包绕病灶。偶见在远处发生反应性新骨形成。

3.骨膜下骨样骨瘤 通常表现为骨附近的软组织肿块，最常见于股骨颈的内面及手和足。病灶正下方的骨骼有扇形区域，系由压迫萎缩或骨吸收所致。病灶接近关节时，无反应性骨生成，但可有关节肿胀，充血和疼痛。表现为急性滑膜炎的特征。关节两端骨除了明显脱钙外，没有其他改变。有证据表明本病可以自然消退，但需要经很长时间。

动脉造影可使其与慢性骨脓肿、急性或慢性骨髓炎、孤立性内生骨疣、无菌性坏死、骨软骨炎做出鉴别。骨髓炎虽表现充血，但血管形态正常或稍有扩张，也没有骨样骨瘤的红晕现象。骨脓肿和无菌性坏死的坏死中心则表现为无血管区。

（六）治疗

手术治疗的原则是准确定位，彻底切除，包括骨样骨瘤的巢穴及周围的反应性硬化骨。如果手术中未能完全将骨样骨瘤切净，术后病理检查时没有发现巢穴，在这种情况下临床症状也可以消失，但术后易于复发。

为准确地对骨样骨瘤在手术中定位，并完全切除，可采用放射性核素技术。可在手术前2小时给患者注射放射性核素，术中可用灭菌的放射性核素探头探测放射性核素的活跃区域。切除后将标本置于探头处，证实其为放射性核素最高峰值，切除后的周围骨质放射性核素达到正常水平。这样可以保证手术切除彻底。

本病理想的治疗是大块切除，包含有病灶的患骨。彻底切除病灶，症状很快消失。

一般不主张行刮除术。

照射和化学药物治疗无效。手术可能难以找到准确的部位，按照术中X线摄片进行钻孔，对定位有帮助。术后进行X线复查也是必要的。完全切除病灶后很少复发，而不完全的刮除常有复发。复发时间长短不等。

另外，有些病例，术中找不到病灶。50%患者在第1次术后症状减轻，1/4患者在第2次术后缓解，剩下的在第3次手术后症状减轻。这可能是多次部分切除的结果。

（七）预后

骨样骨瘤是一良性肿瘤，至今尚无骨样骨瘤恶变或转移的报道。术后很少复发。

二、成骨细胞瘤

（一）概述

成骨细胞瘤，亦称骨母细胞瘤、成骨性纤维瘤或巨型骨样骨瘤，是一种特殊类型的肿瘤。以往由于各家的观点和出发点不同，对该肿瘤的命名也就较混乱。

此型肿瘤相对少见，为孤立的富有成骨细胞的骨及类骨组织的良性肿瘤，主要组成为血管丰富的骨样组织、新生骨质及大量成骨细胞。随着肿瘤的发展，骨样组织及新生骨质有各种各样的变化，不易与无广泛骨质硬化的骨样骨瘤相鉴别。1967年Mayer报道，如成骨细胞瘤有侵袭性，则为恶性。

（二）病因学

该肿瘤是一种起源于成骨结缔组织的良性肿瘤，真正的病因至今尚未能明确。有学者认为该肿瘤是对非化脓性感染的反应，也有认为它绝不是一般的感染，而可能与病毒感染有关。最近有些学者通过血管造影发现有血管发育异常，故认为其发生与血管异常有关。

（三）病理学

1.大体分型 在长管状骨中，成骨细胞瘤的最大径可在2～13.5cm，肿瘤的侵蚀可使骨皮质膨胀，肿瘤的外缘常常为骨膜及一层薄薄的硬化骨所包绕。在短骨中，病变可呈梭形膨胀。脊柱部位的成骨细胞瘤可向硬膜外腔膨胀。

剖开肿瘤，可见肿瘤的髓腔面有一层很薄的骨性边缘，肿瘤组织可以是沙砾样、灰棕色或棕红色或是呈肉芽组织，偶尔可伴有较软的囊性区。

2.组织学分型 成骨细胞瘤的基本病变特征与骨样骨瘤相似，包括有丰富血管的结缔组织基质。基质中有活跃的骨样组织及原始的网状骨。显微镜下的类型变化较大，肿瘤形成阶段不同，表现也不同。基本征象为纤维性血管丰富的间质中有大量成骨细胞，细胞间钙化形成小梁状骨样组织，并有多核巨细胞存在。在不太成熟的病变中，有大量的结缔组织，基质中有多形核破骨型巨细胞和小的骨样组织病灶。在成熟的肿瘤中，骨样组织有进行性的钙盐沉积并转化成排列紊乱的网织样骨小梁。骨小梁边缘是丰富而活跃的骨母细胞。骨母细胞虽然很丰富，但细胞及胞核一般无明显的不典型，核分裂偶尔见到。肿瘤血管丰富，呈棕色或紫红色，易出血。直径2～10cm。瘤组织为颗粒或沙砾状。骨皮质膨胀，外缘骨质硬化。大的肿瘤可软化或囊变。

镜下，骨母细胞瘤是由肿瘤样骨样组织形成较粗的骨小梁，其间为成骨性结缔组织，贴附于小梁边缘由大量新生的成骨细胞所组成的。肿瘤血管非常丰富，骨小梁间充满扩张的毛细血管和间隙。组织学上成骨细胞瘤与骨样骨瘤不易鉴别。

（四）诊断

1.临床表现 常发生在脊椎骨，多在附件，而非椎体，手足短骨次之，四肢长骨、肩胛骨、肋骨偶见。长骨多在骨干。发病年龄10～15岁，幼儿及成年人少见。男性多于女性，约为2∶1。

逐渐发生疼痛，轻度，持续性，阿司匹林不能镇痛。局部轻度肿胀及压痛。若侵及胸椎，可有胸痛及压迫脊髓等相应症状。

2.实验室检查 个别病例红细胞沉降率增快，若肿瘤转变为恶性，血清碱性磷酸酶（AKP）将升高。

3.影像学检查

（1）X线检查：肿瘤组织在发展阶段变异较大，故在X线检查中无固定的特异性征象。根据钙化或骨化程度可显示不同透明影或致密影。肿瘤与周围骨组织分界清晰、周边有骨质硬化。无骨膜反应。

根据病变部位，可分为4型。

1）中心型：为常见型，典型表现为边缘清晰的囊状骨质破坏区，皮质膨胀变薄。如皮质破裂,形成软组织肿块。肿瘤内有不同程度的成骨或钙化阴影,呈斑点或索状。少数呈单囊形破坏而无钙化影。如为多囊性,则有散在病灶。肿瘤附近骨质轻度增生硬化。一般无骨膜反应。

2)皮质型:发生在皮质内,偏心性生长,皮质局部破坏,薄壳状骨质膨胀,边缘清晰,可有不规则钙化斑。

3)骨膜下型:见于干骺端,偏侧生长,局部骨皮质呈压迫性破坏,

4)骨松质型:多见于棘突、椎弓根。骨质扩张增大,呈絮状不规则囊性破坏,亦可为边缘清晰密度增高。

(2)血管造影及ECT检查:对诊断更有帮助。CT扫描及MRI可见肿瘤钙化影,以及反应带,有助于准确判断病情和指导治疗。

(五)鉴别诊断

由于组织学上变化不一致,易误认为其他肿瘤,应予区分。

1.*骨样骨瘤* 成骨细胞瘤有无髓鞘膜神经纤维,类似骨样骨瘤,但含量较少;进行性发展,生长较快;无压痛,X线片显示瘤巢,且大于2cm,偶有恶变。上述表现均可以与骨样骨瘤鉴别。

2.*骨肉瘤* 成骨细胞瘤早期结缔组织活跃增生,并有少量不规则骨及骨样组织及巨细胞,易误诊为骨肉瘤。但骨肉瘤为恶性、发展快、症状重;瘤细胞多形,有肿瘤性骨组织形成;有骨膜反应,破坏性大,有溶骨或成骨等型。

3.*巨细胞瘤* 较成熟的成骨细胞瘤含大量骨化组织及散在多核巨细胞。巨细胞瘤为肿瘤细胞,但无骨组织形成。

4.*动脉瘤性骨囊肿* 发生在脊椎的囊性成骨细胞瘤及骨膜下型成骨细胞瘤不易与动脉瘤性骨囊肿鉴别

5.*血管性疾病* 成骨细胞瘤含大量骨化组织及多数扩张的毛细血管,与血管性病变亦难鉴别。

(六)治疗

成骨细胞瘤很难恶变,手术切除效果好,仅偶尔复发。如范围大,局部切除困难时,只能进行搔刮,术后需结合放疗。

三、骨肉瘤

(一)概述

骨肉瘤是最常见的骨组织原发性恶性肿瘤,是源于间叶组织的恶性肿瘤,以能产生骨样组织的梭形基质细胞为特征。因其恶性程度高、复发转移率高、致死率高成为临床治疗难点。

骨肉瘤发病率虽然在原发骨肿瘤占5.5%,但在全部恶性骨肿瘤达到44.6%,居首位,约为软骨肉瘤的3倍,纤维肉瘤的7倍。男性相对多于女性,男女之比约为2.3∶1。好发年龄4~60岁,以15~25岁最多,占3/4以上。通常,30岁以下好发于长管骨,50岁以上多见于扁骨。骨肉瘤好发部位是长骨干骺端,少数起源于骨干部向周围扩展,常经骨皮质的哈氏系统达骨膜

下方，再侵入周围软组织。骺板和关节软骨可在一定程度上阻止肿瘤扩展。干骺骨骺闭合后，骨破坏可直达关节软骨下方，极少数可破坏关节软骨，侵入关节内，亦可经关节囊附着处侵入关节相对的骨骼。在四肢长管骨，以股骨下端（50%以上）和胫骨上端，即膝关节附近最为常见，占68%～80%或以上，次为肱骨和股骨近端。扁骨和不规则骨中以髂骨最多，其次为骶骨、胸骨、肋骨、脊椎和颅骨。手足短管骨最少。

（二）病因学

现代医学对本病的病因尚未完全弄清，骨肉瘤的确切病因还不明确，但其发生与下列因素有关。

1.与骨骼的活跃生长有关　因为病变多发生于长骨，多位于干骺部，而且青少年好发，少数于骨干中部，肿瘤迅速沿髓腔发展，一方面向骨骺端蔓延，另一方面，肿瘤偶尔也向骨干蔓延。

2.与放射线有关　实验证明凡能在骨骼内积存的放射性物质均可诱发骨肉瘤；某些骨疾患如骨巨细胞瘤、动脉瘤性骨囊肿或骨外肿瘤，如乳腺瘤、视网膜母细胞瘤等的局部放射线照射治疗，偶尔可引起继发性骨肉瘤。

3.遗传因素　有研究表明视网膜母细胞瘤基因（Rb基因，位于染色体13q14，目前已知它是一种抑癌基因）突变或缺失的遗传性视网膜母细胞瘤患者，发生骨肉瘤的危险性远远高于一般人。近年发现一些骨肉瘤患者也有Rb基因的突变。

4.病毒感染　实验证明，动物的骨肉瘤与病毒感染有关，虽然在动物实验获得证据，但对人类骨肉瘤尚未有确切的证据说明其与病毒存在密切关系。

5.良性骨疾患的恶变　如多发性骨软骨瘤、畸形性骨炎、骨纤维结构不良等可恶变而发生骨肉瘤，亦称为继发性骨肉瘤。

（三）病理学

1.大体分型　骨肉瘤的分型如下。

（1）髓内起源：原发性高度恶性髓内型（传统性骨肉瘤、标准骨肉瘤、典型骨肉瘤）。

（2）皮质旁骨肉瘤：骨旁骨肉瘤、骨膜骨肉瘤、高度恶性表面骨肉瘤。

（3）继发骨肉瘤：畸形性骨炎、放射源性、继发于其他肿瘤。

（4）多发性骨肉瘤。

2.组织学分型　骨肉瘤主要成分为瘤性成骨细胞、瘤性骨样组织和肿瘤骨。部分肿瘤，尚可见多少不等的瘤性软骨组织和纤维肉瘤样结构。肿瘤大体形态因瘤性成骨细胞的多寡、分化程度及瘤体内有无出血、坏死而不同。肿瘤细胞大小不一，染色质丰富，常见核分裂象，但均较正常骨母细胞大。肿瘤细胞分泌的基质将其包埋并连接起来，形成大小不等、形态各异的片状结构，即瘤性骨样组织。如果肿瘤细胞中有较多钙盐沉积即为瘤骨。肿瘤细胞分化愈成熟，分泌的骨基质则愈多。分化成熟、成骨显著者，肿瘤骨多呈浅黄色，质硬如象牙，称为成骨型骨肉瘤；成骨少者，分化较原始，瘤骨稀少，宛如肉芽，易出血，质地软，其中仅掺杂以少量沙砾样骨板，呈灰白色，称为溶骨型骨肉瘤。介于上述两型之间者，为混合型骨肉瘤。大多数骨肉瘤血供丰富，故常呈紫红色。生长迅速、体积较大的肿瘤，因血循环不良，可发生坏死或液化，形成棕色或含有血性液体的囊腔，成骨组织极少。骨肉瘤的组织学分型复杂多样。除根据瘤骨多少分为成骨型、溶骨型和混合型外，也可依照肿瘤性骨样组织、肿瘤性软骨组织、肉瘤样纤维组织和血腔的有无及多少分为以下5型。

(1)骨母细胞型：以异型骨母细胞为主，瘤骨丰富，少有溶骨性破坏。

(2)软骨母细胞型：软骨肉瘤样组织占50%以上，并由此化生为肿瘤骨质。病理诊断必须发现直接形成瘤骨的梭形瘤样成骨细胞，以与软骨肉瘤相区分。

(3)纤维母细胞型：大部分肿瘤组织呈纤维肉瘤样结构。瘤细胞间常见局灶性分布的少量瘤骨。

(4)混合型：以上三型中，两型主要成分较为等量地混杂在一起。

(5)毛细血管扩张型：在临床上十分少见。肿瘤由多个大的血腔和少量实质成分构成，后者位于血腔间隔内。

(四)诊断

1.临床表现

(1)局部症状：骨肉瘤最突出的三大局部症状是疼痛、肿胀和运动障碍，其中以疼痛最为常见。初为间歇性隐痛，随后间歇时间变短并逐渐变为持续性剧痛，以夜间为重。压痛开始于病变早期，并随即可出现肿块。触诊局部皮温可稍增高，并隐约可见曲张的静脉及充血毛细血管。肿瘤质地因含瘤骨的多少不同，成骨型多坚硬，高度溶骨型则有松软或囊性感，质韧者多为混合型。约有5%的患者因病理性骨折而就诊，多见于生长较快而瘤骨较少病例。

(2)全身症状：早期全身症状不明显，以后随病变的进展而逐渐出现轻度发热、疲乏、进行性消瘦和贫血，最后呈现恶病质。当出现胸痛、咳嗽、咯血和闷气时，常提示有肺转移。

2.实验室检查　血清碱性磷酸酶为实验室检查最重要指标，溶骨型瘤细胞高度活跃，产生丰富碱性磷酸酶并大量入血，因而血清碱性磷酸酶增高极为显著；成骨型生长比较缓慢，所产生的碱性磷酸酶虽比较多，但进入血液循环的较少，可以仅有轻度升高。但血碱性磷酸酶升高并非骨肉瘤所独有，也见于肝功能不良、佝偻病、甲状旁腺功能亢进症、畸形性骨炎、前列腺癌及鼻咽癌的成骨性转移，甚至骨折骨痂形成时。在骨肉瘤早期或较小时，血清碱性磷酸酶也可无变化。

3.医学影像学检查

(1)X线：对大部分骨肉瘤的患者，从X线平片基本上可做出初步诊断，其基本X线征象如下。

1)肿瘤骨：位于骨干髓腔、骨松质、骨破坏区和软组织内的肿块，是X线诊断的重要依据，特别是出现于软组织内者。肿瘤骨的X线特征有3种主要表现形态：①象牙质样瘤骨，密度最高，边界较清楚，多见于髓腔内或肿瘤的中心，为分化较成熟的瘤骨；②棉絮状瘤骨，密度略低，边界模糊，如棉絮样，是分化较差的瘤骨；③针状瘤骨，自基底向外、垂直于骨皮质生长，可呈针状、放射状、毛刺状、梳节状、胡须状。该类肿瘤骨的形成是肿瘤向软组织浸润发展时，供应肿瘤的微血管，垂直于骨干生长，因而在血管周围所形成的瘤性骨小梁也垂埋于骨干，常见于分化较差的瘤骨区和骨外软组织块内。针状瘤骨虽较多出现于成骨肉瘤(占46%)，但也可见于其他疾患(如骨髓炎、转移瘤、软骨肉瘤、血管瘤、脑膜瘤及尤因肉瘤，甚至滑膜结构和骨膜下出血等)。骨松质内的肿瘤骨多呈斑片状，边界不清，其中夹杂少许不规则的骨破坏区，此为早期表现。

2)骨膜反应和骨膜三角：骨膜因受刺激而增生，因而骨膜增生的部位预示着肿瘤的生长范围。骨膜增生是阻止肿瘤向外发展的防御性表现，因炎症和外伤引起者无明显区别，不能作为诊断依据。骨膜反应可为单层或多层，少数呈垂直状、花边状、不规则形或混合存在。在肿瘤的中心部，增生的骨膜可再被破坏，其上下两端残存的骨膜呈三角形，即骨膜三角(Codman 三角)，出现率可高达 68%。骨膜三角虽是骨肉瘤的常见而重要的征象之一，但亦可见于其他肿瘤，如骨纤维肉瘤、尤因肉瘤，也可见于其他病变，如骨髓炎、佝偻病等。

3)局限性的溶骨性破坏：最早开始于干骺端骨松质，示小而密集的虫噬样破坏区；当累及皮质，则沿哈弗斯管蔓延形成 1～2cm 长的纵形透亮区或针孔大小的圆形透光区，并逐渐融合扩大，形成大块骨质缺损。由于骨破坏迅速，骨皮质来不及发生膨胀变形，如果广泛的溶骨性破坏发生，则容易导致病理性骨折。

4)瘤软骨：骨肉瘤细胞也可形成分化极差的类软骨组织，多位于软组织肿块内，尤以外围更多见。当发生钙化后则表现为分布稀疏、密度较淡、边缘模糊的不规则环性、半环形或弧形致密影。

5)残留骨：当骨肉瘤呈快速浸润性、弥漫性破坏时，部分未被破坏的正常骨包入肿瘤组织内，即为残留骨。如果残留骨是骨皮质表现为断续不连的孤立皮质片断，密度较高，有时被肿瘤向外推移至软组织肿块内。若残留骨松质则表现为破坏区内密度较淡，边缘模糊的残留骨片，大小不一，形态不规，与瘤骨不同，内可见疏松的骨小梁结构。

6)髓腔扩张：多见于混合型骨肉瘤，尤以溶骨多于成骨的患者。骨髓腔呈梭形或偏心性增宽，骨皮质自内侧吸收变薄，骨松质破坏消失，骨皮质外有层状骨膜反应。

7)侵犯骨骺和关节：长骨的骺板或关节软骨通常具有一定的"屏障"作用，肿瘤较少经骺板或关节软骨而直接侵犯骨骺和关节。但一些高度恶性的肿瘤，可以直接破坏骺板和关节软骨而累及骨骺及关节，约占 17%。X 线表现为先期钙化带消失(10%)，骺板增厚，关节间隙增宽，关节面破坏，关节内瘤骨形成和软组织肿块影。

8)侵犯邻近骨骼：部分恶性程度高、生长快的骨肉瘤可侵犯邻近骨骼并刺激骨膜增生，当肿瘤通过或跨越关节则可引起相对骨的改变。

9)软组织肿块：呈半圆形或卵圆形，密度高于周围组织，内可有瘤骨。表浅部位者外形轮廓比较清楚，深而弥漫性者大多数界限不清。偏心性溶骨型者肿块多较大。

10)病理性骨折：以溶骨型多见，发生率为 8%～10%。骨折端一般看不到新生骨痂，但偶可见到大量瘤性新生骨，使骨折断端"愈合"。

11)转移：大多数骨肉瘤富含血管和血窦，瘤细胞易侵入其中形成瘤栓。栓子极易脱落并随血流而转移。大多数病例经血行转移至肺部。转移灶亦可有成骨现象，表现为大小不等的多发圆形浓密增白的结节。少数经肺再转移至骨骼(如尺骨、桡骨和胫骨、腓骨)。

在实际临床病例中，以上各种表现常混杂存在。一般成骨型骨肉瘤以髓腔硬化、瘤骨形成和骨膜反应为主要表现，同时伴有程度不一的溶骨性破坏；而溶骨型以皮质、髓腔的溶骨性破坏为主，瘤骨和骨膜反应不显著，软组织肿块较大，易发生病理性骨折。多数临床病例中，骨肉瘤以成骨或溶骨共同存在的混合型最多见。骨破坏和瘤骨形成总是不断交替和重叠进行，瘤细胞可以在骨破坏区形成瘤骨，而瘤骨又可被新生的瘤组织所破坏。

(2)血管造影：用来与骨感染或良性骨病变相鉴别。

骨肉瘤动脉造影可显示如下征象。

1)局部血液循环增加，有大量通向瘤组织的异常血管，粗细不均匀，走行不规则。

2)新生毛细血管网：多见于肿瘤组织周围的边缘部，粗细、排列不均匀，分支走行常与血管主干呈接近直角的角度，而正常分支多为锐角分支。

3)肿瘤湖：出现于瘤血管末端，呈斑片或点状，造影剂可有较长时间的滞留。

4)瘤性动静脉瘘：表现为静脉过早显影。

5)动静脉中断：提示有瘤性栓子栓塞。

6)肿瘤染色：是肿瘤内平行血管和窦性血管的显影。

(3)CT

1)CT 检查所显示的征象与 X 线平片大致相同。

①骨膜反应：常为平行于骨皮质的弧线样钙质样高密度影，略低于正常骨皮质密度，与皮质间可有狭细的软组织样低密度线。骨膜三角表现为越远离肿瘤中心骨膜反应越淡、越薄，越接近肿瘤中心骨膜反应越明显、越厚并在肿瘤中心处突然中断。中断处为肿瘤组织充填。CT 可直接显示横断面方向上出现的骨膜三角。

②骨质破坏：骨松质示虫蚀状或斑片状缺损，缺损区为中等密度肿瘤组织所充填，边缘多无高密度硬化。骨皮质破坏呈虫蚀状、大块样缺损或不规则变薄，边缘不规则，偶尔可见轻度膨胀。

③肿瘤骨：位于肿瘤组织内，形态多样，可呈点状、斑片状、针状及大片状钙质样高密度，同一患者可同时出现不同形态的肿瘤骨。

④软组织密度肿块：外形不规则，位于骨破坏区和骨外软组织内，呈中等密度，均匀或不均匀，多略低于正常肌肉组织。增强扫描肿瘤组织多为不均匀强化，内有圆形、类圆形或不规则形无强化区。强化区密度亦不均匀，常明显高于正常肌肉组织。

2)CT 具有较高密度分辨率，所以能够更好地发现普通 X 线片难以明确的征象。

①肿瘤边界：即髓腔及周围软组织内的浸润范围。肿瘤边缘光整或不规则，与脂肪组织和髓腔界面清楚，与肌肉组织分界清楚或模糊，但增强扫描均可区分肿瘤边界。骨肉瘤的髓腔内浸润远较 X 线平片所示的骨质破坏范围广泛，表现为髓腔骨低密度脂肪组织(CT 值—100Hu 左右)为肿瘤组织所代替，CT 值增至 20～40Hu，含瘤骨者高达 100Hu 以上。

②肿瘤组织密度结构：肿瘤坏死部分表现为肿瘤组织内类圆形或不规则性低密度区，单发或多发，增强扫描无强化。出血则为肿块内片状高密度影，并可显示液-液平面，上层为水样较低密度，下层密度较高，增强扫描亦无明显强化。

③肿瘤组织的血供情况：增强扫描可显示血供丰富的明显强化区和缺乏血供的坏死及出血无强化区。供应肿瘤的周围异常血管也可不同程度地显示。快速动态增强扫描可显示肿瘤的灌注情况，对确定肿瘤的分化程度和同良性肿瘤的鉴别具有一定价值。

④血管、神经受侵：表现为这些正常结构被肿瘤组织所包绕或直接相触，原有的脂肪间隙消失。增强扫描血管强化明显，因而较平扫更易辨认。

⑤关节侵犯：表现为骨性关节面破坏，边缘不规则，关节间隙增宽及软组织肿块充填。发生于骨端的骨肉瘤多引起肿瘤性关节积液，呈均匀的水样低密度影，与关节囊和(或)滑囊外形相符。

⑥跳跃性病灶：可单发或多发，多位于患骨或邻近关节对侧骨端髓腔内，为圆形、类圆形中等密度灶。

⑦可疑的骨质破坏及肿瘤骨：尤为骨盆、脊椎等结构复杂部位的骨骼，为病变的早期发现和诊断提供依据。尽管CT具有较高密度分辨率，但空间分辨率较低，又为断层图像，对骨质改变的整体性观察和骨膜反应的显示不及X线平片。骨膜增生在CT上多表现为骨皮质增厚，难以像X线平片那样分辨出各种不同的形态类型。多数情况下，CT只能进行横断扫描，需结合上下连续的多个层面才能判断沿管状骨长轴出现的骨膜三角。因此，骨膜三角的显示亦不像X线平片那样直观。

4.MRI表现　MRI能更清楚和真实地显示肿瘤组织在髓内或周围软组织内的浸润范围，基本上已取代CT来对肿瘤进行局部分期。冠状和矢状位T_1加权像易于显示肿瘤跳跃病灶以及肿瘤与肌肉、神经、血管等周围正常结构的关系。同时对于是否能够保留肢体治疗有重要的指导意义。

多数骨肉瘤在T_1加权像上，呈不均匀低信号或低、等、高混杂信号，T_2加权像上呈不均匀高信号或混杂信号，边缘清楚，外形不规整。其中，肿瘤骨为斑片状长T_1、短T_2信号。出血为类圆形或斑片状短T_1、等长T_2信号。液化坏死区为圆形或类圆形明显长T_1、长T_2水样信号，可形成液-液平面。纤维母细胞型和成骨型T_2加权像上低信号区较多，软骨母细胞型T_2加权像上以高信号为主。骨皮质破坏在T_2加权像上显示最好，示低信号的骨皮质内含有高信号的肿瘤组织，从而出现骨皮质中断的缺损。不规则增厚的无钙盐沉积增生骨膜和伴存的水肿在横断面T_2加权像上表现为高信号的厚环。冠矢状面图像上部分可显示位于低信号的骨皮质和稍高信号的软组织之间的较低信号骨膜三角。血管丰富的肿瘤可显示点条状或放射排列的信号流空条纹。肿瘤周围相邻组织内多有斑片状均匀长T_1、长T_2水肿信号，可掩盖位于其内的肿瘤子灶。

静脉团注快速增强扫描显示肿瘤早期边缘强化和中心充盈延迟，不同于良性肿瘤。恶性肿瘤生长迅速。肿瘤血管生长因子的作用和对邻近组织正常血管的侵蚀作用，形成了血管丰富的边缘带。因此，肿瘤边缘强化速率明显高于中心部位，可作为MRI鉴别良、恶性肿瘤的个参考征象。静脉团注快速增强扫描晚期或常规增强扫描则显示肿瘤组织明显不均匀强化，与周围组织分界更清楚。其中致密瘤骨区、出血区和坏死区为轻度或无强化区，呈圆形、卵圆形或不规则形，多位于肿瘤中心区。周围水肿区亦无强化。

（五）鉴别诊断

典型或晚期骨肉瘤诊断并不困难，但早期和不典型病变需与以下疾病鉴别。

1.需与成骨型骨肉瘤鉴别的肿瘤

(1)成骨型转移性肿瘤：好发于躯干和四肢长管骨的近端，病灶多发，边界较清，较少侵犯骨皮质，多来源于前列腺瘤、鼻咽癌、肺癌、甲状腺和乳腺癌，鉴别不难。

(2)软骨肉瘤：中心型软骨肉瘤有时与骨肉瘤相似，但瘤组织内有大量坏状或颗粒状钙化。

若系继发于软骨瘤或骨软骨瘤的恶变(约占50%),则有边缘模糊的溶骨性破坏,钙化成堆,密度不均。

(3)尤因肉瘤:发病年龄低于骨肉瘤,平均15岁,70%在10～30岁,好发于长管骨的骨干。发生于干骺部者易误诊为骨肉瘤。但与骨肉瘤不同,本病对放射治疗极为敏感,不仅可使症状减轻或解除,且数月后肿瘤可缩小,骨破坏可修复。

(4)化脓性骨髓炎

1)骨髓炎早期骨破坏模糊,新生骨密度低,骨膜反应轻微;晚期骨破坏清楚,新生骨密度高,骨膜反应光滑完整。骨肉瘤则相反,早期骨破坏模糊,而瘤骨密度可很高。随病程进展,骨膜反应不是趋向修复而是继续破坏。

2)骨髓炎的成骨与破骨相关明显,即成骨多在破坏区周围进行。

3)骨髓炎的骨膜反应总是由轻变重,由模糊变光滑;而骨肉瘤则相反,大多数由层次清楚、光滑变为模糊的残缺不全。

4)骨肉瘤侵犯软组织后,形成迅速增大的软组织肿块,肿瘤内可见瘤骨;骨髓炎软组织弥漫性肿胀,无瘤骨存在,CT增强扫描显示脓腔或骨膜下脓肿。

5)动态观察,骨肉瘤进展远比骨髓炎急性期缓慢,比慢性期迅速,而且不间断进行,破坏区不断扩大,瘤骨继续增多。

6)骨髓炎血管造影无血湖、血池、瘤染、动静脉漏和中断征象。

(5)疲劳骨折:多有从事重复同一动作的工种,以及长途行军、不熟练操作或不习惯负重的历史。好发于胫骨中上1/3交界处、内外踝、趾骨和肋骨。骨痂成熟,边缘光整,并有各自的特点,如在胫骨,后方骨痂多于前方,内侧多于外侧。

(6)外伤后局部血肿骨化:肿块骨质影浓密并可出现放射状骨针,或见有葱皮样骨膜增生,酷似骨肉瘤。但骨化肿块内多可见成熟的骨纹结构,密切结合外伤病史和各方面的临床资料进行全面分析,误诊是可以避免的。

(7)夏科关节病:此病可见关节面硬化、破坏和碎裂,关节及周围软组织内大量碎骨块或钙化斑片。临床上多无疼痛,不难鉴别。

2.需与溶骨型骨肉瘤鉴别的肿瘤

(1)巨细胞瘤:多起病缓慢,症状较轻,骨破坏边界分明,无骨膜反应。但若为恶性巨细胞瘤,则因发展快,边界模糊而难以区分。但后者可见残存的骨壳及皂泡样骨间隔,紧邻关节面下,易向骨突部位生长,可作为鉴别的参考。

(2)骨纤维肉瘤:发病年龄较大(25～45岁),好发于骨干,呈局限性溶骨性破坏,局部可出现少量骨膜下新骨或骨膜三角。二者若仅从影像学表现来区分,有时颇为困难。

(3)溶骨型骨转移瘤:好发于长管骨近端,一般范围较广泛,较少有骨膜增生,软组织肿块多较微和局限。少数发生于长管骨的单发局限性病灶易误诊为溶骨型骨肉瘤。但前者CT上多显示残存薄层膨胀骨壳和部分硬化边缘,并多能发现原发病灶。

(4)滑膜结核:发病缓慢,症状轻微。影像学检查除骨破坏外,常见关节囊积液、滑膜肉芽组织增生和关节软骨及骨性关节面的破坏,一般均为无骨膜增生。

（六）病程

骨肉瘤的病程短，进展迅速，甚至肿瘤在数日内明显增大膨出，多由于肿瘤出血所致。也有缓慢生长的骨肉瘤，多为硬化型。骨肉瘤经血行转移至肺。继发性和末期的骨肉瘤可转移到骨，而在发生骨转移时，往往已经发生肺部转移。肿瘤转移到其他脏器者少见。区域淋巴结转移者非常罕见。

（七）治疗

直至20世纪70年代，骨肉瘤的治疗方法几乎是相同的，主要依靠的治疗方法是截肢或单纯的大剂量放疗。即使肿瘤得到足够的局部控制，但仍有高达80%的患者出现远隔部位的转移，生存率仅达到20%。在过去的40年里，由于使用了化学治疗等辅助治疗，骨肉瘤的治疗方法从根本上得到了改变，并进一步完善。

临床上常常发现在原发肿瘤切除前，肺部就已存在有转移扩散。基于这一论断，"骨肉瘤是一种全身性疾病"的论点被提出。因此对原发病灶的手术治疗即使是早期施行，甚至是截肢也是不可靠的。如果能控制原发肿瘤初次诊断时即已出现的肺部微小转移病灶，治疗效果就可以改善。因此自1978年开始，术前实行化疗大大减少了截肢术的使用，骨肉瘤的疗效也得到大大提高。

1.*化疗初始阶段*　1961年Evans最早将丝裂霉素C用于转移性骨肉瘤患者的治疗，结果在17例患者中有4例获得了反应。1968年美国M.D Andson医院开始使用长春新碱、放线菌素D及环磷酰胺三药联合治疗非转移性骨肉瘤，结果12例患者中有4例(33%)获得了54个月以上生存。1972年Cortes等报道多柔比星治疗13例骨肉瘤，其中4例获得了较好的反应，同年Jaffe等报道大剂量甲氨蝶呤和四氢叶酸解救方案治疗骨肉瘤肺转移患者，结果10例患者中有4例的肺转移瘤获得了反应。

2.*辅助化疗*　多柔比星、顺铂、异环磷酰胺和大剂量甲氨蝶呤是骨肉瘤化疗中最常使用的药物，广泛地研究表明，当这些药物单独使用时，反应率仅仅接近30%，而将这些药物联合大剂量使用时，药物之间可以产生协同作用，有可能使体内的肿瘤坏死率达到100%。

直到Rosen、Jaffe等相继将这些药物联合用于骨肉瘤的术后治疗，为骨肉瘤的辅助化疗奠定了基础。在辅助化疗出现前，骨肉瘤的治疗方式主要是截肢。Carter等研究1946～1971年的文献结果发现：1286名患者，5年生存率平均为19.7%(16%～23%)，其中大约80%的患者发生肺转移。20世纪70年代，通过非对照的辅助化疗获得的无事件生存率在35%～60%。为了证实辅助化疗的作用，美国MyayoClinic设计了一个随机对照试验，结果显示辅助化疗并不能提高生存率。

因此对于辅助化疗的效果存在激烈争论。直到多中心骨肉瘤协作组(MIOS)和加州大学洛杉矶医院(UCLA)进行了前瞻性的随机对照研究才证实辅助化疗的确切疗效和作用，辅助化疗组和单行手术组的2年生存率分别为63%和12%。2005年牛晓辉报道了国内189例骨肉瘤化疗病例，男性占66.1%。非规律化疗组73例，占38.6%，保肢术42例，截肢术31例；规律化疗组116例，占61.4%，其中保肢术90例，截肢术26例。规律化疗组和非规律化疗组患者的5年生存率分别为78.5%和35.2%，说明辅助化疗能够显著提高患者生存率，其原因在于化疗消灭肺转移灶或者延迟肺转移灶出现的时间。

目前在化疗方面仍存在争议，主要问题有：最理想的药物组合、给药时机、给药顺序和途径以及治疗的时间等。

3.新辅助化疗 20世纪80年代，Rosen提出的新辅助化疗观点是骨肉瘤治疗中的一个里程碑。术前化疗的传统优点包括：①术前化疗为定制人工肿瘤假体争取了充足的时间；②可以即刻治疗亚临床微转移；③化疗后肿瘤坏死率的评估，为制定术后化疗方案提供参考；④化疗后肿瘤体积缩小，从而能够获得较为安全的手术切除边缘，对保肢有利。近30年来，随着辅助化疗、手术技术、骨重建等方法的不断进展，目前近70%～80%的患者得以保肢。

随着辅助化疗研究的进行，外科技术也有了快速的发展，从而使得一部分患者可以进行人工假体置换的保留肢体手术，但人工假体的个体化设计和生产需要一段时间。Rosen等为了避免患者在等待手术这段时间无治疗，设计了一个术前化疗方案，这就是最早的新辅助化疗方案。化疗药物常常包括多柔比星、顺铂、甲氨蝶呤，通过研究不同的药物剂量、不同的给药方法及不同的给药时间，以期改善患者的生存率。但直到异环磷酰胺的出现.才使得肿瘤坏死率和患者生存率都获得了提高，从而形成了目前最常用的骨肉瘤四大经典化疗药物：多柔比星、甲氨蝶呤、顺铂及异环磷酰胺。

多项研究表明，切除的标本内肿瘤的坏死率是很有效的预后因素。目前的骨肉瘤治疗过程为术前多药联合化疗(共计6～18周)，然后切除肿瘤，术后再进行辅助化疗。对术前化疗的临床和影像学评价应进行反复的评估。对术前化疗反应差的患者在行肿瘤切除术时应采取更宽的外科边界，有的甚至需要截肢。考虑到肿瘤的组织学反应与预后关系，对术前化疗的评估主要集中于将反应好的患者与反应差的患者区别开。化疗反应优良者临床表现为疼痛和肿胀减轻、碱性磷酸酶水平下降、病理骨折愈合；X线表现为肿瘤骨样基质内的钙化增多、明显的骨膜增厚、再骨化以及肿瘤周围有明显的硬化；在CT上表现为肿瘤的周缘有一圈钙化(钙化的骨膜)，这种现象表明在肿瘤的假包膜内有明显的坏死。如果有病理性骨折，在化疗反应好的情况下，骨折将开始愈合。

术前化疗能够使更多的患者适于行保肢手术，并且因为化疗使肿瘤体积缩小，保肢手术更易进行。但是，到目前为止，尚无随机研究支持这一观点。新辅助化疗后，骨肉瘤确实可以出现矿化，但是由于骨肉瘤基质成分的存在，肿瘤的体积并不过多缩小。绝大多数外科医师认为从肿瘤学的观点看，化疗后切除原发骨肉瘤安全性更高。意大利Rizzoli医院研究了局部复发与外科边界及化疗反应(肿瘤坏死)的关系。外科边界未达到广泛且化疗的组织学反应未达到优良者，局部复发的风险增加。因此化疗反应是影响患者预后的重要因素。

4.补救化疗 最经典的补救化疗可以追溯到1982年Rosen制定的T_{10}方案。但到目前为止，还没有令人信服的证据表明补救化疗能够改善预后。

如果补救化疗中使用的药物与新辅助化疗时使用的药物不同，肿瘤坏死率低的患者可以获得与肿瘤坏死率高的患者相似的5年无瘤生存率，据此有学者认为尽管补救化疗采用不同的药物组合，但如果新辅助化疗中已使用过该药，则可能因为出现耐药，而使补救措施无效，这是目前认为补救化疗疗效不佳的原因。

5.化疗药物剂量强度调整 骨肉瘤的化疗有明显的量效关系，但近10年来骨肉瘤化疗后的生存率已经到了一个平台期，试图通过增加现有化疗方案中的药物剂量来提高骨肉瘤化疗后生存率的方法很难奏效，且有增加致命性毒性反应的危险。研究表明，增加术前化疗药物剂量并不能提高肿瘤组织坏死率和患者生存率，肿瘤组织坏死程度更多地受化疗遗传敏感性的影响，并不是一味增加药物剂量所能改变的。

由于化疗药物种类有限，如何利用现有几种化疗药物提高生存率，这是许多学者考虑的问题，这其中，通过增加化疗药物剂量强度，便是一种尝试。骨肉瘤研究协作组对连续917例原发性、高分化、非转移性肢体骨肉瘤患者的化疗结果研究显示，未发现高剂量与良好的骨肉瘤预后之间有相关性。对40岁以下非转移性肢体骨肉瘤患者采用四药化疗的疗效进行分析，增加化疗药物剂量和施行新的化疗方案并不能提高生存率。

2007年欧洲骨肉瘤协作组进行的一项Ⅲ期临床试验可以说明剂量强度的作用，该研究采取的是前瞻性的随机对照研究，分为顺铂和多柔比星剂量普通组和剂量增强组。结果显示剂量普通组和剂量增强组的组织反应好率分别为36%和50%，但与总生存率和无瘤生存率无关。因此目前认为，除了甲氨蝶呤，其他药物剂量强度的增加不能改善预后。

6.复发、多发或转移骨肉瘤的化疗 尽管骨肉瘤的一线化疗方案很明确，但对于复发和转移性骨肉瘤仍没有确实可靠的化疗方案。外科手术固然很重要，但对于复发或转移时间间隔在1年以内的患者，有研究表明化疗占有很重要的地位。在一项单中心研究中，转移性骨肉瘤分为两组，一组给予异环磷酰胺，顺铂、多柔比星及大剂量甲氨蝶呤(OS-86)，另一组使用卡铂代替顺铂(OS-91)，5年生存率分别为45.5%(OS-86)和8.3%(OS-91)。说明卡铂代替顺铂，不仅不能改善预后，相反，患者的结局更差。将异环磷酰胺、多柔比星及依托泊苷联合用于转移性骨肉瘤和中轴骨骨肉瘤的治疗，虽然化疗有效率明显提高，但患者的预后并没有因为化疗反应率的提高而改善。

对于多发骨肉瘤转移患者，即使经过积极的手术和高强度的化疗，预后仍然很差。由于骨肉瘤复发或转移的种类繁多，到目前为止，还没有足够的研究数据证实化疗在其治疗中的确切作用。

骨肉瘤肺转移的主要治疗手段是化疗和手术。肺转移灶的手术与原发性肺癌有所不同，无须更广泛地切除，因此对肺转移灶的切除方法应提倡多学科协作，胸腔镜、射频和离子植入比传统开胸手术更具优势。

（杜忠海）

第三节 巨细胞瘤

一、骨的巨细胞瘤

原发于骨的巨细胞瘤(GCT)是一种较常见的骨原发肿瘤，占原发性骨肿瘤的3%～5%，占原发性骨良性肿瘤的20%，在亚洲人群中发病率更高。巨细胞瘤是一种包含两种独特细胞群的肿瘤，其一为成骨细胞来源的基质细胞群，其二为很可能为单核细胞来源的独特的破骨细胞样细胞群，这两种细胞群的相互影响是其发病机制的关键。该肿瘤虽然分类属良性，但具有侵袭性，如治疗不当，复发率可高达50%；虽然罕见，但有1%～3%病例可自发恶性变为高度恶性肿瘤，恶性变更多是因为不恰当的局部放疗所致。约5%病例出现肺转移，肺转移灶也具有巨细胞瘤的特征性表现，通常预后好于其他恶性肿瘤；在很罕见的情况下，有原发即为恶性巨细胞瘤者，预后差。

（一）病因与发病机制

巨细胞瘤的病因和危险因子不明，有报道称其有家族聚集性。在肿瘤的发病机制方面，目前有两种理论，即破骨细胞分化因子机制和组织缺氧-血管形成轴路径机制。

1.*破骨细胞分化因子机制*　破骨细胞分化因子即细胞核因子 kappa B(NF-KB)的受体活化因子配体（RANKL），RANKL 也被称为肿瘤坏死因子相关活化-诱导细胞因子(TRANCE)，能有效促进间质细胞分化成破骨细胞。骨骼作为活器官，需要在成骨细胞和破骨细胞介导下进行不停的塑形。成骨细胞来源于间充质细胞系，负责骨样组织的形成和矿化，并且整合骨量调节的局部和全身性信号；破骨细胞来源于造血细胞系，其来源可能为单核细胞的前体细胞。体外培养时如要产生破骨细胞需要造血系统的单核细胞前体细胞和成骨细胞混合培养。在20世纪90年代，发现 RANKL 是体外和体内破骨细胞形成的绝对必需成分。研究显示，在 GCT 内的基质细胞有 RANKL 高表达，由此推测基质细胞扮演着该肿瘤发生的“驱动器”，并且 RANKL 可能在 GCT 的发病机制中起着关键作用。RANKL 信号传递系统有3种关键组成部分：作为受体的 RANK，在单核细胞内高度表达；作为配体的 RANKL 是 TNF 家族的一员，在包括基质细胞和淋巴细胞等多种细胞内都有表达；作为诱骗受体的骨保护素(OPG)，可能为 RANKL 的负调节因子。但是，基质细胞高表达 RANKL 的基因基础目前尚不明确，因为在基质细胞中未发现 RANKL 基因重组。

2.*组织缺氧-血管形成轴路径机制*　组织缺氧导致破骨细胞形成，在 GCT 中的基质细胞表达组织缺氧诱导因子 1α(HIF1α)和血管内皮生长因子(VEGF)，VEGF 是一种 HIF1α 转录靶子，支持 CSF1 驱动的破骨细胞生成。

（二）病理

在大体上巨细胞瘤外观为浅棕色或红棕色、质地均匀、致密的实质性组织，质软，表面光滑；肿瘤内无骨化和钙化，与骨松质、髓腔和变薄的骨皮质或骨膜之间的界限比较清楚，但是不存在纤维性分界或骨性包壳。通常肿瘤组织并非这样典型和规则，瘤体内常有苍白的纤维化组织；或因脂肪蓄积而呈黄褐色杂染区；出血区域非常常见，甚至因为广泛的出血-充血交替而使整个肿瘤看起来像充满血的海绵；坏死也常见，呈灰黄色干燥或液化；当肿瘤向骨外扩展严重时，可出现很大软组织肿块，通常包被假包膜，但假包膜较不明显，很难分辨清楚；软组织内扩散时可形成卫星结节；肿瘤常穿破关节软骨；如肿瘤膨胀明显，可见周围软组织和骨膜高度充血，血管膨大、扭曲。

在组织学上，巨细胞瘤由两类细胞组成：单核的基质细胞和破骨细胞样细胞群。基质细胞类似不成熟的成骨细胞，表达碱性磷酸酶、骨钙素、基膜聚糖、核心蛋白多糖、Ⅰ型胶原和胶原酶。破骨细胞样细胞群包括单个核的单核细胞和多核巨细胞。多核巨细胞来源于前体单核细胞，表达 CD68、CD163 以及与成熟破骨细胞一致的标记物，包括耐酒石酸盐酸性磷酸酶。微阵列研究显示多核巨细胞具有类破骨细胞特性，富含多重破骨细胞标志基因，包括组织蛋白酶K、肌酸激酶脑型同工酶、胸苷激酶、活化T细胞钙调磷酸酶依赖核因子以及膜关联ATP依赖质子泵亚组。即使依靠组织化学和电镜检查，也不能把这种肿瘤巨细胞和正常的破骨细胞及其他病变存在的反应性巨细胞（如动脉瘤性骨囊肿、恶性纤维组织细胞瘤等）区别开。

基质细胞呈圆形或梭形，典型者细胞稠密，大小一致；细胞核不大，大小相似，染色不深，有时可见频繁的核分裂象。巨细胞呈圆形、椭圆形或梭形；细胞质丰富，常有空泡；细胞核圆形或椭圆形，核数量多，一般聚集在细胞中央，核染色清，边界清楚，无异型；有一个或多个核仁，常见核分裂。

肿瘤中血管较丰富，常形成血窦，有时在假包膜的静脉内可见肿瘤细胞栓子。出血和坏死常见：出血可在组织间隙扩散，甚至形成类似于动脉瘤性骨囊肿的血腔；坏死区域大小不一，可出现大块进行性坏死，甚至肿瘤的大部分均坏死、液化；伴随出血和坏死可出现修复现象，如纤维样瘢痕修复、泡沫细胞聚集，并出现胆固醇结晶和含铁血黄素颗粒，偶尔在肿瘤周围、骨膜下甚至瘤体内可出现肿瘤修复性骨样组织。

Jaffe等提出在组织学上可根据细胞分化程度、基质细胞-巨细胞的比例等把巨细胞瘤分成三级：Ⅰ级基质细胞大小和形态规则，多为梭形，细胞较稀疏，核分裂象少，巨细胞数量多，体积大，核多；Ⅱ级基质细胞多，大小和形态变异较大，核分裂象较多见，巨细胞数量较少，体积较小，核也较少；Ⅲ级基质细胞多而致密，体积大，细胞异型明显，核分裂象多见，巨细胞量更少，核数量也少。随着对巨细胞瘤认识的深入，发现这种等级的划分与巨细胞瘤的临床生物学行为不相一致，缺乏实用价值。

尽管发生率低，但巨细胞瘤有自发恶变（肉瘤变）的可能，而且恶变往往存在于典型巨细胞瘤中，这就要求在进行肿瘤活组织检查时取材范围应广泛，取材数量要多，而且在肿瘤切除术后进行病理检查时，更应强调要广泛观察肿瘤区域，当出现核异型或恶性骨样组织时应警惕恶变。相反，因为治疗不当等原因造成的巨细胞瘤继发恶变却不少见。通常确诊恶变的条件有二：其一为既往确诊为巨细胞瘤（有病理资料），新的病理检查发现肉瘤；其二为同一样本中典型（良性）巨细胞瘤区和肉瘤区并存。巨细胞瘤常恶变为纤维肉瘤、骨肉瘤和恶性纤维组织细胞瘤。

（三）诊断

1.临床表现　巨细胞瘤好发于青壮年，最多见于20～40岁，很少发生在青春期前和50岁以后，女性略多于男性。约有5%的巨细胞瘤发生恶变。

约90%的巨细胞瘤发生在长骨，起源于干骺端，因为几乎所有的巨细胞瘤都在骨骺闭合后发生，病变通常同时侵犯干骺端和骨骺。最好发的部位是膝关节周围，即股骨远端和胫骨近端，其次是桡骨远端、股骨近端、肱骨远端、肱骨近端、腓骨近端等。也可发生在手、足的短管状骨，在这种情况下肿瘤可侵犯骨干的大部。另外，脊柱、骨盆（包括髂骨、耻骨、坐骨和骶骨）也是好发部位，其他扁骨和短骨则罕见。

主要症状是疼痛，通常为关节周围疼痛，因肿瘤靠近关节，常出现关节功能受限和关节肿胀、积液。病变进展可出现明显肿胀，甚至畸形。在下肢者病理性骨折或微细骨折常见，有统计约1/3病例发现时有病理性骨折，可出现突然疼痛加剧伴功能障碍。当肿瘤穿破骨皮质进入软组织时可出现软组织肿块，局部肿胀，并有皮温升高和浅静脉充盈。GCT 罕有全身症状。偶有肺转移，肺转移多表现良性，预后好于其他恶性肿瘤。

2.影像学检查

(1)X 线检查：常规 X 线的典型表现为干骺端累及骨骺部位的偏心性、膨胀性的骨质溶解病灶，同时破坏骨松质和骨皮质；骨溶解一般较均匀，病灶内无骨化和钙化，但是可因肿瘤在扩展时有某些壁层骨嵴保留下来而呈皂泡样表现；破坏区可达软骨下骨，病变周围骨皮质变薄，可出现程度不一的骨皮质连续性中断；病灶的边缘可以规则或不规则：当肿瘤生长缓慢时，周围骨质被膨胀生长的病灶压迫可形成不规则的硬化缘，但不连续，且从不出现完整的包壳；在大多数情况下肿瘤生长活跃，病灶和周围的骨质缺乏锐利的分界而模糊不清，但是病变区和正常的骨组织移行区常不超过 1cm。病变本身无骨膜反应，有时可把细微骨折后的修复性骨痂误认为是骨膜反应。应注意的是不应过分强调“皂泡征”作为诊断巨细胞瘤的特征性表现，出现该征象是因骨溶解后残留的骨嵴在 X 线影像上的反映。病变扩展可侵犯干骺端和骨骺部位的大部。当病变表现为侵袭性时肿瘤生长迅速，可迅速扩展到整个骨骺和干骺部，边缘很模糊，呈虫噬状改变，大片骨皮质被侵犯而出现中断，形成软组织肿块，肿瘤也可穿越关节而累及邻近的骨质。

在手足短管骨则表现为溶骨性病变侵犯骨骺至软骨下骨，有骨嵴形成，骨的膨胀性改变比长管骨更明显，有时可累及全骨干，出现整段骨的膨胀。在扁平骨和脊椎等不规则骨中则表现为更显著的溶骨性骨质破坏，而膨胀不明显。病灶也多位于骨骺部位，如骨盆病变多靠近髋臼，脊柱以骶骨多见，且上述病变常形成大的软组织肿块。在胸椎、腰椎、颈椎则病变多位于椎体，很少侵犯附件，除非到了病变后期；可引起椎体塌陷，并侵犯椎管和周围软组织，甚至侵犯椎间盘和邻近椎体。

(2)CT：CT 比 X 线平片更易于显示轻微骨皮质连续性中断和周围软组织改变。典型的 CT 表现为干骺端或骨骺偏心性的溶骨性、膨胀性骨质破坏；病灶可呈分叶状，内无钙化，可见到与周围骨质相连的短小骨嵴，但是极少有贯穿整个肿瘤组织的骨嵴或骨性分隔；边界大多比较清楚；骨皮质变薄，多有连续性中断；周围正常的骨质可有程度不等、断续的硬化；很少出现骨膜反应；除非侵袭性高的病变，一般很少有突出骨外的软组织肿块；大部分情况下病灶达关节面下的软骨下骨；因病灶内常有出血或坏死液化故 CT 图像可出现液性区域。侵袭性程度高的病变可有恶性肿瘤的表现，出现大片状的骨皮质连续性中断和较大的软组织肿块。螺旋 CT 三维重建可更清楚地显示病变和关节及椎管等周围结构的关系。增强扫描可以帮助进一步了解肿瘤的骨外侵犯和周围神经、大血管的关系以及更精确显示肿瘤内的坏死区。

(3)MRI：典型的巨细胞瘤 MRI 表现为长骨骨端、偏心性、达关节软骨下骨的异常信号区，如病灶主要为实质成分，则 MRI 图像表现为 T_1WI 低到中等信号，T_2WI 中、高混杂信号，形成“卵石征”；当病灶内有出血、坏死、囊性变和纤维化时，则肿瘤信号更是呈现出多样性，T_2WI 通常包括低、等、高混杂信号。大部分病例的病灶边缘有较规则的、由于周围骨质硬化引起的低信号线状影；病灶内有出血者可出现 T_1WI 高信号改变，T_2WI 出现液平。MRI 还可以更确切了解关节软骨是否有破坏、关节内是否有累及、骨髓腔内扩展情况以及皮质破溃和软组织内侵犯情况。MRI 所见”卵石征”相当于 X 线平片的“皂泡征”。

如果可能，应进行[18]氟脱氧葡萄糖-PET（[18]FDG-PET）检查，用以了解肿瘤代谢和血管形成情况。但是需要注意的是，因为GCT内的破骨细胞极高表达跨膜ATP依赖质子泵转运蛋白，因此表现出很高的代谢活性，不能以此而做出肿瘤恶性的诊断。

3.分级　根据放射学特点，Campanacci提出可把巨细胞瘤分为3级。

（1）Ⅰ级：为静止型，少见，几乎无临床症状。放射学表现为骨溶解区域边界完整，骨皮质受侵犯轻微，骨皮质变薄但完整，肿瘤周围轻度骨肥厚；肿瘤较小，一般不扩展到关节软骨；经长时间临床观察可发现肿瘤扩展缓慢。

（2）Ⅱ级：为活动型，最常见，症状明显。放射学表现为骨溶解区边界欠清晰，骨皮质受侵犯严重，非常薄，有时可几乎全部被侵蚀；肿瘤扩展明显，常很接近甚至累及关节软骨。但是，即使肿瘤扩展严重，骨轮廓仍存在，外形仍保持其连续性，肿瘤与骨膜间尚有比较清楚的界限。经临床动态观察可发现肿瘤生长活跃。

（3）Ⅲ级：为侵袭型，也较少见。放射学表现为骨皮质完全受侵蚀，肿瘤呈球状，肿块穿破骨皮质，穿入软组织，无骨膜包围，而是外覆假包膜；病灶扩展严重，常累及大部甚至全部骨骺，并侵犯关节软骨；动态观察可发现肿瘤发展迅速，呈侵蚀状扩展；病理性骨折常见。

Campanacci的这种放射学分级大致与Enneking提出的良性肿瘤临床分期的1、2、3期分期相当。但是，研究显示Campanacci这种放射学分级与肿瘤的局部复发无关。需要指出的是，在大多数活动性和侵袭性病变，尽管影像学可呈现明显的侵袭性病变，但组织学检查却表现为典型的巨细胞瘤，即完全是良性肿瘤，只有极少数侵袭性病变会转变为肉瘤。在选择治疗方案时应以临床分期为依据，而不能单凭组织学报告。

（四）鉴别诊断

为更真实获得肿瘤的发展情况和病人的预后并更好指导临床治疗，应在综合临床、影像学和病理组织学资料的基础上对肿瘤进行分期和分级，对于巨细胞瘤，尤其要高度重视临床和放射学检查结果。临床常用的是Enneking分期系统，在考虑治疗方案时应以分期为指导。

如果能很好结合临床、影像学和组织学资料，巨细胞瘤的诊断正确率是很高的。但是有时巨细胞瘤还是需要与一些成年后的溶骨性病变相鉴别。

1.*动脉瘤性骨囊肿*　在罕见的情况下，巨细胞瘤可能出现大范围出血病灶，甚至肿瘤的大部成为出血性囊腔，这时与动脉瘤性骨囊肿就很难鉴别。动脉瘤性骨囊肿75%发生于20岁以下青少年；发病部位多位于干骺端，可向骨干发展，一般不穿破骺板软骨而累及骨骺；病变起于骨膜下、骨表面，扩展时撬起骨膜并向深面侵蚀骨皮质或骨松质，可表现为中央性或偏心性膨胀性骨质破坏，如果是偏心性病变，与巨细胞瘤相比，其“偏心性”表现得更为显著，典型病例在病灶周围有硬化的骨壳。MRI检查表现为骨破坏区包绕薄层低信号骨壳，病灶呈单囊或分叶状，膨胀明显，T_2WI可见液-液平面分布更广泛；增强扫描显示存在均匀、线状的边缘和间隔强化，而巨细胞瘤则表现为不规则的肿瘤组织强化。CT增强扫描显示肿瘤实质明显强化，其内液性囊腔无强化，两者密度差别明显。

2.*软骨母细胞瘤*　软骨母细胞瘤一般青少年时起病，好发于骨骺，可破坏骺板扩展到干骺端，因大多数生长缓慢，病程长，有时到成年时才发现，需与巨细胞瘤相鉴别。两者鉴别的要点是：软骨母细胞瘤通常为较小的中心性或偏心性溶骨性病变，呈圆形或轻度多环形，边缘清楚是其特征，常有一层薄而硬化的骨边缘，由此可与巨细胞瘤相鉴别；病灶内有钙化、骨化或软骨样区也是重要的鉴别因素；组织学和超微结构可显示肿瘤细胞类似软骨母细胞。

3.甲状旁腺功能亢进症所形成的棕色瘤　常累及干骺端-骨干部位，单发时影像学上与巨细胞瘤相似，但甲状旁腺功能亢进症者在棕色瘤周围的骨骼表现出腔隙性骨质疏松。实验室检查可发现高钙、低磷血症、尿磷、尿钙升高以及血甲状旁腺素(PTH)升高。

4.孤立性骨囊肿　骨囊肿好发于儿童和少年，多见于干骺端和骨干，呈椭圆形，长轴与骨长轴一致，病灶处骨皮质变薄，一般膨胀不明显；囊壁光滑，边缘有硬化；病灶内密度均匀，可见液平面；多为单房性，有时表现为多房，并有较小的骨嵴；CT 示囊内为水样密度，骨皮质变薄但完整，周围有硬化，无软组织肿块；MRI 示均匀的 T_1WI 低信号和 T_2WI 高信号，无软组织肿块，增强后显示边缘线状强化，无实质肿块强化。

5.良性纤维组织细胞瘤　良性纤维组织细胞瘤很少见，边界清楚，周围常有薄层硬化骨包围，无软组织侵犯，肿瘤质地致密，组织学表现为致密的细胞和胶原纤维，形成恒定的席纹状结果，且富含泡沫细胞。

6.慢性骨脓肿(Brodie 脓肿)　慢性骨脓肿病灶位于骨中央，形状不规则，病灶内可能含有小死骨影；骨皮质非但不受损变薄，反而可能增厚。

7 纤维肉瘤　侵袭性巨细胞瘤还需与纤维肉瘤相鉴别，两者好发年龄相似，都为溶骨性改变，且富侵蚀性，边缘不清楚。特别是在巨细胞瘤发生纤维肉瘤变时，在放射学上更难区别，此时应根据患者的病史，既往的放射学资料，更重要的是全面、详尽的组织学检查进行鉴别，巨细胞瘤肉瘤变时在组织学上应该曾发现巨细胞瘤，或者同时存在巨细胞瘤。

8.溶骨型骨肉瘤　在很少的情况下，溶骨型骨肉瘤在影像学上可表现为纯粹溶骨性病变而几乎毫无成骨特性，这就难以与侵袭性强的巨细胞瘤相鉴别。此时应综合患者的年龄、临床特点和组织学检查以及免疫组化等进行鉴别。

9.其他　巨细胞瘤有时还需与单发的骨纤维结构不良、巨细胞修复性肉芽肿、成骨细胞瘤相鉴别，对于侵袭性强的巨细胞瘤，还需与孤立的浆细胞瘤、癌症骨转移相鉴别。一般结合临床、影像学和组织学表现能得以鉴别。

(五)分期

典型 GCT 可分别属于 Enneking 良性 1 期、2 期或 3 期病变，但以 2 期、3 期为主。

(六)治疗

巨细胞瘤是一种多变而且不典型的肿瘤，其组织学与生物行为常不一致，即使组织学是典型的巨细胞瘤(良性肿瘤)，也可具有很强的侵袭性，并可发生肺转移；不恰当的治疗可致复发和转移。既往因对这种肿瘤认识不足，过分倚重组织学结果，在治疗上只是单纯刮除后植骨，术后复发率高达 50%。因此，在决定治疗方案时，应强调结合临床、影像和组织学对肿瘤进行精确的分期，如采用 Enneking 外科分期，以临床分期为准则选择合适的治疗方案。对于可切除 GCT，外科手术是首选的治疗手段，为降低复发率，探索出各种局部辅助治疗方法；En-bloc 切除可大大降低复发率。

对于典型巨细胞瘤，临床分期为 1、2 期的病变，可进行病灶扩大刮除加局部辅助治疗，骨缺损处填塞骨水泥。刮除时开窗要充分，应能覆盖病损投影面的大部，避免存在死腔，以确保刮除充分。当骨嵴多且高时，可用球磨钻磨去骨嵴，使刮除界面到达正常骨组织。在彻底刮除病灶后，用电灼器烧灼骨壁，接着用石炭酸处理骨壁，并用无水乙醇浸泡，然后用大量生理盐水加压冲洗。最后，用骨水泥填塞病灶刮除后的骨缺损灶，宜采用不透射线的骨水泥，以利于一旦复发易于发现。骨水泥发热可进一步杀灭可能残留的肿瘤细胞，也有报道骨水泥中加唑来膦酸疗效更佳。其他可选择的局部辅助治疗手段还包括液氮冷冻、射频热疗、氧化锌烧灼等。如不适于用骨水泥，可选用自体骨植骨或同种异体骨植骨，也可用硫酸钙、磷酸钙等人工骨植骨。

在过去的一段时间，有倾向于采用更具侵袭性的手术方法治疗典型巨细胞瘤，如采用多应用在恶性肿瘤中的广泛切除界面切除肿瘤，以获得阴性切除界面，这样虽然获得了较好的肿瘤控制，但是对肢体功能损伤较大。因为四肢巨细胞瘤位于骨端关节附近，En-bloc 切除后缺损的重建和关节功能的维持有困难，所以，目前 En-bloc 切除一般仅适用于肿瘤临床分期 3 期且极度扩展的巨细胞瘤、肿瘤侵犯关节囊、韧带等关节周围组织、发生病理性骨折后骨储备差无法内固定以及肿瘤明确出现肉瘤变等情况；对于非重要部位，如腓骨近端病灶也可采用大块切除，以获得更好的局部控制。切除后重建手段包括灭活再植、自体骨移植关节融合、同种异体骨移植内固定及肿瘤型假体置换重建等。

如果肿瘤已经存在广泛软组织侵犯，特别是累及神经、血管主干时，可截肢。对于复发病灶，也是根据复发肿瘤的分期选择治疗方案，仍可再刮除并局部辅助治疗。对肺转移病灶如能密切随访，通常不需手术切除，也可行肺叶切除术。

放疗常用于因存在手术禁忌或手术切缘不够充分的病例，例如发生在脊柱的病变。局部控制率可达 80%。术后放疗一般在手术后 6 个月左右进行。恶性变是需要担心的问题，但是近期研究显示采用兆伏级超压放疗不会明显增加恶性变。包括 ^{60}Co 及直线加速器，放疗剂量 40～60Gy，如已植骨，放射量最好控制在 40Gy。

因为 GCT 在总体上表现为良性特征且限于化疗的疗效和耐受性问题，化疗不做常规选择。但是，如果已明确有肉瘤变，则应化疗。

也有用 α 干扰素和二膦酸盐进行治疗的。干扰素的不良反应大且缺乏随机研究结果，其作用有待进一步评估。体外研究显示二膦酸盐可有效杀灭 GCT 基质细胞和破骨细胞样细胞，而且唑来膦酸效果优于帕米膦酸二钠，可减轻症状和降低复发率，但其疗效还需要进一步确定。

随着对 RANKL 在 GCT 发病所扮演的作用的认识，针对 RANKL 的人类单克隆抗体的药物—Denosumab 治疗 GCT 引起了很大关注。该药可用于治疗骨质疏松、上皮癌骨转移和骨髓瘤。在一项 Denosumab 治疗复发性或无法手术切除的 GCT 的临床试验中，35 例患者中 30 人对治疗有反应，治疗后有 20 例巨细胞几乎完全消除，治疗 6 个月后检查 15 例中 10 例放射学稳定。治疗耐受性好，无严重不良事件，未产生抗 Denosumab 抗体。但是，对于 Denosumab 是否能降低局部复发率，以及对其他含有丰富巨细胞的病变是否有效还需进一步研究。

因为 CSF_1 对单核细胞分化，也即对破骨细胞分化起着关键作用，甲磺酸伊马替尼能阻滞 CSF_1 的信号传递，可能有效治疗 GCT。另外，能阻滞 VEGF 信号传递的药物，如 sunitinib、sorafenib 和 bevacizumab 也可能有治疗效应。

（七）疗效评估和预后

传统的单纯刮除术术后复发率很高，有报道达到 50%。随着医学影像学的发展和应用高速磨钻扩大刮除并结合局部辅助治疗的使用，复发率下降到 10%左右。但是，对于复发病例，即使扩大刮除术，复发率也高，超过 30%。病理性骨折后复发率高。复发病例和桡骨远端巨细胞瘤易发生肺转移。复发大多数发生在治疗后 3 年内，偶尔在 4 年后也会复发。对于典型巨细胞瘤即使发生肺部转移，肺部病灶切除后预后仍然较好，远远好于肉瘤肺转移者。

二、巨细胞瘤之恶性

骨的巨细胞瘤是一种多变的肿瘤，给骨科、肿瘤科和临床病理科医师带来很大困扰。例如，在很罕见的情况下，典型的巨细胞瘤也会发生肺转移，尽管原发病灶和转移瘤在组织学上和临床上均为良性表现，而且转移病灶即使不予手术切除，也很少致死，有些甚至会自行消亡，其预后远远好于其他恶性骨肿瘤肺转移者。问题是绝大多数肿瘤科和病理科医师正是以肿瘤是否会发生远处转移作为界定良恶性的标志，即认为只有恶性肿瘤才会远处转移。另一可能带来困扰的是所谓“恶性巨细胞瘤”的问题，有时会把一些富含巨细胞、却与巨细胞瘤无关的肉瘤错误诊断于“恶性巨细胞瘤”。对于典型的巨细胞瘤，诊断往往容易；但是，即使获得了正确的诊断和采取了标准的治疗，预后也可能有很大差别。而对于一些不典型病变，则鉴别诊断会很困难，其中很重要的因素是因为很多骨的病变都会出现巨细胞，从非肿瘤的炎症或增生性病变，到良性肿瘤，乃至一些高度恶性的肿瘤，在病变区都可存在巨细胞，而且从形态上与巨细胞瘤含有的巨细胞很难区别。

为了防止出现歧义，主张弃用“恶性巨细胞瘤”这种诊断，改用“巨细胞瘤之恶性”，定义为肉瘤发生在毗邻良性巨细胞瘤中或发生在既往有明确诊断为巨细胞瘤的部位。分为原发性和继发性，继发性占大多数，在继发性中，大多数发生在放射治疗以后，少数发生在单纯手术治疗后。真正原发为恶性者很罕见，在组织学检查时可发现典型的巨细胞瘤中出现明确的恶性细胞。以往在论及恶性巨细胞瘤时，虽然有学者只认同原发性，把继发性排除在外，但在目前的定义下，显然把继发性病变包括在内。根据定义，组织学上要确诊恶变的条件为：既往确诊为巨细胞瘤（有病理资料），新的病理检查在同一部位发现肉瘤；同一样本中典型（良性）巨细胞瘤和肉瘤并存，两者居其一即可诊断为恶性。巨细胞瘤常恶变为纤维肉瘤、骨肉瘤和恶性纤维组织细胞瘤，以纤维肉瘤多见。

当疑似巨细胞瘤出现下列现象时，应警惕恶性：病情发展迅速，局部症状明显，如疼痛剧烈、皮温高、静脉怒张、压痛明显及巨大软组织肿块；全身情况差；实验室检查发现贫血及红细胞沉降速率增快等；影像学检查显示溶骨性破坏严重，骨皮质穿破，形成巨大软组织肿块，无骨膜反应和钙化。确诊需依靠病理检查。病理检查取材应全面，即取材点要密集且涵盖整个病灶，病理诊断标准是同时有典型的巨细胞瘤的特征并在其旁存在肉瘤细胞，或者既往有明确的典型巨细胞瘤的诊断依据，复发后发现有肉瘤变。

手术仍是主要治疗手段。应根据肿瘤的外科分期选择合适的治疗方案。病灶切除界面以广泛切除为宜，如限于局部情况难以达到广泛切除，可边缘切除加辅助治疗。多可采用保肢手术。对于无法手术者，可放射治疗。只要治疗方法选择得当，则预后较好。

（葛　姗）

第四节　软组织恶性肿瘤

一、纤维组织来源的恶性肿瘤

（一）纤维肉瘤

纤维肉瘤是唯一由成纤维细胞和胶原纤维形成的肿瘤，其形体相对单一并具有人字形的组织结构。本病发病率不高（约占软组织肉瘤的 10%），一般在 30～70 岁发病率最高，平均发病年龄在 45 岁左右，很少在 10 岁以前发病。部分为先天性发病。发病部位最常见为大腿，其次为躯干、其他四肢骨。儿童好发在肢体远侧部分，包括手部和足部，但在成年人罕见。肿瘤绝大多数位于浅筋膜深层，表现为单一的球形肿块，有时呈分叶状。通常生长较快。质地较硬，边缘相当清楚。晚期可与骨骼粘连，也可使皮肤溃烂。有时可压迫神经。但大多数病例没有疼痛症状。个别病例可在 X 线片上有钙化影和骨骼破坏表现。组织学上可见肿瘤全部由梭形细胞组成。有特征性螺旋式的组织结构，伴有巨大的多核肿瘤细胞，胞质丰富，强嗜酸性，有时呈泡沫状。分化较差时胶原被限制为一薄的网状纤维，围绕每一个细胞，并可被银染。分化好者胶原含量丰富，细胞和纤维可形成平行排列的束，但常常互相纠结并定向呈人字形。纤维肉瘤按其恶性程度可分为不同等级，分化与组织学方面的恶性程度成反比。对纤维肉瘤的治疗主要为手术切除，对成年病例切除应彻底，对儿童要求不如成年人高。切除边缘应广泛。对成年患者适于根治性边缘切除术。放疗、化疗只能作为辅助治疗，特别适宜与Ⅲ～Ⅳ级纤维肉瘤的处理。纤维肉瘤的预后取决于组织学的分级和年龄。10 岁以下儿童预后较好。儿童复发率与成年人差别不大，但转移较少，一般可少于 10%。成年病例当行边缘切除，切除范围不够广泛时，常可局部复发。复发率约为 50%，且 60%病例发生转移。多转移至肺、骨骼和肝，淋巴结转移少见。Ⅰ～Ⅱ级纤维肉瘤 10 年生存率为 60%，Ⅲ～Ⅳ级纤维肉瘤约为 30%。

（二）隆凸性皮肤纤维肉瘤

隆凸性皮肤纤维肉瘤少见。好发在 30～50 岁，多发于男性。好发部位为躯干及四肢近端。病变一般局限在皮肤和皮下组织。一般为单发，也可为多发结节。肿瘤生长缓慢持续，并不停顿。最终形成较大或巨大的肿块。其表面的皮肤出现萎缩，易发生损伤。肿瘤切除后极易复发，因此可称之为低度恶性转移性皮肤纤维肉瘤。组织学上可见肿瘤浸润于周围皮肤和皮下组织。质地致密，细胞密聚，形态单一，多由梭形细胞构成，类似成纤维细胞。细胞的特征是围绕一个核心呈放射状排列（多层小体）。治疗上应行广泛性彻底的切除肿瘤，复发多因肿瘤周围组织切除不够所致。由于本病较少转移，所以一般不考虑施行危险性大或致残性、根治性手术，也不需化疗或放疗。术后复发者可行破坏性大的手术甚至截肢术。

二、脂肪组织来源的恶性肿瘤

脂肪肉瘤

脂肪肉瘤是第二常见的软组织恶性肿瘤，仅次于恶性纤维组织细胞瘤。男女发病率相同，多见于40岁以后，为典型的成年人和成年后疾病。好发于肌肉和纤维脂肪等深部软组织，起源自皮下组织者很少。最常见发病部位在大腿，特别是股四头肌和腘窝区，其次在腹膜后，还好发于小腿、肩部和上臂，手、足发病很少。脂肪肉瘤临床表现为深部软组织中生长的肿块，临床上常用其形体增大到一定程度才会被发现，因此病史时间很长。肿块可由于压迫周围器官而出现症状，如下肢水肿、疼痛等。病理学检查可发现边界不清的肿块，质地软。大体病理可见脂肪肉瘤体积较大，可为分叶状。通常有薄而不连续的假包囊。质地通常软，切面的颜色和病变根据组织学的结构而不同。组织学上可存在不同亚型，重复出现未分化的间充质细胞型脂肪细胞到成熟脂肪细胞的不同阶段的表现。在少数病理中，分化良好的脂肪肉瘤在同一肿瘤内也可见具有高度恶性的脂肪肉瘤特征的部分，以及未分化肉瘤或是恶性纤维组织细胞瘤的区域。因此，病理诊断时需要广泛且多处取材。脂肪肉瘤可分为多个亚型。

1.黏液脂肪肉瘤　黏液脂肪肉瘤为肢体软组织中最常见的脂肪肉瘤，发病率为30%～40%。组织学检查可发现相当的细胞化，由分化成不同阶段的成脂肪细胞形成。其中含有大量散在的可被黏多糖酶染料浓染的黏液物质。典型的黏液脂肪肉瘤富含血管，有丝分裂较少，黏液成分丰富。通常1～2期黏液型脂肪肉瘤恶性程度低，3期少见，均可转变为圆形细胞脂肪肉瘤。

2.圆形细胞脂肪肉瘤　圆形细胞脂肪肉瘤发病率不高(8%～10%)。属于一种非常细胞化的变异，主要由卵圆-圆形细胞组成。病变区内可见普遍存在的丛状血管。在某些病例中，圆形细胞脂肪肉瘤与多形脂肪肉瘤共同存在，其中有数量较多的坏死和出血病变。

3.多形脂肪肉瘤　多形脂肪肉瘤占脂肪肉瘤的20%。特点是成脂肪细胞中的细胞呈多形，并具有不规则的和富含染色质的核。其病灶可见异常的细胞分化。在卵圆形或圆形细胞旁边可见具有厚核、粗大核染色质和非常明显核仁的细胞，另有一些具有异常的嗜伊红的细胞核黏液样变的巨细胞。这些细胞也可在多形性横纹肌肉瘤和恶性纤维组织细胞瘤中发现。多形脂肪肉瘤是一种高度恶性，并具有明显有丝分裂活动的肿瘤。

4.脂肪肉瘤与低分化脂肪肉瘤混合　低度恶性脂肪肉瘤旁边有高度恶性变的病灶。Evans命名为去分化的脂肪肉瘤。这是一种在低度恶性脂肪肉瘤[黏液和(或)脂肪瘤样]旁边有一明显分隔的肿瘤性新生物。另外，还有高度恶性的肿瘤成分，后者可能具有圆细胞或多形脂肪肉瘤或恶性纤维组织细胞瘤的特征。

分化良好的和黏液性脂肪肉瘤的恶性程度较低(1～2级)，多形及圆形细胞脂肪肉瘤恶性程度较高(3～4级)。分化良好和黏液性脂肪肉瘤在切除术后仍可局部复发，个别分化良好者可发生转移。黏液性转移少且迟。相反，圆形细胞和多形脂肪肉瘤易于迅速出现局部复发，通常在切除术后第1个月或1～2年，而且常可早期经血行转移到肺、骨骼和其他内脏。区域淋巴结转移少见。治疗上，由于即使肿瘤表面形体较小，但其边缘切除术后的局部复发率仍较高，因此在治疗时应尽可能减少复发。对于黏液性和分化良好者以及所有1期脂肪肉瘤，广泛切除是最合适的治疗方法。对于高度恶性的脂肪肉瘤最好施行根治性切除。放射治疗有效，特别是对黏液性脂肪肉瘤有效。在临床上放疗广泛的与手术同时使用。骨盆和腹膜后脂肪肉瘤治疗比较困难，当不能广泛的切除或对边缘切除有顾虑时，即使其为单发者也最好在术后联合运用放射治疗。化疗效果不确定。

三、肌肉来源的恶性肿瘤

（一）平滑肌肉瘤

平滑肌肉瘤占所有软组织肉瘤的7%。好发部位为肢体以及毛囊有关的部位。好发年龄在40～70岁，无性别差异。多为单发病灶。在皮肤外病灶直径不超过2cm，位于皮下者则体积较大。最常见的症状是疼痛。当肿瘤局限在皮肤时，其边缘不清楚。肿瘤在皮下组织时，可在生长过程中压迫周围组织而产生假包囊。多数深部肿瘤起源于血管的平滑肌。肿瘤可侵犯动脉和静脉，并可因压迫静脉产生肢体的水肿。组织学上表现为梭形细胞增生，肿瘤细胞均有一细长而两端钝圆的细胞核，可见肌原纤维。典型的细胞原生质网在肿瘤纤维之间呈波浪状走行，偶尔可见栅栏状排列的细胞核，与神经来源的肿瘤有时相似。通常根据有丝分裂象的数量来区别平滑肌瘤和平滑肌肉瘤。在高倍显微镜下每10个视野中如出现5个有丝分裂，则可以考虑为低度恶性，若仅有0～1个则提示为潜在恶性。浅表平滑肌肉瘤的预后较好，约有50%的病例可局部复发。深部平滑肌肉瘤的预后非常严重，因其转移可能增加恶性程度。据统计，在皮肤的平滑肌肉瘤并不转移，但累及皮下组织的病例约有1/3可发生转移。手术选用肿瘤边缘切除术，应带有周围健康组织（广泛切除术），切除应尽可能彻底。

（二）横纹肌肉瘤

横纹肌肉瘤是横纹肌来源的恶性肿瘤，是趋向于分化的横纹肌细胞肉瘤，似源自未分化的间充质细胞或源自专有的胚胎肌肉组织区。因而在儿童发病率较高，而且在正常无横纹肌的解剖区域也可出现肿瘤。横纹肌肉瘤有3种变异型：胚胎性、小泡性（腺泡性），以及多形性。这种区分并不是十分明确，是根据组织学（葡萄簇状变异）和直视检查的特征而确定的。横纹肌肉瘤的一般特征是：具有可变化的组织学图像，包括从未分化的圆形细胞到连续各分化期中成横纹肌细胞范围广泛的图像。横纹肌肉瘤约占软组织肉瘤的20%，是20岁以下最常见的软组织肉瘤，其中又以胚胎性横纹肌肉瘤最为常见，其次为小泡性。在不同年龄的人群其发病率和肿瘤类型有相当大的差异。胚胎性和小泡性发生在儿童和青少年，是该年龄段较常见的恶性肿瘤。典型的多形性横纹肌肉瘤发生在成年人，较少见。横纹肌肉瘤好发部位依次为头部（眼眶、中耳）、颈部、泌尿生殖道、胆道、腹膜后及躯干和四肢的软组织。肢体的横纹肌肉瘤主要为葡萄簇状变异型。上下肢发病情况大致相同。因此，横纹肌肉瘤患者可能会由不同相关专科发现。胚胎性横纹肌肉瘤通常发生在头部、颈部和泌尿系统。肿瘤质地软，呈胶胨状。小泡性横纹肌肉瘤多发生在头颈和四肢，典型的病例质地较胚胎性硬。多形性横纹肌肉瘤常常发生在四肢。横纹肌肉瘤是深部肿瘤，且常局限在相关肌肉内。其生长迅速，具有较大的侵袭性和破坏性，容易从黏液腔（葡萄簇状病变）和眼眶中长出到皮肤表面。由于本病在年龄和侵袭的部位有其特殊性，所以容易在早期即可被发现并得到治疗，因此肿块体积一般不会太大。除非神经受到压迫，否则一般不会出现疼痛。放射学上一般没有典型发现。一般没有钙化。当肿瘤侵袭到骨骼时可有相应的放射学反应。无论是单发的还是多叶状的肿瘤，均由于肿瘤的主要成分为细胞，所以肿瘤质地都比较柔软，有时可含有黏液或囊性。颜色从灰白色到粉红色到淡棕色不等，可有坏死-出血。当肿瘤向黏膜腔(胆道、膀胱、尿道、阴道)生长时，表现为类似葡萄串的息肉状或黏液状外观，即葡萄簇样外观，这是胚胎变异型的一种局部化改变。组织学上，胚胎型横纹肌肉瘤类似于横纹肌在胚胎发育时的不同阶段。各个病例差异很大，大多数病例中未分化细胞占优势，仅散在有少数分化的细胞。同时肿瘤以小圆细胞为特征，平时其分化现象比较分散和明显，从而呈现类似胎儿肌肉的外观。在所有病例中，其稠密的细胞区与稀疏的细胞区、黏液样改变区二者可交替出现。其另一恒定的特点是细胞分布无规律，同时其中的网状及胶原纤维非常稀疏，细胞内可见横纹。小泡性横纹肌肉瘤由未分化的小圆形-卵圆形细胞所组成，并聚集成实质性的小的岛或小泡，之间为粗糙的稠密胶原带分隔。与胚胎性横纹肌肉瘤相比，小泡性横纹肌肉瘤的分化更罕见，取代的是多核巨细胞。多形性横纹肌肉瘤是一种具有球形细胞、梭形细胞、巨细胞和球拍样及蝌蚪样细胞的多形性肿瘤。胞质嗜伊红性强，并呈丝状及颗粒状，很少看到横纹。横纹肌肉瘤恶性程度高，病程短促，侵袭性较大，在不适当的手术及无辅助治疗时有显著的局部复发趋势，淋巴结转移早，附睾横纹肌肉瘤转移更为常见。肿瘤依次转移到肺、淋巴结、骨、内脏器官和脑。目前认为如有可能应采用术前适当化疗，尽可能广泛切除，最好同时切除区域淋巴结，术后在原发肿瘤部位及区域淋巴结处配合进行放射治疗(40～60Gy)。对所有病例都应施行周期综合化疗 2 年。接受综合治疗的患者 5 年生存率已接近 80%。小泡性横纹肌肉瘤比胚胎性的预后要差，因此肢体的小泡性横纹肌肉瘤预后较差。组织学分化的分级和年龄对预后无特别意义。

四、血管来源的恶性肿瘤

血管内皮瘤和血管肉瘤

血管内皮瘤和血管肉瘤的肿瘤细胞趋向于成血管母细胞分化，可分为低度恶性和高度恶性两种。这些细胞在形态学方面的特征为具有广泛的、染色良好和 PAS 阳性的胞质。胞质中的空泡代表血管腔的原始形成，并在合胞体中相互联合。肿瘤很少发生在软组织中。

1.上皮样血管内皮瘤　上皮样血管内皮瘤为非常少见的肿瘤，仅在肢体的深部或表浅的大静脉血管壁及有关的软组织中发病。肿瘤局限，为实质性病变。苍白，无血管。组织学方面是由单发的索状物构成，无任何血管腔形成。其细胞具有内皮样特征，这些索状物由富含黏多糖的，类似软骨样物质的基质包绕。肿瘤具有低度恶性的特征，局部复发的潜力低，转移少。

2.血管肉瘤　血管肉瘤发病率极低。在皮肤-皮下组织中发病者远高于深部组织者。典型的病灶多出现在患慢性淋巴结水肿的肢体，乳腺切除术后的妇女，先天性和后天性淋巴水肿者。在皮肤或皮下常以多个结节出现。除乳腺癌术后的妇女，男性多发，可在任何年龄发病，但主要在成年人群发病。肉眼观察表现为凸凹不平的肿块，有时以假囊壁为界限。质地软，表现为类似脑样的组织，含较多血管或出血区。在以实质性成血管细胞为主的组织类型中，可能表现为致密及并不特别血管化的改变。组织学方面，血管肉瘤的特点为细胞较大，含有染色深和轻度嗜碱的胞质，常在胞体中相连，并形成空泡；其大的球形空泡性核含有大的核仁。这些细胞类似于成血管细胞，形成实质性区及索带，或吻合成像网状结构一样的管型。在任何情况下，用对结缔组织的三色染色和高价银浸润的方法可以明确诊断，并可以清楚地显示内皮结构、索带样管型及血管腔分界的细软的网状内膜细胞。血管肉瘤为恶性肿瘤，必须早期根治。可经血行转移，但经淋巴转移也不少见。

五、滑膜来源的恶性肿瘤

滑膜肉瘤

滑膜肉瘤是由两类相似的滑膜细胞（A 型、B 型）形成的肉瘤，由于其由两类滑膜细胞构成，故被称为双相性肿瘤。当双相改变完全，而肉瘤由成纤维细胞（B 型）或上皮样细胞（A 型）构成时，诊断有困难且有疑问（单向性）。

滑膜肉瘤发病率较高，仅次于恶性纤维组织细胞瘤、脂肪肉瘤和横纹肌肉瘤。好发于男性，男女比例为 1.2：1。多在青壮年时发病，15～35 岁为发病的高峰，很少在 10 岁以前和 60 岁以后发病。滑膜肉瘤仅有不到 10％的病例在关节腔内发病，一般发生在深层及筋膜下，肿瘤所在的部位多靠近关节。在关节外与关节囊粘连并累及肌腱、筋膜与滑膜囊。有时可以在远离正常滑膜的部位，如大腿、小腿、颈部和腹壁处。最常见的发病部位是膝关节和大腿远端，其次为足和踝部，再其次为肩部、臂部、肘、前臂、腕和髋部。手部、躯干、头部和颈部发病少。滑膜肉瘤 50％以上有疼痛、自发痛和触痛等症状。有时肿瘤尚未能触及，疼痛就已经出现。肿瘤的特点是局限性生长。当肿瘤位于膝关节周围，特别是在腘窝出现肿胀时，常常怀疑为滑膜炎、滑囊炎或滑膜囊肿，而忽视滑膜肉瘤的可能性。在其他关节周围或肌腱周围的肿块甚至可以在临床上类似于色素绒毛结节性膜炎，或黏液性囊肿（腱鞘囊肿）。关节内病灶引起慢性滑膜炎症状很少。肿瘤生长缓慢，从首发症状到诊断的间隔时间一般为 1～4 年，有的病史更长。大约 40％的病例含有矩形不透放射线影，有时为云雾状或模糊的阴影，另外还有大块的、稠密的不透放射线影。其他病例的放射学改变与富含血管的软组织肉瘤没有区别。肉眼可见肿瘤体积差异较大，呈球形，多叶状。可以有假囊壁。滑膜肉瘤很少生长在滑膜内，或被肌肉完全包绕。它通常在肌腱、关节囊、滑膜囊、筋膜、腱膜、骨、肌肉、骨间膜间生长，并与之粘连。肿瘤沿着这些多平面生长并塑形，因此广泛性切除非常困难，即使是那些早期病例。肿瘤质地可以是柔软的（分化不太好的高度细胞化的形态时）或较硬的（胶原化较多时）。切面苍白，或有出血，具有坏死区域及囊腔。组织学的特点是双相结构：假成纤维细胞性梭形细胞和假上皮细胞。源自上皮细胞的双相分化及蛋白分泌类似于滑膜结构。滑膜肉瘤的发现常比较迟，可以提供线索的是无明显肿胀的疼痛，关节周围的局部肿胀（提示滑膜囊肿，黏液囊肿，色素结节性滑膜炎或滑囊炎）以及缓慢生长的肿块。明显钙化和骨化病例的放射学诊断可能偏向于骨化性肌炎或软骨来源的肿瘤或骨肉瘤（后者发生在软组织中比较少见）。双相和分化良好的滑膜肉瘤组织学诊断比较容易，而那些几乎整个为单一形态和分化不很好者组织诊断困难，在那些全部为单一形态者是不可能去诊断的。单向梭形细胞型与纤维肉瘤相比人字形结构不明显或甚至缺如，可看到球形螺旋状结构，核相当丰满，有丝分裂不多。单相上皮样细胞型可以与子宫附件或转移癌、恶性黑色素瘤、恶性上皮样神经鞘瘤、上皮样肉瘤类似。分化不良型很难与分化不良的纤维肉瘤或血管外皮细胞瘤区别。有时以小细胞为主的肿瘤可能与尤因肉瘤和成神经细胞瘤相似。没有双相结构的证明时，滑膜肉瘤的诊断不能肯定，而仅为推测。这种明确诊断有时意义不大，因为无论诊断为滑膜肉瘤或其他分化较差的肉瘤，其预后和治疗均不会改变。在非手术治疗后，滑膜肉瘤的局部复发率相当高，大部分在最初 2 年内就可以复发，但也有在手术后 10 年或更长时间才复发的病例。滑膜肉瘤的转移趋势也比较明显，转移的时间可早可晚，好发的转移部位依次为肺、淋巴结和骨骼。转移灶的肿瘤组织分化也较原发肿瘤差。滑膜肉瘤预后相当严重，10 年生存率相当于 15%～30%。对预后不利的因素是肿瘤的体积、组织学上分化差、有丝分裂数量以及血管内存在癌栓。对预后有利的征象为肿瘤广泛和强烈的钙化-骨化。手术切除必须施行非常广泛的边缘切除，有时甚至要牺牲重要的功能结构甚至截肢。在滑膜肉瘤好发的区段常可选择适当广泛的大块切除。联合运用术前或术后的放疗和化疗（多柔比星）可能是非常有效的。由于可以经淋巴途径转移，所以应该切除区段淋巴结，特别是当这些淋巴结增多和增大时更应该彻底切除。

六、组织来源不明的恶性肿瘤

（一）小泡状肉瘤

小泡状肉瘤为一种组织发生学上尚未明了的软组织恶性肿瘤。具有独特的组织学结构，呈小泡状，为假性分泌样组织。小泡状肉瘤发病率极低，好发女性，年龄在 15～35 岁，也可在儿童期发病。发病部位在下肢及躯干的深部软组织中。肿瘤呈球形或结节状。一般生长缓慢，没有疼痛，往往发现时体积就已经很大，且已存在多年。由于其血供丰富，所以肿瘤可以出现搏动或血流杂音。有时原发灶尚未发现，转移至脑、骨、肺等的转移灶就已出现，成为本病的首发症状。肉眼观察，肿瘤常常被数目众多的充盈的血管包绕。瘤体为球形包块，有时呈多形性，外被假包囊。切面黄白色，坏死和出血时则呈暗红紫色，质地柔软，类似脑组织。组织学方面可见典型的假内分泌小泡状结构，轻压即可变色。有明显的新生血管和肿瘤周围的扩张血管，血管常常侵入新生细胞周围。这与肿瘤早期转移有关。小泡状肉瘤属于高度恶性肿瘤，转移率高，一般为肺部、皮肤和脑部转移。手术治疗的原则为广泛或根治性手术，同时辅以放、化疗。

（二）上皮样肉瘤

上皮样肉瘤的发病率不高，但在手部和上肢的肉瘤中为发病率最高者。好发于男性，年龄在 20～30 岁（分布在 5～60 岁）。原发部位为手（特别是掌面），前臂（尤其是背面），而足的跖面，小腿的前面，以及肢体的近端发病率明显降低。上皮样肉瘤初起时为一个或多个小而硬的表浅结节，与皮肤粘连，并在皮肤上轻度隆起。结节生长缓慢，常在表面溃烂，有一个或多个结节的部位较深，可增大如鸡蛋大小，甚至更大。除非肿瘤压迫或包绕神经干，一般没有疼痛。肿瘤质地较硬。肿瘤与其周围的组织粘连固定，常常发生阶段性的淋巴转移。放射学检查常没有阳性发现，很难看到肿瘤内的钙化。骨骼较少受累及。肉眼观察肿瘤多为多结节、白色、质硬而且趋于播散，与皮肤、皮下组织和筋膜、肌腱和腱鞘、周围血管、神经等牢固粘连。组织学方面主要表现为具有多角形的大细胞，即具有丰富的嗜伊红胞质，核囊性，核仁清晰。这些细胞形成的结节特别是在表浅处含有一个中心坏死区域，与类风湿结节和坏死性结节相似。组织发生学尚不清楚。上皮样肉瘤预后较差，这可能与就诊较晚及治疗不恰当有关。病程缓慢，有时从首发症状到诊断可达几年。肿瘤趋向于在肢体的腱鞘、肌腱、肌肉、神经血管束的近端扩散。由于病灶有多个浅表溃烂的结节，其沿皮肤淋巴网扩散的趋势成为其特征。常常出现区域淋巴结转移。远处转移到肺部。手术必须沿病灶进行，应非常广泛或根治性切除。同时进行区域淋巴结清扫。局部切除后复发率可达到85％，并且30％出现远处转移。

（三）肌腱和腱膜的透明细胞肉瘤

肌腱和腱膜的透明细胞肉瘤非常少见，多发于女性。发病年龄10～60岁，平均年龄25岁。常见部位依次为足、肘、膝、上肢，很少在肩、髋以及躯干部发病。肿块一般中等大小，无痛，呈单个或串状。生长缓慢，从出现首发症状到手术常历时多年。肉眼观，肿瘤与肌腱或腱膜相连，与皮下组织和皮肤不粘连。质地硬，很少有软化黏液区。形状上呈球形或略有分叶状，边缘相当清楚，有包膜，切面呈白色。组织学方面肿瘤主要由圆形或梭形细胞构成。一般有透明的胞质，有时呈中等或很强的嗜伊红特性。胞质PAS阳性，存在有大量黑色素。组织来源不详，可能来自于黑色瘤或神经细胞。透明细胞肉瘤在施行肿块切除术后1年内复发，有时复发可沿肌腱和腱膜扩展而形成多个结节，特别容易在区域淋巴结和肺内转移。尽管其发生时间较迟，但发生率较高。这种高复发率多因治疗不当或与其临床首发症状不明显有关。对肌腱和肌膜透明细胞瘤的治疗应以广泛的手术切除及彻底的区域淋巴结清除术为主，并辅以全身化疗。

（四）牙槽软组织肉瘤

牙槽软组织肉瘤为少见的恶性肿瘤，常起源于四肢的肌肉。多见于20～30岁女性，表现为大腿肿块。标准的根治性手术死亡率高。目前多行综合治疗，即根治性切除后辅以全身化疗。

（五）骨外尤因肉瘤

软组织中的尤因肉瘤其临床和形态特征与骨的尤因肉瘤非常相似。发病率较低，多见于男性，好发于10～30岁。好发部位在脊椎旁和胸部的软组织、腹膜后及下肢。肿瘤发病部位深，生长较快，但常无痛感，病史一般少于1年。肉眼观察见肿瘤为分叶状，质地较软，切面上可见典型的脑组织改变，可见到液化、坏死和出血区域。组织学改变与骨尤因肉瘤相同，为均匀一致的小圆形细胞。软组织内的尤因肉瘤的预后和治疗与骨的尤因肉瘤相似。宜采用广泛切除，辅助放疗和全身化疗。

（六）骨外骨肉瘤

软组织中的骨肉瘤是一种其细胞可以产生骨样组织的恶性间充质肿瘤。发病率极低，可为原发，也可继发于放射治疗后。与骨的骨肉瘤不同，本病多发于成年人和壮年人，似乎好发于女性。好发于大腿、骨盆和肩部。放射学图像可见模糊的不透光的区域或结节。骨扫描可以显示病灶区浓集的图像。肉眼观察可见到此种软组织中的肿瘤可有假囊样改变或浸润性生长，切面呈白色和粗砂石状颗粒，夹杂有坏死和出血区域。组织学方面骨外骨肉瘤恶性细胞学特征明显，以成骨细胞为主，成软骨细胞和（或）成纤维细胞也可同时存在，细胞呈多样性。有丝分裂常见，为高度恶性的肿瘤组织。骨外骨肉瘤的预后差，肺转移高。治疗应与骨组织骨肉瘤相似，选用术前化疗、广泛或根治性手术及术后持续化疗的综合治疗。

（七）骨外软骨肉瘤

软组织中的软骨肉瘤发病率很低，与骨的软骨肉瘤不同，是以分化良好的软骨为主的肿瘤。所有软组织中软骨肉瘤几乎都是黏液性和间充质性软骨肉瘤。

1.黏液性软骨肉瘤　黏液性软骨肉瘤少发，多见男性。几乎均在成年人和发育后发病。多发于深部软组织中，主要累及肢体，尤以下肢为甚。临床症状不典型，由于肿瘤生长缓慢，一般病史较长。放射学图像有与软骨来源肿瘤相似的特异表现。肉眼观察可见局限性肿块，常常覆盖薄层的假囊。质地致密，切面上呈黏液样组织外观，部分半透明，并与充血区域交替出现。有时，因液态的黏液物质和（或）出血的积聚可引起肿瘤的囊性变和肿瘤增大。组织学方面，黏液性软骨肉瘤为叶状结构，具有网状血管模式，含有成脂肪细胞，以及在行玻尿酸酵素处理后黏液物质不着色等特征。成软骨细胞特性方面的分化程度也不相同，然而这种分化很难达到正常的透明软骨的分化程度。软组织中黏液性软骨肉瘤的预后与大部分骨的软骨肉瘤相似。肿瘤生长缓慢，但有局部复发的趋势，并有可能转移。由于发病率低，有关这种肿瘤对放疗、化疗的敏感性所知甚少，最适当的治疗方法仍是广泛切除。

2.间充质性软骨肉瘤　间充质性软骨肉瘤在软组织中发病很低，比其在骨中的发病率还要低。无性别差异，主要在青壮年发病。其好发部位为颈部和下肢的深部组织。临床表现与黏液性软骨肉瘤不同，间充质性软骨肉瘤生长相当迅速，有时可异常增大。放射学上可见边缘模糊的钙化或骨化斑，由于有相当丰富和扩张的毛细血管循环，在行肿瘤血管造影时需要行加压注射。肉眼观察，肿瘤质地致密，没有黏液或囊性表现。切面上有充血-出血以及钙化和骨化区域。组织学方面肿瘤以未分化细胞为主，由具有裂隙和管腔扩张的丰富血管组成。肿瘤组织呈现假性血管外膜瘤的模式，细胞呈球形或椭圆形，很少为梭形，间充质性软骨肉瘤以其软骨分化现象作为诊断依据。这些软骨常常分化良好，细胞变异并不明显，常常有钙化，甚至有骨化现象。总之，软组织中的间充质性软骨肉瘤的组织学表现与骨组织中的间充质性软骨肉瘤大致相同。这一肿瘤为高度恶性，生长快，转移发生率高，主要是肺转移，预后很差。应尽早施行手术治疗，最好能施行根治术或彻底切除术。肿瘤对放疗敏感，因此可以采用放疗和化疗与手术相结合的综合治疗。

（杨汶川）

第九章 血液系统肿瘤

第一节 白血病

一、急性白血病

【概述】

白血病是造血干/祖细胞因发生分化阻滞、凋亡障碍和恶性增殖而引起的一组异质性的造血系统恶性肿瘤。

白血病的分化阻滞可出现在造血干/祖细胞发育的不同阶段,急性白血病是阻滞发生在较早阶段。根据白血病的系别表型特征,急性白血病又分为急性髓系白血病(AML)和急性淋巴细胞白血病(ALL)。

【临床表现】

本病的所有临床表现都是因骨髓正常造血衰竭和白血病髓外浸润所引起。而 AML 和 ALL 的主要临床表现基本大同小异,又各有特点。

1.起病 可急骤或较缓慢。起病较缓慢的病例,一旦症状明显,病情常急转直下,与起病急骤的病例相似。

2.贫血 常较早出现并逐渐加重,表现为苍白、乏力、头晕、心悸、食欲不振等。

3.出血 见于约半数病例。程度轻重不一。常见有皮肤出血点、淤斑、鼻出血、牙龈和口腔黏膜出血、月经增多等。严重时可出现血尿(镜下或肉眼血尿)、消化道出血(呕、便血)、视网膜出血(可致视力障碍),若发生颅内出血,常危及生命。AML 中的急性早幼粒细胞白血病(APL)亚型因易合并弥散性血管内凝血(DIC)和纤维蛋白溶解,出血常比急性白血病的其他亚型更严重而多见。

4.发热和感染 发热是初诊尤其是化疗骨髓抑制期患者的常见症状,可为低热或高热,发热的原因主要是感染(包括细菌、病毒和真菌感染)。感染可发生在身体任何部位,其中咽峡炎、口腔炎最多见,呼吸道及肺部感染、肛周炎、肛旁脓肿和胃肠炎较常见,也可发生败血症甚而导致死亡。某些发热患者可无明显感染灶(尤其是中性粒细胞<0.2×10^9/L 时),但不能排除感染;相反,某些发热也可能与白血病本身有关(肿瘤热)。

5.髓外浸润　可发生在全身各脏器、组织和出现在本病的各亚型。如肝、脾、淋巴结肿大，骨关节疼痛，牙龈增生，皮肤浸润，出现原始细胞瘤或中枢神经系统白血病等。浸润还可累及肺、心、胸膜、肾、胃肠、性腺、乳房、腮腺等，可出现或不出现临床症状。两型急性白血病髓外浸润的发生率和浸润程度常不尽相同。如与 AML 相比，ALL 因骨、关节白血病细胞浸润引起骨关节疼痛的发生率较高，肝、脾、淋巴结肿大的发生率较高，肿大程度也更明显，T-ALL 还常有纵隔淋巴结肿大，中枢神经系统白血病和睾丸白血病的发生率更高等。而在 AML 中，急性单核细胞白血病(M_5)和急性粒单核细胞白血病(M_4)的髓外浸润较多见。

6.代谢异常　主要有低钾或高钾血症、低钠或低钙血症；白血病细胞高负荷尤其是伴肾功能不全的患者，开始化疗后可发生急性肿瘤溶解综合征，表现为高磷酸血症、高钾血症、高尿酸血症和低钠血症；高尿酸血症在急性白血病中很常见，主要是因白血病细胞破坏增多(尤其是在化疗开始后)，尿酸生成增多，可引起肾功能不全及痛风样症状。

(一)急性髓系白血病

【分类】

世界卫生组织(WHO)造血和淋巴组织肿瘤分类方案将急性髓系白血病(AML)分为 4 类共 19 个亚型。

【诊断要点】

根据临床症状、体征、血象和骨髓象，急性白血病一般不难作出初步诊断。形态学和细胞化学是本病诊断的基础，但开展免疫表型、细胞遗传学和基因型检查，对提高本病分型诊断的准确性、区分不同危险等级患者以选择适宜的治疗方法和判断预后也是必不可少的。

1.形态学标准

(1)骨髓原始细胞≥20%(原始细胞除指原粒细胞外，还包括急性原始单核细胞/单核细胞白血病和急性粒单核细胞白血病中的原始和幼稚单核细胞，急性巨核细胞白血病的原始巨核细胞，而急性早幼粒细胞白血病的原始细胞则指异常的早幼粒细胞)；细胞化学原始细胞过氧化物酶(MPO)阳性率≥3%。

(2)伴有多系病态造血 AML：以多系病态造血的形态学证据作为确认本亚型的标志。诊断标准为治疗前骨髓原始细胞≥20%，且髓细胞系中至少两系≥50%的细胞有病态造血。

(3)急性红白血病中的红系/粒单核系白血病(相当于 FAB 分类的 AMLM6)：诊断标准为红系前体细胞占骨髓全部有核细胞(ANC)的比例≥50%，原粒细胞占非红细胞(NEC)的比例≥20%；纯红系白血病的诊断标准为骨髓红系前体细胞≥80%，且红系细胞显示明显的不成熟和病态造血，原粒细胞基本缺如或极少。

2.免疫表型特征。

3.细胞遗传学和分子生物学特征

(1)伴有重现性遗传学异常 AML：已如前述。但当患者被证实有克隆性重现性细胞遗传学异常 t(8;21)(q22;q22)、inv(16)(p13;q22)或 t(16;16)(p13;q22)以及 t(15;17)(q22;q12)时，即使原始细胞<20%，也应诊断为 AML。

(2)伴重现性遗传学异常 AML 的受累基因对某些化学药物(尤其是拓扑异构酶Ⅱ抑制剂)有易感性，因而可见于某些治疗相关性白血病。凡发现有与伴重现性遗传学异常 AML 相同的染色体核型或融合基因，而 AML 发病前又有肯定的化疗药物治疗史者，应划为“治疗相关性 AML”。

(3)伴多系病态造血和烷化剂治疗相关性 AML 常有特征性细胞遗传学异常，如 3q－、－5.5q－、－7、7q－、＋8、＋9、11q－、12p－、－18、－19、20q－、＋21、t(1;7)、t(2;11)以及复杂核型异常等。继发于拓扑异构酶Ⅱ抑制剂的 AML 常见 11q23(MLL)易位。

【治疗方案及原则】

急性白血病的治疗分为诱导缓解治疗和缓解后治疗两个阶段。诱导缓解治疗的目的是迅速、大量减少体内白血病细胞负荷，使之达到缓解，恢复正常造血；缓解后治疗的目的是清除体内残存的白血病细胞，以减少复发，延长生存，乃至治愈。

目前急性白血病常用的治疗包括支持治疗、化疗、诱导分化治疗、髓外白血病防治和造血干细胞移植等。

1.支持治疗

(1)凡 Hb≤80g/L 或贫血症状明显时应输注红细胞，PLT＜10×10^9/L 或有明显出血表现时应输注血小板。输注的血制品需经过滤或照射，以避免产生血小板同种免疫作用，降低巨细胞病毒的感染率，降低免疫抑制患者 GVHD 的发生几率。给拟行 BMT 的患者输注的血制品应进行 CMV 检测。

(2)做好消毒隔离，防止交叉感染。

(3)患者出现发热或感染症状时应及时进行检查，以发现感染灶，或作细菌和真菌培养，并给予适当的抗生素治疗。

(4)对 WBC 异常增高(＞100×10^9/L)或有白细胞淤滞症状者，可进行白细胞分离，或化疗前先用羟基脲 1～3g/(m^2·d)使白细胞数下降，以防出现肿瘤溶解综合征。肿瘤溶解的预防主要是使用别嘌醇和碱化利尿。

(5)对采用 HD-AraC 治疗的患者应密切监测肾功能，注意出现神经毒性(尤其是肾功能不全或年龄＞60 岁的患者)，对因肿瘤溶解血肌酐迅速升高、出现神经系统症状或异常体征的患者，应停用 HD-AraC 或减量使用 AraC。

(6)APL 治疗中出现分化综合征迹象(发热、WBC＞10×10^9/L、呼吸短促、低氧血症、胸腔或心包积液)，应密切监测肺脏情况。若患者出现肺浸润或低氧血症，应予地塞米松治疗(20mg/d×3～5 天，后逐渐减量，共 15 天停药)，并暂停使用 ATRA；APL 采用 As_2O_3 治疗者应注意出现心律失常，注意电解质平衡。

(7)治疗前 WBC＞100×10^9/L、急性单核细胞白血病、复发 APL 或 ATRA 治疗后出现白细胞增多的 APL，发生 CNSL 的危险性增加，应注意腰穿监测，并作预防性鞘注。

(8)对化疗后合并严重粒细胞减少(尤其是老年)的患者，可考虑使用 GM-或 G-CSF。

(9)APL 合并凝血病时，应积极输注血小板、新鲜冰冻血浆(补充凝血因子)和冷沉淀(补充纤维蛋白原)。

2.化疗　常用化疗方案：

(1)诱导缓解治疗：标准诱导缓解治疗采用蒽环类或米托蒽醌、高三尖杉碱联合阿糖胞苷，国内常用的有 HA(HHT+AraC)、DA(DNR+AraC)和 IA(IDA+AraC)方案,在此基础上还可加用 VP16 或 6MP(或 6TG)等。其中阿糖胞苷一般采用标准剂量[SD-AraC 100~200mg/(m^2·d)×7 天],亦可采用大剂量[HD-AraC1~3g/(m^2·12h),3~4 天]。

(2)缓解后治疗:常用的缓解后治疗方案主要为蒽环类联合不同剂量 AraC,共治疗 2~6 个疗程,其中包括 HD、ID-AraC[1~3g/(m^2·12h),6~12 次]联合化疗 1~4 个疗程。

鉴于不同的细胞遗传学特征对患者的化疗反应、生存时间有最重要的独立预后意义,为选择相应的治疗策略提供了主要依据,NCCN 按染色体核型特征确定预后分组,为 CR 患者制定了不同的缓解后分组治疗选择。今介绍如下,仅供参考:

(1)预后良好组:inv(16)、t(8;21)、t(16;16)。

1)接受 4 个疗程的 HD-AraC[3g/(m^2·12h),第 1、3、5 天]治疗;

2)予 HD-AraC 巩固 1 个疗程后,施行 Auto-HSCT。

(2)预后中等组:正常核型、单纯+8、t(9;11)、其他不属于预后良好或预后不良的染色体核型。

1)进入临床试验;

2)采用 HLA 相合同胞供体的 Allo-或 Auto-HSCT;

3)接受 4 个疗程的 HD-AraC[3g/(m^2·12h),第 1、3、5 天]治疗。

(3)预后不良组:复杂核型异常、-7、-5、7q-、5q-、11q23 异常、t(9;22)、inv(3)、t(3;3)、t(6;9)。

1)进入临床试验;

2)采用 HLA 相合同胞供体/无关供体的 Allo-HSCT。

1994 年以来,采用多疗程(3~4 个疗程>HD-AraC 治疗,已成为预后良好/中等核型异常 AML 的标准巩固治疗方法。

3.APL 的治疗

(1)诱导缓解:一般采用全反式维甲酸[ATRA 40mg/(m^2·d),连续口服]联合蒽环类为基础的治疗;亦可选择砷剂±小剂量化疗或 ATRA+砷剂±小剂量化疗(砷剂用量为 0.1% As_2O_3 注射液 10ml,静滴,每天一次或 As_4S_4 50mg/(kg·d),分四次口服)。

(2)缓解后治疗:以蒽环类为基础的化疗方案巩固至少 2 个疗程,待证明已取得分子水平完全缓解后,采用 ATRA[40mg/(m^2·d),每 3 月用 15 天]加 6MP 90mg/(m^2·d)和 MTX 10mg/(m^2·w),维持治疗至少 2 年。

(3)诱导治疗不缓解患者的治疗:采用砷剂治疗,或行 HLA 相合同胞/无关供者的 AIIo-HSCT。

(4)初次复发患者的治疗:

1)CR1 期<1 年者,采用砷剂再诱导,获形态学 CR2 后,施行 Auto-HSCT(PCR 检测融合基因阴性者)或 Allo-HSCT。

2)CR1 期>1 年者,予砷剂或蒽环类+ATRA 再诱导,获 CR2 或仍不缓解者,施行 Auto-HSCT(PCR 检测融合基因阴性者)或 Allo-HSCT。

（二）急性淋巴细胞白血病

【分类】

WHO 造血和淋巴组织肿瘤分类方案将急性淋巴细胞白血病(ALL)分为三类：

1.前体 B-急性淋巴细胞白血病/原始淋巴细胞淋巴瘤(前体 B-ALL/B-LBL)；

2.前体 T-急性淋巴细胞白血病/原始淋巴细胞淋巴瘤(前体 T-ALL/T-LBL)；

3.Burkitt 淋巴瘤/白血病(即 FAB 分类中的 ALL-L_3 型，WHO 分类将其划归为成熟 B 细胞肿瘤)。

【诊断要点】

前体 B-ALL 和前体 T-ALL 同为前体淋巴细胞肿瘤，在生物学上分别与前体 B-LBL 和前体 T-LBL 是具不同临床表现的同一种疾病。形态学和免疫表型检测是 ALL 诊断的基础，遗传学特征更是 ALL 重要的预后因素。

1.形态学标准

(1)当患者表现为实体瘤而没有或仅有轻微血液和骨髓受累，即骨髓原始、幼稚淋巴细胞≤25%时，则诊断为淋巴瘤；反之，有广泛的骨髓和血液受累，即骨髓原始、幼稚淋巴细胞>25%时，则诊断为 ALL。

(2)细胞化学：原始细胞过氧化物酶(MPO)和苏丹黑 B(SBB)阳性率<3%。

2.免疫表型特征。

3.细胞遗传学和分子生物学特征。

【治疗方案及原则】

1.支持治疗　与急性髓系白血病相同。对 WBC 异常增高(>100×10^9/L)者，也可使用泼尼松(40mg/m^2 或采用剂量递增)治疗，使 WBC 下降。采用 HD-MTX 治疗的患者应密切监测肝、肾功能。MTX 给药结束后 12～24 小时起定时予四氢叶酸解救；采用 HD-CTX 治疗的患者应注意充分碱化利尿，必要时使用 mesna，以预防出血性膀胱炎。

2.化疗

(1)常用化疗方案：

1)前体 B-ALL 和前体 T-ALL：

A.诱导缓解治疗：通常采用 VCR、泼尼松和蒽环类(主要是 DNR)为主的常规诱导缓解方案，在上述三药方案基础上还可加用 L-asp 和(或)CY(T-ALL 亦可加用 AraC)，治疗周期一般为 4～6 周。

B.缓解后治疗：联合多种药物(蒽环类、鬼臼类、AraC、MTX、CY、VCR、泼尼松等)进行周期性强化治疗。巩固强化治疗中常使用 HD-CY[如 1200mg/(m^2·次)]、HD-AraC[1～3g/(m^2·12h)，4～12 次，适用于 T-ALL]和 HD-MTX[0.5～6g](m^2·次)，适用于 B-ALL]，维持治疗使用 6MP(或 6TG)75～100mg/m^2，每天一次和 MTX 20mg/m^2，每周一次，需历时 2～3 年，其间可加用原诱导方案作定期再强化治疗。

2)Burkitt 白血病：采用特殊短程强烈化疗。前期治疗先予 CY 200mg/n2 加 Pred 60mg/m^2，共 5 天。继予 HD-MTX(1.5g/m^2，第 1 天)、HD-CY(200mg/m^2，第 1～5 天)或 ifosfamide(800mg/m^2，第 1～5 天)，加或不加 HD-AraC 联合 VCR、蒽环类、VM26、地塞米松

作短程周期治疗，完成6～8个疗程后停药不再维持。

(3)ALL按预后分组的缓解后治疗：按患者年龄、初诊时白细胞数、达CR时间和细胞遗传学特征，将成人前体B-ALL和前体T-ALL划分为三个不同的预后组。

1)Burkitt白血病：

A.推荐使用以HD-MTX和HD-CY等为主的短程强烈治疗方案；

B.上述短程强烈化疗的DFS较高，因此可能无须在CR1期选择造血干细胞移植(HSCT)；

C.应继续探索与复发(常在CR一年之内)相关的预后因素，对有高度复发可能或连续化疗2个疗程仍不缓解的患者，考虑采用HSCT。

2)预后良好组：

A.前体T-ALL的诱导和缓解后治疗主张使用常规方案加CTX和AraC；

B.本组患者化疗的DFS较高，一般不主张于CR1期选择Allo-或Auto-HSCT；

C.为进一步改善生存，应开展新药、新方案研究，而非一味增加化疗剂量。

3)预后中间组：

A.本组患者的DFS呈异质性，其中某些病例选择HSCT可能有助于提高DFS；

B.本组患者可能有特殊的、目前尚未被认知的白血病生物学特征，应继续探索发现新的预后因素(白血病分子标记、MRD数量等)，以确定有高危复发倾向、需要采用HSCT治疗的患者亚群。

4)预后不良组：

A.应于CR1期选择Allo-HSCT；

B.老年患者需进一步探索适宜的化疗剂量强度，改善支持治疗，考虑使用非骨髓清除性HSCT和寻找新的低毒治疗方法。

(三)双表型急性白血病

【分类】

WHO造血和淋巴组织肿瘤分类方案将双表型急性白血病归入系列不确定的急性白血病。双表型急性白血病又进一步分为：

1.*双表型* 原始细胞比较均一，但同时表达髓系和B或T淋巴细胞系特异抗原，或同时表达B和T淋巴细胞系特异抗原，少数病例原始细胞可同时表达髓系、T系、B系三系抗原标志。

2.*双系列型* 原始细胞分为两群，分别表达各自的系列表型特征，如髓系和淋巴细胞系(B或T系)或B和T淋巴细胞系，急性双系列白血病可演变为双表型白血病。

【诊断要点】

患者有急性白血病的临床表现，骨髓原始细胞≥20%，既可类似AML或分化很差的AMI)，亦可类似ALL。细胞化学原始细胞过氧化物酶(MPO)可以≥3%，但双表型白血病的确诊需要依赖免疫表型分析。

双系列和双表型白血病的细胞遗传学异常发生率高，但未发现特异性细胞遗传学改变。约1/3的患者Ph染色体阳性，其原始细胞常有CD10＋的前体B细胞成分；某些有t(4;11) (q21;q23)或其他 11q23 异常的病例常有 CD10－的前体 B 细胞成分，并伴单核细胞分化；T 系/髓系双系列或双表型白血病常有复杂的核型异常；免疫球蛋白重链或 T 细胞受体重排或缺失在双表型急性白血病中常见。

【治疗方案及原则】

对双表型急性白血病目前没有标准的治疗方案，国内、外对这类病例的系列研究报道很少。经验上这类白血病的诱导方案采用兼顾髓、淋两系的 DOAP 方案（DNR、VCR、AraC、Pred）较佳，但采用 AML 或 ALL 的诱导方案有时也可获得完全缓解。由于双表型白血病大多预后较差，在获得缓解后，有条件者应尽早行异基因造血干细胞移植。

二、慢性髓系白血病

【概述】

慢性髓系白血病（CML）是造血干细胞克隆性增殖所致的骨髓增殖性疾病。临床特征为进行性外周血白细胞增多，可见到各阶段的不成熟粒细胞，嗜碱及嗜酸性粒细胞增多，骨髓有核细胞极度增多，以粒细胞系为主，幼稚中性粒细胞及成熟粒细胞明显增多，肝、脾肿大；骨髓细胞具有特征性的 Ph 染色体[t(9;22)]和 BCR/ABL 融合基因。中位生存期 3～4 年。

CML 还可以和其他骨髓增殖性疾病（原发性血小板增多症、真性红细胞增多症、原发性骨髓纤维化症）共同存在或互相转化。

【临床表现】

CML 的自然病程可为慢性期、加速期、急变期。个别患者可以急性变为首发症状。

1.若白细胞数低于 $30\times10^9/L$ 时多无症状，仅在体检或血常规检查时能发现。

2.可有乏力、低热、多汗、体重减轻、上腹部胀满不适、左上腹部肿块。脾肿大的程度不一，可肋下及边至脐部，甚至达盆腔，质硬有明显切迹。有时可有脾区疼痛。肝脏可轻至中度肿大。淋巴结肿大罕见。

3.剧烈的骨及关节疼痛，不明原因高热，皮肤、黏膜或内脏出血，进行性脾脏迅速肿大，多见于加速期及急变期。

【诊断要点】

1.慢性期起病隐袭，病程进展缓慢。

2.可有乏力、低热、多汗、消瘦、轻微贫血。但进入加速期、急变期则病情进展急骤，有重度贫血或出血症状。

3.体征：脾脏肿大，脾肿大与白细胞增多成正比。急变期巨脾可达盆腔，可发生脾梗死或脾周围炎。肝轻至中度肿大。淋巴结多不肿大。若淋巴结肿大明显，多为急性变或并发恶性淋巴瘤。

4.实验室检查

(1)血象：慢性期血红蛋白及红细胞早期多正常或稍低于正常，白细胞总数明显增多，多在 $50\times10^9/L$ 以上，分类以成熟粒细胞为主，可见部分中性晚幼粒细胞及中幼粒细胞，原粒细胞和早幼粒细胞少于5%，嗜碱性粒细胞及嗜酸性粒细胞增多，可见有核红细胞。血小板增多或正常，有时可高达(1000～2000)×10^9/L。加速期或急变期可出现严重贫血，外周血中原粒细胞及早幼粒细胞比例增多，血小板减少或显著增多。

(2)骨髓象：有核细胞极度增多，以粒系为主，各阶段粒细胞比例增多，以中、晚幼粒及成熟粒细胞为主，原粒细胞＜5%～10%，嗜碱性及嗜酸性粒细胞比例增多，巨核细胞可增多，可见小巨核细胞。骨髓活检示细胞极度增生，粒系显著增生，以中、晚幼粒及杆状核为主。可合并骨髓纤维化，多见于晚期。加速期或急性变期骨髓中原始粒细胞、早幼粒细胞明显增多，也可以原始及幼稚淋巴细胞或原始及幼稚单核细胞为主，也可以原始红细胞或原始巨核细胞为主。急变期原始细胞＞30%或原粒细胞、早幼粒细胞＞50%。

(3)成熟粒细胞碱性磷酸酶阳性率和阳性指数(积分)明显减低。

(4)染色体检查：染色体核型分析显示患者的白血病细胞具有Ph染色体，即第9号染色体长臂与第22号染色体长臂发生易位，呈t(9;22)(q34;q11)。90%以上的患者骨髓中期分裂细胞都具有Ph染色体。若用荧光染色体原位杂交技术(FISH)检测Ph染色体，敏感性更高。慢性期多为单纯Ph染色体，加速期和急变期还可出现双Ph染色体或附加其他染色体异常。

(5)融合基因检查：用DNA印迹或逆转录聚合酶链反应可发现BCR/ABL融合基因，绝大部分CML为M-BCR/ABL型($P210^{BCR/ABL}$融合蛋白)，个别为m-型($P190^{BCR/ABL}$融合蛋白)或μ-型($P230^{BCR/ABL}$融合蛋白)。所有的CML患者BCR/ABL融合基因检查均为阳性。

【治疗方案及原则】

CML患者的生存期与治疗相关，治疗目的为改善健康状况，提高生活质量，尽可能延长生存期。所有的CML患者应采取个体化治疗措施。根据起病时临床特点(贫血程度、脾脏大小、血中原粒细胞数、嗜碱及嗜酸性粒细胞数、血小板数及年龄)判断高、中、低危组，然后选择适合患者的不同治疗方案，并根据治疗反应及时调整治疗方案。

1.药物治疗

(1)分子靶向药物格列卫(伊马替尼、STI571)：格列卫为一种酪氨酸激酶抑制剂，对BCR/ABL融合基因的酪氨酸激酶有特异性抑制作用，它能抑制所有的ABL激酶。慢性期剂量为400mg/d，加速期、急变期为600mg/d。慢性期患者多数可取得细胞遗传学缓解，明显高于α-干扰素。

(2)α-干扰素：应早期、大剂量、持续不间断(＞6～10个月，甚至数年)应用。剂量为300万U/m^2，每日或隔日皮下或肌内注射。干扰素可与羟基脲、高三尖杉碱或阿糖胞苷联合应用。

(3)羟基脲：通常剂量为1.5～2.0g/d，也可加大至3.0～4.0g/d，能使白细胞数下降，副作用较轻。

(4)白消安(马利兰)：常用剂量为4～8mg/d，尤其适用于血小板增高的CML患者。此药有明显的后继作用，即停药后一段时间内白细胞或血小板还可继续下降，甚至发生骨髓严重抑制，应该避免过量使用。

(5)靛玉红及其衍生物甲异靛：剂量为75～150mg/d，应由小剂量开始，逐步加大剂量。缩脾效果较好，与羟基脲等有协同作用，也可作为维持缓解用药。可有骨、关节疼痛。

(6)联合化疗：用于急变期或加速期，可用COAP、DOAP、DA、HA等方案。CML高、中危组患者慢性期也可以用一些联合化疗。

2.造血干细胞移植　是唯一治愈 CML 的方法，青少年或儿童应尽早进行。

3.脾切除术　一般情况下不宜切脾，若巨脾合并脾功能亢进可选择切脾。发生脾破裂或严重脾梗死可紧急施行脾切除术。

三、慢性中性粒细胞白血病

【概述】

慢性中性粒细胞白血病是一种少见类型的白血病，以外周血及骨髓中持续性成熟中性粒细胞增多为特点，多见于老年人。

【临床表现】

初起可无临床症状，病情进展后可有低热、贫血、乏力或消瘦。

【诊断要点】

1.老年患者。

2.起病缓慢，肝、脾轻中度肿大。无引起反应性中性粒细胞增多的病因。

3.实验室检查

(1)血象：白细胞持续增高，$(20\sim50)\times10^9/L$，甚至$>100\times10^9/L$，以成熟中性粒细胞为主(80%以上)，偶见幼稚粒细胞。血红蛋白轻度下降，血小板数正常。

(2)骨髓象：增生明显活跃，粒系明显增多，以成熟粒细胞为主，有的患者中、晚幼粒细胞比例增加，巨核细胞多正常。

(3)其他：外周血中性成熟粒细胞碱性磷酸酶染色阳性率及阳性指数(积分)明显增高。细胞遗传学检查 Ph 染色体阴性。BCR/ABL 融合基因阴性。

【治疗方案及原则】

本病可有指征地进行治疗。白细胞增多进展迅速，且有贫血、出血、脾肿大时可按慢性粒细胞白血病的相似治疗，服用羟基脲、白消安等。

四、幼淋巴细胞白血病

幼淋巴细胞白血病(PLL)是一种幼淋巴细胞的恶性肿瘤，PLL 除具有典型的形态学特征外，外周血中显著增高的白细胞也是其特征之一。PLL 可分为 B-PLL 和 T-PLL 两种类型，在世界卫生组织(WHO)造血与淋巴细胞肿瘤分类方案中被分别列为独立病种。以往定义的慢性 T 淋巴细胞白血病(T-CLL)，在 WHO 的分类方案中没有考虑它与 PLL 之间细微的形态学差异，由于其进展性的临床过程被归入了 T-PLL。

B-PLL 是一种少见疾病，发病率仅为慢性淋巴细胞白血病(CLL)的 10%。大多数为 60 岁以上患者，中位发病年龄 70 岁。男女发病比为 1.6∶1。本病在我国等东方国家少见。

T-PLL 也为少见疾病，仅占所有 CLL 的不足 5%。中位发病年龄 57～69 岁。男女发病比为 1.33∶1，提示男性对本病易感。T-PLL 的病因不清，一些 T-PLL 患者可以发现 HTLV-1，提示二者之间的因果关系。

（一）B幼淋巴细胞白血病

【临床表现和实验室检查】

常见的症状包括乏力、体重减轻、出血倾向、继发于脾大的腹部不适或饱食感。外周血、骨髓和脾脏是常见的受累部位。2/3的患者有巨脾，肝大也很常见，通常很少有可以触及的淋巴结肿大。

在少数患者可以发现白血病细胞脑膜浸润、恶性胸水、恶性腹水。也有因白细胞过高出现白细胞淤滞引起的心肺并发症。

淋巴细胞显著增高是PLL的特征之一，超过3/4的患者淋巴细胞计数大于100×10^9/L。大约50%的患者有贫血和血小板减少，常为正细胞正色素性贫血。与CLL相似，患者常常有低丙种球蛋白血症，与CLL不同的是在蛋白电泳时有时可以发现单克隆丙种球蛋白。

外周血中至少有55%（通常>90%）幼淋巴细胞形态的淋巴细胞，光镜下细胞胞体中等大（两倍于成熟淋巴细胞），胞浆量少，轻度嗜碱，可见空泡，嗜苯胺蓝颗粒较少。核染色质中度凝聚，核圆形，中央有明显的核仁。

B-PLL表达与CLL相似的B细胞分化抗原。1/3的病例有CD5的表达。与CLL不同的是，B-PLL常高表达膜免疫球蛋白，通常为IgM伴有或不伴有lgD，FMC7强阳性，此外B-PLL高表达CD22，多不表达CD23。还有与CLL的不同是，CD79b的特异性抗体SN8染色PLL常常是阳性的。B-PLL有克隆性的免疫球蛋白基因重排，是否存在免疫球蛋白基因可变区的体细胞突变还不清楚。

许多B-PLL患者有14q+异常，12三体也是一个重复发生的异常，6q－、1号和12号染色体重排偶尔也可见到。

【诊断要点】

1.老年患者，脾脏中、重度肿大，常有肝大；

2.外周血淋巴细胞增高，常大于100×10^9/L，其中幼淋巴细胞占55%以上；

3.具有幼淋巴细胞的形态学特征；

4.免疫表型特点。

【治疗方案及原则】

由于B-PLL目前没有非常有效的治疗方法，因此B-PLL的治疗应掌握治疗指征，这些指征包括疾病相关的症状，有症状的脾大，持续进展的骨髓衰竭和血中幼淋巴细胞数超过200×10^9/L。诊断后大多数患者进展迅速，但也有一些患者呈惰性表现。就诊时大多数患者都为晚期并且需要治疗。

B-PLL的治疗方案与CLL相似，常用烷化剂。可使用苯丁酸氮芥（CLB）或环磷酰胺与泼尼松、长春新碱联合化疗。

脱氧腺苷类似物是迄今报道的对B-PLL最有效的治疗方法。克拉曲宾0.1mg/kg×7天，连续静脉点滴，每28～35天一次，大约一半的B-PLL部分或完全缓解。氟达拉滨30mg/m^2×5天，每4周一次，有效率大约为40%。

脾切除可以短暂地缓解症状。有症状的B-PLL若不适于联合化疗和脾切除，脾区照射（1000～1600rad）是较合适的姑息治疗，但不延缓疾病的进展。

与 CLL 相比，B-PLL 对治疗反应差，自发缓解病例非常少见，中位生存期为 3 年。

（二）T 幼淋巴细胞白血病

【临床表现和实验室检查】

常见症状包括乏力、体重减轻、继发于脾大的腹部不适或饱食感。除有骨髓浸润外，73%有脾大。与 B-PLL 不同，多数患者伴有淋巴结肿大。20%有皮肤浸润，躯干、上肢和面部皮肤为常见的浸润部位。皮肤浸润表现包括弥漫的浸润性红斑、结节，以非化脓不留瘢痕的丘疹为表现的红皮病。一些患者的皮肤浸润与蜂窝织炎相似，抗生素治疗无效。

就诊时 75%的患者淋巴细胞计数会超过 100×10^9/L，贫血和血小板减少常见。血免疫球蛋白正常，无单克隆免疫球蛋白。

T-PLL 患者的外周血中见到大量小到中等大小的淋巴细胞，胞体较 B-PLL 稍小。胞浆嗜碱，无颗粒，胞核为圆形、椭圆形或不规则形，核仁明显。1/4 的患者为小的细胞（小细胞型），光镜下核仁不明显。在少数病例细胞核边界非常不规则，甚至呈脑回形（脑回型或 Sezary 细胞样型）。小细胞型 T-PLL 占 20%，脑回型或 Sezary 细胞样型 T-PLL 占 5%。超微结构分析对这部分 T-PLL 的诊断会有帮助。不管细胞核形状如何，T-PLL 形态学的共同特点是细胞浆的突起。骨髓中可见幼淋巴细胞弥漫性浸润，但仅仅根据骨髓组织学难于诊断。T-PLL 细胞的高尔基区 α-醋酸萘酚酯酶（α-NAE）染色呈点状强阳性。

皮肤浸润常发生在皮肤附属器周围。脾脏的白髓和红髓都可以有浸润。淋巴结呈弥漫性浸润，主要集中于副皮质区，有时滤泡会保留完整。

T-PLL 的免疫表型为胸腺后 T 细胞表型，不表达 TdT 和 CD1a，表达 CD2、CD3、CD5 和 CD7 等 T 细胞分化抗原，膜 CD3 为弱表达。60%的患者细胞为 T 辅助细胞表型，表达 CD4 不表达 CD8。15%的患者表达 CD8 不表达 CD4。25%的患者同时表达 CD4 和 CD8，这说明其起源于更早期的 T 细胞。

白血病细胞具有克隆性 T 细胞受体（TCR）基因重排。

80%的 T-PLL 患者有 14 号染色体长臂 q11 和 q32 倒位，10%的患者有 t(14;14)(q11;q32)易位，这些染色体异常使癌基因 TCL1 和 TCL1b 并置到 TCRα/β 位点处而激活。70%～80%的患者有 8 号染色体异常，包括 idic(8p11)、t(8;8)(p11-12;q12)和 8q+。FISH 分析还可见到 12p13 缺失。

【诊断要点】

1.中老年患者，脾脏中、重度肿大，多见淋巴结肿大；

2.外周血淋巴细胞显著增高是 T-PLL 的特征之一，常大于 100×10^9/L；

3.多具有幼淋巴细胞形态，但也有小细胞和脑回形细胞形态；

4.免疫表型特点对于 T-PLL 与 B 淋巴细胞肿瘤的鉴别有重要意义。

【治疗方案及原则】

T-PLL 通常对以烷化剂为基础的传统化疗耐药，脱氧腺苷类似物对本病的有效率高，但目前还不能确定它是否可以延长生存期。喷司他丁 4mg/m^2 每周 1 次，连用 4 周，然后改为每 2 周 1 次，对 T-PLL 的总有效率在 50%左右。

皮肤受累严重的患者可以使用蕈样肉芽肿病的治疗方法，如局部使用糖皮质激素、氮芥、卡莫司汀、紫外线B、补骨脂素和紫外线A光线化学疗法和全皮肤电子束治疗。由于T-PLL常需要全身治疗，局部治疗常可以省略。

干细胞移植也被用于T-PLL的治疗，多为个案报道，个别异基因干细胞移植患者可能获得长期生存，但总体疗效难于评价。

人源化CD52单克隆抗体CAMPATH-1H可以有效地杀伤T细胞，因此也被用于治疗T-PLL。

本病呈侵袭性，预后比B-PLL要差，中位生存期仅为7.5个月。一些患者表现为稳定的中等程度淋巴细胞增多，呈惰性临床过程。

五、慢性淋巴细胞白血病

【概述】

慢性淋巴细胞白血病(CLL)是一缓慢进展的成熟B淋巴细胞增殖性疾病，以外周血、骨髓和淋巴组织中出现大量形似正常成熟小淋巴细胞但功能异常的B淋巴细胞为特征。本病是西方国家最常见的白血病类型，我国、印度、日本等亚洲国家较为少见。病因及发病机制未明。50%的患者白血病细胞存在克隆性染色体异常，主要为染色体缺失或重复，del 13q14-23.1最常见，其他尚有＋12、del 11q22.3-23.1、del 6q21-23、14q异常和17q异常等。另外大约40%的患者白血病细胞多药耐药-1基因(MDR-1)表达升高，部分患者高表达Bcl-2。目前认为CLL白血病起源于生发中心前的原态B淋巴细胞阶段，或起源于生发中心后的记忆B淋巴细胞阶段。前者B淋巴细胞尚未发生而后者已经免疫球蛋白重链可变区突变。典型免疫表型为CD5＋、CD23＋、CD19＋、CD20＋、slg±、CD22±、CD10-、FMC7±、T细胞相关标记一。

【临床表现】

本病主要见于50岁以上患者，中位发病年龄65～70岁，30岁以下者少见。男∶女约为1.3～2∶1，起病潜隐，临床进展缓慢，中位生存期约10年。早期患者可无任何症状，70%～80%的患者在常规查体或因其他疾病就诊时偶尔发现。部分患者可表现为疲乏、消瘦、低热、盗汗、皮肤瘙痒和体重减轻等。晚期可表现为贫血、出血，易并发感染，尤其是呼吸道感染等。患者多有淋巴结肿大，可累及浅表淋巴结以及肠系膜、腹膜后和纵隔淋巴结，并引起压迫症状。肝、脾肿大常见，脾脏可明显肿大。部分患者可出现皮肤浸润或合并溶血性贫血。

【诊断要点】

本病的诊断需结合临床和实验室检查，主要依据外周血淋巴细胞增多、特征性淋巴细胞形态学以及免疫表型检测。诊断本病淋巴细胞绝对值需＞5×10^9/L。淋巴细胞计数介于3×10^9/L～5×10^9/L，形态学为成熟小淋巴细胞者，应进行免疫表型检测或密切随访。骨髓和淋巴结活检可见大量小淋巴细胞浸润，但对于诊断并非必要。Moreau等推荐应用单克隆抗体积分系统诊断本病，并与其他慢性B淋巴细胞淋巴瘤和白血病区分，92%的CLL患者积分4分以上，6%积分3分以上，2%积分1或2。大多数其他慢性B淋巴细胞淋巴瘤和白血病积分1或2，极少数积分为3。该诊断积分系统已为多数学者所接受。

不同CLL患者的临床病程差异较大，肿瘤负荷、淋巴细胞倍增时间、CD38表达、ZAP70

表达、细胞遗传学异常类型,以及免疫球蛋白重链可变区突变与否影响患者的预后。Binet 和 Rai 临床分期主要代表了肿瘤负荷。

【治疗方案及原则】

1.早期慢性淋巴细胞白血病(Rai 0～Ⅰ期)病情稳定不需特殊治疗,在一项 39 例患者的研究中,76%的患者有明显疗效,60%为完全缓解,而喷司他丁的有效率和完全缓解率分别为 40%和 12%。目前文献报道 T-PLL 的最好疗效就是 CAMPATH-1H 取得的,即使在高白细胞、肿瘤负荷大的患者,CAMPATH-1H 也可以达到完全缓解,但其长期效果仍待进一步观察。使用 CAMPATH-1H 使 T-PLL 缓解后进行干细胞移植,可能成为一个较好的治疗模式。应定期临床观察。

2.当出现以下症状或体征之一时,应开始进行治疗:

(1)进行性骨髓衰竭,出现贫血和(或)血小板减少;

(2)淋巴结进行性肿大;

(3)脾脏进行性肿大;

(4)进行性外周血淋巴细胞增多,2 个月增多>50%,或淋巴细胞倍增时间<6 个月;

(5)出现明显全身症状,包括 6 个月内体重减轻>10%,发热 38℃以上超过 2 周,极度疲乏,盗汗;

(6)自身免疫性血细胞减少。

3.慢性淋巴细胞白血病的初始一线治疗可采用瘤可宁 4～8mg/d 或 0.1mg/(kg·d),或氟达拉滨 $25mg/m^2$,连用 5 天为一疗程。

4.一线治疗无效的患者联合应用氟达拉滨和环磷酰胺,或 CHOP 方案。也可采用大剂量甲基泼尼松龙或抗 CD20 单克隆抗体单用或联合氟达拉滨作为二线治疗。

5.对化疗效果不佳的年轻患者,如一般状况良好,可考虑异基因造血干细胞移植治疗。

6.有明显临床症状的巨脾,或患者出现与自身免疫、脾功能亢进相关的难治性血细胞减少,可考虑脾切除。

7.淋巴结或脾脏明显肿大,症状明显而化疗效果不显著,局部放射治疗效果较好。

（杜忠海）

第二节　淋巴瘤

一、霍奇金淋巴瘤

【概述】

霍奇金淋巴瘤(HL)是淋巴网状组织的恶性肿瘤,常发生于一组淋巴结而扩散到其他淋巴结和(或)淋巴器官或组织。肿瘤组织成分复杂,包括肿瘤性和反应性两种,往往呈肉芽肿样改变,具有特征性的里-斯细胞。霍奇金淋巴瘤好发于年轻成人或年龄大于 55 岁者。儿童也有发病。在获得性免疫缺陷综合征(AIDS)患者中也有发生,称为 AIDS 相关霍奇金淋巴瘤。后两者的治疗与前者不同。

【临床表现】

1.无痛性淋巴结肿大:是最常见的临床表现,其中浅表淋巴结肿大最多见,如颈、腋下和腹股沟;

2.皮肤瘙痒;

3.肝、脾肿大;

4.全身症状:如发热和盗汗,乏力,体重减轻。

如果上述表现持续 2 周以上,应该考虑进一步检查,如肿大淋巴结活检。

【诊断要点】

1.*疾病确诊*　本病的确诊主要依赖病变淋巴结或肿块的病理活检。对于疑难病例,要参考临床表现和疾病发展过程,由病理学家和临床医师共同讨论,有助于提高确诊率。

1966 年 Rye 会议上制定的霍奇金淋巴瘤的病理分型标准最常用。它将霍奇金淋巴瘤按淋巴细胞/肿瘤细胞的比例由高到低分为四型:①淋巴细胞为主型;②混合细胞型;③结节硬化型;④淋巴细胞消减型。而最新的 WHO 分型(2001 年)则在前者的基础上将本病分为两大类,即结节型淋巴细胞为主型霍奇金淋巴瘤和经典的霍奇金淋巴瘤。

本病的组织学包括两大类细胞,即肿瘤性细胞和反应性细胞。反应性细胞包括淋巴细胞、中性粒细胞、浆细胞、成纤维细胞和血管内皮细胞等,这些细胞是宿主对瘤细胞的免疫反应细胞,它们构成本病的主要背景成分,对诊断具有重要的参考价值。

肿瘤性细胞主要包括三种:

(1)异型组织细胞:其形态似正常组织细胞,核较大,外形不规则,核染色质粗,核仁不大。

(2)非诊断性 Reed-Sternberg(RS)细胞:又称单核 RS 或霍奇金细胞。此类细胞体积较大,胞质较丰富,核大,常有核仁,多为单核性。

(3)诊断性 RS 细胞:又称特征性或典型 RS 细胞。此种细胞体积最大,一般为圆形或卵圆形,稍不规则,胞界不清楚,胞质丰富,嗜双色性,可呈双叶核、多核或多叶核,核膜厚,具有特殊巨大、深红的核仁,称为包涵体样核仁,有时核呈双核性,称为镜影核。典型的 RS 细胞带有特殊的免疫表型:CD15+、CD30+,而 T 和 B 细胞相关抗原通常为阴性。

一般在缺乏 RS 细胞时很少作出霍奇金淋巴瘤的诊断,但发现 RS 细胞也不一定能诊断霍奇金淋巴瘤,在某些疾病中也可见到形态学上与 RS 细胞难以区分或非常相似的细胞,应注意鉴别。

本病需要与富 T 细胞/组织细胞性大 B 细胞性淋巴瘤(T/HRLBCL)和间变性大细胞性淋巴瘤(ALCL)鉴别,在鉴别中需要结合细胞形态学、细胞免疫表型和分子遗传学检查结果综合分析。慢性炎症、结节病和肿瘤淋巴结转移等引起的淋巴结肿大,也需注意鉴别。病变活组织检查是关键。

2.*临床分期*　分期的根本目的在于估计病变的范围,为选择合适的治疗方案提供依据,提供判断预后的信息。另外,治疗前准确的临床分期能够为治疗后疗效评价和对病情进行新的评估提供重要的参考价值。分期依据全面的体格检查和完善的影像学检查。

3.*预后积分* 自 MOPP、ABVD 或 MOPP/ABVD 交替联合方案应用以来，HD 的联合化疗方案无大的改动。现有的化疗方案存在两方面的问题：①约 1/3 的晚期患者不能治愈；②另有约 1/3 的患者可能接受了过度治疗。有些患者接受 2～6 个疗程的联合化疗或减低剂量化疗后仍能长期持续缓解。由此可见，患者之间存在很大的差异，这种差异造成了他们对治疗强度的要求不同。如何将患者进行分层，从而给予适宜的治疗呢？目前已有多篇文章报道了对 HD 患者预后因素分析的结果。其中，Hasenclever D 等于 1998 年报道了一组国际多中心大样本分析结果。这份研究报告共入选 5023 例患者，对患者的 5 年疾病无进展生存和总生存进行了 Cox 回归统计分析，结果提出了一个“7 因子预后积分系统”，7 个危险因子包括：血清白蛋白＜4g/dl、血红蛋白＜10.5g/dl、男性、临床Ⅳ期、年龄≥45 岁、白细胞计数≥15000/mm^3、淋巴细胞计数＜600/mm^3 或＜白细胞计数 8％。据统计，患者的 5 年疾病无进展生存范围在 45％～80％，即每增加一项危险因子，生存率下降 8％。

【治疗方案及原则】

霍奇金淋巴瘤的治疗包括放射治疗、化疗和造血干细胞移植。治疗措施的选择依据患者的疾病病理类型、分期、年龄和身体一般状况等。对治疗后获得疾病缓解的患者应该定期随访。

1.*放射治疗* 对霍奇金病$Ⅰ_A$、$Ⅱ_A$采用放射治疗，$Ⅰ_B$及$Ⅱ_B$采用全淋巴结照射为妥，也可采用联合化疗。Ⅲ及Ⅳ期大多采用化疗为主，必要时以放疗作为辅助治疗。放射剂量和范围的合理选择对患者的长期生存有重要影响，能够降低第二肿瘤发生率。

2.*化学治疗* 化学治疗的适应证有：①不适于单用放射治疗的患者，即$Ⅰ_B$、$Ⅱ_B$、Ⅲ及Ⅳ期患者；②在紧急情况下需迅速解除压迫症状者，如脊髓压迫症、心包积液、上腔静脉受压、气管受压窒息等；③可作为局部淋巴瘤放射治疗的辅助疗法，以弥补局部放射治疗的不足。

联合化疗方案有：

(1)MOPP 方案：氮芥 6mg/m^2，iv，第 1 天，第 8 天；长春新碱 1.4mg/m^2，iv，第 1 天，第 8 天；丙卡巴肼 100mg/m^2，po，第 1～14 天；泼尼松 40mg/m^2，po，第 1～14 天。

(2)COPP 方案：环磷酰胺 650mg/m^2，iv，第 1 天，第 8 天；长春新碱 1.4mg/m^2，iv，第 1 天，第 8 天；丙卡巴肼 100mg/m^2，po，第 1～4 天；泼尼松 40mg/m^2，po，第 1～14 天。

(3)ABVD 方案：阿霉素 25mg/m^2，iv，第 1 天，第 15 天；博来霉素 10mg/m^2，iv，第 1 天，第 15 天；长春碱 6mg/m^2，iv，第 1 天，第 15 天；氮烯咪胺 375mg/m^2，第 1 天，第 15 天。

患者一般接受上述联合方案化疗 6～8 个疗程，每 4 周重复一次。对霍奇金病的治疗，目前认为在获得完全缓解的患者中不需再用维持化疗，因为维持化疗仅能推迟而不能防止复发。对混合细胞型、淋巴细胞消减型、结外病变、巨大纵隔肿块及ⅢB 与Ⅳ期患者，单用放疗或化疗容易复发。为巩固疗效，必要时宜采用放、化疗的联合治疗方法。

3.*造血干细胞移植* 对于高危患者，如果患者对常规剂量的化疗或放疗不敏感，可选择大剂量化疗联合造血干细胞移植治疗。自体造血干细胞移植较常用，但对那些骨髓受到累及，或缺乏足够自体造血干细胞动员的患者，可以考虑异基因造血干细胞移植治疗。

长期随访发现，HD 患者 5 年内死亡的主要原因是疾病本身，而长期持续缓解者在 10 年后的死亡原因以第二肿瘤和心脏疾患为主，实体瘤是最多见的第二肿瘤。

二、滤泡性淋巴瘤

【概述】

滤泡性淋巴瘤(FL)患者一般发病年龄较大,多见于50岁以上的患者。在疾病得到诊断时,病变累及的范围已较广泛,除淋巴结病变外,常有脾脏和骨髓累及。尽管如此,这类患者的中位生存时间仍可达8～12年,因而,滤泡性淋巴瘤被认为属于惰性淋巴瘤的范畴。约90%的患者具有Bcl-2基因重排。

【临床表现】

1.淋巴结肿大　常表现为无痛性颈、腋下、腹股沟淋巴结肿大,或后腹膜和肠系膜淋巴结肿大。淋巴结肿大常为多发性,很难确定何处为首发部位。淋巴结肿大如果压迫周围组织和脏器,可产生相应的临床症状。

2.肝、脾肿大　患者可有肝、脾肿大,其中脾脏肿大更多见。由于病变弥散,扫描检查时可以没有明显的占位性病灶。

3.其他器官累及　骨髓累及在进展期患者中比较常见。随着疾病的进展,病变还可以累及消化道、睾丸和皮肤等,并引起相应的症状。

4.全身症状　患者可出现发热、盗汗和消瘦等全身症状。随着病情的进展,还可发生贫血和感染。

【诊断要点】

1.无痛性淋巴结肿大、脾脏和(或)肝脏肿大是最常见的临床表现,应引起足够的重视。

2.病理学检查:淋巴结病理学检查是疾病确诊的主要依据。瘤细胞呈滤泡型方式生长,瘤性结节中的细胞具有高度同源性和克隆性。肿瘤组织中细胞的成熟程度不同,大、小细胞同时存在,但以小细胞占多数。如果变异到大细胞为主的浸润性形态,是疾病恶化的表现。在WHO分型标准中,根据高倍镜下中心母细胞的数量多少,将滤泡性淋巴瘤分为三级。滤泡性淋巴瘤在病理形态学上的表现与其他小细胞淋巴瘤难以鉴别,如慢性淋巴细胞白血病/小细胞淋巴瘤和套细胞淋巴瘤等,需要进行进一步的细胞免疫表型、细胞遗传学和分子基因检查。

3.细胞免疫表型:典型的免疫表型:B淋巴细胞标记CD19+,CD20+,CD22+;生发中心标记抗原CD10+和Bcl-6+;与t(14;18)(q32;q21)有关的Bcl-2过度表达。另外,CD5－,CD23－/+,CD43－,cyclin D_1－。

4.细胞遗传学和分子基因检查　染色体检查可以发现t(14;18)(q32;q21),引起IgH和Bcl-2基因重排,从而使Bcl-2基因过度表达。

5.滤泡性淋巴瘤国际预后指数(FLIPI)　FLIPI对患者存在的危险因子进行积分,从而评估预后,指导治疗。研究发现,存在0～1个危险因子的患者10年生存率为85%,而有3个或3个以上危险因子的患者10年生存率降为40%。FLIPI从以下5个方面进行积分:

(1)年龄(≤60岁vs>60岁);

(2)血清乳酸脱氢酶(正常vs升高);

(3)临床分期(Ⅰ/Ⅱ期vsⅢ/Ⅳ期);

(4)血红蛋白水平(≥120g/L vs<120g/L);

(5)病变淋巴结区数(≤4 vs >4)。

随着研究的进展,有学者以为 FLIPI 可能已经过时了,它在判断疾病预后上的重要性正在受到挑战。肿瘤细胞基因表达谱的研究正在得到广泛开展,肿瘤细胞基因表达的变化有可能成为新的和更精确的疾病预后判断指标。

【治疗方案及原则】

1.等待和观察 由于滤泡性淋巴瘤的进展相对比较缓慢,患者中位生存时间长,在疾病处于早期时进行治疗,患者获益不大。因此,有学者提出,对早期无症状、FLIPI 积分低的患者可以等待和观察。由于近年来出现了一些有效的新的治疗药物和方案,滤泡性淋巴瘤的治疗疗效有了较大改观,因此,治疗观念也发生了相应的改变。一般认为,对病灶局限性伴大包块者、Ⅲ和Ⅳ期患者若出现下列情况,应给予治疗:

(1)有全身症状;

(2)重要的脏器功能受累;

(3)继发于淋巴瘤的血细胞减少;

(4)确诊时有大肿瘤包块;

(5)至少在最近 6 个月内疾病呈进展状态;

(6)患者要求治疗。

2.早期疾病的治疗 滤泡性淋巴瘤Ⅰ期和Ⅱ期患者少见。对这类患者,放疗仍是主要的治疗手段。患者的生存期长,复发率低。有报道显示,在患者出现临床症状或治疗指征时开始治疗和疾病确诊时即开始治疗,两者在总体生存上无显著差异。为了进一步提高治疗疗效,研究者正在研究放疗与化疗联合、应用 PET 为放疗更精确定位以及试用同位素标记的免疫治疗等。

3.晚期疾病的治疗 疾病处于晚期(Ⅲ或Ⅳ期)的患者是否需要在确诊时即治疗,这在数年前争议较大。统计结果显示,当时的主要治疗药物苯丁酸氮芥在治疗上的优势不明显,比较在患者确诊时或出现全身症状时开始治疗的两组病例,显示两组患者在总体生存上没有显著差异。但近年来,由于新药物如嘌呤拟似物、免疫治疗和放射免疫治疗药物的临床应用,使患者的治疗疗效和生存都得到了提高。

(1)嘌呤拟似物:氟达拉滨(F)已经被证明是治疗惰性淋巴瘤的一种有效药物,故已被列为惰性淋巴瘤的一线治疗药物。与烷化剂单药相比,氟达拉滨单药治疗[25mg/(m^2 · d)×5 天]的总反应率和疾病缓解持续时间都较长。若氟达拉滨与烷化剂联合,能够显示其在治疗上的协同作用,较常见的联合化疗方案如氟达拉滨与环磷酰胺联合[FC 方案:F25mg/(m^2 · d)×3 天,CTX 250mg/(m^2 · d)×3 天)]。

(2)α 干扰素:α 干扰素联合化疗或 α 干扰素单药维持治疗,在滤泡性淋巴瘤治疗中的作用已经得到了深入研究,但是,直至目前,报道结果仍缺乏一致性,许多临床医师已经放弃了该药物在本病治疗上的应用。但是,MD An-derson 癌症中心研究者正在进行将 α 干扰素联合利妥昔单抗和氟达拉滨治疗滤泡性淋巴瘤的研究,结果有待进一步报道。

(3)利妥昔单抗(R):临床试验结果显示,利妥昔单抗在治疗复发/难治和初治滤泡性淋巴瘤中都有良好作用。通常采用的是4周疗法，即利妥昔单抗375mg/(m^2·W)×4周。目前正在研究将利妥昔单抗作为缓解后的维持治疗方案，如在一定时间内(如每12周)重复上述剂量治疗，是否对提高疗效有益。初步结果显示，利妥昔单抗维持治疗能够提高疾病的无进展生存，但对总体生存没有影响。

(4)化学免疫治疗：利妥昔单抗与化疗联合无论在难治/复发还是初治滤泡性淋巴瘤，甚至在套细胞淋巴瘤的治疗中，都显示出显著的优越性，联合治疗能够显著提高疾病的无进展生存。已经有报道比较了R-CHOPvsCHOP、R-CVPvsCVP和R-FCMvsFCM的疗效，结果均显示化学免疫联合治疗的优越性。

(5)放射免疫治疗：放射免疫治疗是在单克隆抗体上连接了具有治疗作用的同位素，除发挥单克隆抗体所具有的补体依赖细胞毒作用外，同位素释放β或γ射线，从而杀灭肿瘤细胞，而对正常组织的损伤较小。β射线较γ射线的副作用更小。已经进入临床应用的放射免疫治疗药物有：Y-90-ibritumomab tiuxetan和I-131-tositumomab。

(6)新药物治疗：许多新药物应用的临床试验已经开展，其中，蛋白酶体抑制剂bortezomib和Bcl-2反义核苷酸的临床试验结果初显成效，有可能成为今后滤泡性淋巴瘤治疗中的新药物。目前认为，多药物或多种治疗手段联合是进一步提高治疗效果的有效方法。

(7)造血干细胞移植：造血干细胞移植治疗能够提高疾病缓解持续时间和延长生存，但是，移植治疗本身也存在近、远期的毒性作用。

1)自体造血干细胞移植(AHSCT)：对传统化疗敏感，但治疗缓解后易复发者或治疗后首次缓解的患者进行自体造血干细胞移植研究结果显示，移植治疗与传统化疗比较，能够提高患者的疾病无复发生存。但是，长期随访结果发现，有近50%的患者疾病再次复发，因此，移植治疗的优越性是否确实是其治疗作用本身，抑或是移植治疗时在患者选择上的偏差所造成的，这还是一个值得进一步研究的问题，目前尚缺乏肯定的并能够得到普遍认可的答案。在初次缓解后移植治疗的随访结果也发现，它确实能提高疾病无复发生存，但是，对长期生存没有益处，原因之一是移植治疗后患者的治疗相关骨髓增生异常综合征的发病率提高。因此，有作者建议不要选择初次治疗缓解的患者进行自体造血干细胞移植，但作为疾病复发后的治疗，自体造血干细胞移植仍是一种有效的治疗手段。

2)异基因造血干细胞移植(Allo HSCT)：异基因造血干细胞移植治疗适用于那些病变累及广泛或有骨髓累及而不适宜进行自体造血干细胞移植的患者。异基因造血干细胞移植在滤泡性淋巴瘤治疗中的确切作用还难以肯定。一些回顾性研究提示，异基因造血干细胞移植后疾病复发率非常低，然而，由于通常在移植前采用的是清髓性预处理方案，异基因造血干细胞移植相关死亡率高，因而，在很大程度上已经将其疗效方面的优越性抵消了。有作者建议，加强支持治疗并选择适宜的患者，如年龄小于50岁并有同胞供体的复发滤泡性淋巴瘤患者，进行上述方案的治疗可能显示其较大的优越性。

为了降低移植治疗相关死亡率，已经有研究者开展非清髓性预处理的异基因造血干细胞移植，并获得了较好的效果。移植物抗白血病作用是本方法治疗NHL的主要作用机制。但是，慢性移植物抗宿主病仍是需要长期观察和引起注意的重要问题。

直至目前，滤泡性淋巴瘤仍是一种难以治愈的肿瘤性疾病，因此，对符合治疗指征的患者，在情况允许时应鼓励患者参加新治疗方案的临床试验。

4.疗效评价　滤泡性淋巴瘤的疗效评价参照非霍奇金淋巴瘤的疗效评价标准。

三、弥漫大B细胞淋巴瘤

【概述】

弥漫大B细胞淋巴瘤(B-DLCL)是高度侵袭性淋巴瘤，在NHL中是最常见的一种亚型，约占NHL总病例数的30%。患者的病情常表现为迅速进展型，并常伴有局部或全身症状(B症状)。大部分患者在疾病确诊时处于临床分期Ⅲ或Ⅳ期。病灶局限的早期患者，通过联合治疗，疾病可达到治愈，但进展期患者，疗效则显著降低。

【临床表现】

进行性淋巴结肿大是本病最常见的临床表现。结外病变多见，如口咽环、肝、胃肠道、肾、卵巢、中枢神经系统等，约有10%～15%的患者骨髓受累。如果肿大的病变组织压迫周围血管和脏器，可出现相应的症状。发热、盗汗、进行性消瘦等全身症状多见。

【诊断要点】

1.病理学检查　B-DLCL的诊断取决于淋巴结或病变组织的病理学检查。

2.细胞免疫表型　细胞免疫表型检查对于疾病的最后确诊具有重要作用。B-DLCL细胞的免疫表型：B细胞标记(CD19、CD20、CD22和CD79a)阳性、CD10+/−、CD5−/+、sIg+/−、cIg−/+。

3.临床分期　对于病理学确诊的患者，准确的临床分期是决定治疗和判断疾病预后不可缺少的内容。临床分期参照Ann Arbor分期标准。

4.预后积分　对患者按照弥漫大细胞淋巴瘤国际预后指数(DLCLIPI)进行积分，以判断疾病预后和总体生存。DLCLIPI积分按以下五个方面：

(1)年龄(≤60岁vs>60岁)；

(2)血清乳酸脱氢酶(正常vs升高)；

(3)一般状况(0或1vs2～4)；

(4)分期(Ⅰ或Ⅱvs Ⅲ或Ⅳ)；

(5)结外累及区(0或1vs2～4)。

根据积分值，将患者分为4组：①低危组：0～1个危险因子，5年生存率73%；②低中危组：2个危险因子，5年生存率51%；③中高危组：3个危险因子，5年生存率43%；④高危组：4～5个危险因子，5年生存率26%。

白血病-淋巴瘤分子研究计划组应用cDNA微阵列技术检测后，将患者分为两类，即具有生发中心类B细胞标记组和活化类B细胞标记组，两组患者的基因表达谱不同，预后也不同。具有生发中心类B细胞标记者的预后较活化类B细胞标记者好。即使患者的DLCLIPI积分相同，这种差异仍然存在。因此，通过分析肿瘤细胞的基因表达变化，有可能对患者的预后作出更精确的判断，同时可为治疗提供新的手段，如新的治疗靶向。

【治疗方案及原则】

1.进展期患者的初始治疗

(1)化疗:弥漫大B细胞淋巴瘤患者往往在疾病确诊时,病变已经播散至全身。对患者在治疗前进行分期发现,75%的患者为Ⅱ期伴大包块、Ⅲ期或Ⅳ期。因此,联合化疗是治疗本病的主要方法。最近十余年中,在临床上试用的化疗方案主要有:CHOP、ProMACE-CytaBOM、m-BACOD和MACOP-B等。比较后显示,CHOP方案在疗效上不低于强烈化疗方案,但是,毒、副作用轻,在费用上也是最经济的,因此,CHOP方案仍是目前最经典和常用的化疗方案。CHOP方案:环磷酰胺:750mg/m^2,iv,第1天;阿霉素:50mg/m^2,iv,第1天;长春新碱:1.4mg/m^2,iv,第1天;泼尼松:100mg/m^2,po,第1～5天。每21天重复一疗程,通常6～8个疗程。患者在CHOP方案化疗中期进行疾病的中期评估,确定治疗反应。对完全反应者继续化疗疗程,部分反应者继续化疗疗程或转向参加临床试验,对治疗无反应或疾病进展者可给予大剂量化疗或联合造血干细胞移植治疗,对不适宜大剂量化疗者进行个体化治疗或参加临床试验。

最近,有作者报道增加强度的CHOP方案治疗能够进一步提高疗效。美国SWOG试用了大剂量CHOP方案(CHOP-DI:环磷酰胺1600mg/m^2,柔红霉素65mg/m^2,长春新碱1.4mg/m^2)联合G-CSF治疗,每14天重复一疗程,共进行6个疗程治疗。与既往常规CHOP方案的治疗结果比较,CHOP-DI组的生存率提高14%。德国研究组采用CHOP-21、CHOP-14、CHOEP-21(CHOP联合依托泊苷100mg/m^2,第1～3天),或CHOEP-14化疗联合G-CSF支持治疗,对有大包块者进行放疗(36Gy)的治疗方案,对治疗结果进行比较显示,强化治疗组在5年生存期上具有优势,但作者也提出,如此强烈的化疗目前只适宜于临床试验,而不作为常规化疗。

(2)免疫治疗:免疫治疗是近年来在弥漫大B细胞淋巴瘤治疗中的一个重要进展。利妥昔单抗(R)的临床应用结果已经有大量报道。比较了R联合CHOP与CHOP治疗组在疾病无进展生存和长期生存上的差异,显示了联合治疗的优越性。

R的应用方法有每周疗法(同滤泡性淋巴瘤)或与化疗序贯治疗。R作为化疗后疾病维持治疗的临床研究也在进行中,如每6个月用1次,连续2年,以观察该方案的治疗是否有助于提高疾病无进展生存和总体生存。

(3)自体造血干细胞移植:目前普遍被认同的观点是:对于DLCLIPI列入高危组的患者,在疾病第一次复发后进行自体造血干细胞移植治疗可能有益。自体造血干细胞移植一般不纳入初治患者的治疗方案中。

(4)新的治疗药物:新药物的临床试验正在开展中,如放射免疫治疗、蛋白酶C(PKC)β抑制剂、epratuzumab(抗CD22单克隆抗体)、gallium nitrate、genasense和抗VEGF制剂等。这些新药物尚处于初步临床试验阶段。

2.进展期患者复发后的治疗　复发患者的挽救性治疗首先需要明确治疗的目的。

(1)对于老年、病变累及广泛和一般情况较差的患者,进行低强度的姑息性治疗可能更适宜,如长春新碱、阿糖胞苷、烷化剂或蒽环类药物单药治疗;受累野局部放疗有可能缓解症状;也有一部分患者对利妥昔单抗治疗有反应。

(2)年轻的复发患者可以接受二线联合化疗方案治疗,在这些方案中通常包括顺铂、异环磷酰胺、依托泊苷和阿糖胞苷等。二线治疗方案还通常将化疗与利妥昔单抗体联合应用。

骨髓移植在复发患者挽救性治疗中的作用也得到了评价。一项国际随机化临床试验PARMA研究对此进行了报道。治疗109例年轻的、完全缓解后首次复发并对2个疗程DHAP(地塞米松,阿糖胞苷,顺铂)治疗有反应者,将他们随机分为两组,一组接受大剂量化疗和异基因骨髓移植,另一组继续DHAP方案化疗。结果移植治疗组的5年治疗无失败生存和总生存均高于化疗组。由于上述治疗方案在患者的筛选上要求严格,对于许多不适宜该方案的复发患者,可以考虑选用大剂量化疗联合自体造血干细胞移植治疗。

3.*局限性淋巴瘤的治疗*　“局限性”淋巴瘤有严格的定义,是指疾病临床分期为Ⅰ期和Ⅱ期无大包块(大包块:包块直径大于10cm)者。研究发现,若患者仅接受受累野局部放疗,往往出现疾病的远处复发。因此,研究者认为,为改善这类患者的生存和降低疾病复发率,应该联合化疗。CHOP方案的临床应用得到了深入研究。美国SWOG报道,3个疗程CHOP方案化疗联合受累野局部放疗[CHOP(3)+RT],较单用8个疗程CHOP方案[CHOP(8)]化疗者的5年生存率高。

美国SWOG还报道了将CHOP(3)+RT联合单克隆抗体(利妥昔单抗)治疗局限性淋巴瘤的结果。先给患者输注4剂R和3个疗程CHOP,随后给予局部放疗。与既往CHOP(3)+RT方案相比,R+CHOP(3)+RT方案治疗组的2年疾病无进展生存较高和复发率低。因此,传统的化疗和放疗联合新的靶向治疗方法,可能成为这类患者较佳的治疗方案。

四、套细胞淋巴瘤

【概述】

套细胞淋巴瘤(MCL)是一种具有特殊临床和病理表现的B细胞NHL。肿瘤细胞起源于初级滤泡或套区次级滤泡未受抗原刺激的前生发中心细胞,由单一中等大小、核有不规则裂的B淋巴细胞组成,呈弥散型、原始细胞样变异型和套区型。本病呈高度侵袭性,患者的平均生存时间短,弥漫型和原始细胞样变异型者较套区型者预后更差。本病难以治愈。

【临床表现】

疾病初期表现为无痛性淋巴结肿大和脾肿大。病变呈进展型,可累及全身淋巴结,骨髓浸润和肝、脾肿大多见。有时,脾脏可能是唯一受累的部位。结外病灶多见。B组全身症状多见。由于病情进展迅速,确诊时常已处于晚期。

【诊断要点】

1.*病理学检查*　病变组织活组织检查是诊断的主要依据。肿瘤组织有不典型的小到中等大小的淋巴细胞组成,需与一些形态学表现相似的疾病,如滤泡性淋巴瘤、慢性淋巴细胞白血病/小淋巴细胞淋巴瘤、毛细胞白血病鉴别。疾病鉴别需要结合细胞免疫组化和细胞遗传学或分子生物学检查结果。

2.*细胞免疫表型*　CD5阳性的B细胞(CD20+、CD22+),但CD23-,并有周期素D1蛋白过度表达。

3.*细胞遗传学*　染色体检查可发现t(11.14)(q13;q32)。

【治疗方案及原则】

目前还没有疗效比较满意的治疗方法，套细胞淋巴瘤仍是一种难以治愈的淋巴瘤。对于适宜的患者鼓励参加新药物和方案的临床试验。

1.化疗　患者对化疗的反应较差。既往较多应用 CHOP 方案化疗，效果不佳。最近，有作者报道大剂量 CVAD 方案化疗，疗效得到了显著提高。

2.免疫化学治疗　利妥昔单抗联合 CHOP 方案、利妥昔单抗联合 FCM（氟达拉滨、环磷酰胺和米托蒽醌）和利妥昔单抗联合大剂量 CVAD 方案的治疗已见报道，结果显示，联合治疗组在完全缓解率方面较单用化疗组好。MDAnderson 癌症中心应用利妥昔单抗联合大剂量 CVAD-MTX/AraC 方案治疗，并将结果与 AHSCT 巩固治疗组比较，结果两组患者的短期疗效相当，长期疗效有待进一步随访结果。

3.新的治疗药物　为了提高本病的治疗疗效，提高患者的生存，许多新的临床治疗方案正在研究中，如蛋白酶体抑制剂 bortezomib。它在复发患者的治疗中显示出一定疗效，约 50% 的患者对治疗有反应。人们正在研究将 bortezomib、抗 CD20 单抗和细胞毒药物联合的治疗方案。

五、淋巴浆细胞淋巴瘤

【概述】

淋巴浆细胞淋巴瘤（LPI）是由浆细胞样淋巴细胞形成的肿瘤。患者诊断时骨髓、淋巴结和脾脏往往有累及。部分患者血清单克隆蛋白增高。当患者单克隆 IgM 免疫球蛋白增高、IgM＞10g/L 时，称为 Waldenstrom 巨球蛋白血症，常有高粘滞综合征的表现。

【临床表现】

患者一般无特异性症状。根据其临床表现分为三型：

1.淋巴结型：以淋巴结肿大为主要症状；

2.脾肿大型；

3.眼皮肤型：眼眶内包块或皮肤结节。

【诊断要点】

1.病理学检查　病理学检查是确诊的依据。淋巴结或骨髓是最主要的活检标本。其特征是在小淋巴细胞的背景上，出现数量较多的浆细胞样淋巴细胞。

2.活检组织免疫表型　sIgM＋，sIgD－/＋，clg＋，CD5－，CD10－，CD43＋/－，B 细胞抗原（CD19、CD20、CD22 和 CD79a）阳性。

3.实验室检查　外周血三系细胞减少。血清蛋白电泳显示单克隆免疫球蛋白（尤其是 IgM）或低 γ 球蛋白血症，抗血细胞抗体或其他自身抗体阳性。

【治疗方案及原则】

淋巴浆细胞淋巴瘤的治疗原则与其他惰性淋巴瘤，如滤泡性淋巴瘤的治疗原则相似。无临床症状且疾病无进展者可选择随访和观察。疾病进展者的一线治疗方案为包括下列药物的单药或联合治疗，如：①抗 CD20 单克隆抗体，如利妥昔单抗；②嘌呤拟似物，如氟达拉滨和 2-

氯脱氧腺苷；③烷化剂；④α 干扰素：α 干扰素也是一种有效的治疗药物。在同时伴有肝炎病毒C(HCV)感染者，当 HCV RNA 转阴后，淋巴瘤获得完全或部分缓解。

对血浆粘度显著增高、临床上出现高粘滞综合征表现的患者，应首先进行血浆置换治疗。其他患者可直接选择化疗。

复发和难治患者可考虑进行造血干细胞移植治疗，其长期疗效正在进一步观察中。

在药物治疗过程中，注意监测血清 IgM 水平。据报道，有些患者在治疗开始阶段血清 IgM 水平可能突然增高。如果患者拟进行造血干细胞移植治疗，则应尽量避免长时间应用烷化剂治疗，因为长期应用烷化剂将降低于细胞动员的效率。

慢性冷凝集素病并发溶血性贫血者，主要的治疗方法是苯丁酸氮芥单药或与泼尼松联合治疗。如遇冷诱发该病发作，则应注意保暖。

六、脾边缘区 B 细胞淋巴瘤

【概述】

脾边缘区 B 细胞淋巴瘤(SMZL)属于惰性淋巴瘤的范畴。显著的脾脏肿大、外周血和骨髓受累以及没有淋巴结肿大是本病的特点。该病也被称为伴有绒毛样淋巴细胞的脾淋巴瘤。

【临床表现】

多数患者表现为与贫血相关的临床症状，少数患者有左季肋区不适。脾肿大是最常见的临床体征，肿大的程度不一，可肋下触及，也可至脐下。肝肿大或淋巴结肿大也可见，但较脾肿大少见。

【诊断要点】

本病具有如下特征：

1.中老年多见，贫血相关症状多见，脾肿大为最常见的体征，肝脏和淋巴结肿大可见，但较脾肿大少见；

2.外周血和骨髓检查发现淋巴细胞明显增多，伴或不伴绒毛淋巴细胞，细胞大小介于毛细胞白血病和慢性淋巴细胞白血病细胞，细胞核圆形，染色质固缩，核/浆比例接近慢淋细胞，并可见少量浆细胞样分化的淋巴细胞；

3.常伴血清单克隆免疫球蛋白血症(IgG 或 IgM，但常低于 30g/L)；

4.细胞免疫表型为 smlg＋(＋＋～＋＋＋)、CD22＋、CD5－、CD23－、CD79b＋、FMC7＋；

5.常见 2、3、7、11 和 17 号染色体异常；

6.脾脏病理检查。

在以上特征中，前 3 点是怀疑本病的重要线索，第 4 和第 5 点在鉴别诊断中有重要意义，第 6 点具有确诊意义。

【治疗方案及原则】

本病的治疗根据患者的临床表现，如果患者没有临床症状，淋巴细胞轻度增高且较为稳定，没有其他血细胞减少，则可等待和观察。

脾肿大者，若无手术禁忌，则脾切除治疗是一线治疗方案，可能使患者获得长期缓解。脾区放射是替代手术治疗的方法。

药物治疗方案同其他低度恶性淋巴瘤。但是，该亚型淋巴瘤对化疗的效果较慢性淋巴细胞白血病差。

少数患者同时伴有 HCV 感染，对这部分患者采用 α 干扰素或联合利巴韦林抗病毒治疗，当 HCV RNA 转阴时，大部分患者的淋巴瘤获得完全或部分缓解。而 HCV RNA 阴性者，则对 α 干扰素治疗无效。

七、边缘区淋巴瘤

边缘区淋巴瘤(MZL)是 WHO 分类中一个新的亚型。在既往的分类中包括在弥漫小淋巴细胞淋巴瘤中。如果边缘区淋巴瘤仅限于淋巴结，称为结型边缘区 B 细胞(单核细胞样)淋巴瘤；如果疾病累及结外区黏膜相关淋巴组织(MALT)，如胃肠道、甲状腺、肺、乳腺、眼眶或皮肤等，则称为黏膜相关淋巴组织(MALT)淋巴瘤。

(一)结边缘区 B 细胞淋巴瘤

【临床表现】

本病为中年发病，外周和主动脉旁淋巴结肿大，绝大多数患者确诊时为晚期病变，骨髓易受累。

【诊断要点】

结合临床表现和淋巴结活组织病理学检查，即可明确疾病的诊断。细胞免疫表型检查也是必需的，有助于本病与其他具有边缘区形式病变的疾病鉴别。本病的细胞免疫表型为：Bcl-2＋，CD20＋，CD43－/＋，CD5－。细胞遗传学检查可发现 3 号染色体三体。

【治疗方案及原则】

治疗原则为观察等待，对符合治疗指征者，采用与滤泡性淋巴瘤相同的治疗方案。如果患者同时伴有 HCV 感染，大部分患者经过 α 干扰素或联合利巴韦林治疗使 HCVRNA 转阴时，淋巴瘤可获得完全或部分缓解。

(二)黏膜相关淋巴组织淋巴瘤

【概述】

MALT 淋巴瘤常位于正常情况下富含黏膜免疫系统的部位，如胃肠道和气管等，但其最常发病的部位是胃。唾液腺、甲状腺、肺、胸腺、肾脏、眼附件和乳房 MALT 淋巴瘤已见报道。患者在发病前一般有病变器官的炎症表现，如慢性胃炎、Hashimoto 甲状腺炎和 Sjogren 综合征。研究证实，胃幽门螺杆菌(HP)感染导致的慢性胃炎与胃 MALT 淋巴瘤的发生有密切关系。

【临床表现】

MALT 淋巴瘤可发生于多个结外组织，根据其受累组织不同，临床表现各异，临床表现一般不具有特征性。胃 MALT 淋巴瘤的发病率相对最高，研究也最多。胃 MALT 淋巴瘤的常见表现为非特异性消化不良，内镜检查显示为非特异性胃炎和(或)消化性溃疡，病变往往局限，临床分期一般为$Ⅰ_E$或$Ⅱ_E$期。

【诊断要点】

MALT淋巴瘤在诊断上有如下特点：

1.原发部位在除脾脏和骨髓以外的其他淋巴结外器官和组织；

2.组织学上包括Peyer袋、固有层、上皮内淋巴细胞和系膜淋巴结这四个部分或其中的几个部分；

3.肿瘤细胞特征性地浸润Peyer袋与淋巴结边缘区相对应的区域，伴反应型滤泡形成和淋巴上皮细胞损伤；

4.肿瘤细胞的形态与中心细胞样细胞、小淋巴细胞以及单核细胞样B细胞相似。可同时存在向两极转化的细胞，即原始细胞和浆细胞；

5.肿瘤细胞常表达细胞表面单克隆免疫球蛋白(通常是IgM型)、CD20、CD21等抗原，而不表达CD5、CD10和CD23等抗原；

6.常见的细胞遗传学异常是3号染色体三体、t(11;18)和t(1;14)。

多数情况下，具备上述前四点即可诊断本病，但是，在某些情况下，需要结合细胞免疫表型和细胞遗传学结果与形态学改变类似的一些疾病进行鉴别。另外，一些MALT淋巴瘤在疾病过程中会发生向高度恶性大细胞淋巴瘤转化，要注意鉴别。

【治疗方案及原则】

在局限性胃MALT淋巴瘤的治疗中，抗幽门螺杆菌治疗是疾病治疗的重要方面，清除幽门螺杆菌的抗生素治疗方案与HP阳性的消化性溃疡疾病相同。对于治疗无效且疾病进展者，可采用局部放疗、利妥昔单抗、手术、化疗或上述方法的联合治疗。

对其他部位的局限性结外病灶可采用放疗或手术治疗。如果病变弥散，如累及淋巴结、骨髓或血液，则治疗方案同其他低度恶性淋巴瘤的治疗。

(杨汶川)

参考文献

1.石远凯，孙燕.临床肿瘤内科手册[M].北京：人民卫生出版社，2015

2.魏于全，赫捷.肿瘤学[M].北京：人民卫生出版社，2015

3.万德森.临床肿瘤学[M].北京：科学出版社，2016

4.王颖，刘金丰.肿瘤 CT 与 MRI 诊断[M].广东：广东科技出版社，2013

5.蒋国梁，叶定伟，李进.常见恶性肿瘤的多学科综合诊断和治疗[M].上海：复旦大学出版社，2011

6.赫捷.胸部肿瘤学[M].北京：人民卫生出版社，2013

7.殷蔚伯.肿瘤放射治疗手册[M].北京：中国协和医科大学出版社，2010

8.王若峥，尹勇.肿瘤精确放射治疗计划设计学[M].北京：科学出版社，2015

9.(美)詹科斯基.消化道肿瘤诊断与治疗[M].北京：人民卫生出版社，2012

10.陈振东，王雅杰，唐金海，张长乐，熊建萍.肿瘤综合治疗学[M].安徽：安徽科学技术出版社，2014

11.徐小红，周勤.临床肿瘤内科学[M].北京：科学出版社，2016

12.胡雁，陆箴琦.实用肿瘤护理[M].上海：上海科学技术出版社，2013

13.吴鸣.协和妇科肿瘤手册[M].北京：人民卫生出版社，2012

14.罗荣城，李爱民.肿瘤生物治疗学[M].北京：人民卫生出版社 2015

15.邵志敏.乳腺肿瘤学[M].上海：复旦大学出版社，2013

16.(德)坦著，于胜吉主译.骨与软组织肿瘤的治疗(翻译版)[M].北京：人民卫生出版社，2011

17.陈万涛.口腔颌面-头颈部肿瘤生物学[M].上海：上海交通大学出版社，2015

18.许亚萍，毛伟敏.胸部肿瘤放射治疗策略[M].北京：军事医学科学出版社，2013

19.赵继宗，周定标.神经外科学[M].北京：人民卫生出版社，2014

20.陈灏珠.实用内科学[M].北京：人民卫生出版社，2013

21.钱家鸣.消化内科学[M].北京：人民卫生出版社，2014

22.周希亚，彭澎.北京协和医院妇产科住院医师手册[M].北京：人民卫生出版社，2012

23.华克勤，丰有吉.实用妇产科学(第三版)[M].北京：人民卫生出版社，2013

24.侯树勋.骨科学[M].北京：人民卫生出版社，2015

25.(美)库柏著，越世光译.骨科学(翻译版)[M].北京：人民卫生出版社，2012

26.蔡郑东，侯春林，王义生，邵增务.现代骨科学[M].北京：科学出版社，2014

27.崔巍，韩冰.血液系统疾病[M].北京：北京科学技术出版社，2014

28.陈杰，周桥.病理学[M].北京：人民卫生出版社，2015